国家卫生健康委员会"十三五"规划教材

全国高等中医药院校研究生教材

供中医药专业用

中医妇科学临床研究

第2版

主　　编　罗颂平　刘雁峰

副 主 编　谈　勇　魏绍斌　李伟莉

主　　审　肖承悰

编　　委（以姓氏笔画为序）

王　昕（辽宁中医药大学）　　　陈林兴（云南中医药大学）

王国华（北京中医药大学）　　　罗颂平（广州中医药大学）

刘宏奇（山西中医药大学）　　　赵　颖（广州中医药大学）

刘雁峰（北京中医药大学）　　　夏　天（天津中医药大学）

许小凤（南京中医药大学）　　　谈　勇（南京中医药大学）

许丽绵（广州中医药大学）　　　章　勤（浙江中医药大学）

李伟莉（安徽中医药大学）　　　韩　璐（新疆医科大学）

张建伟（山东中医药大学）　　　魏绍斌（成都中医药大学）

张婷婷（上海中医药大学）

学术秘书　赵　颖（兼）　　　　　　王铁枫（北京中医药大学）

人民卫生出版社

·北 京·

图书在版编目（CIP）数据

中医妇科学临床研究/罗颂平，刘雁峰主编. —2版. —北京：人民卫生出版社，2021.4

ISBN 978-7-117-30488-7

Ⅰ.①中… Ⅱ.①罗…②刘… Ⅲ.①中医妇科学 - 诊疗 Ⅳ.①R271.1

中国版本图书馆 CIP 数据核字（2020）第 176330 号

人卫智网	www.ipmph.com	医学教育、学术、考试、健康，购书智慧智能综合服务平台
人卫官网	www.pmph.com	人卫官方资讯发布平台

中医妇科学临床研究

Zhongyi Fukexue Linchuang Yanjiu

第 2 版

主　　编：罗颂平　刘雁峰

出版发行：人民卫生出版社（中继线 010-59780011）

地　　址：北京市朝阳区潘家园南里 19 号

邮　　编：100021

E - mail：pmph @ pmph.com

购书热线：010-59787592　010-59787584　010-65264830

印　　刷：三河市潮河印业有限公司

经　　销：新华书店

开　　本：787 × 1092　1/16　　印张：19

字　　数：462 千字

版　　次：2009 年 1 月第 1 版　　2021 年 4 月第 2 版

印　　次：2021 年 12 月第 1 次印刷

标准书号：ISBN 978-7-117-30488-7

定　　价：65.00 元

打击盗版举报电话：010-59787491　E-mail：WQ @ pmph.com

质量问题联系电话：010-59787234　E-mail：zhiliang @ pmph.com

出版说明

为了更好地贯彻落实《国家中长期教育改革和发展规划纲要（2010—2020 年）》和《医药卫生中长期人才发展规划（2011—2020 年）》，进一步适应新时期中医药研究生教育和教学的需要，推动中医药研究生教育事业的发展，经人民卫生出版社研究决定，在总结汲取首版教材成功经验的基础上，开展全国高等中医药院校研究生教材（第二轮）的编写工作。

全套教材围绕教育部的培养目标，国家卫生健康委员会、国家中医药管理局的行业要求与用人需求，整体设计，科学规划，合理优化构建教材编写体系，加快教材内容改革，注重各学科之间的衔接，形成科学的教材课程体系。本套教材将以加强中医药类研究生临床能力（临床思维、临床技能）和科研能力（科研思维、科研方法）的培养、突出传承、坚持创新，着眼学生进一步获取知识、挖掘知识、提出问题、分析问题、解决问题能力的培养，正确引导研究生形成严谨的科研思维方式和严肃认真的求学态度为宗旨，同时强调实用性（临床实践、临床科研中用得上）和思想性（启发学生批判性思维、创新性思维），从内容、结构、形式等各个环节精益求精，力求使整套教材成为中医药研究生教育的精品教材。

本轮教材共规划、确定了基础、经典、临床、中药学、中西医结合 5 大系列 55 种。教材主编、副主编和编委的遴选按照公开、公平、公正的原则，在全国 40 余所高等院校 1200 余位专家和学者申报的基础上，1000 余位申报者经全国高等中医药院校研究生教育国家卫生健康委员会"十三五"规划教材建设指导委员会批准，聘任为主编、主审、副主编和编委。

本套教材主要特色是：

1. 坚持创新，彰显特色　教材编写思路、框架设计、内容取舍等与本科教材有明显区别，具有前瞻性、启发性。强调知识的交叉性与综合性，教材框架设计注意引进创新的理念和教改成果，彰显特色，提高研究生学习的主动性。

2. 重难热疑，四点突出　教材编写紧跟时代发展，反映最新学术、临床进展，围绕本学科的重点、难点、热点、疑点，构建教材核心内容，引导研究生深入开展关于"四点"的理论探讨和实践研究。

3. 培养能力，授人以渔　研究生的培养要体现思维方式的训练，教材编写力求有利于培养研究生获取新知识的能力、分析问题和解决问题的能力，更注重培养研究生的思维方法。注重理论联系实际，加强案例分析、现代研究进展，使研究生学以致用。

4. 注重传承，不离根本　本套研究生教材是培养中医药类研究生的重要工具，使浸含在中医中的传统文化得到大力弘扬，在讲述现代医学知识的同时，中医的辨证论治特色也在教材中得以充分反映。学生通过本套教材的学习，将进一步坚定信念，成为我国伟大的中医药事业的接班人。

5. 认真规划，详略得当　编写团队在开展工作之前，进行了认真的顶层设计，确定教材编写内容，严格界定本科与研究生的知识差异，教材编写既不沿袭本科教材的框架，也不是本科教材内容的扩充。编写团队认真总结、详细讨论了现阶段研究生必备的学科知识，并使其在教材中得以凸显。

6. 纸质数字，相得益彰　本轮教材的编写同时鼓励各学科配备相应的数字教材，此为中医出版界引领风气之先的重要举措，图文并茂、人机互动，提高研究生学以致用的效率和学习的积极性。利用网络等开放课程及时补充或更新知识，保持研究生教材内容的先进性、弥补教材易滞后的局限性。

7. 面向实际，拓宽效用　本套教材在编写过程中应充分考虑硕士层次知识结构及实际需要，并适当兼顾初级博士层次研究生教学需要，在学术过渡、引导等方面予以考量。本套教材还与住院医师规范化培训要求相对接，在规培教学方面起到实际的引领作用。同时，本套教材亦可作为专科医生、在职医疗人员重要的参考用书，促进其学术精进。

本轮教材的修订编写，教育部、国家卫生健康委员会、国家中医药管理局有关领导和相关专家给予了大力支持和指导，得到了全国40余所院校和医院、科研机构领导、专家和教师的积极支持和参与，在此，对有关单位和个人致以衷心的感谢！希望各院校在教学使用中以及在探索课程体系、课程标准和教材建设与改革的进程中，及时提出宝贵意见或建议，以便不断修订和完善，为下一轮教材修订工作奠定坚实的基础。

人民卫生出版社有限公司

2019年1月

前　言

中医研究生教材主要面向专业学位硕士研究生,亦适合于学术型(科学学位)的专业课程学习。是在本科教育之后,对于专科基础理论与基本知识的深化,对于中医基本功及专科基本技能的训练。尤其是在中医住院医师培训与专业学位硕士教育同期进行的当下,专业学位硕士研究生学习学位课程时间紧凑,更需要有效地拓展专科理论的深度、专科知识的广度,并着重于专科实践技能的熟练掌握。

本教材旨在培养研究生自主学习的能力与兴趣,使其好学、会学、学会。这是提高教学质量的关键。所以,本教材不仅要有系统、全面的专科知识,还应该有"导学"的作用,引导学生更好地学经典、读原著、做临床、求创新。

研究生教育是高层次的高等教育。研究生应具备研究能力,包括临床研究、文献研究与实验研究;有提出问题和解决问题的能力,进行探究性的学习。因此,研究生教材还应具有"导研"的作用。指出各类研究的基本原则,使学生开拓思路,掌握研究设计与项目实施的路径与方法,进行独立的研究,在专业领域传承创新。

2009 年出版的《中医妇科临床研究》由肖承悰教授主编,罗颂平、胡国华、谈勇、陆华为副主编,许丽绵、刘雁峰为学术秘书。编委覆盖了全国 16 家中医院校。是一部内容全面,理论性强,贴近临床的好教材。经过多年的使用,有必要做一些修订。第 2 版教材在第 1 版的基础上,补充中医妇科研究的前沿进展,并从"导学"和"导研"下功夫,培养具有创新精神和实践能力的新一代中医。

本教材由广州中医药大学罗颂平教授和北京中医药大学刘雁峰教授共同主编,北京中医药大学肖承悰教授主审,并参与了妊娠恶阻一节的编写。上篇部分,罗颂平编写第一章,谈勇、许小凤编写第二章,许小凤编写第三章,魏绍斌编写第四章;中篇部分,张建伟、韩璐、夏天、谈勇、刘雁峰编写第五章;魏绍斌编写第六章;罗颂平、刘雁峰、许丽绵、刘宏奇、李伟莉编写第七章,其中本书主审肖承悰教授亲自参与了妊娠恶阻一节的编写;王昕、陈林兴、刘雁峰编写第八章;王国华、谈勇、魏绍斌编写第九章;魏绍斌、谈勇、赵颖、张婷婷、章勤编写第十章;下篇部分,章勤、罗颂平编写第十一章;魏绍斌、赵颖编写第十二章。

本教材在编写过程中得到广州中医药大学第一附属医院领导的大力支持,各位编委专家在百忙中完成教材的修订工作,人民卫生出版社也给予了支持和帮助。在此致以诚挚的谢意! 由于编者水平有限,教材中可能会有一些不足之处,希望广大师生在使用中提出宝贵意见,以便不断修订提高。

编　者

2020 年 2 月

目　录

上　篇

中　篇

下　篇

上　篇

绪　论

中医妇科学是中医学专业重要的二级学科之一,具有鲜明的中医特色和独特的专科优势。中国历史上很早就有中医专科的设置。宋代已设九科,其中就有产科。在漫长的历史进程中,中医妇科彰显其优势,为中华民族的繁衍做出了重要的贡献。

作为中医学研究生教育的专业之一,我国从 1978 年开始培养中医妇科学的研究生。最早具备中医妇科学硕士、博士学位授予权的院校是广州、黑龙江和成都中医学院。至今,全国各省、市、自治区的中医院校基本都具备培养研究生的条件,一些综合院校的医学部也开设中西医结合临床专业的研究生教育。每年为社会输送大批的中医妇科学、中西医结合临床(妇产科)专业硕士、博士。

从 1991 年开始,我国开始启动中医学本科 - 硕士连续培养,毕业生在经过七年的培养后,获得中医学专业硕士学位。中医学临床学科研究生教育分为专业学位和科学学位两类,而硕士学位教育以专业学位为主。随着中医住院医师规范化培养的制度化,2015 年开始实施专业学位硕士研究生培养与住院医师规范化培训合一的方案。专业学位硕士生不仅在三年内完成学位课程和学位论文,亦同期完成中医住院医师规范化培训的临床轮训。毕业时将获得硕士学位证书和规培证书。

人民卫生出版社在 2008 年启动全国高等中医药院校研究生教材建设。2009 年出版首批中医研究生教材。《中医妇科临床研究》第 1 版由肖承悰教授主编,内容精炼,理论结合实际,着重培养临床能力。经过数年的应用实践,全国高等医药教材研究会 2015 年组织编撰第 2 版中医研究生教材。本教材在第 1 版的基础上进行部分修订,在引导研究生读经典、学原著、了解妇科学术流派的基础上,亦希望可以更切合专业学位硕士与规培一体化培养的需求。同时,也介绍科学研究的基本思路与方法,对于中医妇科学专业的科学学位研究生和博士研究生亦有裨益。

第一章 中医妇科理论渊源

【学习指导】

通过对中医经典著作中妇科条文及妇科名著的学习,熟悉中医妇科理论源流,了解专科发展的历史及当代中医妇科流派特点。

在古代文献中,已有关于生殖的论述。《易经·系辞》指出:"男女媾精,万物化生。"这是对生命起源的认识。《易经·爻辞》中有"妇孕不育"和"妇三岁不育"等记载,对孕育与不孕颇为重视。中医学受到《周易》等自然哲学著作的影响,形成独特的理论体系。其理论奠基于《黄帝内经》,在《难经》《伤寒杂病论》中得到进一步的发展。

在中医经典著作中,《黄帝内经》奠定了中医学的基础理论体系,确立了中医学临床各科的理论,是临床各科之源头。《难经》对脉诊、肾与命门、奇经八脉提出了新观点,对妇科基础理论具有较大的影响。《伤寒杂病论》开创了辨证论治的先河。其中《金匮要略》的"妇人三篇"专论妇女妊娠病、产后病和杂病(包括月经、带下病),已具中医妇产科学的雏形。

在汉代已有妇科和产科专著。据《汉书·艺文志》记载,有《妇人婴儿方》;在长沙马王堆汉墓出土的帛书中,有妊产专著《胎产书》。唐代重视医学教育设立太医署。宋代建立了新的医事制度,设太医局,分为九科,设有产科教授,是世界医事制度上妇产科最早之独立分科。唐宋以来,妇产科专著众多,并有许多重要的著作流传至今。如唐代的《经效产宝》、宋代的《妇人大全良方》、明代的《景岳全书·妇人规》、清代的《傅青主女科》等。

中医在发展的历程中形成多个学派,如河间学派、易水学派、温病学派等。明清时期,各地的地域性流派逐渐形成,如新安医学、岭南医学、燕京医学、孟河医学、海派医学等,并产生了专科流派,如海派蔡氏妇科、海派朱氏妇科、三晋王氏妇科、龙江韩氏妇科、岭南罗氏妇科等,形成独特的诊疗方法与用药特点。

中医学的研究需要传承创新。要读经典、学原著,跟名师、做临床。在理论和诊疗技术方面求创新。应溯流知源,传承精粹;提高疗效,瞄准前沿,锐意创新,为人类健康事业做出新的贡献。

第一节　中医经典之妇科条文

在《黄帝内经》《难经》《金匮要略》和《神农本草经》都有妇科条文。内容包括解剖、生理、妇科疾病、诊法、治法、方药等。

一、《黄帝内经》

《黄帝内经》分《灵枢》和《素问》两部，各81篇。论及女性解剖、生理以及妇产科病症的条文有数十条，对后世妇产科学的发展，具有深远的影响。现代医家罗元恺教授曾撰《〈内经〉有关妇产科条文阐释》；哈孝贤教授主编《内经妇科辑文集义》；张玉珍教授撰《〈黄帝内经〉相关妇产科经文类证与临床应用》，均可资参考。

（一）女性生殖脏器的解剖与生理

1. 女性生殖脏器解剖　《灵枢·经水》指出："若夫八尺之士，皮肉在此，外可度量切循而得之，其死可解剖而视知，其脏之坚脆，腑之大小，谷之多少，脉之长短，血之清浊，气之多少……皆有大数。"女性特有生殖脏器的名称有女子胞、子门、阴器、廷孔以及胞脉、胞络等。

女子胞是女子主要的生殖脏器。《素问·五脏别论》指出："脑、髓、骨、脉、胆、女子胞，此六者皆地气所生也，皆藏于阴而象于地，故藏而不泻，名曰奇恒之府。"脏腑之中，脏乃藏精气而不泻；腑则传化物而不藏。女子胞形似腑，而功能似脏，具有定期藏泻的作用，故称为奇恒之腑。《类经》说："女子之胞，子宫是也，亦以出纳精气而成胎孕者为奇。"女子胞还有子门通于外。

与女子胞相联系的有胞脉、胞络。《素问·评热病论》曰："月事不来者，胞脉闭也。胞脉者，属心而络于胞中。"《素问·奇病论》说："胞络者系于肾。"胞脉，即隶属于子宫的血脉。由于心主血脉，故胞脉属心。胞脉把阴血下注于子宫，以维持子宫的正常功能。若胞脉闭阻，则月经不能正常来潮。胞络，是子宫的络脉，具有维系子宫的作用。

前阴是女子外生殖器。有廷孔、毛际。

2. 女性生理特点　对于女子生长、发育、月经初潮、孕育以及绝经、衰老的生理现象及其机制的论述，是妇科基础理论的渊薮。

（1）女性一生各时期的生理特点：《素问·上古天真论》指出："女子七岁，肾气盛，齿更发长；二七而天癸至，任脉通，太冲脉盛，月事以时下，故有子；三七，肾气平均，故真牙生而长极；四七，筋骨坚，发长极，身体盛壮；五七，阳明脉衰，面始焦，发始堕；六七，三阳脉衰于上，面皆焦，发始白；七七，任脉虚，太冲脉衰少，天癸竭，地道不通，故形坏而无子也。"这是阐明中医妇科学理论的重要条文。论述了女子由少年、青年、壮年至老年各个阶段的生理特点。从全身的生长发育到生殖功能的出现与成熟；又从育龄期过渡到生殖功能衰退，进而步入老年的生理全过程。并指出女子开始有月经定期来潮（月事以时下）是具有生殖能力的征兆，而月经闭绝（地道不通）则是丧失生殖能力的标志。

在生长、发育与生殖过程中起主导作用的是肾气。肾气盛则天癸至，任脉和冲脉通盛，月经按期来潮并具有生殖能力。肾气虚则冲任脉衰少、天癸竭、绝经无子。

"天癸"的概念首见于此条。后世注家的解释颇多。天癸是促进人体生长、发育与生殖的阴精。随着肾气的盛衰而至或竭，从而导致生殖功能的出现与衰退。

任脉与太冲脉皆属于奇经，又同起自胞中。冲为血海；任脉为阴脉之海。冲任二脉直接联系胞中，影响男女生殖功能以及须毛的生长。

罗元恺教授从本条演绎而提出"肾-天癸-冲任-子宫"生殖轴的概念。

（2）孕育的机制：论述了"精"在孕育过程的重要作用。

《灵枢·本神》提出："生之来谓之精。两精相搏谓之神。"指出男女双方之"精""相搏"是生命的起源。这个过程称为神机。《素问·金匮真言论》亦说："夫精者，身之本也。"

《灵枢·决气》指出："两神相搏，合而成形，常先身生，是谓精。"进一步指出男女孕育之神机使生殖之精结合，从而产生新的生命，孕育之初先有"精"而后有"形"。强调了"精"是生命之源。《灵枢·经脉》指出："人始生，先成精。精成而脑髓生，骨为干，脉为营，筋为刚，肉为墙，皮肤坚而毛发长。"

《素问·上古天真论》对于男子生长发育与生殖亦有论述。并阐述了生殖功能衰退的年限。

（3）妊子之征象：妊子是新生命的开始。又称"怀子""有子""重身"。何以知有妊？以脉候孕，以脉候产，均始创于《黄帝内经》。

《素问·阴阳别论》曰："阴搏阳别，谓之有子。"

《素问·平人气象论》亦说："妇人手少阴脉动甚者，妊子也。"

《素问·腹中论》说："何以知怀子之且生也？岐伯曰：身有病而无邪脉也。"即妇人有经闭、腹部膨隆、腰腹下坠等症状而脉象平和，为怀孕之候。

（二）妇产科疾病的病机、诊法与治法

《黄帝内经》记载了一些妇科病证，如闭经、崩漏、妊娠病、产后病、杂病等，并记载了首条妇科方剂。

1. 月事不来　即闭经，又称"不月"。

《素问·阴阳别论》曰："二阳之病发心脾，有不得隐曲，女子不月。其传为风消，其传为息贲者，死不治。"二阳即阳明。为手阳明大肠经及足阳明胃经。心脾，《黄帝内经太素》作心痹，意谓二阳之病发为心痹之疾，可作参考。隐曲，王冰谓"隐蔽委曲之事也"。但《素问》中提到"隐曲"有五处，多指"隐曲不利"，即下阴小便不利之候，均与水肿病相联系。心、脾之病，均可致浮肿而小便不利。迁延日久，可致女子月经闭止。风消，指形体逐渐消瘦。若由水肿而逐渐变得消瘦，提示病情加重。息贲，指喘息上贲。水气凌心，压迫胸膈，可致喘息气促。属于危重的病证。关于"月事不来""不月"的论述还有两条。

《素问·腹中论》："有病胸胁支满者，妨于食，病至则先闻腥臊臭，出清液，先唾血，四肢清，目眩，时时前后血，病名为何？何以得之？岐伯曰：病名血枯，此得之年少时，有所大脱血；若醉入房中，气竭肝伤，故月事衰少不来也。帝曰：治之奈何？复以何术？岐伯曰：以四乌鲗骨一蘆茹二物并合之，丸以雀卵，大如小豆，以五丸为后饭，饮以鲍鱼汁，利肠中及伤肝也。"此条论述血枯经闭。可由于年少纵欲，酒醉伤肝，又不节房事，以致血崩、产后大出血等，耗血、脱血以致月事衰少不来，属于血枯经闭。这是虚证闭经的表现。四乌鲗骨一蘆茹丸是《黄帝内经》所记载的妇科第一方。开创了妇科补肾活血法和饮食调补之先河。是补肾活血之祖方。

2. 血崩 又称崩、崩中。《黄帝内经》最早论述其病机。

《素问·阴阳别论》曰："阴虚阳搏谓之崩。"杨上善注曰："崩，下血也。"此条论述血崩的一种病机。阴虚阳搏，即阴虚而导致阳气偏亢。马蒔注曰："尺脉既虚，阴血已损，寸脉搏击，虚火愈炽，谓之曰崩，盖火迫而血妄行也。"阴虚是本，阳亢是标。阴不维阳，血得热而妄行，可致崩中下血。关于血崩的论述还有两段条文。

3. 白带异常 称为"白淫""出白"等。

《素问·痿论》曰："思想无穷，所愿不得，意淫于外，入房太甚，宗筋弛纵，发为筋痿，及为白淫。"前阴为宗筋所聚之处。男子为阳具，女子则为阴户。白淫，张志聪注释说："欲火盛而淫精自出也。即今之所谓带浊。"马蒔说："在男子为精滑，在女子为白带。"此条论述因情志不畅，房事不节而导致痿证以及男子滑精、女子白带异常等病证。《素问·玉机真脏论》说："脾传之肾，病名曰疝瘕。少腹冤热而痛，出白。"此条论述风寒传变，由脾传行于肾，可出现少腹烦热疼痛，并流出白色浊液。于上述之白淫相类。其症状与感染外邪之盆腔炎相近。

4. 妊娠病 论述了子喑和妊娠期用药的原则。

《素问·奇病论》曰："人有重身，九月而喑，此为何也？岐伯对曰：胞之络脉绝也。帝曰：何以言之？岐伯曰：胞络者系于肾，少阴之脉，贯脊系舌本，故不能言。帝曰：治之奈何？岐伯曰：无治也，当十月复。"由于晚期妊娠之胞胎阻隔胞络。使肾阴不能荣养舌本，故声哑不能言。产后即可自然康复。这是期待疗法。

《素问·六元正纪大论》说："妇人重身，毒之何如？岐伯曰：有故无殒，亦无殒也。帝曰：愿闻其故，何谓也？岐伯曰：大积大聚，其可犯也，衰其大半而止，过者死。"此条指出了妊娠病的治疗与用药原则。若孕妇有大积大聚之病，仍可使用攻伐的药。一般是不会影响胎元的。但亦应中病即止。见效即可，不能过量。否则就有可能影响母胎的安全。

5. 胎病 论述了来源于母体妊娠期的胎病。

《素问·奇病论》指出："人生而有病癫疾者，病名曰何？安所得之？岐伯曰：病名为胎病。此得之在母腹中时，其母有所大惊，气上而不下，精气并居，故令子发为癫疾也。"巅疾，即癫痫。人生而有巅疾，即先天性癫痫，其病起源于胎儿时期。原因是孕妇在妊娠期曾受到过度的精神刺激，大惊卒恐，以致影响胎儿，使孩子在出生后发生癫痫。这是对于"胎源性疾病"的最早记载。

6. 产后病及其治疗原则 论述产后发热和产后治法禁忌。

《素问·通评虚实论》说："乳子而病热，脉悬小者何如？岐伯曰：手足温则生，寒则死。帝曰：乳子中风热，喘鸣肩息者，脉何如？岐伯曰：喘鸣肩息者，脉实大也。缓则生，急则死。"乳子，即哺乳。如产后发热而脉证不符，其预后视胃气之强弱，有胃气则生，无胃气则死。

《灵枢·五禁》："何谓五夺？岐伯曰：形肉已夺，是一夺也；大夺血之后，是二夺也；大汗出之后，是三夺也；大泄之后，是四夺也；新产及大血之后，是五夺也。此皆不可泻。"上述五种证候，包括产后大出血，均属于气血大伤，津液耗损，乃大虚之候，可因亡血而致脱证危候。必须大补元气，养血生津，以救垂危，切忌用泻法，以免犯虚虚之戒。

7. 妇人杂病 论述了带下瘕聚、肠覃、石瘕、不孕、败疵等。

《素问·骨空论》曰："任脉为病，男子内结七疝，女子带下瘕聚。冲脉为病，逆气里急。

督脉为病，脊强反折……其女子不孕。"这是关于"带下"的最早记载。女子带脉以下的疾病，泛指妇科疾病。属于广义之带下，包括妇人前阴病，亦包括任脉不固，带脉失约之狭义带下病。癥聚，指妇女下腹部之肿块。冲气上逆，少腹内拘急或痛。督脉贯脊属肾，主一身之阳，督脉为病，导致腰脊强直，并可能影响女子孕育。《灵枢》和《素问》还有两段条文论及不孕。

《灵枢·水胀》指出："肠覃何如？岐伯曰：寒气客于肠外，与卫气相搏，气不得荣，因有所系，癖而内著，恶气乃起，瘜肉乃生。其始生也，大如鸡卵，稍以益大，至其成如怀子之状，久者离岁，按之则坚，推之则移，月事以时下，此其候也。石瘕何如？岐伯曰：石瘕生于胞中，寒气客于子门，子门闭塞，气不得通，恶血当泻不泻，衃以留止，日以益大，状如怀子，月事不以时下。皆生于女子，可导而下。"此段论述肠覃和石瘕的病机及其异同之处。两者都具有腹部膨隆如怀孕的特征，均为寒气凝聚所致。肠覃是因寒邪客于肠外，障碍气机的运行，病邪附着于内，肿物如息肉逐渐生长，由鸡蛋大小渐增至如怀胎样，质硬，推之可移，月经如常，病程可迁延若干年。石瘕之病位在胞中，由于寒气客于子门，使应当排出的恶血不能排出，瘀血内留，月经不能按期来潮。月经不能来潮是子门闭塞所致，由于经血潴留，故腹部膨大如怀子之状。若能将蓄积之血导下，则证候可除。后世亦有医家认为"石瘕"是"石女"（处女膜闭锁）的症状。

《素问·脉解》曰："厥阴所谓癫疝，妇人少腹肿者，厥阴者辰也。"《灵枢·经脉》说："足厥阴之脉……是动则病腰痛，不可以俯仰，丈夫㿉疝，妇人少腹肿……是主肝所生病者。"少腹为肝经所过，男子癫（㿉）疝即阴囊肿大，妇人少腹肿应包括少腹部的有形肿块或无形癥聚，多属于肝经气血瘀滞或寒湿凝滞。如盆腔炎症包块、输卵管积水或肿瘤等。

《灵枢·痈疽》说："发于胁，名曰败疵。败疵者，女子之病也，灸之，其病大痈脓，治之，其中乃有生肉，大如赤小豆，锉䔖翘草根各一升，以水一斗六升煮之，竭为取三升，则强饮厚衣，坐于釜上，令汗出至足已。"此条指出败疵为女子之病。"发于胁"，有认为是乳痈之类。张玉珍教授则认为是阴疮。因"生肉大如赤小豆"，与前庭大腺炎和/或前庭大腺脓肿类似。"䔖翘草根"亦有两种解释：一是把"䔖翘"作连翘；二是菱角、连翘两味。均存疑待考。

对于诊法和治法，《黄帝内经》还提出了一些特殊的方法和原则。如在望诊方面，《灵枢·五色》指出："面王以下者，膀胱子处也……女子在于面王，为膀胱、子处之病，散为痛，抟为聚，方员左右，各如其色形。其随而下至胝，为淫，有润如膏状，为暴食不洁。"面王即鼻准。面王以下应包括人中、鼻唇沟和环唇，该部位主膀胱和子处。以人中的"色"和"形"来诊察膀胱、子宫的病变，历代医家都有研究。李念莪认为"妇人亦以人中深长者，善产育"。冲任督与肝、胃经等均"环唇"。面王以下的形态和色泽对妇科病的望诊有重要价值。

《灵枢·岁露论》提出："人与天地相参也，与日月相应也。"《素问·八正神明论》指出："月始生，则血气始精，卫气始行；月郭满，则血气实，肌肉坚；月郭空，则肌肉减，经络虚，卫气去，形独居。是以因天时而调血气也，是以天寒无刺，天温无疑，月生无泻，月满无补，月郭空无治，是谓得时而调之。因天之序，盛虚之时，移光定位，正立而待之。故曰：月生而泻，是谓脏虚；月满而补，血气扬溢，络有留血，命曰重实；月郭空而治，是谓乱经。"从天人相应的理论来论述气血消长与运行的月节律，并提出"因天时而调血气"的原则与针刺补泻的方法。如同海洋潮汐受月球引力的影响，人体气血亦随之盈亏变化。月满时血气较充盛，肌肤腠理致密，即使遇到贼风邪气侵袭，也是病在浅表而不深入。月亏之时人的卫气及血气相对不足，形体虽然没有什么变化，但肌肤腠理薄弱，御外能力下降。若遇到邪气的侵袭则容易深入人体，发病便会急暴。在治病的时候要根据血气的消长进行补泻，虚则补之，实则泻之；满时勿补，以免留瘀；虚时勿泻，以免伤正。女子以血为本，经、孕、产、乳均以血为用，月经周期具有月节律。现代医家根据天人相应的理论和女性的周期节律而创制周期疗法，正是对于《黄帝内经》理论的应用和发挥，进一步延伸了"因时制宜"的治疗原则。《黄帝内经》有关妇产科条文是后世中医妇产科学之源头，为学科的发展奠定了深厚的理论基础。应认真整理、研究，在临证中验证和应用，进一步继承和发扬其精粹，力求有所发现、有所创新。

二、《难经》

《难经》，原名《黄帝八十一难经》。共 3 卷，原题秦越人（扁鹊）撰。但《史记·扁鹊传》无记载，为托名之作。著者未可考。约成书于东汉之前或秦汉之际。是以问难的形式，提出 81 个问题，进行释疑解难。内容包括脉诊、脏腑、阴阳、五行，以及三焦、命门、奇经八脉等。对脉诊的论述尤为精要。

（一）论肾与命门以及肾间动气

《难经·三十六难》曰："肾两者，非皆肾也。其左者为肾，右者为命门。命门者，诸神精之所舍，原气之所系也；男子以藏精，女子以系胞。"《难经·三十九难》又说："五脏亦有六脏者，谓肾有两脏也。其左为肾，右为命门。命门者，谓精神之所舍也；男子以藏精，女子以系胞，其气与肾通。"提出肾有二枚，左肾而右命门，认为"命门"是有形质的内脏。"命门"一词首见于《灵枢·根结》，谓"太阳根于至阴，结于命门"。命门在目，乃言眼目至关重要。《难经》提出命门的新概念，并首论命门功能：一是神、精之所舍，为生命的原动力；二是生殖之本，男子以藏精，女子以系胞，为人体生殖之根本；三是其气与肾通，肾与命门相通。

《难经·八难》曰："所谓生气之原者，谓十二经之根本也，谓肾间动气也。此五脏六腑之本，十二经脉之根，呼吸之门，三焦之原。"《难经·六十六难》曰："脐下肾间动气者，人之生命也，十二经之根本也。"提出"肾间动气"是脏腑之本、经脉之根。后世医家在此基础上创立肾命学说。明代赵献可、张介宾等提出"命门之火"的概念，认为肾与命门之水火是元阴、元阳，乃人体生命之源。

（二）论奇经八脉

《难经·二十七难》曰："脉有奇经八脉者，不拘于十二经，何也？然：有阳维、有阴维、有阳跷、阴跷、有冲、有督、有任、有带之脉。凡此八脉者，皆不拘于经，故曰奇经八脉也。"《难经·二十八难》曰："督脉者，起于下极之俞，并于脊里，上至风府，入属于脑。任脉者，起于中极之下，以上毛际，循腹里，上关元，至喉咽。冲脉者，起于气冲，并足阳明之经，夹脐上行，至胸中而散也。带脉者，起于季胁，回身一周。"提出"奇经八脉"之概念。充实和发展了《黄帝内经》对于阳维、阴维、阳跷、阴跷、冲、任、督、带等八脉循行及其功能的认识，是经络学说的核心理论。《难经·二十八难》指出："比于圣人图设沟渠，沟渠满溢，流于深湖，故圣人不能拘通也。而人脉隆盛，入于八脉，而不还周，故十二经亦有不能拘之。"以取类比象的方法，把十二正经比作沟渠，奇经八脉犹如湖泽。十二经脉之气血充盛，则蓄溢并储存于奇经。奇经八脉中的冲、任、督、带四脉通过经脉的循行联系于十二经脉与脏腑，又联系于女子胞，从而与女子之生理、病理有密切关系。损伤冲任是发生经、带、胎、产、杂病的重要病机。

《难经·二十九难》曰："冲之为病，逆气而里急；督之为病，脊强而厥；任之为病，其内苦结，男子为七疝，女子为瘕聚；带之为病，腹满，腰溶溶若坐水中。"此条所述与《素问·骨空论》的论述基本一致。

（三）论诊法

1. 四诊合参　《难经·六十一难》曰："经言，望而知之谓之神，闻而知之谓之圣，问而知之谓之工，切脉而知之谓之巧。何谓也？然：望而知之者，望见其五色，以知其病；闻而知之者，闻其五音，以别其病；问而知之者，问其所欲五味，以知其病所起所在也；切脉而知之者，诊其寸口，视其虚实，以知其病，病在何脏腑也。经言，以外知之曰圣，以内知之曰神，此之谓也。"望诊为四诊之首。肾藏精，为先天之本，其华在发。女子之形态与神色可反映脏腑之虚实，尤其是先天禀赋、后天发育的情况。肾虚则形体瘦削，发枯或脱发；痰饮壅滞，冲任阻滞则毛发浓密。脏腑、气血之变化均有其外候。冲、任、督同起于胞中，又环绕口唇。对于妇科疾病，望诊具有重要意义。

2. 脉诊　《难经·十九难》曰："男脉在关上，女脉在关下，是以男子尺脉恒弱，女子尺脉恒盛，是其常也。"又说："男得女脉为不足，病在内……女得男脉为太过，病在四肢。"女子属阴，阴气偏盛，故尺脉较盛，但总的脉势与男子比较略为柔弱，是阴阳之别。若女子得阳脉则为阳气亢盛，阴血不足。

（四）论治法

《难经·七十七难》曰："经言，上工治未病，中工治已病，何谓也？然：所谓治未病者，见肝之病，则知肝当传之与脾，故先实其脾气，无令得受肝之邪，故曰治未病焉。中工者，见肝之病，不晓相传，但一心治肝，故曰治已病也。"首先提出"见肝之病，则知肝当传之与脾，故先实其脾气，无令得受肝之邪"。体现了未病先防、已病防变、防重于治，是预防学的思想。妇科常用的逍遥散正体现了这种思想。

三、《金匮要略》妇人病三篇

《金匮要略》是汉代张仲景所著《伤寒杂病论》的杂病部分，共25篇。是现存最早的一部论治杂病的专著。其中的妇人病三篇，论述妇人妊娠、产后、杂病脉证并治，病种包括了经、带、胎、产、杂病，原文45条，载方40首。已初具中医妇产科学的雏形。为后世妇产科学的发展奠定了基础，具有重要的学术价值。

（一）妇人妊娠病脉证并治第二十

本篇共11条原文，10首方。首见妊娠之名及其脉证特点，并论治恶阻、妊娠腹痛、下血、小便难、水肿及伤胎等妊娠常见病。并提出了妊娠与癥病的鉴别诊断。论述安胎、养胎的用药范例，对后世影响颇大。

1. 妊娠诊断以及与癥病的鉴别

[原文1] 师曰：妇人得平脉，阴脉小弱，其人渴，不能食，无寒热，名妊娠，桂枝汤主之。方见下利中。于法六十日当有此证，设有医治逆者……则绝之。

此条论妊娠及其诊断要点。"平脉",指脉象和平而无病象。"阴脉",当属手部的寸口脉和脉象之去落动态。以脉证判断妊娠,仅可作参考,还需了解停经情况。桂枝汤调营卫,和阴阳,可缓解轻微的妊娠反应。

[原文2]　妇人宿有癥病,经断未及三月,而得漏下不止,胎动在脐上者,为癥痼害。妊娠六月动者,前三月经水利时,胎也。下血者,后断三月衃也。所以血不止者,其癥不去故也。当下其癥,桂枝茯苓丸主之。

此条主要论述癥病与妊娠之鉴别,并提出癥病之证治。素有癥病者,多有月经不调。若停经两个多月继而下血不止,需判断是否妊娠后的胎漏。当以子宫之大小以及胎动的情况进行鉴别。若停经六个月而有胎动,停经前月经周期正常,为妊娠胎动。倘若停经后却淋漓下血不止达三个月之久,又宿有癥病,则属瘀血为患之癥病,故应用桂枝茯苓丸以下其癥。

2. 妊娠腹痛与下血的证治

[原文3]　妇人怀娠六七月,脉弦发热,其胎愈胀,腹痛恶寒者,少腹如扇,所以然者,子脏开故也,当以附子汤温其脏。方未见。

此条论述妊娠下焦虚寒腹痛的证治。阳虚失于温煦,寒主收引,故腹痛恶寒而脉弦。虚阳上越则发热。用附子汤乃温通之法。但附子有毒性,妊娠期当慎用。何任教授主张取"温脏散寒"的法则治妊娠腹痛虚寒证,并非一定用附子汤,因附子有破坚堕胎之弊。罗元恺教授认为,妊娠期使用熟附子之用量宜轻,6~9g即可;还须先煎或久煎以减其毒。

[原文4]　师曰:妇人有漏下者,有半产后因续下血都不绝者,有妊娠下血者,假令妊娠腹中痛,为胞阻,胶艾汤主之。

此条提出阴道下血之鉴别诊断,包括漏下、半产后下血和妊娠下血。而妊娠下血兼腹痛则为胞阻。后世注家往往把胞阻释作妊娠腹痛,其实并不确切。从胶艾汤中以阿胶、艾叶为主药,以方测证,当属于血虚夹寒之胎动不安。但妊娠期有阴道下血者,若非有寒象,或兼热者,则当慎用芎归,以免辛温动血。

[原文5]　妇人怀娠,腹中㽲痛,当归芍药散主之。

此条论治脾虚湿阻之妊娠腹痛。妊娠腹痛之病机,主要是胞脉阻滞或失养,原因有寒凝、血虚、血滞、湿阻等。第3条论述虚寒证,本条则论述以"腹中㽲痛"为主症者。㽲,一读"绞"(jiǎo),一读"朽"(xiǔ)。前者指绞痛;后者指拘急而痛。此条之"㽲痛"当属前者,即实证之急痛,故用健脾养血祛湿之当归芍药散治疗。

后世对于当归芍药散的研究颇多,广泛应用于妊娠腹痛、妊娠高血压疾病。并根据妇人杂病篇中用此方治"妇人腹中诸疾痛"之意旨,亦用于治疗痛经、慢性盆腔痛、盆腔淤血综合征、子宫内膜异位症等。

3. 妊娠恶阻的证治

[原文6]　妊娠呕吐不止,干姜人参半夏丸主之。

此条为妊娠呕吐虚寒证之方治。与第1条比较,桂枝汤证乃轻微之妊娠反应,"不能食"而已。本条主症是"妊娠呕吐不止",当属妊娠恶阻之重证。半夏具有胚胎毒性,为妊娠禁忌药。中国中医科学院承担的国家自然科学基金项目"中药半夏妊娠禁忌的研究"已于1990年通过鉴定。动物实验提示半夏的毒性作用发生于妊娠早期或前中期,在妊娠后期影响甚小。但对脾胃虚寒之妊娠呕吐,制半夏为止呕之要药。《黄帝内经》提出妇人重身使用毒药之原则是"有故无殒,亦无殒也"。但半夏务必经过炮制,不可生用。本方配伍人参扶正安胎,辅以生姜制半夏之毒,体现了治病与安胎并举的原则,是孕期使用半夏之范例。但有堕胎或滑胎病史,或有胎漏、胎动不安,则应避免使用半夏。可选用砂仁、橘皮、苏梗、柿蒂之类,足以降逆止呕。

4. 妊娠小便不利、子肿、子晕之证治

[原文7] 妊娠小便难,饮食如故,当归贝母苦参丸主之。

第7、8条均论治妊娠小便不利。其病情有轻有重,症状有肿有不肿,病因病机有湿热或气滞。此条言"饮食如故",说明尚未影响中上焦,乃胎体渐长,热郁膀胱,以致子淋。属下焦湿热蕴结。亦可伴有大便难。

[原文8] 妊娠有水气,身重,小便不利,洒淅恶寒,起则头眩,葵子茯苓散主之。

此条论妊娠水气之证治。其症状有"身重,小便不利"以及"头眩",当属子肿、子晕。其病机是脾虚肝旺,水气内停,清阳不升。治宜利水消肿以通阳。

5. 养胎安胎之法

[原文9] 妇人妊娠,宜常服当归散主之。

《医宗金鉴·金匮要略注》云:"妊娠无病,不需服药,若其人瘦而有热,恐耗血伤胎,宜常服此方以安之。"当归散是养血清热之剂。从方测证,此条论治血虚兼湿热而胎动不安者。"宜常服"者,提示胎前产后应注意养血。元代朱震亨从本方悟出"黄芩白术乃安胎圣药",对后世影响颇深。明代张介宾强调按寒、热、虚、实辨证论治,有热者用黄芩。罗元恺教授亦主张辨证用药,反对执而滥用黄芩、白术。且芎、归活血,妊娠当慎用。

在清热药中,黄芩对子宫平滑肌兴奋性有较强的抑制作用,并可拮抗前列腺素引起的子宫收缩。当出现胎热时,首选黄芩安胎是有临床和实验室依据的。这正是仲景选药之巧妙。《素问·脏气法时论》云:"肾欲坚,急食苦以坚之。"黄芩苦能坚肾,具有清热安胎作用。

[原文10] 妊娠养胎,白术散主之。

此条论述脾虚寒湿证之养胎法。从白术散之方后加减法以测证,此乃脾虚寒湿所致之妊娠心腹疼痛、胎动不安、胎萎不长等,治宜健脾安胎,温中祛湿。在药物加减方面,设苦痛、心下毒痛、心烦吐痛等不同症状作为药物选择及剂量加减之依据。又有以酒、醋浆水、小麦汁、大麦粥等调服之法。由此可见仲景辨证论治的灵活以及对于药物服法之形式多样。

本条之"养胎"与上条之"常服"皆应活看,主要在于去病,病去自能养胎安胎,无病则不需服药。当归散证与白术散证概括了仲景安胎养胎的寒热两法。当归散养血清热,重在治肝;白术散温中化湿,重在治脾。通过调理肝脾而达到调理气血、去病安胎之目的。而后世医家之胎元饮(张介宾)、安奠二天汤(傅山)和寿胎丸(张锡纯)则着重从补益气血、脾肾以安胎,是以肾为先天之本,脾为后天之本,通过培补先后二天而养胎,在学术上又有所发展。

6. 伤胎之证治

[原文11] 妇人伤胎,怀身腹满,不得小便,从腰以下重,如有水气状,怀身七月,太阴当养不养,此心气实,当刺泻劳宫及关元,小便微利则愈。见《玉函》。

此条论述妊娠伤胎的证治。并提出妊娠七月为太阴经养胎之时。后世医家进一步论述妊娠期逐月分经养胎之说，如北齐徐之才之《逐月养胎法》。在《备急千金要方》《外台秘要》中亦有类似的内容。本条提出在太阴肺经养胎之时，由于心火气盛，心火烁金，肺失肃降，以致小便不利，腹满，腰以下重坠肿胀，当利水以泻火。但劳宫、关元二穴孕妇皆禁针刺，历来有不同看法。在《金匮玉函经·可刺篇》亦可见本条。惟"伤胎"作"伤寒"。可参。

（二）妇人产后病脉证并治第二十一

本篇共 11 条原文，9 首方。主要论述产后常见疾病的证治。提出新产后"三病"。遣方用药须注重产后亡血伤津，气血俱虚的特点，亦应根据辨证分辨虚实，不可一概以虚论治。

1. 新产后的生理特点与"三病"的病机

[原文1] 问曰：新产妇人有三病，一者病痉，二者病郁冒，三者大便难，何谓也？师曰：新产血虚，多汗出，喜中风，故令病痉；亡血复汗，寒多，故令郁冒；亡津液，胃燥，故大便难。

此条首先提出产后"三病"及其病机。亦论述了妇人新产后的生理与病理特点。因产时失血、耗气、伤津，故产后多虚，这是产后的生理病理特点之一。由于体虚，易感外邪，容易发生痉、郁冒、大便难等三病。

产后痉证是以新产后项背强急，四肢抽搐或拘急搐搦，口噤不开，甚至角弓反张为主证的一类病症。可包括产后破伤风、产后子痫、产褥感染及产后搐搦症。产后亡血伤津，筋脉失养，血虚生风，属于产后搐搦症。以惊厥，手足肌肉拘急搐搦，或喉痉挛为主要症状。若因产血虚，腠理不固，风邪直中，或因产创伤，邪毒入侵，直窜经络，则属于产后破伤风。产妇可出现乏力、头晕、头痛、嚼肌紧张、烦躁不安，随后出现肌肉强烈收缩，顺次为面肌、颈项肌、背腹肌、四肢肌群、膈肌和肋间肌，但神志清楚。产后子痫以抽搐昏迷为主，双目上视，全身强直，产前有水肿、高血压、蛋白尿等表现。产后破伤风和产后子痫均属危急重症，可危及生命。

产后郁冒与大便难的病机主要是亡血伤津。下两条论述其证治。

[原文2] 产妇郁冒，其脉微弱，不能食，大便反坚，但头汗出，所以然者，血虚而厥，厥而必冒。冒家欲解，必大汗出。以血虚下厥，孤阳上出，故头汗出。所以产妇喜汗出者，亡阴血虚，阳气独盛，故当汗出，阴阳乃复。大便坚，呕不能食，小柴胡汤主之。方见呕吐中。

此条进一步阐述产后郁冒的病因病理及其脉证和治法。上条指出"亡血复汗，寒多"，本条谓"血虚而厥""孤阳上出""阳气独盛"，其病机是阴血耗损，虚阳上越。阳气非有余，而是阴不维阳，阳气浮散。故表现为头晕目眩，郁闷不舒，头汗出，呕不能食，大便坚，脉微弱。其症当有发热，或寒热往来，类少阳证。宜和解之，用小柴胡汤。不可发汗太过，以致气阴更伤，真阴枯竭。

[原文3] 病解能食，七八日更发热者，此为胃实，大承气汤主之。方见痉病中。

此条承上文，郁冒经治疗好转，数日后转为阳明腑实证，除发热外，当有大便坚，甚或数日未解，产后有实证，亦可攻下。若产妇出现高热，腹胀，腹痛拒按，大便不通，恶露不下或下之不畅，色紫黯臭秽如败酱者，当属感染邪毒，乃产后发热之危急重症。须按卫气营血辨证，及时诊治。

2. 产后腹痛的证治

[原文4] 产后腹中疞痛，当归生姜羊肉汤主之；并治腹中寒疝，虚劳不足。

当归生姜羊肉汤方：见寒疝中。

本条是产后腹痛虚寒证的证治。"疠",此处当读"朽"。乃产后血虚,阳气不足,虚寒内盛,血行不畅,腹中拘急作痛。治宜温中补血,祛寒止痛。当归生姜羊肉汤以当归补血;羊肉乃血肉有情之品,温中补虚;佐以生姜温中散寒,正体现了《素问·阴阳应象大论》中"形不足者,温之以气;精不足者,补之以味"之意。至今仍是临床常用之食疗方。

[原文5] 产后腹痛,烦满不得卧,枳实芍药散主之。

本条论述产后腹痛气血郁滞证之证治。虚证腹痛不烦不满,实证则烦满不得卧,以此为辨。气滞之腹痛,往往痛连大腹,大便不畅,枳、芍合用,既可止痛,又能通便。方后注"并主痈脓",是以气血郁滞,久则化热,可化脓成痈。以枳实芍药散防治痈脓,是通过行气沽血,使痈脓散于未成之时。亦提示产后腹痛出现烦满不得卧时,当注意化脓成痈的变证。

[原文6] 师曰:产后腹痛,法当以枳实芍药散。假令不愈者,此为腹中有干血着脐下,宜下瘀血汤主之;亦主经水不利。

此条论述产后腹痛瘀热内结之证治。实证腹痛用枳实芍药散治之仍不愈,且在脐下胞宫部位疼痛拒按,或伴恶露不下,"干血"当属瘀血,"着脐下",可能为胞衣残留,故用下瘀血汤活血并泻下瘀积。此法亦可用治药流、人流不全之血瘀证。胎衣排出,当"下如豚肝"。

[原文7] 产后七八日,无太阳证,少腹坚痛,此恶露不尽;不大便,烦躁发热,切脉微实,再倍发热。日晡时烦躁者,不食,食则谵语,至夜即愈,宜大承气汤主之。热在里,结在膀胱也。方见痉病中。

此条论述产后瘀血内结兼阳明腑实之腹痛证治。症见产后少腹坚痛,恶露不尽,发热而无表证,大便不通,烦躁,甚则谵语,脉实。大承气汤不仅能通腑攻下,亦化瘀泄热。可一举两得。

第4~7条均论述产后腹痛证治,证有虚寒、气滞、血瘀、热结之不同,治法有补有攻,不拘一法一方,足见辨证论治之灵活变通,反映了产后多虚、多瘀的特点。

3. 产后发热的证治

[原文8] 产后风,续之数十日不解,头微痛,恶寒,时时有热,心下闷,干呕汗出,虽久,阳旦证续在耳,可与阳旦汤。即桂枝汤方,见下利中。

本条论述产后外感中风迁延不愈的证治。产后表虚,腠理不固,外感寒邪则为太阳中风证,虽数十日不解,但邪仍在表,"阳旦证续在",还是可用阳旦汤和营卫以解表。

对于阳旦汤,后世注家解释不一。《伤寒贯珠集》云:"阳旦,桂枝汤别名。"《外台秘要·伤寒中风方》引古今录验,谓桂枝汤加黄芩名阳旦汤。

[原文9] 产后中风,发热,面正赤,喘而头痛,竹叶汤主之。

此条论述产后阳虚复感风邪的证治。因产大伤气血,阳气不足,复感外邪,则发热、头痛,虚阳上越则面赤而喘。属于正虚邪实,虚实错杂之证。治宜扶正祛邪,标本兼顾。竹叶汤既能疏风解表,又温阳固本,表里兼顾,并根据病情的轻重与发展,配合温覆发汗和药物加减,随症施治。

第7~9条均论述产后中风发热。一为瘀血内阻,阳明腑实,大承气汤证;一为表虚中风,阳旦汤证;一为里虚邪实,竹叶汤证。其证候特点与产后多虚、多瘀密切相关,表里攻补之法则因证而异,体现了仲景辨证论治之精神。

4. 产后虚烦与下利

[原文10]　妇人乳中虚,烦乱呕逆,安中益气,竹皮大丸主之。

本条论述产后哺乳期虚热烦呕的证治。产时失血,产后阴血偏虚。而乳汁乃血所化生,乳子亦耗其血。故言"妇人乳中虚",是阴血之虚。虚热内盛,则热扰心神,故心烦意乱,虚热上犯,胃失和降,则呕吐气逆。治以竹皮大丸清热除烦,安中降逆。

[原文11]　产后下利虚极,白头翁加甘草阿胶肠主之。

本条论述产后热利伤阴的证治。产后阴血不足,又复下利,当有腹痛泄泻,里急后重,甚则发热、汗出、虚脱等症。体虚而热痢未除,属虚实夹杂之证,故以白头翁汤加甘草、阿胶,清热而又护阴,养血而不留邪。此方亦可用于妊娠下利之虚实夹杂证。

(三)妇人杂病脉证并治第二十二

本篇共22条原文,14首方。主要论述妇人杂病的辨证论治。当时的妇人杂病包括了月经病、带下病、热入血室、前阴疾病、转胞、脏躁、腹痛、梅核气等。在治法上内外兼顾,开创了妇科外治法的先河。

1. 妇人杂病总纲

[原文8]　妇人之病,因虚、积冷、结气,为诸经水断绝,至有历年,血寒积结胞门,寒伤经络,凝坚在上,呕吐涎唾,久成肺痈,形体损分;在中盘结,绕脐寒疝,或两胁疼痛,与脏相连;或结热中,痛在关元,脉数无疮,肌若鱼鳞,时着男子,非止女身。在下未多,经候不匀。冷阴掣痛,少腹恶寒,或引腰脊,下根气街,气冲急痛,膝胫疼烦,奄忽眩冒,状如厥癫,或有忧惨,悲伤多嗔,此皆带下,非有鬼神。久则羸瘦,脉虚多寒。

三十六病,千变万端;审脉阴阳,虚实紧弦;行其针药,治危得安。其虽同病,脉各异源。子当辨记,勿谓不然。

此条论述妇人杂病的病因病机、证候和治则。提出虚、寒、结气是妇科疾病的主要病因。体虚、寒邪凝聚、情志郁结等均可影响上、中、下三焦导致各种疾病,而在下焦则主要引起月经病、带下病以及诸多妇人杂病。这个论点对后世影响深远。《诸病源候论》基本沿用此论点论述妇科诸病病机。

后世各注家对本条的断句和解释不一。其中有些词句颇费解。有认为"形体损分"以后文句不像仲景笔法。可能为后世注释文字植入。

2. 热入血室

[原文1]　妇人中风,七八日续来寒热,发作有时。经水适断,此为热入血室。其血必结,故使如疟状,发作有时,小柴胡汤主之。方见呕吐中。

[原文2]　妇人伤寒发热,经水适来,昼日明了,暮则谵语,如见鬼状者,此为热入血室,治之无犯胃气及上二焦,必自愈。

[原文3]　妇人中风,发热恶寒,经水适来,得之七八日,热除脉迟,身凉和,胸胁满,如结胸状,谵语者,此为热入血室也。当刺期门,随其实而取之。

[原文4]　阳明病,下血,谵语者,此为热入血室。但头汗出,当刺期门,随其实而泻之,濈然汗出者愈。

此4条均论述热入血室的证治,并指出发病时间主要在经水适来、适断之时。条文并见于《伤寒论》中。血室,其含义包括胞宫、冲脉和肝。通常指胞宫而言。由于胞宫为奇恒之腑,具有定期藏泻的功能,平时藏而不泻,经期、产后泻而不藏。月经期间,包括经水适来、适断,是血室正开之时,属一月之虚。若外感风寒,则可直中胞宫,搏结于血室,形成热入血室之证。其病机与产后中风类似。热入血室后对月经的影响较大,导致月经猝止,即所谓"其血必结";或热入血分,迫血妄行,引起月经过多或过期不止。另一种情况是邪热入里,热结阳明,虽非经期,但热入血分,导致下血,瘀热上扰神明,则神昏谵语。这是移热于血室的途径。

热入血室的发生,与经期调摄和体质强弱有关。平素体弱,经期不慎感受外邪,或经水适来、适断之时不节房事,皆可发病。大抵属于盆腔炎性疾病的范畴。

3. 梅核气与脏躁的证治

[原文5]　妇人咽中如有炙脔,半夏厚朴汤主之。

本条论述痰凝气郁于咽中的证治。属于"结气"之一。后世称为"梅核气",多见于妇人。主要由于情志不遂,肝气郁结,痰湿凝聚,痰气相搏,结于咽喉,如有异物在咽中,吐之不出,吞之不下。梅核气可单独出现,亦往往见诸月经前后诸证、绝经前后诸证、不孕和产后郁证。

[原文6]　妇人脏躁,喜悲伤欲哭,象如神灵所作,数欠伸,甘麦大枣汤主之。

本条论述脏躁的证治。脏,后世解释不一。尤怡、唐宗海认为是子脏;《医宗金鉴》释为心脏;曹家达则作肺脏解;陈念祖谓五脏皆属阴,不必拘于何脏。

五脏藏五志,五脏之精气是五志活动的物质基础。当五脏之精气不足,则五志失于潜藏,躁动于外,发生情志失常,悲伤欲哭等症。脏躁不独见于女子,而以女子居多。是以女子经孕产乳皆以血为用,屡伤阴血,以致脏阴不足,心神失养。又因女子心思细腻,易为情志所伤,久则五志化火,复伤脏阴,以致脏躁。患者表现为抑郁、焦虑、多疑、惊恐,可发生于月经前后、绝经前后或产后。严重者可发生自残、自杀或杀婴行为。

4. 月经病的证治

(1)漏下

[原文9]　妇人年五十所,病下利,数十日不止,暮即发热,少腹里急,腹满,手掌烦热,唇口干燥,何也?师曰:此病属带下。何以故?曾经半产,瘀血在少腹不去。何以知之?其证唇口干燥,故知之。当以温经汤主之。

本条论述崩漏之虚寒兼有瘀血证治。"下利",许多注家认为当是"下血"。妇女在50岁左右,年届绝经期,气血不足,冲任虚寒,下血不止,属崩漏。因下血日久,阴血耗损,虚阳上越,故"暮即发热,手掌烦热"。半产后瘀血留滞,瘀阻冲任,则"少腹里急,腹满"。

温经汤是妇科调经之祖方。具有温养冲任,补气和中,养血止血,兼化瘀血之功。方中寒热并用,补攻兼施,包含了吴茱萸汤、桂枝汤、麦门冬汤、四物汤等组方之意旨。适用于虚寒兼有瘀血之崩漏、月经过多、月经后期、痛经、不孕等。

[原文11]　寸口脉弦而大,弦则为减,大则为芤,减则为寒,芤则为虚,寒虚相搏,此名曰革,妇人则半产漏下,旋覆花汤主之。

此条内容在《金匮要略·血痹虚劳病脉证并治》和《金匮要略·惊悸吐衄下血胸满瘀血病脉证并治》均见。后有"男子则亡血"。但无方治。是论述芤脉、革脉属于虚寒之象,多见于亡血病症。"半产"可大量下血,"漏下"则持续下血不止,均可导致亡血。

旋覆花汤则见诸《金匮要略·五脏风寒积聚病脉证并治》,是治肝着之方。有行气活血散结之效。注家多认为是错简于此,故不作强释。

[原文 12]　妇人陷经,漏下,黑不解,胶姜汤主之。

本条再论述妇人漏下的证治。陷经,即经气下陷,漏下经久不止。其血色黯黑,属于寒凝血滞,治宜温经散寒止血。胶姜汤原书未见,注家多认为是妊娠病篇之胶艾汤。罗元恺教授则认为阿胶、炮姜足以赅括方义。

（2）经水不利

[原文 10]　带下,经水不利,少腹满痛,经一月再见者,土瓜根散主之。

此条论述因血瘀而致痛经、月经先期的证治。"带下",在此是广义的含义,即泛指妇科疾病。"经水不利,少腹满痛",乃属痛经;若"经一月再见",则属于月经周期缩短。这是对于月经先期的最早记载。

张玉珍教授则认为"经一月再见"是指"经水不利,少腹满痛"之症每经过一个月又再出现,以说明痛经有周期性。用活血化瘀之土瓜根散治疗,符合血瘀痛经的证治。

土瓜,《本草纲目》及许多注家都认为是王瓜。土瓜根味苦,气寒,能治瘀血经闭、乳汁不通,消痈散结。但今已少用。䗪虫活血祛瘀,桂枝、芍药温经和血,散以散之,酒服可以佐药力之温行,使瘀去而经水畅利,少腹痛解。

[原文 14]　妇人经水不利下,抵当汤主之。

此条论述血瘀证之经水不利证治。瘀血阻滞冲任胞脉,则经水不利,表现为月经后期、闭经,可兼有癥瘕、痛经。以方测证,当有少腹或小腹结块疼痛等症。抵当汤在《伤寒论》中用治蓄血证,是攻下瘀血之峻剂。取其破血逐瘀之效,可用于妇科各种血瘀顽疾。而闭经是病机较复杂,难图速效的病证,以虚证和虚实错杂多见,纯实者少。须辨证准确,或先攻后补,或先补后攻,或攻补兼施。

[原文 15]　妇人经水闭不利,脏坚癖不止,中有干血,下白物,矾石丸主之。

此条论述瘀血经闭,并提出湿热带下的外治法。"中有干血"而致"经水闭不利",当属瘀阻经闭。在产后病篇有"此为腹中有干血着脐下,宜下瘀血汤主之,亦主经水不利。"是下瘀血汤证。

瘀血停留,日久不散,郁而化热,夹湿下注,下白物量多者,即带下异常之疾,则用矾石丸纳阴中以治湿热带下。矾石,又称皂矾、绿矾,能外用解毒敛疮,还有补血之功,可入丸、散内服。

张机开创了妇科外治法的先河。阴道纳药至今仍是治疗湿热带下病的主要治法。现代使用的各种阴道栓剂、片剂、泡沫剂等均属此类。

若经、带同病,可内治以调经,外治以止带,内外配合,或先外治标证,后内治其本。亦足以体现辨证论治的灵活变通。

（3）带下病与前阴诸疾证治

[原文 20]　蛇床子散方,温阴中坐药。

本条《脉经》校勘为"妇人阴寒,温阴中坐药,蛇床子散主之。"本条论述寒湿带下的外治法。妇人阴寒,当有小腹冷痛,性欲淡漠,带下清冷等症。蛇床子能温肝肾而助阳,并有燥湿杀虫之功。与矾石散同属阴道纳药之外治法。

根据现代药理研究,蛇床子对滴虫性阴道炎有治疗作用,可以用蛇床子煎液冲洗阴道,或蛇床子片剂阴道纳药,具有解毒杀虫止痒的功效。苦参、百部、大飞扬、黄柏等亦常用与阴道炎的外治。

[原文 21]　少阴脉滑而数者,阴中即生疮。阴中蚀疮烂者,狼牙汤洗之。

此条论述下焦湿热导致阴疮之证治。提出以脉候证之法。对于前阴疾病,古代医家当以问诊和切脉为主要诊法,难尽四诊之法。少阴脉主肾经,滑脉主湿,数脉主热,而阴中为肾之窍。湿热聚于阴户,则为阴疮之候。

狼牙,《神农本草经》谓其"能治邪气、热气、疥疮、恶疮、疡痔,去白虫。"1977 年版《中药大辞典》记载,狼牙草为仙鹤草之异名,即仙鹤草之嫩根芽。仙鹤草具有抗菌及抗寄生虫作用。用仙鹤草嫩茎之浓煎剂抹洗阴道,对滴虫性阴道炎有良好效果。

矾石丸、蛇床子散、狼牙汤是汉代妇科外治法的代表方,是阴道坐药、洗剂和外用散剂的鼻祖。

[原文 22]　胃气下泄,阴吹而正喧,此谷气之实也,膏发煎导之。见黄疸中。

本条论述阴吹之病因与证治。胃气下泄,则浊气泄于阴中,发为阴吹。此症常与带下病并见,好发于产后。

膏发煎在《金匮要略·黄疸病脉证并治》乃治"诸黄"之方,用于内服。此条则曰"导之",是采用肛门导入法。若大肠腑气不通,大便燥结,以致胃气旁泄阴道者,用导法以通腑气,亦可取效。

（4）妇人腹痛及上焦寒饮误治成痞

[原文 16]　妇人六十二种风及腹中血气刺痛,红蓝花酒主之。

本条所述之"妇人六十二种风"已无可考。腹中血气刺痛,当属气滞血瘀所致。红蓝花,即红花。以红蓝花酒活血化瘀止痛,酒助药力温通行血祛风。正合后世所谓"治风先治血,血行风自灭"之意。

[原文 17]　妇人腹中诸疾痛,当归芍药散主之。方见前妊娠中。

本条论述妇人腹痛证治。肝郁、脾虚、湿阻均可导致腹痛,常见于经行腹痛、经间期腹痛、慢性盆腔疼痛等,有是证则可用是药也。

[原文 18]　妇人腹中痛,小建中汤主之。方见前虚劳中。

本条论述虚寒里急之腹痛证治。《金匮要略·血痹虚劳病脉证并治》指出:"虚劳里急,悸,衄,腹中痛,梦失精,四肢酸疼,手足烦热,咽干口燥,小建中汤主之。"证属虚寒的痛经、慢性盆腔疼痛、产后腹痛等,均可用小建中汤温中和营卫以缓急止痛。

[原文 7]　妇人吐涎沫,医反下之,心下即痞,当先治其吐涎沫,小青龙汤主之;方见痰饮中。涎沫止,乃治痞,泻心汤主之。方见惊悸中。

本条论述上焦寒饮误用下法,因误治成痞之治。上焦寒饮证,主要是脾胃虚寒,痰饮内停,上逆犯胃,可表现为经行呕吐、妊娠恶阻、子嗽、子悬等。因误用下法而导致心下痞满,要首先用小青龙汤温散上焦之寒饮,再予泻心汤(可选用半夏泻心汤)散结除痞,和胃降逆。

（5）转胞之证治

[原文 19]　问曰:妇人病,饮食如故,烦热不得卧,而反倚息者,何也? 师曰:此名转胞,不得溺也,以胞系了戾,故致此病,但利小便则愈,宜肾气丸主之。方见虚劳中。

本条论述转胞的证治。转胞,是膀胱气化不利,不得溺之症。以致喘息不得卧。病机是肾阳不足,失于温煦,不能化气行水,无力转"胞"(膀胱)。

肾气丸是温补肾阳的祖方,能温肾化气以行水通溺。在《金匮要略》中张机多次论述肾气丸证，如在血痹虚劳篇用治"虚劳腰痛，少腹拘急，小便不利者"；在痰饮咳嗽病篇则因"短气有微饮，当从小便去之"而用之；在消渴小便不利淋病篇用治"消渴，小便反多，饮一斗，小便亦一斗"。体现了异病同治的精神。临证时可应用于肾阳虚证之经行肿胀、妊娠肿胀或小便不通等。

（6）妇人水与血结在血室的证治

[原文 13]　妇人少腹满如敦状，小便微难而不渴，生后者，此为水与血并结在血室也，大黄甘遂汤主之。

本条论述水与血结在血室的证治。《伤寒论》有蓄水证和蓄血证，而本条所述，则既不同于蓄水之口渴而小便不利；又不同于蓄血之小便自利。乃水与血互结之证，又因其发生在产后，故当结在血室。

后世注家对此阐释不一。有认为当属产后病篇，错简至此。经产妇人出现"少腹满如敦状，小便微难"者，当考虑癥瘕，并须与癃闭鉴别。"水与血并结在血室"者，可能是有形之邪结于胞中，并影响膀胱，以致"小便微难"。可通过检查发现盆腔内之结块，如卵巢囊肿、输卵管积液、子宫肌瘤等。属于痰湿、水湿与瘀血互结血室，宜泻瘀逐水为治。大黄甘遂汤以大黄活血化瘀，并能通腑气；甘遂通利以逐水；阿胶养血填精，以防通利太过而伤阴。体现了水与血并治，攻邪而不伤正的原则。

（罗颂平）

第二节　中医妇科名著

历代妇科专著众多，各具特色。其中，内容比较完善，理法方药较有系统，对后世影响较大者，有唐代《经效产宝》，宋代《妇人大全良方》，明代《万氏妇人科》《女科证治准绳》《妇人规》《陈素庵妇科补解》，清代《傅青主女科》《医宗金鉴·妇科心法要诀》《妇科玉尺》和《女科要旨》，以及《沈氏女科辑要》等。

一、《经效产宝》

《经效产宝》亦称《产宝》，共三卷。成书于唐大中年间（847—852 年），是我国现存最早的产科专著。著者咎殷收录前人有关经闭、带下、妊娠、坐月、难产、产后诸证之医方以及咎殷本人的验方共 378 首。书成后，897 年由周颋补益并序。然而，宋代刊本至元明间已散佚，后由日人船桥氏从《医方类聚》中辑出刊行，清代光绪三年（1877 年）自日本购得仿北宋版刻本，该书重新得以行世。人民卫生出版社 1955 年据清光绪北宋版出版影印本。

全书分 52 篇，上卷有妊娠病十二论、难产四论。论述养胎、保胎、安胎、食忌、恶阻、胎动不安、漏胞下血、身肿腹胀及难产诸疾。在妊娠病中着重对妊娠恶阻、胎漏、胎动不安、数堕胎、胎死腹中、妊娠小便淋沥、妊娠大便秘结、妊娠水肿等进行辨析与治疗。产难论中则主要介绍了横产和倒产，列出催产方药；也提出对死胎不下、胎衣不下等处理方法。中下卷有产后病二十五论。产后病包括产后破伤风、产后血晕、产后发热、产后腹痛、产后出血不止、产后小便不通或涩痛、缺乳、乳痈、乳疮及产后合并其他疾病等。全书围绕妊娠、分娩、产后等病证详论证治。每类证型先列医论，后述方药；治疗上重视调理气血，补益脾肾，对血晕的急救措施符合实际，且简便易行。

现存之版本有宋代附刻的续编一卷。续编录有周颋《传授济急方论》，李师圣、郭稽中的"论二十一证""产后十八论方"。该书保留了唐以前产科方面的理论、经验和方药，对于产科发展有重要的贡献。

二、《妇人大全良方》

《妇人大全良方》成书于嘉熙元年（1237年）。著者陈自明。该书分为调经、众疾、求嗣、胎教、妊娠、坐月、产难、产后等八门。每门分列若干病证，以病分论，共260余论，以医论冠其首，后叙病因、证治、方药，并间附治验医案。全书汇集了《伤寒杂病论》《诸病源候论》《经效产宝》等40余种有关医籍中的妇产科理论与临证经验，共收集1 060多张方子，是一部比较全面而系统的妇产科专著，对后世有较深远的影响。1985年人民卫生出版社曾出版其点校本。

1. 重视精、气、血，"妇人以血为基本"　陈自明对妇产科的主要学术观点是"妇人以血为基本"。在《精血篇》说："凡子形肖父母者，以其精尝于父母之身，无所不历也。"又说："气血者，人之神也，然妇人以血为基本，苟能谨于调护，则血气宜行，其神自清，月水如期。"认为劳伤、风冷是影响妇人经血的主要原因。在《月水不通方论》指出："妇人月水不通者，由劳伤血气致令体虚，受风冷邪气客于胞内，伤于冲任之脉。"他认为月经病多由于虚寒，故方药多用温补气血及祛散风寒之品，如温经汤之类。

对于七情致病，主张辅以心理治疗。在《室女经闭成劳方论》中说："夫人之生，以气血为本，人之病，未有不先伤其气血者。世有室女童男，积想在心，思虑过当，多致劳损……盖病起于五脏之中，无有已期，药力不可及也，若或自能改易心志，用药扶接，如此则可九死一生。"

2. 注重胎孕之诊察与保健　陈自明继承并发展了古代的验胎法。记载了切脉验胎和药物验胎。"若妊娠，其脉三部（指寸、关、尺）俱滑大而疾。"这是切脉以验胎；另一种方法是药物验胎："妇人经脉不行已经三月，欲验有胎，川芎生为细末，空心浓煎艾汤调下二钱，觉腹内微动，则有胎也。"

对于孕妇之保健，陈自明从饮食、起居、药物使用等方面提出应注意的事项。主张适当活动，"劳身摇肢，无使定止，动作屈伸，以运血气"。临产之妇，则应"时常步履，不可多睡饱食，过饮酒醴杂药"。陈自明还列出妊娠禁忌药物，并编成"孕妇药忌歌"以便于记忆。"切须妇人产前忌，此歌宜记在心胸。"指出巴豆、牛膝、大戟、三棱、芒硝、斑蝥、桃仁、牵牛、莪术、水蛭、麝香、芒硝等药性峻烈或有毒性的药物均属禁忌。

陈自明反对早婚，认为早育对后代有不良影响。他说"天癸始至，已近男色"，则使"子脆之不寿"。

3. 对于正产、难产和产后病的论述及处理　陈自明对产科的论述颇为全面。指出了妇女顺产的过程、产妇应注意的事项，并详细论述了难产的原因与处理方法。认为"今富贵之家，过于安逸，以致气滞而胎不转动"是造成难产的原因之一。亦指出某些医源性因素导致难产："稳婆不悟，入手试水，致胞破浆干，儿难转身，亦难生矣。"他列举了当时所认识的导致难产的几种情况：横产、倒产、碍产、盘肠产、偏产等，并描述了当时所采用的助产手法，包括接生过程中的内倒转、外倒转手法。

该书论述了常见的产后疾病，包括胎衣不下、产后血晕、产后发痉、产后发热、产后腹痛、恶露不下、恶露不绝、产后大便难、产后小便不通、乳汁不通等，提出病因、治法和方药。

《妇人大全良方》还收录了杨子建的《十产论》。由于《十产论》原本已散佚，仅从该著作中得以保存。

明代薛己对《妇人大全良方》进行校注，名为《校注妇人良方》。薛己对原书的内容做了较大的删节、增补，并重予编订校注，分为十门二十四卷，280 余论。在方药方面，则删去原书的 600 余方，新增 260 余方。医案部分，在原书 48 例的基础上增加至 530 余例。《校注妇人良方》流传较广，但其内容已有较大的改动，只可作为原书的参考。

三、《万氏妇人科》

《万氏妇人科》又名《万氏女科》，刊于嘉靖二十八年（1549 年）。著者万全。全书三卷，卷一有立科大概、济阴通元赋、调经章、崩漏章和种子章；卷二为胎前章；卷三为产后章；另有末卷载保产良方等内容。该书"自调经以迄产后，条分缕析，洞悉原委"，对妇科的调治主张"调经专以理气补心脾为主；胎前专以清热补脾为主；产后专以大补气血行滞为主"。所论病症融理、法、方、药于一体，堪为后世所效法。后人赞其"虽穷乡僻壤，罕遇良医，但能别其句读，明其意义，按方剂药，亦可立起沉疴，真寿世之金科也"（《重刊万氏妇科小叙》）。其主要内容与特色有以下几方面：

1. 月经失调，当辨体质　万全在"济阴通元赋"一篇中指出女性"体本娇柔，性最偏颇。肥白者多痰，瘦黑者多火"，这种将体型与妇科病相联系的认识源于朱震亨"肥人湿多，瘦人火多"（《格致余论》）的著名观点。朱震亨曾指出："肥胖饮食过度之人，而经水不调者，乃是湿痰"（《丹溪心法》）。万全进一步诠释了朱震亨的观点，认为构成体质特征的体型、性格与月经失调密切相关。"盖妇女之身，内而肠胃开通，无所阻塞，外而经隧流利，无所碍滞，则血气和畅，经水应期。惟彼肥硕者，膏脂充满，元室之户不开。挟痰者痰涎壅滞，血海之波不流。故有过期而经始行，或数月而经一行，及为浊为带为经闭、为无子之病。"他认为"脂痰凝塞"是导致月经不调的三个原因之一，简述了其病机。肥胖多痰者，因湿痰壅滞，躯脂迫塞，痰碍经隧，可导致月经过期后行，或数月一行，或经水来少，甚或经闭不行。立法行气导痰，用六君子加归芎汤、二陈加芎归汤、开郁二陈汤等治疗，并创制了苍莎导痰丸。苍莎导痰丸由苍术、香附、陈皮、白茯苓、枳壳、半夏、南星、炙甘草组成，用生姜汁浸饼为丸。清代叶桂《叶氏女科证治》中苍附导痰丸乃由此方演化而来。体型瘦者多血热或血虚，常见月经先期而来，或月经过期后行，或数月一行，善用四物汤、十全大补汤、异功散等化裁。万全还对性格与发病进行论述，根据患者德性温和、性急躁、多怒多妒等，选方用药各有不同。

2. 崩中漏下，治有三法　万全认为崩漏的发生乃因中气虚，不能收敛其血，加以积热在里，迫血妄行。治疗主张"急则治其标"，用"初止血，次清热，后补其虚"三法，与方广在《丹溪心法附余》中提出的"治崩次第，初用止血，以塞其流；中用清热凉血，以澄其源；末用补血，以还其旧"基本一致，而《万氏妇人科》每一治法均有相应的方剂，止血用四物汤调十灰散，清热用凉血地黄汤，补虚用加味补中益气汤，理、法、方、药一脉相承，完善了方广之说。

3. 种子有道,调经为要 情志不畅,房事不节,均可导致不孕,故《万氏妇人科》在"种子章"中提倡"种子者,男则清心寡欲以养其精,女则平心定气以养其血"。该说对孕育有一定的指导意义。月经不调是临床上导致不孕症的主要原因之一,调经种子是常用之法,正如万全所说:"女子无子,多因经候不调,药饵之辅,由不可缓。若不调其经候而与之治(原为"洽",同治癸亥本作"合",今据文义改),徒用力于无用之地。此调经为女子种子紧要也。"仍强调根据肥盛或瘦怯体质治疗。

4. 妊娠诸疾,清热补脾 《万氏妇人科》卷二为胎前章,包括确论养胎数条(妊娠宜忌、胎教等),以及妊娠恶阻、胎动不安、子悬、子烦、子痫、子肿、子气、子满、子淋等疾病,还有难产、催生四法、临产须知等条目。其内容丰富,条理清晰,不乏真知灼见。对于孕期治法,崇尚丹溪,力主清热养血健脾胃。指出:"妊娠在于清热养血,条实黄芩安胎圣药,清热故也。""养胎全在脾胃,譬之钟悬于梁,梁软则钟下坠,梁断则钟下堕。故白术补脾,为安胎要药。"

5. 产后之病,重在补虚 《万氏妇人科》卷三为产后章,囊括了40余种病症,是该书篇幅最多的一章。因产后气血俱虚,故强调"产后专以补虚为主",注重调理脾胃功能;如产后败血不尽,停积留滞,当以祛滞为主。

全书条理清晰,文字质朴,言简意赅,通俗易懂,切合临床实际,有一定的实用价值。

四、《女科证治准绳》

《女科证治准绳》为《六科证治准绳》之一,简称《女科准绳》。著者为王肯堂。书凡五卷,分调经、杂病、胎前、产后4个门类。其中卷一为治法通论与调经门,包括经候总论、经闭、血崩、赤白带下、白浊白淫;卷二、卷三为杂证门,载有虚劳、客热、寒热等54种病症;卷四为胎前门,分述求子、候胎、胎产大法、逐月养胎法、临产坐草法、催生法、下死胎法,并载有恶阻、胎动不安等44种病症;卷五为产后门,包括产后将调法、产后通用方13首以及胞衣不下、血晕等55种病症。该书主要以《妇人大全良方》为蓝本,并广集《黄帝内经》《难经》《金匮要略》《针灸甲乙经》《备急千金要方》《经效产宝》《丹溪心法》等数十种书目,泛收张从正、李杲、陈自明、朱震亨、王海藏、戴思恭、薛己、万全等医家的论述,主要突出了陈自明、薛己的学术思想,"存陈氏之旧而删其偏驳……至薛氏之说则尽收之,取其以养正为主,且简而易守"。每个病症有论有方,而且注明出处。其后武之望所撰辑的《济阴纲目》基本以该书为蓝本。

该书广罗诸家,赅博精粹,是一部资料比较丰富的妇科著作。

五、《景岳全书·妇人规》

《景岳全书》共64卷,其中,有《妇人规》二卷,《妇人规古方》一卷。张介宾是明代著名医家。《妇人规》分为总论以及经脉、胎孕、产育、产后、带浊梦遗、乳病、子嗣、癥瘕、前阴等九类,每类再分列因、证、脉、治、方药等,先阐述理论,后辨证立方。内容较为完备。既有理论,又按病证分门别类,并附方药。广引各家之说,亦不乏作者的独到见解。是一部既有继承又有发展,且较有系统的妇科专著。

1. 妇科重在调经,调经重在脾肾 张介宾认为女子属阴,以血为主,而血亦属阴。妇女的生理特点为经、带、胎、产、乳,但以月经为重点。月经正常是孕育的前提。由月经之调与不调，可反映出生殖方面的健康情况。因此，调经是治疗妇科疾病的重点。在《妇人规·经脉诸脏病因》说："女子以血为主，血旺则经调而子嗣……故治妇人之病，当以经血为先。"

月经产生和调节，与天癸、精血、脏腑、经络有密切关系。天癸是什么？张介宾在《妇人规·经脉之本》解释说："天癸者，言后天之阴气，阴气足而月事通。"又在《传忠录·阴阳篇》说："元阴者，即无形之水，以长以立，天癸是也，强弱系之，故亦曰元精。"他认为天癸是"天一之气"所化生的阴精，经过后天水谷之精的充养而成，对人体的生长、发育与生殖有重要作用。而与月经之初潮乃至绝经更有直接关系。天癸至则月经来潮；天癸竭则月经断绝。这种"无形之水"又直接受到肾气的影响，肾气盛则天癸至；肾气衰则天癸竭。虽月经的产生与五脏皆有关系，由七情、六淫、饮食等病因，均可引起月经病，但"及其甚也，则四脏相移，必归脾肾"。而脾肾之中，又尤以肾为根本。所谓"阳邪之至，害必归阴；五脏之伤，穷必及肾，此源流之必然，即治疗之要着。"他在《妇人规·经不调》指出："调经之要，贵在补脾胃以资血之源，养肾气以安血之室。"故妇科治法多用补肾健脾。

2. 诊病须察经带，辨证先分虚实　中医诊病，先从四诊入手，对于妇科病证，尤其是月经病，除脉证以外，张介宾提出辨经色之法，从月经色、质、量的特点，以分辨寒、热、虚、实，并特别指出紫红与紫黑之辨。《妇人规·经脉类·辨经色》云："盖紫与黑相近，今人但见紫色之血，不分虚实，便谓内热之甚。不知紫赤鲜红，浓而成片成条者，是皆新血妄行，多由内热；紫而兼黑，或散或薄，沉黑色败者，多以真气内损，必属虚寒；由此而甚，则或如屋漏水，或如腐败之宿血，是皆紫黑之变象也。此肝脾大损，阳气大陷之证。"此乃其经验之谈，对月经病的辨证具有较大的参考价值。

对于带下病的诊治，张介宾提出带下与淫浊的辨别要点："盖带下出于胞宫，精之余也；淫浊出于膀胱，水之浊也。"在当时的条件下，对妇科病证的辨析如此详细，实属不易。他在《妇人规·经脉类·论难易》指出："治之要极，无失色脉，此治之大则也。今富贵之家，居奥室之中，处帷幔之内，复有以绵帕蒙其手者，既不能行望色之神，又不能尽切脉之巧……望闻问切，欲于四者去其三，吾恐神医不神矣。"可见，在封建礼教的束缚下，对妇女患者进行四诊尚有许多障碍，了解病情亦非易事，但张介宾仍注意到妇女经、带的变化在辨证方面的意义，是很有价值的。

张介宾对妇产科疾病的诊疗强调要随证、随人论治，不能一概而论一成不变。在《妇人规·安胎》中指出："盖胎气不安，必有所因，或虚或实，或寒或热，皆能为胎气之病，去其所病，便是安胎之法。故安胎之方不可执，亦不可泥其月数，但当随证随经，因其病而药之，乃为至善。"治法用药则"宜凉则凉，宜补则补，惟以安之、固之为主。"又说："若谓白术、黄芩乃安胎之圣药，执而用之，鲜有不误矣。"后世对中医流派的研究认为张介宾属于温补派，但他却批评丹溪提出的"产后无得令虚，当大补气血为先，虽有杂证，以末治之"的说法。指出："凡产后气血俱去，诚多虚证。然有虚者，有不虚者，有全实者。凡此三者，但当随证随人，辨其虚实，以常法治疗，不得执有成心，概行大补，以致助邪。"其实，如产后感染邪热之证，多属邪实正虚，按标本缓急之原则，应急行清热解毒活血去瘀以祛邪，决不能因其产后而妄用补法，以致滞邪。待邪去才可以言补。这是辨证论治的原则。

3. 治法精当，方药实用 张介宾在妇科病的治法上既注重脾肾、气血，也强调房室、药食、产育等方面的养生保健。在《妇人规·胎孕类》提出"妊娠寡欲"。认为："多动欲火，盗泄阴精，则藩篱由不固而伤，血气由不聚而乱，子女由元亏而夭，而阴分之病，亦无不由此而百生矣。""凡胎元之强弱，产育之难易及产后崩淋经脉之病，无不悉由乎此。"他还引用了《便产须知》中的"妊娠药禁"歌，指出乌头、附子、芫花、大蓟、巴豆、半夏、南星、三棱、莪术、薏苡仁、牛膝、水蛭、蜈蚣、斑蝥等 40 多种妊娠期应禁用或慎用的中药。在《妇人规·产育类》中亦指出："妊娠将产不可占卜问神。"认为神棍妄言凶险，使产妇产生疑惧、忧虑，反而导致难产。这是难能可贵的科学精神。他提出："产妇临盆，必须听其自然，弗宜催逼，安其神志，勿使惊慌。""临产房中不宜多人喧嚷惊慌，宜闭户，静以待生。""产妇初觉欲生，便须惜力调养，不可用力妄施。"这些观点，从心理、生理的角度提出产妇在分娩过程中应遵循的原则和养生保健的方法，具有临床指导意义。

张介宾在处方用药方面注重阴阳的平衡和气血的和调，善用调补阴阳之剂。《妇人规》2 卷共收载方剂 263 首。有 82 首新方是其创制，如滋养肾阴的左归饮、左归丸；温补肾阳的右归饮、右归丸；补益元阳的大补元煎；升举阳气的举元煎；滋阴清热的保阴煎、一阴煎和加减一阴煎；滋肾固冲的固阴煎；补肾养血的大营煎；补肾益气血的毓麟珠；益气养血、固冲安胎的胎元饮等，均记载于《景岳全书·新方八阵》中。在《景岳全书·妇人规古方》中还收集前人所拟的妇科常用方剂 186 首，其中包括钱氏生化汤，组成为当归、川芎、桃仁、焦姜、炙甘草、熟地，方后注"一方无熟地"。作为产后通用方之一，用于胎衣不下、产后下血不止，或恶露未尽，身发寒热，小腹胀痛等。方药加减法中，有加益母草、人参、黄芪、附子、肉桂等。后世多以为生化汤出自《傅青主女科》，其实此方在明末已有流传，并已被张介宾收录。

张介宾善用人参、熟地。他在《景岳全书·本草正》中说："人参有健运之功，熟地禀静顺之德。一阴一阳，相为表里；一形一气，互主生成。性味中和，无逾于此。"在其创制的许多方剂中，均以人参、熟地相配。如大补元煎、毓麟珠、胎元饮等。

在明代医家中，张介宾中医理论造诣深厚，著述丰富。他在命门学说方面有独到的创见，丰富和发展了中医藏象学说的内容，在临证方面重视调补脾肾，平衡阴阳，善用温补之剂。其妇科专著《妇人规》内容全面而有系统，立论允当，切合实际，有临床实用价值。

六、《陈素庵妇科补解》

《陈素庵妇科补解》系妇科著作。现存版本系经上海中医学会妇科学会文献组整理，1983 年由上海科学技术出版社出版。该书原题"宋·陈素庵著，明·陈文昭补解"，其前言中指出："《素庵医要》是陈沂的医论和医案著述，明嘉靖时，其裔孙谏（直之）始编辑刊行，流传极少。本书《补解》则从未刊布，较之沂的原著，则有所增益，还充实了理论分析。"书中所说著者陈沂，字素庵，南宋妇科医家，原为开封人，后迁居杭州，曾任翰林金紫良医。据《杭州府志》及《荩斋医要》诸氏序文的记载，陈谏，字直之，号荩斋，明代嘉靖（1522—1566年）时钱塘人，生卒年代不详，乃陈沂九传之孙，撰《荩斋医要》15 卷。至于陈文昭，在《陈素庵妇科补解》正文之前，有江宁顾燮堂"序"，谓："文昭不知何人，以十九世计之，当在明之末造耳。"现代学者张志斌、肖友芝在使用此书资料的过程中，发现其学术内容与宋代学术发展水平不相符合,因而对著者及成书年代等产生质疑。经过考证,认为该书是后人假托陈素庵之名而作,其成书年代远晚于宋代。虽然该书可能成书年代较晚,作者为何人不清楚,但其内容丰富,门类清晰,有论有方,条理性好,实用性强,且文字流畅,通俗易懂,是一部具有较高参考价值的中医妇科著作。

书凡五卷,分调经、安胎、胎前杂症、临产及产后众疾5门,共212论。

1. 调经门　计53论。其开篇即谓:"妇人诸疾,多由经水不调。调经,然后可以孕子,然后可以却疾,故以调经为首,序于安胎、保产之前。"突显了作者重视调经的学术观点。该门对调经治法与用药宜忌进行了论述,对月经病的论治有其独到见解。如在"经水乍少乍多方论"中对许叔微所说阴胜阳则经水量少且后期而来,阳胜阴则经水量多且先期而来的论点提出不同看法,认为"非先期而来者,定量多,后期而来者,定来少也。先期者,亦有时而少,后期者,亦有时而多"。对于经行腹痛一病,根据疼痛发生在经欲行(经前)、经正行(经期)及经行后(经后)的不同时段,分别辨证为气滞、血滞和气血两虚,并采用相应的治法。对经水不通(闭经)一病,从血瘀、外邪风冷、痰滞、七情郁结、脾胃虚弱、二阳之病、血枯和肾虚津竭八个方面进行了阐述,病因病机分有余与不足,治当辨证,"有余者,调之通之,不足则补之"。尤强调"血枯一症,即虚损痨瘵之由,若不急治,便成不救",认识到闭经与痨瘵(结核病)有关,必须及时治疗。书中还对经行发热、经行泄泻、经行呕吐、经行遍体作痛、经行发癍、经行出痘疹、错经妄行(经行吐衄)等进行了论述,"经行入房方论"指出经期男女交合可导致妇科疾病:"轻则血沥不止","重则瘀血积聚,少腹硬起作痛"。该门中还对经色经质异常、血崩、室女月经失调、经水不当绝而绝、经水过期仍来等有所论述,亦俱特色。

2. 安胎门　计3论,主要内容为安胎,立一安胎主方,随证加减。"按月安胎门"立意乃无病而安,其论述与北齐徐之才逐月养胎的内容基本相同,采用随经主治的方法,方剂则有所不同,"所定十方,皆以补气而兼顺气,养血而兼凉血……气顺则不滞,上下无壅遏之虞……血凉则不妄行,脉络有融洽之趣"。每一方均有详细的方解,说理精辟,便于后学者理解掌握。

3. 胎前杂症门　计78论,包括了恶阻、胎动不安、漏胎、胎水肿满、鬼胎、胎瘦不长等妊娠疾病和诸多妊娠合并症,以及"似娠非娠"之石瘕与肠覃。作者指出:安胎门的十首方剂,为按月随经养血安胎,因无疾病,故言"安胎"。对于因各种致病因素损伤胎元,又因病立方,故设胎前杂症门。治疗"仍以安胎为主,而他症之药十之二三"。书中对鬼胎(葡萄胎)症状与体征有较详细的描述,曰:"状如怀妊,腹大如抱一瓮,按之无凹凸,不动者,是鬼胎也。间下黑血或浊水等物,不可作安胎治之。"反映出作者细致入微的观察和较高的临床诊断水平。

4. 临产门　计11论,包括了临月催生及临产部分病症的论治等内容。

5. 产后众疾门　计67论。首先论述产后气血两亏,瘀血留滞,七日内最易发生疾病,应小心谨慎调理。对产后病的治疗,强调以补气养血为主,亦重视祛瘀,使补中有行,以防瘀滞凝结。然后对产后67种病症逐一阐述。其中"产后血晕方论"有败血冲心、冲肺、冲胃的记载,与清代张璐《张氏医通》(成书于1694年)所载产后"三冲"相同。鉴于《陈素庵妇科补解》成书年代不详,产后三冲首出何书尚无从确定。

七、《傅青主女科》

《傅青主女科》二卷，上卷列带下、血崩、鬼胎、调经、种子；下卷列妊娠、小产、难产、正产、产后。论述了妇女经、带、胎、产诸疾八十症，列方83首。后附"产后编"。医论独有见地，通俗易懂，立法严谨而灵活，制方精良而不标奇立异，疗效卓著，备受医家尊崇。

著者傅山。他工于诗文，其撰著体例与前人之医著迥异，所用方药亦属新创。祁尔诚序曰："其居心与仲景同，而立方与仲景异，……谈症不落古人窠臼，制方不失古人准绳，用药纯和，无一峻品，辨证详明，一目了然。"其立论与用方，颇具新意，绝少沿袭前人。以生化汤而论，虽张介宾《妇人规古方》中载有钱氏生化汤，而傅氏生化汤之加减化裁甚多，以适应产后的各种变化。傅氏所创制的许多方药非常切合临床，如完带汤、易黄汤、固本止崩汤、定经汤、顺经汤、安奠二天汤、清海丸、养精种玉汤等，均属组方精妙而实用者，流传甚广。

1. 重视奇经与肝、脾、肾三脏　傅山的学术观点认为妇科病主要在于肾、肝、脾三脏功能失调与冲、任、督、带脉之失司。"经水出诸肾"，月经病多与肾有关，调经篇条文14条，8条与肾有关；种子与胎孕亦在于肾藏先天之精，"肾水足而胎安，肾水亏而胎动"。而脾为后天之本，气血化生之源，其在带下篇、调经篇和妊娠篇中对脾的论述颇多。在治疗上注重补肾、养肝、疏肝、健脾，亦善于脾肾双补或肝脾肾三脏同治。如安奠二天汤之用于安胎，是通过补气培元，先后二天并重，双补脾肾，气血相濡，颐养胎元。而定经汤是在逍遥散疏肝健脾的基础上再加入补肾之品，达到疏肝、健脾、补肾，肝脾肾三脏同治之功。

傅山承《灵枢》《素问》之旨，重视奇经的作用，又不受传统之束缚，善创新方以调奇经。如治阴虚血热崩漏之"清海丸"，"海"为血海，亦即冲脉。"此方补阴而无浮动之虞，缩血而无寒凉之苦……子宫清凉，血海自固"。带下为奇经之病，责之任督脉不固，带脉失约，以致带下异常。有因"肝之气必逆，气欲上升，而湿欲下降，两相牵掣，以停住于中焦之间，而走于带脉"；有因任脉虚，带脉失约，水湿内停；因而制易黄汤以"山药、芡实专补任脉之虚，又能利水，加白果引入任脉之中，更为便捷"。傅山撷取众长，勇于创新，另辟蹊径，自有真知灼见。

2. 注重房室之伤对生殖的影响，敢为天下先　在中国漫长的封建社会，程朱理学成于宋而盛于明清，对于妇产科学术的发展束缚甚大。及其甚者，男性医生诊察女性患者亦以帷幔阻隔，以丝线诊脉，难以尽四诊之法。多数医家避谈房室之伤，医著中亦往往一带而过，少有详细论述。而傅山敢于直言房事不慎或不当引起诸多妇产科疾病的病机，在《傅青主女科》中就有十多条。并提出慎戒之理，防治之法，确属难能可贵！虽被后世某些医家斥之为"文理粗鄙"，却正体现了其敢为天下先的科学精神。他说："山一旦创言之，不几为世俗所骇乎！"

他在血崩篇指出："妇人有每行人道，经水即来，一如血崩，人以为胞胎有伤，触之以动其血也，谁知是子宫血海因太热而不固乎！……人未入房之时，君相二火，寂然不动，虽冲脉独热，而血亦不至外驰。及有人道之感，则子宫大开，君相火动，以热招热，同气相求，翕然齐动，以鼓其精房，血海泛滥，有不能止遏之势……故经水随交感而至，若有声应之捷，是惟火之为病也。治法必须滋阴降火，以清血海而和子宫……方用清海丸。""有少妇甫娠三月，即便血崩，而胎亦随堕。人以为挫闪受伤而致，谁知是行房不慎之过哉！……妊娠宜避房事，不避者纵幸不至崩，往往堕胎，即不堕胎，生子亦难养，慎之！戒之！"在小产篇也指出："妊妇因行房颠狂，遂致小产血崩不止，人以为火动之极也，谁知是气脱之故乎？大凡妇人之怀妊也，赖肾水以荫胎，水源不足，则火易沸腾，加以久战不已，则火必大动，再至兴酣颠狂，精必大泄，精大泄则肾水益涸，而龙雷相火益炽，水火两病，胎不固而堕矣。"在产后篇又说："少妇产后半月，血崩昏晕，目见鬼神，人皆曰恶血冲心也，谁知是不慎房帏之过乎？……无奈少娇之妇，气血初复，不知慎养，欲心大动，贪合图欢，以致血崩昏晕，目见鬼神，是心肾两伤，不特胞胎门户已也，明明是犯色戒，又加酣战，以致大泄其精，精泄而神亦随之而欲脱。"这里所论述的崩漏、堕胎、小产、产后血崩等病证，均由于经期、孕期或产后不节房事而引起。傅山亦论述了妇女体质因素的影响，当素体血热、孕后阴亏、产后体虚之时，又不慎房事，则冲任不固而崩决。除用药治，还须节欲。

3. 辨证入微，处方精妙，要而不繁 《傅青主女科》之辨证分析与处方用药颇具匠心，绝少沿袭，独树一帜。他把每病分为若干类型，对每一类型均论述其病因病机和证候，并针对病机和病位所在的脏腑经络而加以调治，列出方药。傅山善用驳论，往往先列出临证时容易出现的误解、误治，再加以剖析，提出自己的见解。如对于血崩昏暗，他指出："妇人有一时血崩，两目黑暗，昏晕在地，不省人事者，人莫不谓火盛动血也，然此火非实火，乃虚火耳。"如把带下病分为白带、青带、黄带、黑带、赤带等5种，病机主要是脾虚湿盛和肝郁化火而影响任带二脉。脾虚湿重者，用完带汤；肝经湿热者，用加减逍遥散；肾火盛而脾虚，形成下焦湿热者，用易黄汤；下焦火热盛者，用利火汤；肝热脾湿而下陷者，用清肝止淋汤。又如血崩则分气阴两虚、肝气郁结、血瘀、血热等型，分别治以固本止崩汤、平肝解郁汤、逐瘀止血汤、清海丸等。这种分型辨证论治的方法颇切合临床，方药亦精练实用。方后常进一步说明治则要点。如对于气阴两虚的血崩昏暗，提出"必须于补阴之中，行止崩之法"；还说明"此所以不先补血而先补气也，然单补气则血又不易生，单补血而不补火，则血又必凝滞而不能随气而速生"。故固本止崩汤中佐以黑姜，与补气补血之药并用。而对血热之崩，则"治法必须滋阴降火，以清血海而和子宫"。若属瘀阻血崩，"治法须行血以去瘀，活血以止疼，则血自止而愈矣"。

傅山所创的固本止崩汤、养精种玉汤、开郁种玉汤、易黄汤等均属药味少而精专，配伍匠心独运者。他还善于在名方的基础上化裁出新方，赋以新意。如在丹栀逍遥散的基础上化裁出宣郁通经汤，即原方去苓、术，加入香附、黄芩、郁金、白芥子。用治肝火炽盛，瘀热内郁而成血块，以致经水未来而腹先痛者。又在逍遥散基础上创制定经汤，即以山药易白术，以炒荆芥易煨姜、薄荷，再加入菟丝子、熟地。用治肝郁肾虚之经水先后无定期。更令后人称道的是在生化汤的基础上化裁出31方，包括加味生化汤、加参生化汤、参归生化汤、养荣生化汤、安神生化汤、健脾消食生化汤、木香生化汤等等，以治产后诸证。

后世对于《傅青主女科》是出自傅山手笔，还是他人伪托傅山所撰著曾颇有争议。异议者谓《傅青主女科》的内容与陈士铎之《辨证录》大致雷同；王孟英则指其"文理粗鄙，剽袭甚多，误行误刊，玷辱青主"。但20世纪80年代在山西省发现了《傅山医学手稿》，经鉴定考证，确系傅山遗墨，虽仅是《傅青主女科》中调经部分，亦可证《傅青主女科》确系傅山的医学著作。其书法、文字等确属其手书。再从年代分析,《辨证录》成书于傅山逝世之后约5年,亦可证《傅青主女科》并非抄袭《辨证录》。

八、《医宗金鉴·妇科心法要诀》

《医宗金鉴》共90卷。奉清政府之命修撰而成。总修官吴谦。乾隆七年(1742年)《医宗金鉴》编成,该书重证验,执中而不偏,平正通达,条理分明,是第一部中医教科书。

该书采取每病每方均先列歌诀,后用文字注释之体例,使学者易诵易学。《医宗金鉴·妇科心法要诀》是妇产科专篇,共6卷(卷44~49)。该书凡例说:"妇科诸证与方脉无异,惟经、带、崩漏、胎产、癥瘕不同,兹集于此数证,折衷群书,详加探讨,病情方药,要归正当。"《妇科心法要诀》的内容分为调经门、崩漏门、经闭门、带下门、癥瘕积痞疝癖疝诸证门、嗣育门、胎前诸证门、生育门、产后门、乳证门、前阴诸证门、杂证门等。每类每证均包括病因、病机、症状、诊断、治疗、方药等,较全面地论述了妇产科的常见病的辨证论治。

妇科总括指出:"男妇两科同一治,所异调经崩带瘕,嗣育胎前并产后,前阴乳疾不相同。"随加注释云:"妇人诸病本与男子无异,故同其治也,其异于男子者,惟调经、经闭、带浊、崩漏、癥瘕、生育、子嗣、胎前、产后诸病及乳疾、前阴诸证不相同耳,故立妇人一科,以分门而详治焉。业是科者,必先读方脉心法诸书,然后读此,自有豁然贯通之妙。"

该书内容中允,不尚奇谈高论,亦非广征博引各家之言,惟以医者所公认的观点论病,以实用而平和的方药治病。使学者能学以致用。这是一部内容全面的医学入门著作,故为后世所推崇,流传至广。

九、《妇科玉尺》

《妇科玉尺》是《沈氏尊生书》中之妇科专篇。著者沈金鳌。《妇科玉尺》共6卷,卷一论求嗣与月经,卷二论胎前诸疾,卷三论小产与临产,卷四论产后,卷五论带下与崩漏,卷六论妇女杂病。每篇均有概述,广引各家之言论病,后列方药,并附脉法,颇重视脉诊的意义。妇科篇以"玉尺"为名,是因为"尺者划分寸量短长,取其准也。尺而以玉为之,分寸所刻,坚久不磨,尤准之准也。"由于妇科病证多有隐曲,患者未能直言其症,则不易诊察病情,当以辨证求因,切脉探微,务求诊治准确。

1. 调经以种子,养精血以求嗣　卷首先论求嗣和调经。沈金鳌指出"经贵乎如期",经调方有子嗣。女子不孕有十病,即胞胎冷、脾胃寒、带脉急、肝气郁、痰气盛、相火旺、肾水亏、任督病、膀胱气化不行和气血虚而不摄精。男养精、女养血是两大关键。他说:"养精之法有五:一须寡欲;二须节劳;三须息怒;四须戒酒;五须慎味。养血之法,莫先于调经。盖经不调则血气乖争,不能成孕。每见妇人之无子者,其经必或前或后,或气虚而多,或血虚而少且淡;或虚而行后作痛,或滞而将行作痛及凝块不散,或滞而挟热、挟寒,至色成紫黑,皆当斟酌而用药,直至积行、滞去、虚回,方能成孕。"而闭经的病因病机则有血凝、气滞、血枯,"三项因缘,未可概视,若专用攻伐,恐经不通而血反涸也。"崩漏乃经乱之甚,"究其源则有六大端:一由火热,二由虚寒,三由劳伤,四由气陷,五由血瘀,六由虚弱。……医者深悉乎六者之由,而运之以塞流、澄源、复旧三法,则庶几其得之矣"。他引用并补充方广的治崩三法:"血属阴,静则循经荣内,动则错经妄行。凡人七情过极则动五志之火,五志之火亢甚，则经血暴下，久而不止，谓之崩中，如风动木摇，火燃水沸之类。治崩次第：初用止血以塞其流，中用清热凉血以澄其源，末用补血以还其旧。若只塞流而不澄源，则滔天之热不可遏，若只澄源而不复旧，则孤子之阳无以立，故本末不遗，前后不紊，方可言治。"

2. 补气养血以安胎，固冲任以培本　卷二论胎前。对于胎前护理及妊娠疾病，他认为"凡有胎者，贵冲任脉旺，元气充足，则身体健壮，无疾患相侵，血气充实，可保十月满足，分娩无虞。"若冲任二脉不固，则不能荫胎，轻者胎动不安，甚则胎元殒堕。因此，妊娠后应注重固摄冲任以安胎。而"养胎者血也，护胎者气也"，安胎之方需着重养血补气，以四物汤、四君子汤为要剂。

胎前病篇较全面地论述了恶阻、子喑、子悬、子烦、子肿、子淋、子痫、子嗽、转胞、漏胎、胎寒、胎水等妊娠病。并已注意到胎水肿满常见于胎儿畸形者："妊娠五六月间，腹大异常，胸膈胀满，名曰胎水。此胎中蓄水也，若不早治，生子必然手足软短，形体残疾，或水下即死。"颇具临床价值。

3. 带下从湿热论治，兼顾肝肾　沈金鳌认为寒、热、虚、实、痰、湿、郁、瘀、癥瘕、疝癖等都可致带下异常，应细加辨析。一般而言，"带下之因有四：一因气虚，脾精不能上升而下陷也，一因胃中湿热及痰，流注于带脉，溢于膀胱，故下浊液也，一因伤于五脏，故下三色之带也，一因风寒入胞门或中经脉，流传脏腑而下也。"但验诸临床，则以湿热最为常见。"大抵属痰与热者居多，以湿热下注而化痰也，宜投止涩升提之品。寒者十无一二，宜投鹿角胶温涩之品。然总要健脾燥湿，升提胃气，佐以补涩。"治疗带下病，健脾燥湿为常法，亦需兼顾疏肝解郁、补肾固涩，脏腑功能协调，则取效快捷。

十、《女科要旨》

《女科要旨》是清代著名医家陈念祖"殚精瘁虑"之作。陈念祖成书后未及付梓而殁，至道光二十一年（1841 年）由其长孙陈心典校正刊行。

《女科要旨》全书四卷，卷一为调经、种子；卷二为胎前；卷三为产后；卷四为杂病、外科。书中以问答的形式阐述病症，遵《黄帝内经》之旨，崇《金匮要略》之法，参诸家之论，取历代良方，说理简明透彻，选方精当实用。

1. 调经注重脾胃　陈念祖认为，古人以月经名为月信，有其寓意。月经之有无，经量之多少，周期之前后以及治疗之原委，均包括于"信"字之中。因"脾为阴土，胃为阳土，而皆属信"，故言月经的统主惟脾胃，如中土失其主信之道，即可导致月经的失调，所以调经宜从调理脾胃入手，使"脾胃和"而"信则以时而下"。临证辨其虚实，土太过者，用平胃散加大黄、白芍、枳实、桃仁之类；土不及者，用六君子汤加川芎、当归、柴胡、白芍及归脾汤之类。陈念祖这种月事为月信，专主脾胃的论点，乃从《黄帝内经》"二阳之病发心脾"一节领会出来。

2. 种子须察肥瘦　对于女性不孕症，陈念祖认同月经不调是导致不孕原因的观点，指出："妇人无子，皆由经水不调……种子之法，即在于调经之中。"对于月经正常，身无他病的不孕患者，他认为应根据身体的胖瘦来治疗。如身体过于肥盛，脂满子宫而不纳精，可用启宫丸；而身体过于羸瘦者，子宫无血而精不聚，可用张介宾的毓麟珠。这种认识实属难能可贵。陈念祖还录述了名师秘授之受孕的四个条件，即择地、养种、乘时、投虚。"地则母之血也，种则父之精也……母不受胎者，气盛血衰之故也。衰由伤于寒气，感于七情，气凝血滞，荣卫不和，以致经水前后多少，谓之阴失其道，何以能受？父不种子，气虚精弱故也。弱由过于色欲，伤乎五脏，脏皆有精而藏于肾，肾精既弱，辟之射者力微，矢枉不能中的，谓之阳失其道，何以能种？"阐释了父精母血是受孕的根本所在，并以养精调经方药治疗男女不孕症。精血既盛，还须择其时日，男女交媾，胎孕可成。虽然其计算的受孕时间与实际有差距，但他对袁黄所说的氤氲之候即的候是认同的。

3. 孕期治当辨证　对于妊娠期疾病，《金匮要略》"妇人妊娠病脉证并治"篇开章即以桂枝汤为首方，且有大热之附子汤，温补之胶艾汤；王好古则有"热则耗气血而胎不安"之说；更有朱震亨谓胎前当清热养血为主，以白术、黄芩为安胎圣药。治当从仲景，还是从海藏、丹溪？针对门人的疑问，陈念祖给出了"须审妇人平日之体气偏阴偏阳，丰厚羸瘦；致病之因寒因热；病形之多寒多热；病情之喜寒喜热；又合之于脉而治之，不可执一也"的答案，体现了其辨证论治妊娠病的学术思想。妊娠养胎，独崇仲景之法，主张"凡瘦人多火，火盛则耗血而伤胎，宜用当归散。肥白人外盛内虚，虚则生寒，而胎不长，宜用白术散"。陈念祖还根据医疗实践中的经验教训，悟出"凡得胎后，预服扶胎之药，以防漏坠，只用平补之法"的道理，创制了"新定所以载丸"（白术、人参、桑寄生、茯苓、杜仲、大枣），其方义堪称精辟之论。该方为后世安胎常用之方。

4. 衬注串解经典　《女科要旨》卷三产后和卷四杂病体例与前两卷不同，全录《金匮要略》原文（产后尚节录《黄帝内经》二条），衬以小注而串讲，诸家杂说，姑附于后，不加一字论断，"各家之说一概置之弗言，所谓群言淆乱衷于圣是也"，这是陈念祖著书颇具特色的方面，也彰显了他尊古崇经的学术思想。特点是在原文之下注以小字，以演释原文。原文与注文既可连读，又可分读，语言通俗易懂，诚如其所说："其文深奥难读，余逐节衬以小注，一目了然，则难读而易读矣。"而不以新论新案赘之，系"恐添蛇足"，而衬注确实起到了画龙点睛的作用。

十一、《沈氏女科辑要》

《沈氏女科辑要》二卷，又名《女科读》。清代沈又彭撰著。约成书于1764年。后经徐正杰校订补注，王孟英加按，收集于《潜斋医药丛书十四种》，刊于1850年。其后，张寿颐认为其论述简要，"寥寥数十页，精当处勘透隐微，切中肯綮，多发前人所未发"。而王孟英之按语，"更能刻进一层，洞见症结"。故再详加笺正，书成于1922年，名为《沈氏女科辑要笺正》。对原著内容有较多发挥，并参以西医学说，作为浙江兰溪中医专门学校妇科读本。后经多次印行，并于1933年重加厘订。

全书共二卷，上卷31节，论经病、带下、求子、胎前诸病等；下卷51节，论临产、产后诸病及妇人各种杂证。后附妇科常用方。

1. 考证古义，阐发新意　对于"天癸"之解释，王孟英按语引俞震之说云："大约两情酣畅，百脉齐到，天癸与男女之精皆至，斯入任脉而成胎。"张寿颐指出"天癸是肾水本体"。认为男精女血之外，别有一物为天癸。男女皆有天癸，男则天癸至而精气溢泻，女则天癸至月事以时下。其对天癸之理解，比前人有进一步的发挥。

张寿颐对《沈氏女科辑要》进行笺正时，对于"子宫"与"子管""子核"有较详细的论述："子宫之底，左右各出子管一支，与小孔通，长二寸半，垂于子核之侧，不即不离。子核者,在子宫左右离一寸,向内有蒂,与子宫相连;向外有筋带,与子管相系。形如雀卵,内有精珠十五粒至十八粒不等,内贮清液,是为阴精。女子入月之年,精珠始生,至月信绝,其珠化为乌有。""男精入子宫,透子管,子管罩子核,子核感动,精珠迸裂,阴阳交会。"不但描述了"子管"和"子核"的形态、位置及其与子宫的关系,也具体阐述了此两者在生殖过程中的作用与功能。这是最早对女性子宫、输卵管、卵巢有精确描述的中医著作。

对于带下,前人多以色为辨,且主要着眼于带下过多之治。而验诸临床,带下病因于湿热者居多,因于虚寒者较少。临证不可仅以赤白辨寒热,寒热虚实应以脉证为凭,不应泛以颜色而论。带下津津常润而量不多者,是属正常;过多则为带下病;枯燥全无者,乃真阴告匮之征,属虚劳之候。

2. 补气注重行气,补血强调滋阴 "妇女以血言。""血虚者,即是肝肾阴液之虚。"倡言滋肝肾,补气血。在"月事不来"条下,指出闭经病有虚有实,有因血不足而月事不至者;有因瘀滞而经血不潮者。"若无少腹胀痛等症,必不可妄投攻破,即有腹胀腹痛等证,亦是血少而肝络不疏,宜滋养肝肾真阴,兼之宣络以疏达气滞,方是正本清源之治,亦未必皆是瘀滞而胀痛。余治此,惟养阴和肝,稍参行气宣络,俾胃纳馨而色泽转,自有水到渠成之妙。"在"经后腹痛,气血俱虚,宜八珍汤"条下,笺正曰:"经后腹痛,谓为气血俱虚,似矣。然所谓血虚者,即是肝肾阴液之虚,岂四物汤方所能了事。且阴虚于下者不宜升,川芎尚须慎用。但借以行气中之滞,少许佐使……若谓腹痛是气虚,则大气壅滞而不利,所以结痛,宜用香附、乌药、青皮、大腹之类,使之流动吹嘘,以助运化。"

王孟英对月经不调之按语说:"调经必先理气,然理气不可徒以香燥。""不可徒以香燥"者,着重一"徒"字,并非不用,而是不应全用或大量用,方中只宜少佐行气之品,以运行气机。如滋养肝肾方中,应加少量芳香行气之药,使相并而驰,免增滋腻。但香燥行气之品,过用则耗伤阴分。

对于赵献可提出"补水、补火、补中气"之法,《沈氏女科辑要》颇为认同。补水以一贯煎、集灵膏;滋水以清肝饮;补火以地黄饮子;补中气则以归脾汤。是以"人之体质,各有不同,用古方者,止可师其意而斟酌损益,方能合辙"。乃尊古而不泥古,择善而从,重在实践。

3. 强调辨证,用药精当 对血崩用药,有独到见解。认为血崩"主要是固摄无权。虽曰'阴虚阳搏谓之崩',但若只清血分之热,亦无以制其阳焰。且气火之所以动者,原于肝肾阴虚,不能涵阳。况复脱血,下虚益甚"。非大封大固不可,宜用龙齿、牡蛎、女贞子、旱莲草、山茱萸、白芍等与养血药相辅而行。至于血色紫瘀,常法当用行滞消瘀,但离经之血,一时未下,即成紫色,亦可因虚寒而致,不可固执紫色即为瘀血。对于虚寒而致者,不可妄投攻破,必须以补脾养胃、峻滋肝肾真阴,而合封固摄纳为治。反对概以胶艾四物汤或奇效四物汤治疗血崩,当归不宜妄用。在奇效四物汤条下,笺正曰:"当归一药,富有脂液,气味俱厚,向来视为补血要剂,固亦未可厚非。在阳气不足之体,血行不及,得此温和流动之品,助其遄行,未尝非活血益血之良药。惟其气最雄,走而不守,苟其阴不涵阳而为失血,则辛温助动,实为大禁。然俗子何知?心目中只有'当归补血,归其所归'之空泛话头深印脑海,信手涂鸦,无往不误。"张寿颐列举一病例,谓兰邑某女科世家为一血崩病者订一方,方中虽以滋阴补土为法,但加了当归三钱,仅进一盏,鲜血便陡然暴下,几致厥脱。故张寿颐又说:"当归当归,何以竟不归其所归?此中奥秘,大有意味,正不独吐衄咯血者之畏其辛升，而必不可以妄试也。"这是临证实践之一得，一扫历来以当归为妇科通用药之误。

对于胎漏之治，反对以酒入药，认为："酒性善行，动而不静，走而不守，凡在失血诸证，类皆不可轻用，况其为胎动下血不绝，欲死者乎？"

（罗颂平）

第三节　中医妇科流派概述

中医学是中国传统文化的组成部分。中医学形成于古代防治疾病的医疗实践。在《山海经》《诗经》都有一些用药治病的记载。中医学植根于中国传统文化，受古代自然哲学、儒学、道学、佛学以及数术、民俗文化等影响，交融渗透，成为独具特色的传统医药体系。

一、中医学术流派的渊源

中医学在漫长的发展历程中，出现了众多著名医家，逐渐形成各具特色的医学流派，并通过师承、私淑得以传承。在学术流派的传承与争鸣过程中，不断积累经验、凝练学说，成为中医学理论与学术创新与发展的源泉。《四库全书总目提要·医家类》提出："儒之门户分于宋，医之门户分于金元。"而孟河医家谢观 1935 年著《中国医学源流论》，提出"上古医派"。他引《曲礼》"医不三世，不服其药"之孔颖达疏注："三世者，一曰黄帝针灸；二曰神农本草；三曰素女脉诀。"指出："此乃中国医学最古之派别也。其书之传于后世者，若《灵枢经》，则黄帝针灸一派也；若《本经》，则神农本草一派也；若《难经》，则素女脉诀一派也……其传承派别可以推见者，华元化为黄帝针灸一派，张仲景为神农本草一派，秦越人为素女脉诀一派。"任应秋教授亦赞同谢观的观点，他指出："中医学学术流派的发展，是与整个中国学术文化的发展以俱兴的，应远溯到春秋战国时期，而不能断自金元。"1980 年任应秋教授主编《中医各家学说》，提出医经学派、经方学派、河间学派、易水学派、伤寒学派、温热学派和汇通学派等七大学派，并论述了临床各科的各家学说，包括内科杂病、妇科、儿科、外科、眼科、喉科等。

医学流派有学派与流派之别。关于学派，《辞源》释为"讲学家各承师说，自为体系也"。《汉语大辞典》的解释是"一门学问中由于学说、观点不同而形成的派别"。一般认为"学派"是指一门学科中的不同观点或学说。关于流派，《辞源》认为：流，派别也。流派，"今谓学术歧异者"。新安医学学术团队认为：中医流派是中医学术思想和临床经验得以代代传承的主要载体之一。其特征是：有代表医家和医家群体；有学术创新和学术载体；有独到经验并有历史影响；有学术传承且有活态存在。如燕京医学、新安医学、岭南医学、孟河医学、吴门医学、海派医学等，并产生了专科流派，形成独特的诊疗方法与用药特点。国家中医药管理局在 2012 年设立首批中医流派传承工作室 64 个，对于中医流派的传承与发展予以重视。

二、中医妇科流派的特点

中医妇科流派,如燕京萧氏、哈氏;海派蔡氏、朱氏、陈氏;岭南罗氏、蔡氏;浙派何氏、陈木扇女科;吴门钱氏;龙江韩氏;三晋王氏;黔贵丁氏等,分布于不同地域,又各有师承,形成独特的学说与诊疗用药特点。2012 年已出版的《全国中医妇科流派研究》是首部专科流派研究的专著。

(一)地域特色

中国幅员辽阔,物产丰富。东西南北的地理、气候环境各异,植物种类繁多,饮食习惯不同,疾病谱亦有地域的差异。

中原地区属于黄河流域,四季分明,气候温和,日照充足,水源丰沛,百业发展,是中华文化的发源地,中医学之仲景学说亦肇始于南阳。

燕京地处华北,明清为宫廷所在之处,官宦云集,崇尚奢靡,御医派注重温补养生;学院派则重视中医理论传播,推动中医教育。

东北龙江乃寒水之地,寒凝血脉,易患癥瘕之疾,善用温经、活血、通络之品,尤其是破血消癥的虫类药。

岭南则属于亚热带地区,濒临南海,炎热潮湿,故阴虚内热、脾虚湿盛之证常见。善用养阴清热、健脾祛湿之品,尤其是岭南特有之"南药"。

华东江浙得文化、经济发展之先机,汇聚名医,近代形成"海纳百川"之海派。以用药轻灵,制方精简为特色,注重调理肝脾。

黔贵、巴蜀地处西南,气候阴寒多雨,饮食偏于辛辣,寒湿之证常见,扶阳派善用温药。

(二)家传师承之道

中医流派的传承以家传、师承为主要途径。在一百多年前,尚未开设中医院校,师门授受是中医教育的主要模式。

中医妇科流派均有深厚的家学渊源,代代相传。家传数代乃至 30 代以上,历时逾百年而不衰,并通过外姓弟子的师承,薪火相传,扩大影响,造福百姓。

师承,基于学者对其师之忠诚、对其学说之敬仰,从而传承学术之真谛。亲炙者,属于直接传承。或家族之父子、祖孙相传,或师徒相授,有耳提面命之亲身感受,侍诊抄方、秘传其技之独特优势。其师有独门秘技、秘方,弟子登堂入室,得其真传,则世代延绵,自成一派。私淑者,属于间接传承。宗师有独到的学说、理论,并有著作传世,有社会影响。学者往往具有深厚的文化功底,或是多学科之通才,因敬仰某学派、某名家而钻研其学术,虽无亲授之缘,却往往触类旁通,有所发挥。这是历史上中医学生存与发展的重要模式。

现代院校教育以规模与规范取胜,使用统一教材,进行统一考核以保障质量。而特色却逐渐弱化。地域性用药特色、名家与流派的独到技术濒临失传,因此,流派研究与师承教育应作为院校教育的补充,让院校毕业生、临床中医师继续学习名医与流派的学术观点与诊疗特点,强化中医功力,彰显学术特色。

(三)学术发展与创新

中医的学派和流派都有其独到之处,并在实践中不断发展,才有历久弥新的生命力。岭南妇科名家罗元恺,是全国第一位中医教授、首批中医妇科学博士生导师。他主编《中医妇科学》教材以及《实用中医妇科学》,在20世纪80年代提出"肾气-天癸-冲任-子宫是女性生殖轴"的学说。孟河妇科名家、国医大师夏桂成教授提出"经间期理论",对女性周期治疗进行系统的研究与实践。海派妇科名家朱南孙根据妇人特点,总结出"从、合、守、变"四法:即动之疾制之以静药,静之疾通之以动药,动静不匀者,通涩并用而调之,更有动之疾复用动药,静之疾再用静药以疗之者,体现了中医整体调节、注重细节的特点。以平衡阴阳、调整周期、祛疾养身。

三晋王氏妇科和海派朱氏妇科均获非物质文化遗产的认定,地域性中医流派的文化与技术特色值得保护与研究。

（罗颂平）

【思考题】

中医妇科的特色与优势集中体现在哪些方面?

第二章 女性生殖生理及其调节

【学习指导】

通过对胞宫、天癸、冲任督带以及相关脏腑的生理，中医对女性生殖轴的论述，以及月经、带下、孕育、哺乳等女性特有的生殖生理知识的学习，掌握胞宫、天癸、冲任督带以及肾、肝、脾等相关脏腑对女性生殖生理的影响，熟悉月经、带下、孕育、哺乳等生殖生理现象以及中医女性生殖轴对其的调节，了解胞宫、天癸实质及肾主生殖理论的现代研究进展。

第一节　胞宫、天癸、冲任督带以及相关脏腑的生理

月经、带下、妊娠、产育、哺乳是女性特殊的生殖生理现象，这些生理现象的产生与胞宫、天癸、经络（冲任督带）以及相关脏腑（肾肝脾等）的相互协调作用密切相关。

一、胞宫与女性生殖生理

（一）胞宫的含义

胞宫系女性孕育胎儿与定期排泄月经的内生殖器官。《说文解字》中释："胞，儿生裹也"，引申有包裹胎儿之意；"宫，室也"，居住、储物之处。"胞宫"一词源流已久，《素问·五脏别论》载有"女子胞"，《灵枢·五色》称"子处"，《神农本草经·紫石英》条称"子宫"，《伤寒杂病论》又名"子脏"及"血室"。至北宋《类证活人书》谓"产后伤风，热入胞宫，寒热如疟"，第一次提出了"胞宫"一词，至此，"胞宫"之名日渐盛行。

胞宫位于小腹正中，带脉之下，前为膀胱，后为直肠，下接阴道。《类经·附翼》说：子宫"居直肠之前，膀胱之后"，此解剖位置的描述与西医子宫解剖位置相同。

胞宫的形态描述首次记载于金元时期朱震亨《格致余论·受胎论》："阴阳交媾，胎孕乃凝，所藏之处，名曰子宫，一系在下，上有两支"。其后，明代张介宾《景岳全书·妇人规·子嗣类》中进一步引丹溪之言，补充了"中分为二，形如合钵，一达于左，一达于右"的描述。由此可见，中医学的"胞宫"之名除了包括西医学解剖学上的"子宫"实体之外，还包括了两侧的输卵管及卵巢。

（二）胞宫的生殖生理作用

胞宫在《黄帝内经》中称之为"奇恒之府"，兼有"腑"与"脏"的功能。排泄月经、分泌带下、娩出胎儿等是谓"腑"，非行经期及胎儿孕育期具有"藏而不泻"的特性，又具有"脏"的功能。《类经·藏象类·奇恒脏腑藏泻不同》云："女子之胞，子宫是也，亦以出纳精气而成胎孕者为奇。"胞宫的生殖生理作用是主行月经、泌带液、种子育胎、娩出胎儿、排泄恶露等，完成此功能还需依靠胞脉和胞络。附于胞宫上的脉络称胞脉、胞络，胞脉首载于《素问·评热病论》："月事不来者，胞脉闭也。胞脉者，属心而络于胞中"，胞脉分布于子宫，协助子宫完善其功能，其作用主要为主女子月经和妊育胞胎，故有学者认为胞脉相当于西医学的子宫大血管、螺旋小动脉、子宫内膜、输卵管等；胞络具有维系子宫正常解剖位置和生理功能的作用，并使子宫通过胞络与足少阴肾经发生经络上的联系，如《诸病源候论·阴挺出下脱候》云"胞络伤损，子脏虚冷气下冲，则令阴挺出，谓之下脱"，《素问·奇病论》谓"胞络者系于肾"。可见，胞络当属于西医学的子宫韧带、周围结缔组织、神经等组织。

【知识拓展】

有关"女子胞"的争议

"女子胞"一词出自《黄帝内经》，属奇恒之腑。古今关于"女子胞"的含义争论不一。有医家认为女子胞非女性独有，应为男女共有，为"女、子胞"，其实质在女子指卵巢、子宫等部分女性生殖器官，在男子则指睾丸、精囊等部分男性生殖器官。有医家认为女子胞不应单指子宫形态器官，而应是一个以女子胞为核心的生殖功能整体系统，提出其功能的正常发挥是以肾主生殖为本，肝主藏血而以疏泄为辅，脾主化生气血精微为源，心主行血为其动力。

二、天癸与女性生殖生理

（一）天癸的含义

天癸是指促进人体生长发育和生殖功能，维持女性月经和胎孕所必需的物质，它来源于男女先天肾中精气，受后天水谷精微的滋养而逐渐充盛。"天癸"一词最早出现在《素问·上古天真论》："女子七岁，肾气盛，齿更发长；二七而天癸至，任脉通，太冲脉盛，月事以时下，故有子"。自《黄帝内经》提出"天癸"一词后，历代医学对天癸的认识众说纷纭。

（二）天癸的生殖生理作用

1. 促进胞宫等发育　随着天癸泌至且日渐至盛，女子乳房、阴毛、阴户、阴道、子门等相继发育、丰满、成熟，子宫亦逐渐发育增大，为行经、孕育等做好准备。

2. 激发月经来潮　女子生长发育到 14 岁左右，天癸至盛，开始泌泄，使冲任二脉通盛，并通过胞脉满溢于子宫，女性出现初次月经来潮。天癸的始泌，月经的初潮，标志着女子生长发育进入到具有生殖功能的阶段。

3. 调节月经周期　天癸始泌之后，进一步向成熟过渡，形成有规律的泌泄，通过调节经血及促进卵泡发育，使女性表现出有正常的月经周期。

4. 保证胎儿的孕育　天癸至盛并有规律的泌泄，使女性具备了孕育这一生殖能力。一旦受孕,天癸这一阴精为"怀胎十月"妊养储备物质基础,使冲任二脉所聚脏腑之精、血、津、液通汇于子宫,以保证胎儿的正常孕育。

5. 调控带液的泌泄 女子月经初潮前后,随着天癸的充盛并有规律的泌泄,生理性带下也随之出现,其量、色、质的变化直接受天癸泌泄规律的调控,表现出在一个月经周期当中:经间期"氤氲的候"时,天癸泌泄至极,冲任气血旺盛,充盈于子宫,带下泌泄增多;经前期泌泄的天癸与冲任阴血同注入子宫,阴液充沛外渗,带下量也出现增多。

【知识拓展】

天癸实质的现代研究

目前对于天癸的研究并无统一的认识,有医家认为天癸相当于性激素及促性腺激素;还有医家认为天癸相当于神经内分泌的调节功能;有医家从分子遗传学入手探讨天癸与基因遗传物质相关。各医家众说纷纭,但值得肯定的是天癸的功能与女性生殖生理有着密切的联系。深入研究天癸的本质,有利于阐释中医女性生殖理论与实践的内涵。

三、冲任督带与女性生殖生理

(一)冲任督带的含义

1. 冲脉 "冲"原作"衝",有冲要、要道的含义,从其功能上说有动的意义。《广雅》释为"动也""行也",《集韵》言:"冲,要也",《难经》杨玄操注:"冲者,通也。言此脉下行于足,上至于头,通受十二经之气血,故曰冲焉",王冰在注释《黄帝内经》中言:"太冲者,肾脉与冲脉合而盛大,故曰太冲"。又称伏冲脉,是指冲脉有一体内支,其伏于脏器之内,故又谓"伏冲脉"。

2. 任脉 "任"有总任的含义,运行于颈、喉、胸腹的正中线,能够总任一身的阴经,称为"阴脉之海","任"不但有"总任""担任"之义,又有"妊养"义。

3. 督脉 督有督统,统领,总督之意。《奇经八脉考》曰:"督者,都也,为阳脉之都纲。"

4. 带脉 有束带,带子,所系之带之意。《广雅》:"带,束也。"取"带脉"为名有两层含义:一是从分布上看,本经行于腰带部位,像是一条带子缠在腰间;二是因为与妇女的经带关系密切。

(二)冲任督带的循行分布

1. 冲脉 《灵枢·逆顺肥瘦》云:"夫冲脉者,五脏六腑之海也……其上者,出于颃颡,渗诸阳……其下者,注少阴之大络,出于气街……其下者,并于少阴之经,渗三阴……渗诸络而温肌肉。"冲脉起于小腹胞中,其前行者,并任脉出会阴,经小腹部与足阳明胃经之脉交会于气街穴(气冲),并足少阴肾经之脉与横骨、大赫、气穴、四满、中注交会,折至任脉的阴交穴,再折循肾经的肓俞而上行,并肾经的商曲、石关、阴部、通谷、幽门,夹脐旁左右各五分上行于任脉合于咽喉而落于颊口,以渗灌头面诸经,故曰冲脉"上渗诸三阳"。其分支一向后行者上循背里入脊柱之内,与督脉相通,为"经络之海",再从气街浅出体表,沿腿内侧至踝后分两支,一支进足底,一支斜入足背入足大趾趾缝与足厥阴脉相通。故又言冲脉"下灌诸三阴"。有学者认为,用现代解剖学术语来说明,冲脉相当于胸腔、胸腔内主动脉(主动脉弓、胸主动脉,腹主动脉)及其分支,其下行者包括髂总、髂内、髂外动脉及其分支,再下者为股动脉、腘动脉、胫前、胫后动脉和足背动脉等。也有学者认为,无论从循行分布还是生理功能来看,肝门静脉系是构成冲脉的主要形态学、生理学基础。

2. 任脉　《素问·骨空论》曰:"任脉者,起于中极之下,以上毛际,循腹里,上关元,至咽喉,上颐循面入目。"任脉起于小腹内胞宫,下出会阴毛部,经阴阜,沿腹部正中线向上经过关元等穴,到达咽喉部(天突穴),再上行到达下唇内,环绕口唇,交会于督脉之龈交穴,再分别通过鼻翼两旁,上至眼眶下承泣穴,交于足阳明经,其分支出胞中,向后与督脉、足少阴之脉相并入脊里。现代有学者对任脉的实质进行探究,认为任脉的实质内容应是脊髓丘脑束、薄束、楔束以及头面部的"感觉丘脑束"。

3. 督脉　《素问·骨空论》云:"督脉者……其少腹直上者,贯脐中央,上贯心,入喉,上颐环唇,上系两目之下中央。"《难经·二十八难》:"督脉者,起于下级之俞,并于脊里,上至风府,入属于脑。"督脉起于小腹内,下行于会阴部,向后从尾端上行脊柱的内部,上达项后风府,进入脑内,上行至巅顶,沿前额下行鼻柱,止于上唇系带处。其分支,一在尾骨端与足少阴从大腿内侧的主干以及和足太阳的脉气会合,一起贯穿脊柱里面,出归属于肾脏。一从小腹内直上贯串肚脐,向上连贯心脏,到咽喉部与任脉和冲脉会合,向上到下颌部,环绕口唇,联系两眼下部的中央。另一分支与足太阳同起于目内眦,并上行至前额,在头顶左右相交,入络于脑,再回出,沿肩胛骨内脊柱两旁,达腰部,入络于肾。督脉的循行决定了其和脑髓的密切关系,与现代解剖学中脑和脊髓的部位和功能相当吻合。

4. 带脉　《难经·二十八难》云:"带脉者,起于季胁,回身一周。"张从正曰:"惟带脉起于少腹侧季胁之端,乃章门穴是也,环身一周,无上下之源,络脐而过,如束带之于身。"带脉起于季胁部的下面,斜向下行至带脉、五枢、维道穴,横行绕身一周。古人所谓的带脉,有人认为是胸腹腔中心位置的横膈膜和腹腔中心位置的大网膜。

(三)冲任督带的生殖生理作用

1. 冲脉　冲脉有血海、五脏六腑之海、十二经之海之称,为月经之本。冲脉在女性生殖生理中的重要作用体现在"冲为血海"上,脏腑之血皆归于冲脉,冲脉得肾气煦濡、脾胃长养、肝血调节、任脉资助而发挥作用。血海气血的调匀与蓄溢,直接关系着月经与乳汁的化生,冲脉是维持女性生殖生理功能的重要基础。《景岳全书·妇人规》云:"经本阴血也,何脏无之,唯脏腑之血皆归冲脉,而冲为五脏六腑之血海,故经言太冲脉盛则月事以时下,此可见冲脉为月经之本也。"《临证指南医案》亦说:"血海者,即冲脉也,男子藏精,女子系胞,不孕、经不调,冲脉病也。"

2. 任脉　任脉总任一身之阴经,凡人体的阴液(精、津、液、血)皆归任脉所主,故任脉称为"阴脉之海"。其在女性生殖生理中的重要作用是:①妊养胞胎:王冰说:"谓之任脉者,女子得以妊养也",其主胞胎的基础是总司人体精、血、津、液,为妊养之物质基础;②资冲脉,维系月经:任脉为"阴脉之海",其担任着机体阴液的输注,可不断供给冲脉以阴血,冲任相滋,促使月经按期来潮,维系月经的生理现象;③司化带液:任脉除秉承阴血、津液妊养胞胎、维系月经外,其所司之阴液,将一部分转化为带液这一女性特殊的生殖生理现象,布露于子宫、阴道,以润泽窍壁。

3. 督脉　督脉有"阳脉之海"之说,总督一身阳气。其在女性生殖生理中的重要作用是:①督统阳气:督脉与人体的诸阳经都相交或相会,而脏腑之阳气也都归督脉统领,《素问·骨空论》记载督脉"合少阴上股内后廉,贯脊属肾",与肾相通,得肾中命火温养;肝藏血而寄相火,《灵枢·经脉》言及督脉与肝足厥阴之脉"会于巅",可得肝气以为用;又"上贯心入喉",与心相通,得君火之助;且督脉"与太阳起于目内眦",其与足太阳经相通,并行身之背而得相火,命火,君火之助,总督一身之阳,脏腑在督脉所统之阳气鼓动下,与子宫联系的胞脉、胞络才不会发生闭阻,所以督脉能维系人体之元气。②维系阴阳平衡及生殖功能:督脉行于人体之后,主一身之阳,任脉行于人身之前,主一身之阴,二脉交会于龈交穴,一前一后,一主阴一主阳,循环往复,维持人体阴阳平衡,使气血调和,脏腑功能正常,从而保证了排月经、泌带液及妊养胎儿等生殖功能的正常发挥。

4. 带脉　带脉起于季胁,回身一周。其在女性生殖生理中的重要作用是:①加强各经脉之间联系:《素问·痿论》云:"冲脉者……皆属于带脉,而络于督脉",王冰提到:"任脉自胞宫上过带脉贯脐而上",《儒门事亲》总结为:"冲任督三脉,同起而异行,一源而三歧,皆络带脉"。可见横行之带脉与各纵行之冲、任、督三脉的联系更为密切,与之相交,加强了各经脉间的联系,并与足三阴,足三阳诸经相通,取诸经之气血为用而约束冲、任、督三脉,使经脉气血循行保持常度,维持胞宫的正常生理活动。②提系胞宫:唐宗海在《血证论》中言:"带脉下系胞宫,中束人身,居身之中央,属于脾经"。可见带脉通过脾气的健旺升提作用,能健固附于子宫上的胞脉、胞络,而达到维系、提摄子宫居于骨盆腔中央的正常位置。③固涩带液:带脉约束诸经,隶属脾经,正如傅山所言:"夫带下俱是湿症,而以'带'名者,因带脉不能约束而有此病,故以名之。"带脉通过约束肾、脾、冲、任、督诸脏腑及经脉的"阴液"来调摄带液,使阴液不至妄泄,保持生理性带下的津津常润。

冲任督带四脉是奇经八脉中的重要组成部分,冲主血海,任为担当妊养,带主约束,督为总督,各司其职,维系女子排月经、泄带下,孕育及娩出胎儿的功能,在女性生殖生理上起着直接驾驭、联络、沟通、运输的作用。

四、相关脏腑与女性生殖生理

(一)肾与女性生殖生理

1. 经络联系　《素问·奇病论》曰:"胞络者系于肾",明代赵献可《医贯》说:"八脉俱属肾经",《素问·骨空论》说:"督脉者……合少阴上股内后廉,贯脊属肾",李时珍《奇经八脉考》云:"任为阴脉之海……会足少阴、冲脉于阴交",《灵枢·动输》说:"冲脉者……循胫骨内廉,并少阴之经"。表明胞宫通过冲任督带四脉而隶属于肾。

2. 生殖生理作用　《黄帝内经》首先论及了肾的盛衰与人体生长发育及生殖功能之间的直接关系。《素问·上古天真论》云:"女子七岁,肾气盛,齿更发长;二七而天癸至,任脉通,太冲脉盛,月事以时下,故有子;三七,肾气平均,故真牙生而长极;四七,筋骨坚,发长极,身体盛壮;五七,阳明脉衰,面始焦,发始堕;六七,三阳脉衰于上,面皆焦,发始白;七七,任脉虚,太冲脉衰少,天癸竭,地道不通,故形坏而无子也。"肾藏精,精化气,精气即肾气,寓元阴元阳,即肾阴肾阳,是维持人体阴阳的本源。《素问·金匮真言论》认为"精者,身之本也",张介宾指出"五脏之阴非此不能滋,五脏之阳非此不能发"。可见,女性一生各阶段的生殖生理特征是肾气自然盛衰的反映,肾气是女性生殖生理活动的根本。肾藏精,为天癸之源,冲任之本,气血之根,主生长发育与生殖。肾气盛,天癸才能泌至,冲任二脉才能通盛,精血方能注入胞宫,化为月经,胞宫才能孕育胎儿。

【知识拓展】

肾主生殖的研究

现代大量实验研究表明，通过各类动物模型的建立并运用补肾法治疗可使动物模型的内分泌器官的形态及功能恢复正常，从实验角度证实了"肾主生殖"的中医学说。

（二）肝与女性生殖生理

1. 经络联系　叶桂称"八脉隶乎肝肾"，"肝肾内损，延及冲任奇脉"。足厥阴肝经过阴器，抵小腹，子宫位于小腹部，冲、任、督脉皆起于胞中，带脉下系胞宫，故肝脉与胞宫是通过冲、任、督脉而间接取得联系的，肝与前阴、少腹、乳部、胃等有密切的生理关系。

2. 生殖生理作用　《妇人大全良方》曰："妇人以血为用，惟气顺则血和"，女子以血为用，经、孕、产、乳均离不开血。肝藏血，主疏泄，体阴而用阳。肝具有储藏血液、调节血量和疏泄气机的作用，脏腑所化生之血均储藏于肝，除营养周身外，在女子表现为有余之血通过肝的疏泄功能则下注冲脉。冲为血海，肝又司血海，调节着血海之定期蓄溢，使月经周期、经期及经量保持常度，故前人有"女子以肝为先天"之说，意在强调肝为血脏，与妇女生殖生理有密切关系。其次，肝肾同居下焦，乙癸同源，为子母之脏。肾藏精，肝藏血，精血互生，同为月经提供物质基础；肝主疏泄，肾主闭藏，一开一合共同配合调节子宫，使藏泄有序，月经如常。此外，肝气的疏泄和肝血的畅旺还直接调节着乳汁的通调以及阴部肌肤毛际的充养。说明女性的生殖生理功能即行经、孕胎、分娩、哺乳等正常与否，与肝的调节作用有密切的关系。

（三）脾与女性生殖生理

1. 经络联系　脾与胞宫是通过任脉、冲脉间接联属的。脾经与任脉交会于"中极"穴，又与冲脉交会于"三阴交"穴。

2. 生殖生理作用　脾为后天之本，气血生化之源，主运化、统血。脾所化生、统摄的血液为子宫的行经、妊娠、育胎提供了重要的物质基础；脾运化水谷，输布精微，生成的津液，通过冲、任二脉输送布露于子宫，润泽于阴部，成为生理性带下，胞宫气血的按时充盈和带下的"津津常润"要靠脾化生的气、血、津液不断供给冲任二脉，方能保证子宫正常功能的实现。此外，脾主中气，其气主升，具有统摄血液，固摄子宫之功。故经、带、胎、产、乳生理有常，与脾的生化、运行、统摄的生理功能有密切的关系。

（四）心与女性生殖生理

1. 经络联系　心与胞宫在经络上有直接联属。《素问·评热病论》谓"胞脉者属心而络于胞中"，胞脉从心发出，下行分布于子宫。可见心又可通过督脉与胞宫相联系。

2. 生殖生理作用　心主血脉与神明。心气有推动血液在经脉内运行的作用，心血充足时在心气的推动下则可达于胞脉，充于子宫，参与化生月经的功能。血脉充盈则胞宫气血畅旺，有助种子育胎。杨上善的《黄帝内经太素》说："心主血脉，女子怀子，则月血外闭不通，故手少阴脉内盛所以动也"，说明妊娠表现出手少阴脉动甚，与心主血脉以及胞脉联系心与胞宫的作用有关。此外，心主神，肾藏志，心气下通于肾，心肾相交，则可控制精神活动和思维意识，《石室密录》指出胞宫为"心肾接续之关"，心肾相交，神明清晰，血脉流畅，即可调节月事如常。

（五）肺与女性生殖生理

1. 经络联系　肺与胞宫主要通过任脉、督脉间接联系。肺与任脉交会于"咽喉"穴，又《灵枢·营气》云："其支别者，上额，循巅，下项中，循脊入骶，是督脉也，络阴器，上过毛中，入脐中，上循腹里，入缺盆，下注肺中。"

2. 生殖生理作用　肺主宗气而朝百脉，输布精微于全身，调节一身气机；通调水道，下输膀胱，若雾露之溉。肺气输布正常，在天癸的作用下，可使任脉所司之精、血、津、液旺盛畅通而达于胞宫，使胞宫得以行使其生殖生理功能。心肺同处于人体上焦，心主血脉，肺主宗气，共同调节气血之运行，为胞宫行月经、主胎孕的生殖功能提供能源和动力。

（许小凤）

第二节　中医对女性生殖轴的论述

月经的来潮，及其周期的演变，不仅是血气的活动，最主要的是癸水阴阳的作用，因而不能从单一的脏腑功能来理解其调节功能。应当从脏腑间的纵横联系以及冲任督带等奇经八脉整体功能上去探讨。月经的调节系统，可以主要从三个方面来认识：一是心（脑）-肾-子宫轴的主调作用，二是冲任督带为主的奇经八脉的调节，三是肝脾气血的协调作用。

一、心（脑）-肾-子宫轴的主调作用

心（脑）-肾-子宫生理生殖轴，是我们在长期临床实践，以及从事"月经周期与调周法"的观察中，根据太极八卦的理论所提出的。心者，火也，与八卦中的离卦对应，为君主之官，属手少阴心经，是脏腑、经络的主宰者，神之所舍，实际上也包括脑神的功能（因脑是元神之府）。肾者，水也，八卦中的坎卦，为生殖之本，藏精，为天癸之源，阴阳之宅，属足少阴肾经。子宫者，为女子独有的器官，也是女性生殖的主要脏器，子宫之排泄、受孕、分娩，所谓"经、孕、产、带"等生理特点均与此有关。但子宫的作用，均与心肾有着直接的关联，受心肾所调节，但子宫本身又有着自身的调节作用。分述如下：

（一）子宫的调节作用

子宫，在行使"经、带、胎、产"的生理功能时，主要赖其"藏""泻"作用。藏者，闭阖也，含有生新的意义，具有五脏的功能，可补其不足；泻者，开放也，排泄也，含有除旧的意义，类似六腑的作用，泻而不藏，因此，后人有似脏似腑，非脏非腑，属于奇恒之腑的说法。我们认为子宫之所以具有这些特殊的功能，正是为了适应调节月经周期与生殖节律运动的需要。藏者，藏精、气、津液、血液，以及胚胎等物质，并有补不足的作用；泻者，排除瘀浊、水湿，陈旧性的阴阳气血等物质，亦包括娩出成熟胎儿。泻而不藏，泻之必须彻底、干净、全部。藏而不泻，藏之必须坚固，藏为了泻，泻为了更好藏，藏之坚固，泻之顺利。行经期，子宫行泻的作用，排除应泻之经血，所谓除瘀务尽，留得一分瘀，影响一分生新。如泻之不尽，留有瘀浊，以致阴长不利，影响子宫之藏。经后期阴长为主，子宫行藏的作用，只有藏之坚固，才有利于阴的持续滋长，才有利于精（卵）的发育，血海（子宫内膜）盈满，津液的充盛，然后阴

长至重，重阴转阳，子宫开放，排出精卵，子宫再次行泻的作用，亦保证了子宫泻的顺利。反过来排卵顺利，子宫开放，大量陈旧性浊液排出，亦保证了经前期阳长充盛。阳长至重，重阳必阴，行经期排经顺利。这样，亦保障了阴阳消长转化的周期节律的健康演变。子宫起着较为重要的调节作用。

但是在阴阳消长转化的周期演变过程中，很难避免外邪湿热风寒以及情志等因素的干扰，或者癸水阴阳波动起伏较大，出现一些阴阳滋长太过时，可通过子宫之藏中寓泻的作用，排除一些有余之阴阳，使之处于正常的波动；或者，出现一些阴阳滋长不足时，可通过藏补充之。此外在"泻"时，又必须通过泻中寓藏的作用，控制其好血液流失以免损伤健康。

（二）心肾交合的调节作用

心肾交合，实际上是水火阴阳的交济，只有心肾阴阳也就是水火交济，才有可能推动阴阳之间的消长转化为节律运动，所以心（脑）- 肾 - 子宫轴是调节阴阳的主轴。我们从以下几个方面说明心肾之间的密切关系：

其一，心肾相交。心居上焦为阳，肾居下焦为阴，肾阴上济心阴，以防心阳过亢，心阳下温肾水，以促其气火蒸腾，心肾相交，意在阴阳协调。

其二，水火相合。心属火，居南方，肾属水，居北方，心火下交于肾，使肾水不寒，肾水上济于心，使心火不亢。水火相合，则寒热协调矣。

其三，坎离既济。坎卦为阴，故形象☵，离卦为阳，故形象为☲，坎者属水，与肾有关，离者属火，与心有关，坎离既济，心肾相交，此乃后天八卦之意也。正由坎离为轴心，才能推动阴阳运动的进展。

其四，精神互依。肾藏精，心藏神，精神互依。精能养神，神能驭精，包括生殖之精，而且肾藏精而主骨髓，精能生髓，髓通脊背骨腔上达于脑为髓之海。又为元神之府，髓能养神，因而精髓养神，心脑为神之所藏处，神能驭精，是以心脑神明，才是驾驭排精之所在，所以心肾交合，精神互依，是生殖生理的主要调节轴。

其五，手足少阴经脉相连。心者为手少阴经脉，肾者为足少阴经脉。心肾之间通过少阴经脉，主要是足少阴肾的经脉发生直接的联系。据经络循行图所载，足少阴肾经通过脊柱内的经脉，属于肾脏，联络膀胱，直行的经脉，从肾上行通过肝脏和横膈，进入肺中，沿着喉咙，夹于从肺分出的支脉，联络心脏，流注于胸中。可见，心肾通过少阴经脉，紧密地联系在一处。且心为君主之官，主一身之血脉，有推动调节一身血液的运行，包括冲任奇经血海在内，所以前人有手少阴心的经脉及其相应的手太阳小肠经与冲任脉主月经之说，正如《女客经纶》引齐仲甫曰："夫人月水本于四经，二者冲任，二者手太阳小肠，手少阴心，然冲为血海，任主胞胎，二者相资，故令有子，小肠经属腑主表为阳，少阴经为脏，主里属阴，此二经上为乳汁下为月水。"其实早在《灵枢》中就指出：冲脉起于胞中，为十二经脉之海，其出入皆少阴经以行，故为血海。此不仅说明心肾通过经脉发生直接联系，而且说明心主血脉与冲任的关联，与妇科的关联。

心肾之间的直接联系，是多方面的，但重在于水火阴阳，及精神方面的联系，也就反映了心肾调节系统的多方面。

（三）心（脑）- 肾 - 子宫轴的纵横调节

心（脑）- 肾 - 子宫轴之间直接联系，主要是通络脉血液来完成。子宫的胞脉胞络与心肾有直接的联系，有如《傅青主女科》在"种子门"中所说之"盖胞胎居于心肾之间，上系于心而下系于肾"，其又说："胞胎上系于心包，下系于命门。系心包者通于心，心者，阳也；系命门者，通于肾，肾者阴也"。《傅青主女科》又从病理方面指出："心肾不交，则胞胎之血，两无所归，而心肾二经之气不来照摄，听其自便"，形成出血性疾病。其在"下部冰冷不孕"中亦说道："盖胞胎居于心肾之间，上系于心而下系于肾，胞胎之寒凉，乃心肾二火之衰微也。"由此看来，心、肾与子宫之间存在着密切的联系，而其联系的主要途径是经脉，而子宫的作用，全在心肾主持。心为君主之官，内藏神明，又主血脉，心气下降，胞脉通畅，子宫开放，行泻的作用，肾为生殖之本，藏精，又为封藏之脏，子宫闭阖，行藏的作用与肾有关。所以子宫的藏泻功能实际上受心肾所主宰。心肾主宰子宫的藏泻，我们认为必须在"心肾交合"的情况下完成。因为子宫的藏泻并不是单一的，特别是藏中有泻，泻中有藏，更需要藏泻两种不同功能的统一。在一定程度上心尤为重要，这就体现了心主神明的重要性。故心肾子宫的纵向调节过程是非常重要的。心在纵向调节子宫的过程中，可有两种形式，一种是心通过肾共同作用于子宫，主宰藏泻功能，一种是心直接对子宫调节，主要是主宰子宫之泻，但这两种方式，一般都在子宫反馈情况下进行。

横向调节，一般指心 - 肾 - 子宫轴三个脏器的自身调节，如子宫的藏泻功能，就是自身调节阴阳气血的有余与不足。有余者，通过泻排除之，泻就是排除有余，但藏中有泻者，实际上就是在稍有余的情况下自身调节，不足者，通过泻中有藏可弥补之，藏就是补充不足。肾轴者，阴阳之所在也，阳不足，阴滋之，阴不足，阳助之，经络保持阴阳的相对平衡。心轴者，其气血阴阳的不足，亦依赖相互间互生以助之，如有余，亦赖相互制约的作用以协调之。这样才有可能行其主轴的调节作用。

二、以冲任督带为主的奇经八脉调节作用

以冲任督脉为主的奇经八脉，在妇科学上有着极为重要的意义。冲任与月经的重要关系，在《素问·上古天真论》中已经阐明，但是我们认为，从月经的周期节律、生殖节律而言，任督尤为重要。首先从其经络起讫循行路线来看，亦体现了其与女性生理特点紧密相关。冲任督三脉，内起于子宫，外始于会阴，一源而三歧，督向后行，任向前行，冲脉行其中。督脉向后循背膂脊柱两侧上行，在腰部与带脉相连，受带脉的约束，再上行，在颈项下大椎穴与诸阳经交会，再循颈项至巅顶，复向前下行，络于唇口，终于上口唇龈交穴；任脉向前循小腹上行，在曲骨、神阙、关元穴与诸阴经交会，在腹部与带脉相连，受带脉所约束，再向上行，至胸中，又循咽喉；冲脉行中，为血海，上行至咽喉，与任脉相会合，然后由任脉继续上行，环绕唇口，终于下唇龈交穴。冲脉、任脉的支络，可达乳房，与乳房乳头直接关联，任脉上行头额再向上，止于两目中，当目瞑口闭时，则任督交合，形成任督循环，在心肾交合下，任督贯通，阴阳交会，目的在于调节阴阳的动态平衡，推动阴阳消长转化运动的进展，尤其是生殖节律的发展。如阴阳维、阴阳跷四脉，亦是为任督阴阳服务的。阴维脉起于小腿内侧，循大腿内侧上行，经腹、胁、胸，至咽喉部；阳维脉起于下肢外侧，上行，过胸、髋、胁、肩，至外侧头颈部，阴跷脉起于然骨后方，经内侧直上，沿腿内侧，经阴部、胸颈、颧面部至目内眦；阳跷脉，起于足跟外侧，循外踝上行，经胸胁外侧，至头面侧部。阴阳维脉者，维持阴阳之运动也，以协助之用也。阴阳跷脉者，协助任督贯通阴阳，协助阴阳之和谐也。此四脉均为阴阳的动态平衡协助之用也。至于明清时期，之所以重视奇经八脉在

妇科学上的作用,固鉴于冲任血海及任督循环把血气阴阳融合为一体,是以反映女性生理特点。

三、肝脾血气升降的调节

肝脾血气不仅对冲任血海有着直接的调节作用,而且对心肾子宫轴所主调的阴阳消长转化节律亦有着重要的协调作用。

首先就子宫冲任血海而言,血海者,本身就需血的支持,肝为藏血之脏,主疏泄,冲任之血海,必得藏血之助,故有以肝为先天之说。脾为生化之源,是后天之本。肝之疏泄,亦主要在于协助脾胃升降运化,所以在妇科学上,肝脾同为生化之源。而且肝主疏泄,并有协助排经、排卵的作用。脾胃之升降在一定程度上与肝之疏泄,同样有调节冲任奇经的作用,在排经胎产方面的确有重要性。

肝脾通过升降疏泄功能,协助心肾相交,以调节阴阳的动态平衡。肝者有疏泄的作用,疏者,升也,泄者,降也,肝气疏泄,主要作用于消化系统,疏者升,可以协助脾气升清,泄者降,可协助胃之降浊,除此之外,其疏泄功能尚有多方面的协助作用。正如《傅青主女科》在"经前大便下血"的方药后注释说:"不知肝乃肾之子、心之母也,补肝则肝气往来于心肾之间,自然上引心而下入于肾,下引肾而上入于心,不啻介绍之助也。此使心肾相交之一大法门,不特调经而然也,学者其深思诸。"脾胃居中焦,为上下升降之枢纽,心居上焦,属火,宜下降,肾居下焦,属水,宜上济,心肾相交,水火交济,上下交合,必涉及升降,所以需得脾胃升降枢纽的协助,前人曾有"童男(指心火)坨女(指肾水)交合,需得黄婆(指脾胃)为之媒合"之说。黄婆者,即指中央脾胃之土而言,因土为黄色,且性敦和,升降枢纽,亦即媒合之意也。

通过关于生化关系,亦有助于心肾交合。先以肝而言,肾为肝之子,即水生木之意,肝又为心之子,即木生火之意,所以肝木既为肾水之子,但又为心火之母,母子相生,乙癸同源,肾藏精,肝藏血,精血互生,且肝血供应心血,自然形成母子供养,把心肾联系在一处,形成女性生殖调节的又一特点。脾胃为后天之本,气血生化之源,水谷之精,既能养先天天癸之水,又能化血奉养心神,癸水阴血充盈自然能促进心肾交合,以调节生殖节律,包括月经周期节律。所以前人曾有"下血证(包括崩漏),当以四君子汤收功"的说法,即指脾胃而言。

肝脾气血之间,亦有着互相协调的作用。在气血范围而言,有着重要的意义。因为女性的生理特点,在于血偏少,气偏多,气血之间极易失调,肝气偏旺,所以必须依赖气血之间、肝脾之间的协调关系,不断协调,之所以前人亦有"心脾平和,经候如常"之说,意即在心脾平和下,才能使肝气平和,以保证月经周期的正常。

因此,通过心(脑)-肾-子宫生殖轴的系统调节,包括以坎离既济为中心的阴阳运动,才能全过程地把阴阳消长转化的月节律维持在正常水平内。子宫虽有一定的自我调节作用,但主要还是依赖于心肾交合的作用。当阴阳消长已达重的时候,必须行子宫之泻,排除有余,迎接新生,以纠正重阴、重阳生理不平衡的极限,将其调整在新的动态平衡下。子宫之泻,虽有子宫本身的作用,但主要还在于心脑之动,下达子宫开放的信号后始有可能。当排除有余后,子宫空虚,其发出信号后,由肾协助子宫行藏的作用,藏则有利于阴阳之长消,长至重,再由子宫包括冲任在内发出信号给心,心脑之动,又主宰子宫之泻,泻后再由肾协助子宫之藏,这就是子宫与心肾之间纵向的正、负反馈作用,也是生殖生理调节的主轴。可以认为中医学的心(脑)-肾-子宫的生殖轴与西医学的下丘脑-垂体-卵巢-子宫的调节功能相对应。这种理论联系为中西医结合方法治疗月经病提供了重要的理论基础。

(谈 勇)

第三节 女性生殖生理

经、带、胎、产、乳是女性特有的生殖生理。经者指月经,是女子一月一次胞宫的定期出血现象。带者指带下,即指阴道分泌的液体。过去只论及病理性带下,附于月经病后,实际上生理性带下与女性的生殖生理有着内在的关联,具有重要的意义。胎者指孕育,产者指临产与产后,胎产相连,常相提并论。由于胎产常多危急重证,故古人与西医妇产科常把它列为首位。乳者指乳房与乳汁之分泌。脏腑、气血、经络、胞宫等的协同作用调节着经、带、胎、产、乳这一女性特殊的生殖生理现象。

一、月经生理

(一)月经的生理现象

1. 含义 月经是胞宫定期出血的生理现象。"一月一次,经常不变",把一月的"月"与经常不变的"经"联系起来,故称之为"月经"。明代李时珍在《本草纲目·妇人月水》条中说:"女子,阴类也,以血为主,其血上应太阴,下应海潮,月有盈亏,潮有朝夕,月事一月一行,与之相符,故谓之月水、月信、月经。"月经每月一次,规律性来潮,如同月相之盈亏,潮汐之涨落,所以又称:"月事""月汛""月水""月信"。

2. 生理现象 《素问·上古天真论》云:"女子七岁,肾气盛……二七而天癸至,任脉通,太冲脉盛,月事以时下,故有子;三七,肾气平均……七七,任脉虚,太冲脉衰少,天癸竭,地道不通,故形坏而无子也。"这说明妇女月经生理是从盛到衰的一个过程。第一次月经来潮称为"初潮"。月经来潮是女子发育趋于成熟并开始具有生育能力的标志。国内外大量资料证实:女性月经初潮年龄波动范围在10~16岁,不同国家、不同地区月经初潮年龄各不相同。女性月经初潮年龄在过去的半个世纪有明显的提前趋势。月经初潮年龄的不同是由遗传和环境共同作用的结果。月经一般每月1次,出血的第1日为月经周期的开始,两次月经第1日的间隔时间称为1个月经周期。月经周期一般为21~35天,除妊娠或哺乳期外,有规律的按期而至,是生理的常态。每次行经持续的时间称为经期,正常为3~7天,多数在3~5天。一般在经期第2~3天流血较多。每次月经流血的总量称为经量,正常为30~80ml,具有个体差异。经色呈黯红,初时经色较浅,量多时经色较鲜,将净时渐淡。经质稀稠适中,不凝固,无血块,无臭气。经期一般无特殊症状。部分女子在经前或经期可出现轻微的小腹胀、腰酸、乳胀,或情绪不稳定,经后自然缓解,一般不影响其生活、学习和工作。一般到49岁左右月经便停止来潮,以最后一次月经为标志,停经1年以上称为"绝经"或"经断",绝经后不再具备生育能力。绝经年龄范围在44~55岁之间,受遗传、体质、营养等因素的影响,也可早至40岁或晚至57岁绝经。

此外,还有一些特殊的月经现象,如"并月""居经""避年""激经"等,一般认为,对于特殊的月经现象,应以生育能力是否正常作为判断其是否属于病态的主要依据。

（二）月经的产生与调节

1. 月经的产生　月经的产生与脏腑、气血、经络、胞宫等密切相关。脏腑是精气血的化生之源,精气血又是经、孕、产、乳的物质基础。经络既是联系脏腑与胞宫的桥梁,又是运行精气血的通道。胞宫是产生月经和孕育胎儿的重要器官。四个环节缺一不可,否则可导致月事不按期、不按律而至。

2. 月经的调节　中医学理论有关月经周期的调节可从以下不同的角度来认识:①天人相应说:《素问·八正神明论》首先提出人体的月节律与月相应:"月始生,则血气始精,卫气始行;月郭满,则血气实,肌肉坚;月郭空,则肌肉减,经络虚,卫气去,形独居。是以因天时而调血气也。"明代李时珍、张介宾等取象比类,推论月经的来潮上应月相的盈亏,下应海潮的涨落,月经的节律与太阴月节律一致。《血证论》云:"月有盈亏,海有潮汐。女子之血,除旧生新,是满则溢、盈必亏之道。女子每月,则行经一度,盖所以泄血之余也。"现代研究发现人体许多生理活动具有节律性,并受到自然环境的影响。②肾气-天癸-冲任-胞宫轴的调节:20世纪80年代有学者根据《素问·上古天真论》对月经产生与调节的论述,深入研究肾气、天癸、冲任、胞宫之间的关系,提出"肾-天癸-冲任-胞宫轴"的学说。胞宫是行经的脏腑,肾气在月经产生的机制中起主导和决定性的作用,天癸是维持胞宫行经的物质基础,任脉通使天癸达于任脉,则任脉在天癸的作用下,所司精、血、津、液的旺盛、充沛,才能促使胞宫行经的生理功能。③心(脑)-肾-子宫轴的调节:有学者从阴阳运动之太极八卦理论,提出"心(脑)-肾-子宫"轴,并进行"月经周期与调周法"的研究。该理论强调了心在月经调节中的作用。所谓心者,火也,八卦中的离卦,为君主之官,属手少阴心经,是脏腑经络的主宰者,又为神明之府。肾者,水也,八卦中的坎卦,为生殖之本,藏精,为天癸之源,阴阳之宅,属足少阴肾经。子宫者,为女子独有的器官,也是女性生殖的主要脏器。子宫之排泄、受孕、分娩,即所谓"经、孕、产、带"等生理活动均与心肾有着直接的关联。同时,子宫又有着自身的调节作用。④脑-肾-天癸-冲任-胞宫轴的调节:有学者根据"脑为元神之府"和肾主骨生髓通于脑的理论,提出"脑-肾-天癸-冲任-胞宫(女)、睾丸(男)轴"为生殖功能调节系统。

（三）月经的四期特点

月经周期一般可分为行经期、经后期、经间期、经前期四期,运用易学中的阴阳太极八卦图可以诠释月经周期中阴阳气血的演变规律与特点。

1. 行经期　从经血来潮开始,到整个经期结束,称之为行经期。唐宗海在《血证论·男女异同论》中说:"女子胞中之血,每月换一次,除旧生新。"月经的来潮,表示本次月经的结束,新的周期的开始,反映出祛旧迎新、重阳必阴的生理特点:①经血排出:月经来潮,初时较少,中时较多,色较红,质地稀黏不一,但无血块,末期又转少,色转淡,初时极短,中时一般1~2天,末时较长,一般2~3天,甚则4天。月经来潮,排出经血,祛旧迎新。我们借助西医学的手段,从微观方面观察到排泄经血的内容,虽有血液,但主要的是子宫内膜组织碎片、前列腺素以及崩解内膜中的大量纤维蛋白溶酶等多种物质,旧周期的结束,是新周期的开始,排除子宫血海内残剩的一切陈旧性物质,是行经期的主要任务。②重阳转阴:月经之所以来潮,是子宫冲任阴阳、气血活动的结果。重阳者必须转化,不转化则重阳的生理极限无法纠正，其结果将形成病理状态。转化者，在于纠正重阳的不平衡状态，使基础体温从高温相迅速下降，气血的活动表现为月经的排出。经血排泄后，经前期所出现的胸闷烦躁、乳房胀痛等阳热现象均缓解或消失。

2. 经后期　行经期结束至经间排卵期前，称为经后期。经后期是一个较长的时期，经血下泄后，子宫胞脉相对空虚，阴血亦相对不足，血室已闭，胞宫藏而不泻，使阴血渐长，反映出阴长阳消的生理特点：①阴长：阴长的主要目的是为了扶助精（卵）的生长、发育，促进孕育。经后初期，是阴长的开始时期，阴长极为缓慢，带下量少，甚至全无，为时较长。经后中期，一般有一定量的带下排出，质地稍稀，阴长已达中等水平，这一时期一般较初期为短。经后末期，阴长运动比较明显，已达中上水平，带下较多，或可出现少量锦丝状带下。这一时期的特点是时间短。②阳消：阳消为了阴长，阴长必须阳消，此乃阴阳互根、对立统一的规律。阳消在经后初期不明显，但到了经后中期，较为明显，到经后末期，阳消越发重要。高水平的阴，必须有充足的阳，因而阴长阳消，消中有长，以保证高水平的阴的需要。因此，经后末期阳消变化是错综复杂的。

3. 经间期　《女科证治准绳》引袁了凡曰："天地生物，必有氤氲之时，万物化生……凡妇人一月经行一度，必有一日氤氲之候"，并指出"顺而施之则成胎"。这是前人医籍中记载经间排卵期为数不多的条文之一。经间期不仅指两次月经的中间时期，而且还必须具有氤氲状的气血活动，包括锦丝状带下、少腹胀痛、腰俞酸楚等反应。这一时期的生理特点主要在于氤氲状排出卵子以及重阴转阳的变化：①排出卵子：经间期的最大特点，就在于氤氲状活动，排出精卵。《古今医鉴》在"求嗣门"亦说："人欲求嗣……经脉既调，庶不失其候也。诀云：三十时中两日半，二十八九君须算……但解开花能结子，何愁丹桂不成丛。"这里所指出的三十时中两日半，也就说明了在三十时日中有两天半的时间，属于与排卵有关的受孕时间，所谓三十时者，即1个月30天的时间，扣除二十八九天，剩下两日或加半日，是最易受孕的时间，其他二十八九日就不易受孕。真正的排卵只有一天，一般应以锦丝状带下来预测排卵时间。由于个体的差异性较大，确切的排卵时间，大多尚须通过B超的监测才能确定。②重阴转阳：重阴者，不仅是天癸之阴已达高水平，出现锦丝状白带，而且还包括卵子发育成熟，津液水湿的充盛。重阴必阳，说明阴长已达重，即已到阴阳不平衡状态，所以由阴转阳，排出卵子，重阴下泄，让位于阳，开始阳长运动，维持女性生殖周期中的阴阳平衡。

4. 经前期　从经间排卵期后至行经期前，即属于经前期。经前最大的生理特点在于阳长阴消，是阳长运动的重要时刻。①阳长：经前期的主要生理特点是阳长，排卵后基础体温（basal body temperature, BBT）迅速上升呈高温相，持续6~7天，阳长达重，反映了重阴转阳后阳长迅速刚猛的特性。阳长的目的是促进精卵的结合，是受精卵种植于子宫，利于胚胎的发育。经前后半期的生理特点是重阳延续，冲任气血偏盛，心肝气火稍旺，可出现一些胸闷烦躁、乳房乳头或胀或痛、头晕头痛、睡眠较差等症状。②阴消：阳长必须阴消，阴消才能保持阳长。阳长更需阴的坚实基础，阴在消中见长，消长中以长为主，资助阳气以维持重阳。

【知识链接】

月经的分期

月经周期，前人有经前、经期、经后三个时期的分类。但随着"经间期出血"等病症的出现，将月经周期划分为行经期、经后期、经间期（即排卵期）、经前期四期。由于临床上经前后期常出现胸闷烦躁、乳房乳头胀疼、夜寐差等反应，所以有五期分类，即把经前期分为经前前半期和经前后半期。随着实践的深入，经后期亦分为初、中、末三个时期，因此有学者提出七期分类，即行经期、经后初期、经后中期、经后末期、经间期（排卵期）、经前前半期、经前后半期。

二、带下生理

"带下"一词，首见于《素问·骨空论》。带下有广义和狭义之分，广义带下是泛指妇女经、带、胎、产诸病而言，狭义带下是专指女子阴中流出一种黏腻液体而言。在狭义带下之中又有生理、病理的不同。本节主要阐述妇女生理性带下的生理现象及产生调节机制。

（一）带下的生理现象

生理性带下是润泽于阴道和阴户内的阴液，无色透明，黏而不稠，无特殊气味。因为它见于腰带以下，与带脉有关，有时分泌的液体绵绵不断如带状，故称"带下"。王孟英云："带下，女子生而即有，津津常润，本非病也。"生理性带下有着润泽阴道，抵御外邪，反映阴精发育成熟与排卵的作用。其有如下的生理特点：①带下量：带下量一般不多，常态下几种情况可出现带下稍多：一是经间期氤氲之时，冲任气血逐渐旺盛，在此阳生阴长之转化期，带下量会稍增多；二是经前期冲任血海将满溢时，阴液充沛外渗，带下量可稍增多；三是妊娠期，阴精聚于冲任，经血不泻，阴液充盛，其量也稍比孕前增多。绝经后，天癸已竭，阴精亏少，白带缺少。②带下色：多为无色透明或乳白色。③带下质：质地黏而不稠，滑润如膏，特别是经间氤氲之时，带下可呈拉丝状。④带下味：常态下无特殊气味。

（二）带下的产生与调节

《灵枢·五癃津液别》云："五谷之津液和合而为膏者，内渗入于骨空，补益脑髓，而下流于阴股。"《景岳全书·妇人规》说："盖白带出于胞宫，精之余也。"明确指出带下为津液的一种，由肾精所化生，是肾精下润之液。带下是脏腑、经络、津液协调作用于胞宫的生理现象，由津液转化的带下受肾气封藏，经脾气转输运化，肝气疏泄，任脉主司，带脉约束，布露于子宫，润泽于阴中，并受阴阳气血消长的影响，而有周期性变化。

三、孕育生理

孕育是母体承载胎儿在其体内生长发育的生理过程。《黄帝内经》中的"妊子""怀子""有子""重身"及《金匮要略》提到的"妊娠"均属于此范畴。女子腹中孕胎，身体会随胚胎的生长而发生明显的生理变化。

（一）孕育的生理现象

1. 经闭　《妇人大全良方》指出："有娠之人经水所以断者，壅之养胎，蓄之以为乳汁也。"《万氏妇人科》亦认为："女子之血，在上为乳汁，在下为经水，一朝有孕，而乳汁经水俱不行者,聚之子宫以养胎也。"提示女子一旦受孕,月事即不如期而至。

2. 脉滑数 《全生指迷方》谓:"妇人经候不来,身如病而无病,脉滑大而六位俱匀,谓之阴搏阳,有子也。"《胎产心法》指出:"凡妇人怀孕,其血流气聚,尺脉必滑数。"妊娠脉是六脉平和,滑疾流利,尺脉按之不绝。但早孕女性不一定都表现为明显的滑数脉,应结合其他相关检查以明确诊断。

3. 病恶阻 隋代巢元方在《诸病源候论》中始创"恶阻"病名,并且更为详细地描述了其主要特征:"恶阻者,心中愦闷,头眩,四肢烦疼,懈惰不欲执作,恶闻食气。"古时的"恶阻"即相当于现代的早孕反应,严重者为妊娠剧吐。轻者,不影响生活及工作者,一般不以病论。

4. 乳转黑 《生生宝录》言:"妇人乳头转黑,乳根渐大,则是胎矣。"妊娠后乳房会增大隆起,发胀或触痛,乳头乳晕着色。

5. 腹部膨隆 妊娠四五个月后,小腹逐渐膨隆。妊娠36周,宫底达剑突下2横指。

妊娠全过程为10个妊娠月。在胚胎孕育的全过程,一般每次妊娠孕一胎,若一孕二胎者称"双胎"或"骈胎",一孕三胎者称"品胎"。

(二)孕育的产生与调节

《景岳全书·妇人规·子嗣类》引朱震亨之言:"阴阳交媾,胎孕乃凝,所藏之处,名曰子宫",指出子宫是主孕育胎儿的器官。子宫属奇恒之腑,具有定期藏泄的功能,而胞脉聚阴血于子宫,即是为藏精孕胚胎做准备。《素问·上古天真论》又云女子"二七而天癸至,任脉通,太冲脉盛,月事以时下,故有子",丈夫"二八,肾气盛,天癸至,精气溢泻,阴阳和,故能有子"。由此可见,天癸至是男女生殖的先决条件。《灵枢·本神》曰:"两精相搏谓之神",男女两精相合方构成生命的原始胚胎。关于受孕时机,《女科证治准绳·胎前门》指出:"天地生物,必有氤氲之时,万物化生,必有乐育之时……凡妇人一月经行一度,必有氤氲之候,于一时辰间……此地候也……顺而施之,则成胎矣",此处的"氤氲之候"即西医所讲的"经间排卵期"。总而言之,男精壮、女经调、胞络通、真机时为孕育的基本条件,而脏腑、气血、经络、胞宫的协同调节作用是具备这一基本条件的保证。

【知识链接】

逐 月 养 胎

北齐徐之才首创养胎之说,《诸病源候论》《备急千金要方》《外台秘要》等书均有转载,历代医家根据各自的实践经验和体会,从不同的角度论述孕妇妊娠十个月内分经养胎的机制。有以春、夏、长夏、秋、冬时相(象)更替规律,有以木、火、土、金、水五行相生规律,来推演生物变化的内在规律,逐月养胎学说是将脏腑经络按阴阳属性纳入到时相五行的生物演变规律中,阐述养胎的机制。

四、哺乳生理

(一)哺乳的生理现象

我国自古就有倡导母乳喂养的传统,清代曾懿《女学篇·自乳之得宜》曰:"欲子女强,仍宜乳,盖天之生人,食料也随之而生,故婴儿哺育,总以母自乳为佳,每见儿女自乳者,身体较为强壮。"提示母乳喂养有益于子女身体健康。明代龚廷贤《寿世保元·小儿初生》说:"儿生四五个月止与乳吃,六个月后方与稀粥哺之。"指出四五个月内应与母乳喂养为主,这一观点与现代婴儿喂养的原则一致。

新生儿娩出后,应在产后15分钟~2小时内尽早开乳,可反射性地促进母亲泌乳,建立泌乳反射,婴儿的吮吸也可促使产妇的子宫收缩,促进恶露的排出,有利子宫的复旧。母乳是婴儿最理想的饮食,其质和量可随婴儿生长的需要而改变。《格致余论·慈幼论》曰:"乳子之母,犹宜谨节,饮食下咽,乳汁便通,情欲动中,乳脉便应……夫饮食之择,犹是小可,乳母禀受之厚薄,情性之缓急,骨相之坚脆,德行之善恶,儿能速肖,尤为关系。"母乳哺育婴儿,乳母的体质状态可以影响婴儿的发育,故乳母在哺乳期内应注重饮食调和,生活调摄和修身养性,才能使婴儿健康生长。

产妇在哺乳期多数月经停闭,亦有部分产妇在哺乳期恢复月经,但往往经量较少,或周期先后不定,或乳汁减少。哺乳无避孕作用,故哺乳期应采取避孕措施。

(二)乳汁的产生与调节

《诸病源候论·妇人杂病诸候·带下候》谓:"手太阳为小肠之经也,手少阴心之经也,心为脏,主于里,小肠为腑,主于表。此二经之血,在于妇人,上为乳汁,下为月水,冲、任之所统也。"乳汁由气血化生,受阴阳所调控,但又与冲、任、心、肝、肾、脾、胃等经脉有关。《格致余论·乳硬论》说:"乳房,阳明所经;乳头,厥阴所属。"可见肝、胃两经与乳头、乳房关系尤为密切。脾胃生化乳汁,而乳汁的泌出又需肝气疏泄的协助,肝气疏泄的太过与不及均可影响乳汁的分泌。

附:女性生殖生理示意图

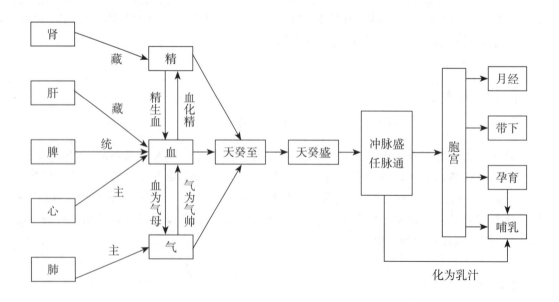

（许小凤）

【思考题】

1. 脏腑、经络对女性生殖生理有何影响?
2. 天癸的生殖生理作用是什么?
3. 试述月经四期中阴阳气血的演变规律。
4. 谈谈对"肾主生殖"理论的认识。

第三章 妇科疾病病因病机特点

【学习指导】

通过对妇科疾病病因病机知识的学习，掌握寒、热、湿邪致病的特点，七情内伤、生活所伤、禀赋等因素对女性生殖轴功能的影响，熟悉脏腑功能失常、气血失调、冲任督带损伤导致妇科病证的病机，了解妇科特有病因病机间互为因果的关系。

第一节 病 因

经、带、胎、产、杂病是女性特有的病证，这些病证的产生与六淫致病（主要为寒、热、湿、风邪）、七情内伤（主要为恐、怒、思）、生活所伤（主要为饮食不节、劳逸失常、房劳多产、跌仆损伤）、禀赋因素等密切相关。

一、六淫致病

（一）寒邪

1. 寒邪特性 寒为阴邪，易伤阳气，主要表现为其"杀厉"之性。寒邪可以直接而显著地损伤阳气，也可以抑制阳气的温煦功能。寒邪损伤机体阳气，主要表现为外寒侵袭肌表则卫阳受损，直中脏腑则脏腑之阳气受伤。《素问·阴阳应象大论》云："阴胜则阳病。"人体之阳气本可以制约阴寒，但阴寒之邪偏盛，则人体之阳气不仅不可以祛除寒邪，反被阴寒之邪所伤。寒性凝滞，凝滞即凝结和阻滞不通之意，是指寒邪伤人，易致气血运行不利，经脉闭阻不通，常见疼痛之症，即《素问·举痛论》所说："寒气入经而稽迟，泣而不行，客于脉外则血少，客于脉中则气不通，故卒然而痛。"寒性收引，收引即收缩牵引之意，是指寒邪具有收引拘急之特性。《素问·举痛论》说："寒则腠理闭，气不行，故气收矣。"提示我们，寒邪侵袭机体，常外束肌表，则皮肤、肌/腠理收缩，使卫阳之气不得透达于外。《素问·气穴论》云："积寒留舍，荣卫不居，卷肉缩筋，肋肘不得伸。"寒邪又可入里，犯及筋脉经络，则经筋收缩、拘急，筋脉收缩则阻碍气机。

2. 寒邪所致妇科病证 寒邪可致月经后期、月经过少、闭经、痛经、经行身痛、产后身痛、阴疮等。

3. 寒邪所致全身症状　寒邪束表,阳气不得外达,可兼见畏寒肢冷、面色苍白;膀胱失于温煦则小便清长;舌黯红苔白,脉沉紧,均为寒邪凝滞之象。

(二)热邪

1. 热邪特性　热为阳邪,其性炎上,易扰心神,易耗气伤津,易生风动血,易致疮疡。热有外热、内热之分,实热、虚热之别。外热者,从外而感;里热者,由内而生。实热者,如素体阳盛、感受热邪、过食辛辣、过用辛温药品、五志过极化火、瘀久化热、湿遏化热等;虚热者,阴虚生内热,如素体阴虚,或失血伤阴,或吐泻伤阴,或温燥伤阴,或利湿伤阴。热邪损伤冲任可迫血妄行;热盛肉腐可生疮疡;热灼津液可致血行不畅。热之极为毒。热极可生风。

2. 热邪所致妇科病证　热邪可致月经先期、月经过多、经期延长、崩漏、经行吐衄、经行情志异常、经行口糜、经断复来、带下病、胎漏、胎动不安、子痫、产后发热、阴痒等。

3. 热邪所致全身症状　内热外散则身热面赤,邪热扰心兼见心胸烦闷,热邪伤津则口干喜冷饮,便秘,小便黄赤,舌红、苔黄、脉滑数亦为邪热内盛之象。

(三)湿邪

1. 湿邪特性　湿为阴邪,易阻滞气机,损伤阳气,湿性类水,水属于阴,故湿为阴邪,阴胜则阳病,湿邪为害者,最易伤阳气。湿性重浊,其致病的临床症状有沉重的特点。湿性黏滞,表现为症状的黏滞性和病程的缠绵性。湿性趋下,易袭阴位,《素问·太阴阳明论》说:"伤于湿者,下先受之。"故湿邪致病具有易于伤及人体下部的特点。

2. 湿邪所致妇科病证　湿邪可致经行肿胀、经行泄泻、经行眩晕、带下病、子肿、子满、胎死不下、产后身痛、缺乳、癥瘕等。湿浊困脾,水湿泛滥,易致经行肿胀及泄泻。

3. 湿邪所致全身症状　《素问·生气通天论》说:"因于湿,首如裹。"外湿困表,可见头重如裹,周身困重,关节疼痛重着。水湿泛滥肌肤,则见面浮肢肿。舌淡红,苔白腻,脉濡缓,均系内有湿邪之候。

(四)风邪

1. 风邪特性　风邪具有轻扬、升散、向上、向外的特性,易侵袭人体的上部、肌表、腰背等阳位。风性善行数变,其致病有病位游移、行无定处的特点。风邪是外感病因的先导,为百病之长,寒、湿、燥、热等邪往往都依附于风而侵袭人体。

2. 风邪所致妇科病证　风邪可致经行感冒、经行风疹块、产后痉证、产后发热、产后身痛。

3. 风邪所致全身症状　风邪客于肌表,可见恶风、发热等表证,上扰头面,可兼见头项强痛、口眼㖞斜等症,侵袭于肺,可见鼻塞流涕、咽痒咳嗽之症,舌淡红,苔薄白,脉浮为感受风邪之候。

二、七情内伤

(一)恐伤肾

"恐则气下",长期恐惧不解或猝然恐吓,易损伤肾气,导致气机下陷,肾气不固。《素问·阴阳应象大论》言:肾"在志为恐"。肾主封藏,藏精气,《灵枢·本神》曰:"恐惧而不解则伤精。"提示恐伤肾精,精气损伤,肾封藏失职,冲任不固,可导致崩漏、闭经、经行泄泻、经行肿胀、带下病、胎动不安、滑胎、子肿、不孕等经、带、胎、产诸病。

（二）怒伤肝

"怒则气上"，大怒伤肝，肝气疏泄太过，导致肝气上逆。《万氏女科·一月而经再行》言："如性急多怒者，责其伤肝以动冲任之脉。"而叶桂说："妇科杂病，偏于肝者居半。"女子又"以肝为先天"，故由怒而伤肝导致的妇科疾病不在少数，如月经失调、闭经、崩漏、痛经、经行吐衄、胎动不安、缺乳、癥瘕等。

（三）思伤脾

"思则气结"，思虑过度而不解，或长期凝神集思，则伤脾气，导致脾胃气机郁结，升降失常，纳运不健。清代石寿棠说："思虑过度则气结，气结则枢转不灵而成内湿。"脾虚不能运化水湿，则水湿内停或湿邪下注，导致经行泄泻、经行肿胀、子肿、子满、带下病等。妇女以血为主，经、孕、产、乳，都是以血为用，脾胃不仅能生化血气，而且脾能统摄血液，使之循经运行，《妇科玉尺·崩漏》说："思虑伤脾，不能摄血，致令妄行。"脾虚血失统摄，可见月经过多、月经先期、崩漏、胎漏、胎动不安、产后恶露不绝等。

三、生活所伤

（一）饮食不节

饮食不节可分为过饥过饱和饮食偏嗜。随着人们经济水平的提高，人们的饮食结构发生改变，因饮食过饱或饮食偏嗜而导致疾病发生的比例较古时提高，如摄入高脂肪、高热量、垃圾食品日益增加，不良饮食习惯也不断呈现，如暴饮暴食、偏食、节食减肥等，这些往往会损伤脾胃，脾胃为运化水谷精微之脏，气血生化之源，脾胃功能受损，运化功能失常，气血亏虚，冲任不足，经血乏源，可致月经过少、闭经、痛经、胎动不安、胎漏、产后缺乳、产后乳汁自出等。

（二）劳逸失常

《素问·上古天真论》中有"食饮有节，起居有常，不妄作劳，故能形与神俱，而尽终其天年"的记载，可见劳逸适度符合养生之道。对女性而言，经期、孕期及产褥期更应注意劳逸结合，《素问·宣明五气》说："久视伤血，久卧伤气，久坐伤肉，久立伤骨，久行伤筋。"经期过度劳累可致月经过多、经期延长、崩漏；妊娠期劳倦过度或负重攀高，可致胎漏、胎动不安、堕胎、小产；产后过早负重劳动可导致恶露不绝、阴挺等。另一方面，过于安逸也可导致气血运行不畅，《素问·宣明五气》谓"久卧伤气，久坐伤肉"，《格致余论·难产论》认为"久坐，胞胎因母气不能自运"，可致难产。

（三）房劳多产

1. 房劳过度　适时、适度的房事是健康成年人的正常生理需求，但房事不节，或房事太过，超出了男女双方的适应能力，就会损伤脾肾而成房劳。《女科经论》中指出："合多则沥枯虚人。""合多"即指房劳过度。"沥枯虚人"即指月经后期而量少。这就说明"合多"是导致精血亏虚性月经后期、月经量少的主要病因之一。《女科经论》说："醉而入房，亏损肾肝……若脱血失精，肝气已伤，肝血枯涸不荣，故致闭经。"房劳致精血亏耗，经水无源而病闭经。"入房太甚，发为白淫。"揭示房劳过度亦可导致带下病。另外，妊娠期间房事过度可引起堕胎或小产，如《妇婴至宝》说："……或色欲太过，而盗泄胎元，胎以堕焉。"

2. 孕产频多　《经效产宝》指出："若产育过多，复自乳子，血气已伤。"生育过多或堕胎过频，均可影响脏腑气血，导致月经过少、闭经、不孕、滑胎、阴挺等病证。

（四）跌仆损伤

经期或孕期的跌仆损伤可直接损伤冲任，引起妇科疾病。手术、金刃可损及冲任、胞宫、胞脉，以及脏腑、气血，导致体弱或瘀血，引起不孕等病症。经期跌仆损伤，可导致经行头痛、闭经或崩漏。妊娠期起居不慎，跌仆闪挫，登高持重，或挫伤腰腹，可致堕胎、小产。

四、禀赋因素

（一）相关因素

《灵枢·寿夭刚柔》曰："人之生也，有刚有柔，有弱有强，有短有长，有阴有阳。"可见，各人禀赋因先天遗传及后天培养而有所不同。清代吴德汉《医理辑要·锦囊觉后篇》云："要知易风为病者，表气素虚；易寒为病者，阳气素弱；易热为病者，阴气素衰；易伤食者，脾胃必亏；易劳伤者，中气必损。"指出禀赋体质的不同，对疾病的易感性亦不同。

（二）所致妇科病证

因禀赋因素的不同可导致相关的妇科病证，如月经先期、崩漏、月经过少、原发性闭经、痛经、月经前后诸证、早绝经等。素体阴虚，阴虚生内热，热扰冲任，冲任不固，经行先期。禀赋素弱，肾气稚弱，冲任未盛，可致崩漏，天癸至而不盛，血海不满，则经行量少。女子禀赋不足，月经先天性未至，为原发性闭经。禀赋虚弱，素体肝肾本虚，经期、经后期血海空虚，冲任、胞宫失于濡养，"不荣而痛"，而致痛经。素体禀赋的不足是引起月经前后诸病的关键因素，肝、肾、脾功能先天性的不足或减退，素体冲任气血的亏虚多导致经行泄泻、经行肿胀、经行吐衄、经行风疹团块等。肾气的盛衰，决定了女性天癸的至与竭，月经的潮与绝，素体肾虚者因肾气耗损、天癸减少渐变成绝经，其绝经年龄较平均年龄早，故曰"早绝经"。

【知识链接】

中医体质学

体质是人体的质量，是在遗传性和获得性基础上表现出来的人体形态结构、生理功能和心理因素的综合、相对稳定的特征。中医体质理论源于《黄帝内经》，是指人体的禀赋素质。《灵枢·阴阳二十五人》中根据人的体形、肤色、性格、态度和对自然界的适应力，把人体归纳为木、金、火、土、水5种不同的体质类型，然后又根据阴阳属性将上述5种不同的体质又细分了五五二十五种类型，每个人都可以从中找到自己的体质特征。现代中医体质学分型，一般是从临床角度根据疾病群体中的体质变化、表现特征及与疾病的关系等方面对体质做出分类，其中较有代表性的分类方法有王琦的七分法和匡调元的六法。妇女有经、带、胎、产的共性，又有由先天禀赋、性格特征及后天因素的影响，形成了各种不同的体质。中医体质学在妇科领域已得到了广泛的运用，如不孕症、自然流产、卵巢储备功能下降、子宫肌瘤、产后缺乳、子宫腺肌病、围绝经、月经病、早期妊娠及先兆流产、孕产等。体质是决定健康与疾病的基础和条件，从改善体质入手，及时调理干预体质的偏颇，是"治未病"的重要方法之一。

第二节 病 机

病机即疾病发生、发展、转归的机制。由于女性生理上有经、带、胎、产、乳等的特殊现象，又有六淫致病、七情内伤、生活所伤、禀赋因素等特殊的致病因素，因而，妇科病证的病机既具内科属性，又有妇科特色。脏腑功能失常（肾、肝、脾、心）、气血失调、冲任督带损伤、天癸失常、生殖轴功能失调是导致妇科疾病的主要病机。

一、脏腑功能失常

（一）肾

1. 阴精不足　肾藏精，为先天之本，先天肾精气不足，青春期天癸初至未充，可导致崩漏或月经量少等月经失调；育龄期房劳多产、失血耗精导致肾精不足可导致闭经、不孕等；围绝经期天癸渐竭，冲任胞宫精血不足，可致早绝经、绝经前后诸证。

2. 阳气虚弱　指肾阳虚衰，温煦失职，气化失司。素体阳虚，不能温化水湿，可致经行肿胀，肾阳虚火不暖土，水湿不运，下注大肠，导致经行泄泻。命门火衰，气化失常，水湿下注任带，易致带下病。肾阳亏虚，冲任虚寒，胞宫失煦，致令不孕。孕妇素体肾阳虚，不能化气行水，水湿泛溢四肢肌肤而为子肿。

3. 阴阳两虚　肾为水火之宅，内藏元阴元阳，肾阴阳两虚，脏腑失于温煦，冲任失养而使绝经前后诸症丛生。冲任失调，月经紊乱，量多或少；阴阳失衡，营卫不和，则烘热汗出，乍寒乍暖；肾精亏损，脑髓失养，可见头晕耳鸣，健忘；肾阳不足，失于温煦，则腰背四肢冷痛；舌淡，苔薄，脉沉弱均为肾阴阳两虚之候。

（二）肝

1. 肝气郁结　肝的疏泄功能不及，气机郁滞不畅，多能化火、致瘀。肝郁化火，热扰冲任，血海不宁，则经行先期，多迫血妄行，伴月经过多，肝火随冲气上逆，灼伤血络，发为经行吐衄。肝气郁结，疏泄失常，气机逆乱，则经行或前或后，经量多少不定。肝失调达，气血郁滞，不通则痛，发为痛经，冲气夹肝气上逆上扰清窍，发为经行头痛，肝血不足，失于柔养，肝气更郁，可出现经行乳房胀痛、情志异常。产后亦可因肝郁气滞，乳脉不通，致乳汁不行而无乳。另外，产后郁证也多责之肝气郁结。

2. 肝经湿热　肝经湿热流注下焦，伤及任带，发为带下病。产后多因情志所伤，加之素体肝旺，肝失调达，气机郁滞，郁而化火，火郁膀胱，气化失司，致产后小便淋痛。新产后肝经郁热，可迫乳外溢，使乳汁自出。

3. 肝阴不足　肝阴不足可致肝阳上亢。阴虚不能制阳，肝阳偏亢，则经行头痛、眩晕。孕期阴血下聚养胎，肝阴不足，肝火旺，上逆犯胃，可致妊娠恶阻，肝阳夹痰浊上扰清窍，可致子晕，甚则肝阳上亢，致肝风内动，发为子痫。

（三）脾

1. 脾气虚弱　脾虚气血生化乏源，气虚血少，冲任亏损，血海空虚，可导致月经过少、闭经、不孕、产后缺乳等；胞胎失养，可发生胎动不安、胎萎不长等。脾虚中气下陷，带脉失约可发生阴挺；胞胎不固可导致胎动不安、堕胎小产等。脾虚统摄无权，冲任失固，不能约制经血,可导致月经先期、月经过多、经期延长、崩漏、胎漏、产后恶露不绝等。

2. 脾阳不振　脾阳不振,水湿不化,湿聚成痰,痰湿阻于冲任,可导致癥瘕、闭经、不孕等;水湿流于下焦,伤及任带,可发为带下病;水湿溢于肌肤可出现经行浮肿、妊娠水肿;水湿聚于肠道可发生经行泄泻。

(四)心

1. 心气亏虚　心主血脉,心气充沛,才能推动和调节血液正常输布。《素问·五脏生成》载:"诸血者皆属于心。"若心气不足,必然造成血行不畅或血脉空虚,可发生痛经、月经后期、闭经、崩漏、经期延长等。

2. 心血不足　心血不足、营血亏损,可致冲任血海匮乏,不能由满而溢,则出现月经后期、月经过少、闭经等。

3. 心神不宁　心神不宁多由心阴不足,心火偏亢所致。多表现为心肾不交。可发生经行口糜、绝经前后诸证或产后郁证等。若心阴虚,虚热外迫,津随热泄,可发生产后盗汗。

二、气血失调

(一)气病

1. 气虚　气虚卫外不固,可出现经行感冒、产后自汗、产后发热。气虚冲任不固,可致月经先期、月经过多、崩漏、胎漏、胎动不安、滑胎、产后恶露不绝等。气虚摄纳无权,可出现乳汁自出。

2. 气滞　肝郁气滞,冲任失调,可出现月经先后无定期、痛经、不孕等。肝经气滞,可出现经行乳房胀痛、产后乳汁不通等。肝郁气滞,津液失于布运,痰气交阻,日久形成结块,可致乳癖。

3. 气陷　中气下陷,胞脉失约,可致阴挺下脱、崩漏等。

4. 气逆　气逆则血上,可发生经行吐衄。孕期胃气上逆,可发生恶阻;肺气上逆,可发生妊娠咳嗽、子悬。

(二)血病

1. 血虚　血虚则濡润失职,冲任血海失于濡养,可发生月经后期、月经过少、闭经、痛经、不孕、妊娠腹痛、胎动不安、胎萎不长等;血虚不能化生乳汁,则出现产后缺乳。血虚不能濡养肌肤,可见外阴白色病损、阴痒。

2. 血瘀　经期、产后余血未尽,离经之血留滞冲任、胞宫;或感受邪气,邪气与血相搏结,瘀阻胞中;或情志所伤,气机郁结,气滞血瘀;或气虚运血无力而成瘀,或手术留瘀。瘀血阻滞冲任,留滞于胞宫或蓄积于胞中,使气血运行不畅,甚或阻塞不通,则可致痛经、闭经、异位妊娠、胎死不下、产后腹痛、产后发热、不孕等。若瘀阻冲任,使新血不得归经,则可导致月经过多、经期延长、崩漏、胎动不安、产后恶露不绝等;若瘀积日久,可结成癥瘕。

3. 血热　热伏冲任,迫血妄行,可致月经过多、月经先期、崩漏、经行吐衄、胎漏、产后发热、产后恶露不绝等。

4. 血寒　寒性收引凝滞,血为寒凝,冲任失畅,可出现痛经、月经后期、月经过少、闭经、妊娠腹痛、产后腹痛、产后身痛、不孕等。

三、冲任督带损伤

(一)冲任损伤

1. 冲任空虚　冲任血虚,血海不足可致月经后期,月经过少。
2. 冲任不固　体质虚弱,或久病伤脾,中气不足,气随血泄,而致冲任不固。冲任不固,封藏失司或血失统摄,则为崩漏;胎失所养,系胞无力则为胎动不安、胎漏。
3. 冲任受损　素体不足,或久病体虚,或劳倦内伤,或孕育过多,而致冲任虚损,胞宫摄纳无权,可导致滑胎、不孕。
4. 冲任热扰　冲任缊热,血海失宁或热扰冲任,迫血妄行则见月经先期、经行吐衄。
5. 冲任寒凝　经期产后,血室正开,调摄失宜,胞宫受寒,血为寒凝,冲任受阻。冲任阻滞,气滞血凝,可见痛经、闭经、妊娠腹痛、恶露不下。

(二)督带损伤

1. 带脉失约　带脉受损,约束失司,可见带下异常、滑胎等。
2. 督脉虚损　督脉受损,阴阳平衡失调,则见闭经、不孕等。

四、天癸失常

天癸,是肾精及肾气充盈到一定程度而产生的一种精微物质,具有促进人体生殖器官的发育成熟和维持人体生殖功能的作用。天癸的异常与妇科疾病的关系尤为密切。

(一)天癸不足

天癸不足可致月经先后不定期、月经过少、月经后期、闭经、崩漏、经行泄泻、不孕症、胎萎不长等。天癸不足,衰竭过早,引起绝经期提前,过早引起绝经前后诸证,性早衰。

(二)天癸过甚

天癸过甚,衰竭过迟,引起绝经期延长至老年经血不断,经断前后诸证,崩漏和乳房疾患等。

五、生殖轴功能失调

(一)肾气 - 天癸 - 冲任 - 胞宫生殖轴功能失调

肾为天癸之源,冲任之本,主月经、生殖、系胞。天癸促进人体生长发育和生殖功能,是维持女性月经和胎孕所必需的精微物质。冲任脉通盛,胞宫方能行使其排泄月经、泌带液、种子育胎、娩出胎儿等功能。肾气 - 天癸 - 冲任 - 胞宫生殖轴任何一个环节的功能失调,均可导致月经先期、月经后期、崩漏、带下过少、堕胎、小产、滑胎、不孕、阴挺等病证的发生。

(二)心(脑)- 肾 - 子宫生殖轴功能失调

心者,火也,八卦中的离卦,为君主之官,又为神明之府;肾者,水也,八卦中的坎卦,为生殖之本,又为阴阳之宅;子宫排泄月经、孕育胎儿,亦藏亦泄,借胞脉、胞络与心肾相连,所谓"下系于肾,上通于心",形成了心、肾、子宫之间的密切关系,协调维持女性的水火阴阳、脏腑气血的平衡,调节女性生殖生理功能的正常发挥。心(脑)- 肾 - 子宫生殖轴功能的失调可导致月经过少、月经后期、闭经、月经前后诸证、绝经前后诸证、不孕等病证。该理论强调了心(脑)在调节女性生殖功能中的作用,由于心肾不交,临床常可兼见有烦躁、精神紧张、易激动、失眠多梦、头晕耳鸣、健忘、腰膝酸软等症状。

附：病因病机示意图

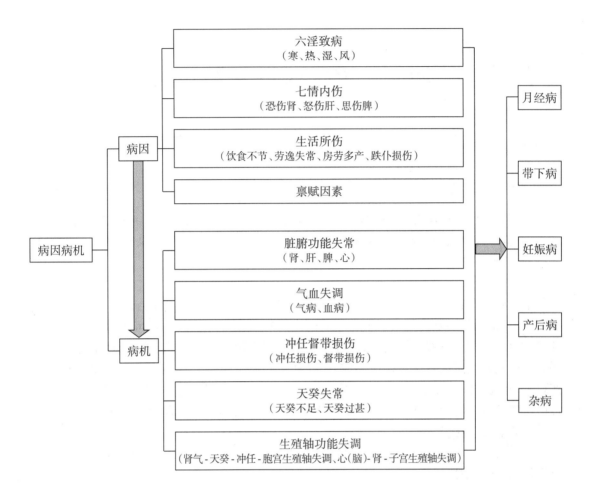

（许小凤）

【思考题】

1. 妇科疾病的病因病机主要有哪些？
2. 天癸的异常可导致妇科疾病，其主要体现在哪两方面？

第四章 中医妇科特色治法

【学习指导】

通过对中医妇科特色治法的学习,在掌握中医妇科调理脏腑、气血、冲任等内治法的基础上,重点掌握中医周期疗法的理论依据及临床应用,并熟悉妇科膏方的特点,以及妇科外治法、情志疗法的应用。

中医妇科疾病的治疗以药物内服为主要手段,针对妇科主要的病因病机,调理脏腑、调节气血、调治奇经、调养胞宫、调节月经周期,是妇科内治法的主线。还可根据患者的体质、证候,并结合季节、气候的特点,采用膏方调理。但某些以阴户、阴道、胞中等局部症状为主要表现的疾病则可以外治法处理,发挥局部祛除病邪的用药优势,因而外治法亦是中医妇产科常用治法之一。情志因素在疾病的发生、发展、变化过程中有重大影响,在妇科某些病证中反映尤为突出,因此针对性地合理应用情志疗法,可达到使患者情志和调的作用,有利于健康的早期恢复。

妇科内治法在《中医妇科学》本科教材中已有详细论述。本章主要论述中医调周法、膏方调治、妇科外治法和情志治疗。

第一节 中医妇科周期疗法

中医妇科周期疗法,广义指调节女性生殖生理失常所致的所有疾病,除月经失调外也包括某些影响女性生殖生理的带下病、杂病;狭义单指调节月经周期。

一、中药周期疗法

女性内分泌失调可致诸多疾病,最常见的是月经失调(包括多囊卵巢综合征、卵巢储备功能下降、卵巢早衰)、经前期紧张综合征,以及不孕、更年期综合征等。临床除心理调节、气功调节、饮食调理外,药物调周是主要手段。

中药周期调经以整体观念为指导,依据中医对月经产生机制的认识及生殖与"肾气 - 天癸 - 冲任 - 胞宫"之间平衡协调的理论,结合西医学卵巢周期性变化对子宫的周期性影响,以及月经周期中行经期、经后期、经间期、经前期不同特点的一种具有阶段性、周期性、序贯式用药特点的治疗方法。中药周期疗法不仅指狭义上的通过调节月经周期治疗月经疾病，同时也指在妇科杂病如不孕症、慢性盆腔疼痛等病症中根据疾病特点，结合月经周期不同阶段气血、阴阳的变化规律，给予周期性用药的一种治疗方式。

1. 经后期（卵泡期）　滋肾养血，调理冲任，促卵泡发育。

中医学认为此期卵泡处于发育阶段，基础体温为低温相，按中医阴阳学说辨证，应属于阴长的阶段。由于月经周期的演变是以阴精为基础，正如《傅青主女科》谓"经水出诸肾"，肾为经水之源，肾水旺则经水多，肾水亏则经血少。卵泡的发育需无形之气催化，有形之精血充养。此期为新的月经周期伊始，经水适净，内膜脱落，精血耗伤，血海气血不足，需滋肾益精养血，为"真机""的候"奠定阴精，为阴阳转化创造条件。治宜滋肾养血，调理冲任，促进卵泡发育。选方以左归丸、归芍地黄汤、养精种玉汤加减成方。药用：熟地黄、枸杞子、菟丝子、山茱萸、当归身、制黄精、白芍、阿胶、肉苁蓉、仙灵脾。盖经后期虽是阴精恢复阶段，但补阴之中加入助阳之品，此乃"阴得阳升而泉源不竭"，有利于促进阴长至重，为经间期"阴转阳""精化气"创造条件。

虽此期以滋肾养血为主，但卵泡的发育成熟情况良好与否与素体本身关系密切，故应根据患者体质因素辨证论治。若素体阴虚火旺，更易灼伤阴精，需佐以滋阴清热之品，可配合使用两地汤等；若肾阳虚衰，则佐以温肾助阳暖宫，促卵泡发育至成熟，可配以右归丸加减用药；若形体肥胖多痰，水湿痰浊停滞体内，则佐以祛痰除湿通络之品；若素体抑郁易怒，则佐以柴胡、夏枯草等疏肝通络之品。

2. 经间期（排卵期）　滋肾助阳，行气活血，促卵子排出。

中医学认为，此时是肾之阴精由虚至盛之转折，阴精充实，阳气内动而出现氤氲动情之期。如阴精不足，则无以化阳，不能促使由阴转阳。阴阳转化为经间期的治疗特点，治当滋肾助阳，行气活血，以促使重阴转阳，卵子顺利排出。以毓麟珠为基本方加减。倘若阴精至重而不转化者，应加入川芎、泽兰等活血通络之品，使冲任气血流动，以诱导排卵；如重阴不足，不能顺利转阳，则加入鳖甲、龟板、阿胶等血肉有情之品，以重补阴精；若阴精虽已充实，但阴失阳助，未达重阴，有阳虚证候者，加入仙灵脾、仙茅以补肾助阳，促使其顺利转化。

3. 经前期（黄体期）　温肾补阳，疏肝调经，促黄体成熟。

中医学认为，此期阳长阴消，肾气旺而冲任盛，为阳气活动旺盛的时期。排卵后，阳气的旺盛与否关系到月经周期演变是否正常，因此补阳为主，阴中求阳是此期的治疗特点。治宜温补肾阳，益气养血，促进黄体成熟，为胎孕或下一次月经来潮奠定基础。选方以毓麟珠、全鹿丸、金匮肾气丸加减。药用：仙灵脾、巴戟天、肉苁蓉、鹿角片、菟丝子、熟地、当归、山茱萸、怀山药、丹参。肾为水火之脏，此期治虽着重于阳，但阴阳互根，相互转化，阳长需要阴的物质基础来支持，故宜在温肾之中加入滋阴之品，以阴中求阳，此乃"阳得阴助而生化无穷"；倘若气虚及阳，脾肾不足者，则应加入党参、黄芪、白术、炙甘草，以益气助阳；经前后半期与经期临近，除补阳外，酌情加入柴胡、香附、郁金、青皮、陈皮、川芎等疏肝理气、活血调经之品，以促气血运行。

4. 行经期　活血调经，去旧布新，奠定新基础。

中医学认为，血海满盈后，在肾气的功能作用下定时排出，此期经血的排泄，实际上是阳气下泄，让位于阴，故因势利导，以通为主，经血能否顺利排出，关键在于通，此乃行经期的治疗特点。治宜活血调经,使冲任经脉气血和畅,以达去旧布新,奠定新周期的基础。基本方可以桃红四物汤合逍遥散加减。药用:桃仁、红花、当归、赤芍、川芎、熟地、泽兰、醋香附、川牛膝等。如转化不利,经血排泄甚少,则以气滞血滞或气血亏虚多见,前者当加入青皮、乌药、柴胡、益母草、川芎、鸡血藤等行气活血通经,后者当以八珍汤加味益气养血。如转化过快,阳气化火,冲脉失固,经血排泄甚多者,可选用生地、旱莲草、蒲黄、黄芩、地榆炭、茜草炭、仙鹤草、北沙参等滋阴益气,化瘀止血之品。值得注意的是,在此期,一方面经血外排,另一方面,卵巢内新的卵泡又开始发育,因此活血药不可太过,以免耗伤阴血,影响阴精的集聚和卵泡的发育。

近年来夏桂成教授在原四期的基础上将月经周期划分为七个时期,分别为行经期、经后初期、经后中期、经后末期、经间期、经前前半期、经前后半期。同时还提出了月经周期的阴阳消长与心-肾-子宫轴密切相关的观点。

二、中医妇科周期疗法在妇科病中具体应用

(一)月经不调

月经不调是以月经的周期、经期、经量、经色、经质等发生异常为特征的一类疾病。包括月经先期、月经过多、经期延长、经间期出血甚或崩漏(如引起异常子宫出血的各种疾病),"热、虚、瘀"是其病机关键;月经后期、月经过少甚或闭经(如多囊卵巢综合征、卵巢储备功能下降、卵巢早衰等),其病机有虚、实(寒、瘀、痰)两端,虚多由肾精不足,血海亏虚致冲任不盛,血海到期不满或满溢不多,实者可因寒凝血瘀、肝郁气滞、痰湿阻滞导致气血运行不畅,经血不能应期而至。中药周期疗法顺应女性月经周期气血阴阳的变化规律,以"肾气-天癸-冲任-胞宫"轴为核心,进行周期节律诱导来调节月经,经后期滋肾养血,促卵泡发育;经间期补肾活血促排卵;经前期温肾健脾养血,增强黄体功能;经期因势利导,活血通经。然根据月经不调的不同分类,其周期用药则有所侧重。月经先期、月经过多、经期延长、经间期出血甚或崩漏类疾病以清热凉血、滋肾养阴、调经止血为主,故在卵泡期滋肾养血的基础上应佐以滋阴清热之品,而在黄体期则勿用温肾之品,以平补肾气和滋养阴血为主,以防温燥动血,使月经太过之疾加重,经期当慎用辛温活血之品如当归、川芎,若月经量多或经期延长当以清热凉血,化瘀止血为主。月经后期、月经过少甚或闭经类疾病虚证以补肾填精,益气养血为主;实证以活血化瘀、行气祛湿为主。故辨证属肾虚血亏者,在补肾调周的同时佐以血肉有情之品补肾益精;肝郁血滞或夹瘀者,各期当佐以疏肝行气,活血调经之药;兼痰湿阻滞者,全程不忘辅以豁痰除湿之品;夹寒者黄体期宜重用温通活血之药。

(二)不孕症

不孕症是指婚后夫妇同居1年以上,配偶生殖功能正常,未避孕而未受孕;或曾孕育未避孕而又1年以上未受孕,前者称为"原发性不孕",后者称为"继发性不孕"。导致女性不孕的常见因素包括排卵功能障碍、黄体功能不足、输卵管阻塞、免疫性因素等。根据中医妇科"肾主生殖"理论,认为肾虚为本病的核心病机,而种子欲先调经,经调则子嗣,故不孕症的治疗补肾是基础,调经是关键,临床上常以补肾调周法调经助孕。经后期以补肾填精,促进卵泡发育;经间期补肾活血,助卵子排出;经前期温肾助孕,健全黄体功能;经期理气活血,利于经血排泄。然各种类型不孕症在各期的治法中又各有其特点。排卵功能障碍主要指卵泡发育与排出障碍,故经后期、经间期治疗尤为重要,常在补肾益精的基础上酌加活血

之品,可改善卵巢血流量,有利于卵子发育和排出;黄体功能不足与肾阳偏虚有关,在黄体期强调补肾健脾,温阳益气,以增强黄体功能;输卵管阻塞性者,在四期调治的基础上,除经前期(黄体期外),其余三期常加入活血化瘀或除湿通络之品,如鸡血藤、路路通、王不留行、丝瓜络、忍冬藤等;免疫性不孕用药的特点是在四期调治的基础上,注意益气固本,清热除湿等药物的使用,以调节机体免疫功能。近年来辅助生殖技术在治疗不孕症中的应用越来越广泛,而中医药也逐步应用其中,临床报道术前对患者行周期疗法有助于改善卵巢功能和子宫内膜的容受性、提高着床率和临床妊娠率。

(三)慢性盆腔疼痛

中医妇科医籍中虽无慢性盆腔痛这一病名,但有类似症状描述。《傅青主女科·带下》记载:"妇人有带下而色黑者……其症必腹中疼痛。"在治疗方面亦有相关文献记载,《金匮要略·妇人杂病脉证并治》曰:"妇人腹中诸疾痛,当归芍药散主之。"西医学中引起妇科慢性盆腔痛的疾病包括子宫内膜异位症、子宫腺肌病、盆腔炎性疾病、盆腔淤血综合征、盆腔手术后粘连等疾病,临床以反复慢性盆腔疼痛为特征,其基本病机不外虚实两端,即"不通则痛"与"不荣则痛",临证以实证为主,或虚实夹杂,纯虚证者鲜见。此类疾病使用周期疗法进行治疗的目的,是针对引起妇科慢性盆腔痛这类疾病的核心病机——瘀血内阻,以及引起瘀血内阻的相关病因辨证论治。临床上以活血化瘀为治疗大法,适时配合调周法进行治疗,经后期用药力求"疏与养",疏即疏通气血,养即养血益气,扶正固本;经间期用药力求"通与破",瘀非通不可,卵非破不排,治疗应以活血祛瘀通络之品促排卵;经前期以破血消癥、软坚散结为主,力求祛除病因,消除"宿积",恢复盆腔结构及卵巢功能;经期用药以通为主,使邪有出路,此期既要控制离经之血,防进一步蓄瘀,又要防止经血妄行,故治疗上既要活血化瘀,行气止痛,又需防破血动血之品耗伤气血,致经血妄行。本类疾病治疗过程中常使用行气活血止痛,或化瘀消癥散结之品,故治疗期间应避孕。

辨证属于实证者,经前期治则以行气活血为主,属于湿热瘀结型以清热利湿化瘀止痛为治法;属于气滞血瘀型以理气活血,化瘀止痛为主,经前7~10天开始用药;月经期用药以通为主,使邪有出路,月经的第1~3天注意加强理气活血化瘀之药。对于虚证患者,经前期用药以健脾益气养血为主要治法,以扶正固本;月经期用药以养血活血祛瘀为主要治法。因慢性盆腔疼痛病因病机复杂,且持续时间长,易反复发作,故临证治疗时,在中药周期疗法的基础上配合中医外治法,如中药灌肠、中药外敷等提高疗效。

(四)中药周期疗法与药理学研究

有研究表明,补肾调周法通过调整脏腑、气血、阴阳的动态平衡,调控"肾气-天癸-冲任-胞宫"的功能,促进卵泡发育和排卵、增加子宫内膜厚度、改善子宫内膜形态和血流灌注,提高子宫内膜容受性和增强黄体功能,使月经正常来潮或妊娠。如实验表明补肾调周法可减少多囊卵巢综合征大鼠血清睾酮(T)、促黄体生成素(LH)、雌二醇(E_2)、胰岛素(INS)的含量及胰岛素样生长因子-1(IGF-1)在卵巢组织的表达,改善大鼠卵巢形态学的病理变化,从而改善多囊卵巢综合征高胰岛素血症和高雄激素血症状态,促使卵巢功能恢复,产生排卵。对卵巢功能下降和卵巢早衰患者,中药周期疗法可使窦卵泡数量增加,颗粒细胞分泌抑制素及抗米勒管激素,改善促卵泡激素(FSH)、E_2水平,从根本上调整患者神经内分泌功能,恢复卵巢功能。在体外受精中补肾调周可提高促排卵中卵巢反应性,降低促排卵药物的使用,促进患者排卵数,增加子宫内膜厚度,提高受精率及优质胚胎率。

第二节 妇科膏方

膏方,又称膏滋剂、膏滋药,是中医主要剂型之一。膏方有外用和内服之分。外用膏剂称为膏药,属外治法一种剂型。而内服膏方是由汤剂煎煮浓缩而来,具有调养滋补、治病、防病的综合疗效。

内服膏方有两种,一是成方膏滋,由药厂选用疗效确切的方剂加工制成膏滋药,作为中成药在药店直接销售,如益母草膏、十全大补膏、阿胶补血膏、龟鹿二仙膏、桑椹子膏等。另一种是医生根据患者身体状况进行辨证处方,一人一方,熬制的膏方称为临时膏滋,称为"定制膏方"。本文所指膏方皆指后者。

一、膏方的一般概念

(一)膏方的特点

膏方主要用于补虚,但与一般的补药相比,具有因人处方,量身定做,针对性强及攻补兼施等特点。

1. 辨证施治,整体调节 膏方乃医生根据患者不同体质特点和不同病证症状、体征,整体全方位辨证施治,立法处方,注重对患者气血阴阳的综合调治,使阴阳达到新的动态平衡,因此较一般的汤剂,膏方更注重整体调治,多为大型复方,兼顾面广,适合治疗比较复杂的疾病。

2. 扶正祛邪,攻补兼施 膏方功效偏于补益,能针对脏腑虚损和阴阳气血的不足进行平衡补益,使人体阴平阳秘,气血调和。但膏方不等同于进补,它是调补与祛邪并施,寓攻于补,攻补并用。以达到扶正祛邪,恢复健康。

3. 经济便简,服用方便 膏方经浓缩后,由于充分利用了药物功效,花费相对减少。对慢性疾病需长期服用中药的患者来说,只需按时取出适量,用温开水冲服即可,无须再花大量的时间和精力煎煮中药。而真空小包装的兴起,更是极大地方便了出差人士。

4. 冬令进补,适时进补 膏滋药多在冬天服用,乃冬令进补的一个重要方法。四时之气,春为发陈,夏为蕃秀,主疏泄也;秋为容平,冬为闭藏,主收摄也。天人合一,天人相应,人体顺应自然。膏方施治,多在补益。而补益之剂,宜静宜藏。故膏方,宜于秋冬,而不宜春夏,乃取其易于收纳也。膏方亦可不拘时节,一年四季适时服膏方。

(二)膏方的组成

1. 中药饮片 中药饮片是膏方的主体部分。一料膏滋药大概有 30~40 味中药,总重量在 1 000~1 500g,最少不应少于 500g。最多不应超过 2 000g。

2. 细料药 细料药是一些参茸类和其他贵重药物的统称,是膏方体现补益虚损功效的重要组成部分。加工时大部分细料药可直接加入。需煎煮的,如冬虫夏草、人参则应采用另炖、另煎、烊冲等方式单独处理,收膏时加入。

3. 胶类 胶类不仅有补益虚损作用,而且有助于膏滋制剂的固定成形。常用的胶类主要有阿胶、龟板胶、鹿角胶、鳖甲胶等。一剂膏方的胶的配伍量一般为 200~400g,可以一胶单用,也可以数胶合用。

4. 糖类 配伍糖类不仅能矫味,也有一定补益作用。糖类也有助于膏滋制剂的固定成形,不易变质。膏滋药中主要有冰糖、饴糖、蜂蜜、白糖等,一剂膏方中糖的用量约为 500g。糖尿病患者可改用元贞糖、木糖醇、阿斯巴甜等。

5. 黄酒 黄酒是膏滋药中必备的辅料,主要用于浸泡阿胶等动物类药胶,以解除各种胶的腥膻气味,还可加强药物在体内的运化吸收,黄酒其味甘、辛、大热,具有活血通络、散寒的功效。用量为每 500g 胶剂用 250~500ml 黄酒。

（三）膏方的一般原则

1. 辨证论治求其实 辨证论治是膏方最基本的原则。医家依据对每个患者病情和体质四诊合参,慎察病因病机病位所在,兼顾正邪虚实、标本缓急,辨证和辨病确定治则治法,拟定中药配方,务求全面翔实。膏方脉案则是中医医理和文理的很好体现。

2. 阴阳调和求其平 健康人"阴平阳秘,精神乃治",人的阴阳消长,动态平衡被打破,则导致疾病的发生。制定膏方应"谨察阴阳所在而调之,以平为期",恢复阴阳平和,气血平衡,邪去正复,妇人经孕如期。药不对证,阴虚用阳药,阳虚用阴药,不但不能纠偏以平阳阴,虽人参、熟地,也对病情不利。

3. 补益滋腻求其运 膏方主要用于补虚,但补药不可一味的厚重滋腻,以防碍脾。脾为气血生化之源,膏方的药效也赖脾土而运生。若补益药滋腻,脾满失运,膏方疗效难以吸收。临证可用开路药,或在膏方中佐以运脾健胃之品,如陈皮、川朴、砂仁等,或通过药物配伍以佐制,如苍术、白术合用,熟地、砂仁合用等。膏方之效在于缓图、长效,不可滥施珍稀昂贵之品。

（四）膏方的服用

膏方或补药服用适当,身体受益,反之无益。膏方主要适用于慢性疾病、身体虚弱、体力消耗透支过多,难以自身恢复者,或虽无明显疾病而体质下降者,大病后、手术后、出血性疾病后处于恢复阶段者。而体质健壮者、急性或感染性疾病患者、自身免疫性疾病患者兼有球蛋白和抗体升高(表现为免疫功能亢进)、慢性疾病发作期和活动期,以及胃肠功能紊乱、胆囊炎、胆石症发作者当忌用。在服用膏方期间,发生各种急性感染性疾病时,或发生胃痛、腹胀、腹痛、腹泻时,或邪气壅实,闭塞不通,实热内盛时,需要暂停服用,待症状消除后方可以继续服用。服膏方期间需忌生冷油腻及辛辣等不易消化或有特殊刺激性的食物,亦不宜吃萝卜、喝咖啡、饮茶。

（五）膏方的熬制

膏滋药的制作很复杂。主要包括浸泡、煎煮、浓缩、熬胶、收膏、盛装等 6 个步骤。

二、妇科膏方的特点

膏方不仅是滋补强壮药品,也是调治妇科慢性疾患的常用剂型,适用于妇人经、孕、胎、产及部分杂病。膏方用以得当,可调和阴阳,调整脏腑功能,补益气血,以达到治疗疾病,强身健体之功。妇科月经失调、卵巢早衰、更年期综合征、不孕、滑胎、产后病、手术后、肿瘤放化疗后调理更是膏方所擅长。

（一）遵循特点,是病用膏

女性以血为本,以血为用,女子以肝为先天,且经、孕、产、乳,屡耗其血,易出现阴血亏虚之证,肝体阴而用阳,血虚则肝失濡养,失其条达之气;肝肾同源,精血相生,经水出诸肾,肾主胞胎,肾精血亏虚,水不涵木,冲任虚损;脾为后天之本,气血生化之源,若脾虚后天失养,或土虚木郁,则健运失常,气血生化不足,或中气不足,统摄无权,冲任亏虚而不固。因此肝、脾、肾三脏功能失常,均可导致经、孕、产、乳多种妇科疾病的发生。因此妇科膏方的组方立法主要以调补肝、脾、肾三脏功能和补益气血、调和阴阳为基本原则,同时根据经、孕、产、乳等疾病的特点辨证用膏。则当"有是病,用是膏"。

(二)病证结合,慎选方药

临证处方时当诊断明确,辨病与辨证相结合,妇人经孕产乳以血为用,多见亏虚,但虚有脾肾、气血、阴阳之分,脏腑冲任之辨,妇人纯虚者有之,然兼瘀、兼痰湿、兼气滞者更多。临证当仔细辨治,慎选方药。如治疗月经疾病,其中月经后期、月经过少、闭经(多囊卵巢综合征、卵巢储备功能下降、卵巢早衰等),或因此而导致的不孕其辨证多以肾精血不足,气血亏虚为主,但常兼有肝郁血滞、或夹痰夹湿之证,临床治疗多以调补为主,常选用补肾益气养血益精之品,常以归肾丸合圣愈汤为主方,但需兼顾肝郁血滞和痰湿之证,可选加柴胡疏肝散和二陈汤,以疏肝养血、祛痰除湿;更年期综合征多由于肾阴亏虚,水不涵木,或心肾不交,或肾阴阳两虚,临床治疗以补肾调和阴阳为主,肾阴虚以左归丸为主方加减,若肾阴亏虚,水不涵木者,当兼顾疏肝养肝,配以滋水清肝饮,伴有心肾不交者,予补肾阳、泻心火,以交通心肾,配以交泰丸,佐以竹叶、通草、莲子、百合等药。阴损及阳,肾阴阳两虚者,当阴阳双补,配以二仙汤。若用于防治妇科疾病反复发作,常以健脾益气固表以扶正,以提高患者免疫力,减少疾病的发作频率,以四君子汤、玉屏风散为基础方,久病情绪抑郁者,配以柴胡疏肝散,久病及肾者,配以寿胎丸或六味地黄丸或金匮肾气丸。

由于气血双调,阴阳互生,临证补血不忘益气,气旺则血充,益气不忘补血,血盛则气旺;阴虚者,不可一味养阴,当酌加补阳药,一者佐制,二者阴得阳升,"善补阴者,必于阳中求阴"。反之亦然。

(三)通补兼施,气机灵动

膏方常用于调治妇科慢性疾病。开方时一般分补益部分和治疗部分,寓调于补,调补兼施。应避免一味呆补,当在补益方中运用理气活血疏肝等药物,使组方动静结合,升降相因。如当归与白芍相伍,补血配活血,动静相伍,补调结合。如于补益气血中加入升麻,可升提清阳,而补益之剂适当加入润肠通便之品,如麻子仁等,可通便降浊,消除腹胀,起到"腑以通为用"的作用。又如桔梗与枳壳同用,一升一降,升降相因,调和气机。

(四)注意事项

妇科患者服膏方时除内科通常的忌口和注意事项外,还应强调妇女的生理病理特点。

1. 病情变化　妇科疾病多为慢性疾病,服膏方时应关注病情的变化。如膏方调理闭经、月经后期的过程中,应注意排除妊娠;若出现经期提前或量多时应及时停服或更方。

2. 生理变化　妇女有经、孕、产、乳四期生理特点变化,服膏方尤需注意。如服调经种子膏方期间,应注意月经周期并监测基础体温,若一旦妊娠应停服原膏方,根据病情和辨证改用安胎之剂。若服用治疗产后疾病的膏方,应注意月经复潮情况和乳汁的变化。

3. 常规检查　若长期服用膏方者,应主要观察乳房和子宫内膜、卵巢的变化,并注意定期体检,常用的检查方法有生殖内分泌激素测定、B超检查等。

总之,妇女因其特有的经、带、胎、产生理病理特点,特别是每月行经,产后失血等使得女子在气血方面尤易不足。《金匮要略》将妇女病因归纳为"虚、冷、结气"三类,其中虚占首位,膏方主要以补虚调治为主,只要使用得当,可用于调治多种妇科疾病。

第三节　妇科外治法

中医妇科治疗学有内治、外治两法,内治法是通过内服为主要治疗手段,而外治法则是从体表皮肤、黏膜途径给药。由于妇女解剖和生理上的特点,外治法在妇科具有独特治疗效果,是中医妇科治疗学的一大特色。

一、妇科外治法的历史

早在 2000 多年前的《黄帝内经》中就记载了"摩""浴""熏"等外治法。长沙马王堆汉墓出土的帛书《五十二病方》治内、外、妇、肛肠疾,其中有外治方 36 个,涉及外治法近 20 种,如熏、熨、敷、洗、坐、摩、吊、砭、灸、刮、割等。东汉末年张仲景《金匮要略·妇科杂病脉证并治》首列妇人三篇,首次描述了坐药和阴道冲洗法,如"蛇床子散方,温阴中坐药","阴中蚀疮烂者,狼牙汤洗之",开创了妇科外治之先河。至清,外治法专著《理瀹骈文》甚为精辟地论述了外用药疗法的理论依据、应用原则。如论病当先"察其阴阳,审其虚实","外治之理,即内治之理;外治之药,即内治之药,所异者,法耳","虽治在外,无殊治在内也"等,为外治法也是妇科外治法用药之准绳。现代医家在前人的经验基础上又创造出新的剂型、新的方法,如中药宫腔注入、宫颈中药锥切、中药保留灌肠、中药穴位注射、激光穴位辐照等治法,提高了妇科外治法的疗效。由于妇女解剖、生理和疾病的特点,外治法已成为妇科临床不可或缺的治法。

二、常用中医妇科外治法

(一)外阴熏洗法

中药煎取 1 000~2 000ml,趁热对患部进行熏蒸、洗涤或坐浴,常用于阴疮、阴痒、阴痛、外阴白色病变、带下量多、子宫脱垂合并感染等。常以清热解毒、清热利湿、杀虫止痒药物为主,如白花蛇舌草、蒲公英、地丁草、黄柏、连翘、苦参、土茯苓、蛇床子等。临床结合阴道分泌物检查结果选用药物,可提高疗效。

一般熏洗 15~30 分钟,每日 1~2 次。可先熏后洗涤或坐浴。

(二)阴道冲洗法

用阴道冲洗器使药液直接冲洗外阴、阴道,常用于外阴炎、阴道炎,以及盆腔、阴道术前准备。治疗性冲洗时,根据冲洗目的选用药物,每次 500ml 左右,每日 1 次,连续冲洗至自觉症状消失。阴道冲洗时动作要轻柔,冲洗的压力不宜过大,以免损伤阴道和宫颈黏膜导致出血。阴道冲洗一定要严格控制适应证,并指导患者正确使用。近年来有国内外学者不主张使用阴道冲洗治疗,认为有影响阴道微生态和增加盆腔感染的风险。

(三)阴道纳药法

将中药研为细末或制成栓剂、片剂、泡腾剂、胶囊、粉剂、膏剂等剂型,纳入阴道,使之直接作用于阴道或宫颈外口,常用于带下病、阴痒、阴道炎、宫颈炎等。一般用清热解毒、杀虫止痒、除湿止带、收敛止血、祛腐生肌的中药。若是粉剂、液体、膏剂,则应由医护人员先将蘸上药的带线棉球置阴道或宫颈,棉线尾部露出阴道口外 2~3cm,以便患者隔日自行取出。

（四）宫腔注入法

常规外阴、阴道、宫颈消毒后，将注射液注入宫腔及输卵管腔内，用于诊断和治疗因子宫和输卵管粘连、阻塞造成的月经不调、痛经、不孕症等病症。常用中药有川芎嗪注射液、丹参注射液等，通过活血化瘀改善局部血液循环，促进输卵管粘连松解及吸收，亦可选择透明质酸钠、庆大霉素注射液用生理盐水稀释后注入以改善宫腔或输卵管粘连。

本法应在月经干净后 3~7 天内进行，隔 2~3 天一次，2~3 次为 1 个疗程。每次药量 20~30ml。注射时注意有无阻力、药液回流量、患者有无腹痛等情况。

（五）肛门导入法

肛门导入法是将药物栓剂纳入肛内，或煎煮药液浓缩后保留灌肠，适用于胞中癥块，如盆腔炎性疾病后遗症、子宫内膜异位症、子宫腺肌病、盆腔淤血综合征、陈旧性异位妊娠等病证的治疗。常用活血化瘀、消癥散结之品。中药保留灌肠 4 个小时以上。若在临睡前注入，可保留至次晨，每日 1 次，7~10 天为 1 个疗程。

（六）外敷热熨法

1. 外敷　此法是将中药打粉或粉碎成粗颗粒装袋蒸热后外敷局部，或将中药粉剂调为糊剂或膏剂，直接贴敷在患处或相应穴位，达到行气活血、消肿止痛，或清热解毒、排脓生肌等治疗目的。常用于痛经、盆腔炎性疾病、产后腹痛、妇产科术后腹痛、阴疮，也有用于不孕症、癥瘕、乳痈、产后尿闭等。

2. 热熨　本法是将药物，或加适当辅料如盐、葱、姜、麦、酒等，经炒、蒸、煮加热后熨贴患部，借助药理和热敷的作用，以达到活血化瘀、消肿止痛、或温经通络的目的。适用于痛经、慢性盆腔疼痛、产后腹痛、妇产科术后腹痛、产后小便癃闭等证。主要用中药包热熨法，也可将热水袋、电热器等作为热熨源。治疗时应注意温度适中，以免烫伤。

附：脐疗

脐疗，又称敷脐疗法、贴脐疗法，是将药物捣碎研细，并与各种不同的液体敷料调敷于脐中（神阙穴），使药性循经直达病所，以预防和治疗疾病的方法。任脉为阴脉之海，有充养和总调阴经脉气的功能，而神阙穴为任脉经走穴，通过任脉与五脏六腑及十二经相通。脐为腹壁最薄处，其皮肤经筋膜和腹膜直接相连，药物较易透过脐部皮肤的角质层进入细胞间质，迅速弥散入血而通达全身。在脐的各层组织中，具有丰富的神经末梢、神经丛和神经束。药物不断刺激脐部皮肤，会使脐部皮肤上的各种神经末梢进入活动状态，借以促进人体的神经、体液调节作用和免疫功能，从而改善各组织器官的功能活动，达到防病治病的作用。脐疗适用于闭经、痛经、带下病、癥瘕、不孕症等。

将所选药物研成细末或捣烂如泥，选用醋、酒、蜂蜜、植物油、鸡蛋清或温开水等，将药物调成糊状或膏状，取适量填入脐中。贴敷 6~8 小时，或于晚上睡前贴敷，次日起床后取下。

（七）药物离子导入法

借助药物离子导入仪的直流电场作用，将药物离子经皮肤或黏膜导入胞中或阴中，用于治疗盆腔炎性疾病后遗症、输卵管阻塞性不孕、妇科术后盆腔粘连、陈旧性宫外孕等。

（八）中药熏蒸

使用中药熏蒸床，或熏蒸机，或熏蒸舱，根据辨证选药装袋，放进盛有热水的熏蒸煲中，加热出蒸汽，将熏药温度逐渐调试至适宜自身耐受程度，根据熏蒸部位安排患者体位。具有行气活血、温经散寒、祛瘀消癥的功效，用于盆腔炎性疾病后遗症、月经后期、月经过少、不孕症、产后身痛、阴痒（外阴白色病变、外阴阴道炎）等妇科疾病疗效较好，可明显缓解局部症状。

（九）灸法

将温灸盒竖置于下腹部（中极、关元、气海、神阙），点燃 3~5cm 长的艾条段 2~3 段，对准相应穴位放在铁窗纱上，盖好封盖，以保持温热而无灼痛为宜。也可用随身灸、温灸包，或将多功能艾灸治疗仪加热垫置于需灸穴位，如下腹部（中极、关元、气海、神阙）、腰骶部等。亦可选择热敏灸，又称热敏悬灸，全称"腧穴热敏化艾灸新疗法"。采用点燃的艾材产生的艾热悬灸热敏态穴位，激发透热、扩热、传热、局部不（微）热远部热、表面不（微）热深部热、非热觉等热敏灸感和经气传导，并施以个体化的饱和消敏灸量，从而提高艾灸疗效的一种新疗法。本法具有温经散寒、通络止痛、温化寒湿、调经助孕促排卵的作用。适用于月经不调、盆腔炎性疾病后遗症、子宫内膜异位症、子宫腺肌病、不孕症、原发性痛经等妇科疾病属寒、属虚证者。

（十）介入疗法

介入疗法是指在医学影像设备如数字减影血管造影（DSA）、CT、MRI 或内镜引导下，借助现代医疗器械如穿刺针、导管等，经皮穿刺或经自然孔道至靶器官局部给予介质进行治疗的一系列技术。具有定位准确、微创、见效快、疗效高、可重复应用的特点。介入疗法可分为血管性介入疗法及非血管性介入疗法。

介入疗法与中医药相结合，丰富了中医中药的治病途径，如在恶性肿瘤介入化疗前后配合中医药治疗，可提高患者耐受力，起到增效减毒作用；阻塞性输卵管用导管扩通后再注入丹参注射液可通过活血化瘀减少再次粘连的概率；卵巢单纯性浆液性囊肿及巧克力囊肿，介入穿刺抽取内容物后用鸦胆子油乳注射液腐蚀和硬化囊壁，可防止复发。中药白及作为血管栓塞剂治疗肝癌并取得显著临床疗效以来，更多的中药栓塞剂被研发和运用于临床，如天冬胶、血余炭、地榆粉、灯心草等。

（十一）其他疗法

其他疗法主要是指物理疗法，包括超短波疗法、中频电疗法、电灼及电熨法、超声波疗法、光线疗法等。

第四节　情志治疗

情志，即精神情志活动，属狭义之神的范畴，通常又称七情、五志。情志包括喜、怒、忧、思、悲、恐、惊等七种心理活动，它是人体对外界客观事物刺激的不同反应，属正常的精神活动范围。《素问·阴阳应象大论》有"人有五脏化五气，以生喜怒悲忧恐"的记载，说明情志活动以五脏之精为物质基础。七情分属五脏，《素问·阴阳应象大论》认为：心"在志为喜"、肝"在志为怒"、肺"在志为忧"、脾"在志为思"、肾"在志为恐"。

《素问·举痛论》曰："百病生于气也。"情志在一般情况下不会导致疾病。当外界刺激突然剧烈或长期持久，或者超过人体所能调节的限度，使脏腑功能紊乱，经络不利，气血运行失调，则可引起多种疾病。更有甚者形成某种特定的体质，如肝郁体质或瘀血体质。忧愁日久,郁闷寡欢的"肝郁质",易诱发肿瘤。七情分属五脏,太过则伤五脏,《素问·阴阳应象大论》中说:喜伤心,忧伤肺,怒伤肝,思伤脾,恐伤肾。另外,脏腑本身偏盛偏衰或各种致病因素(包括七情损伤)作用于人体,又可使脏腑功能失调,出现情志病变。如《灵枢·本神》谓"肝气虚则恐,实则怒","心气虚则悲,实则笑不休"。

一、妇科病与情志

妇人以血为本,经、孕、产、乳均以血为用,气为血之帅,血为气之母,故血病及气,气病又可及血。女子以肝为先天,较男子内向性强,易受不良情绪的影响,产生压抑等消极情绪。《校注妇人大全良方》曰:"郁怒倍于男子。"《素问·阴阳别论》曰:"二阳之病发心脾,有不得隐曲,女子不月。"情志内伤导致妇科病,其中又以怒、思、恐为害尤甚。怒则气郁气逆,可致经水后期、闭经、痛经、经行前后诸证、癥瘕等;过思,忧思不解,思则气结易发为闭经、月经失调、痛经;过度思虑与忧、悲、愁等消极情绪相通,它所表现的是一系列以低、冷、默、郁等为主的心理特征,均属于"抑郁"情绪。其心理行为常表现为:情绪低落、表情冷淡、自卑自责、唉声叹气、闷闷不乐、对周围的人与事不感兴趣、行为退缩回避等。恐则气下,可致经水过多、闭经、崩漏等。人的精神情志(七情)变化可影响脏腑、气血的功能活动。精神情绪刺激,能影响冲任功能的调节,可致月经不调、闭经、痛经、经前乳胀、经行吐衄等症,所谓"因郁而致病"。此外,某些妇科慢性病,如崩漏、痛经、带下、癥瘕、不孕症等病证,久治不愈,亦可影响精神情绪变化,出现精神抑郁或情绪易于激动等现象,此即"因病而致郁"。妇人情志病容易发生且不易治好,故《备急千金要方》曰:"妇人病比男子十倍难疗。"

二、情志治疗具体方法

情志治疗是中医治疗学的重要组成部分,它是建立在《黄帝内经》人性观、情志观等基础上。其情志疗法有《素问·移精变气论》所说之祝由,有《灵枢·师传》所述之劝说开导,有《素问·调经论》所载的暗示疗法,更有《素问·阴阳应象大论》的以情胜情,以及《素问·上古天真论》中导引吐纳等疗法。后世又有发展,主要有以情胜情法、移情易性法、暗示法、开导法、节制和疏泄法等。这些情志疗法有的至今仍有重要的临床意义。目前常用的情志疗法有以情胜情法和移情易性法。

(一)以情胜情法

以情胜情法简称情胜疗法,是根据中医藏象学说五行生克的理论激发相应的情志来制约、克制,补偏救弊,借以协调情志,恢复或重建阴阳气血平衡状态。如喜伤心者,以恐胜之;思伤脾者,以怒胜之;悲伤肺者,以喜胜之;恐伤肾者,以思胜之;怒伤肝者,以悲胜之。中医将人视为心身合一,并与自然、社会等环境因素有机联系的整体。情志相胜是《黄帝内经》情志观的理论核心,以现代心理学观点分析,情志相胜具有心身两种基本效应,"心"效应即一种情志可以克制另一种情志,"身"效应即情志可带动脏腑气机变化,进一步影响其他脏腑功能。

悲哀属于阴性消极情绪,然悲哀可平息激动、控制喜悦、忘却思虑,故悲哀疗法亦可治疗狂喜,从而转化为积极的治疗作用。而喜为良性情绪变化,以喜疗忧,可以治疗因忧怒、思虑、悲哀等不良情绪活动所致病变,如不孕症所出现的消极情绪等。

愤怒有忘思眠、解忧愁、消郁结、抑惊喜之效，对忧愁不解而意志消沉、惊恐太过而胆虚气怯等属于阴性情绪变化所致疾病，可试用激怒疗法治之。

惊恐疗法即以惊恐手段制止患者的病态情绪的一种疗法。肾水之志为恐，心火之志为喜，水能克火，恐可制喜。惊又可气乱、气散，从而解除因忧思而导致的气机郁结、闭塞，故利用使人惊惶之类的刺激方法，可以治疗某些忧虑症。

思虑疗法就是以思则气结而收敛由于惊恐、狂喜所致涣散之神气，并通过思生理智，使患者主动排除某些不良情绪的一种疗法。脾土之志为思、肾水之志为恐，思则气结，恐则气下，土能克水，思能胜恐，故惊恐、狂喜之气散之症，可试以思虑疗法治之。

（二）移情易性法

移情易性法又称转移法，即通过一定的方法和措施改变人的情绪和意志，以解脱不良情绪的影响，即通过转移患者的注意力或改变其周围环境的方法。其方法较多，应用时当根据不同人的心理、环境和条件采取不同的措施。常用的方法有运动移情法，琴棋书画移情法，音乐移情法，导引移情法等。

（三）其他方法

情志病即是西医学的心理疾病，中医的情志疗法中有些疗法与西方心理疗法不谋而合，异曲同工。情志病轻则功能失调，重则导致疾病，随着医学模式从生物向生物-心理-社会模式的转变，情志治疗对某些妇科疾病尤为重要，是一种非常重要的方法。《妇人大全良方》即曰"改易心志，用药相扶"，即"欲治其疾，先治其心"。然而临床上情志治疗往往不会单一使用，常作为药物或其他治疗方法的辅助治疗，当然良好的情志疗法，使患者能更好地配合医生的治疗，从而有利于其他治疗方案的实施。

（魏绍斌）

【复习思考题】

1. 中医妇科周期疗法的应用机理为何？可以用在哪些方面？
2. 膏方适用于哪些方面？

中 篇

第五章　月经病研究

【学习指导】

月经病是妇科临床最常见的一类病症。本章仅介绍崩漏、闭经、痛经、经间期出血、绝经前后诸证。要求在认识月经生理以及月经周期调节的基础上，掌握常见月经病的定义及因证辨治，熟悉发病机制、诊断及鉴别诊断，了解临证思路、现代研究方法及诊疗进展。重点介绍这些病证，旨在启发思路，举一反三，在临床研究中，对各种月经病症都能掌握要领，准确把握其诊治要点，解决临床问题，提高疗效。

月经的周期、经期或经量发生异常，或伴随月经周期、或在经断前后出现明显不适症状为特征的疾病，统称为月经病。

月经病是最常见的妇科疾病。中医妇科对月经病的认识可溯源至《黄帝内经》，《素问·阴阳别论》中有"二阳之病发心脾，有不得隐曲，女子不月"的记载。《脉经》载"平郁冒五崩漏下经闭不利腹中诸病证"，《备急千金要方》《太平圣惠方》可见"月水不通""崩中漏下""月经不调""月水来腹痛"等篇目。《妇人大全良方》首列"调经门"，涉及月经不调、闭经、崩漏、痛经等内容。其后的妇科著作如《万氏妇人科》《证治准绳·女科》《济阴纲目》《景岳全书·妇人规》《女科经纶》《医宗金鉴·妇科心法要诀》中亦皆载有"月经""调经""经脉"等不同名目的专篇以论述月经病。

月经病的研究范围有月经先期、月经后期、月经先后无定期、月经过多、月经过少、经期延长、经间期出血、崩漏、闭经、痛经、月经前后诸证、绝经前后诸证等。本教材重点讨论崩漏、闭经、痛经、经间期出血、绝经前后诸证。

月经病的主要病因病机是寒热湿邪、内伤七情、饮食劳倦或房劳多产所伤，或禀赋不足，以致脏腑功能失常，气血失调，冲任损伤，胞宫失于藏泻。此外，痰饮、瘀血等属疾病发展过程中的病理产物，稽留日久，亦可影响冲任而导致月经病。

月经病的诊断要点主要是月经的期和量的异常变化，以主证为依据，多以主要症状命名，故其诊断多与病名定义相同。临证时须注意与有关疾病的鉴别，如月经过少、经期延长、崩漏应与妊娠病、癥瘕之出血相鉴别；月经后期、闭经与生理性停经（妊娠、绝经）之鉴别。另外，尚需注意与发生在月经期间的内、外科病症相鉴别。在详细询问病史的基础上，常需借助妇科检查及临床辅助检查，作全面分析以明确诊断。

月经病的辨证主要依据月经的期（周期、经期）、量、色、质四要素，结合伴随月经周期或经断前后出现的症状，及全身兼症和舌、脉征象，运用四诊八纲综合分析。

月经病的治疗原则包括：

1. 调经治本　《素问·至真要大论》曰"谨守病机""谨察阴阳所在而调之，以平为期"，《妇人大全良方》指出："凡医妇人，先须调经，故以为初。"治本，即消除病因，平衡阴阳；调经，即运用各种治疗方法，使月经恢复正常。治疗的重点突出一个"调"字，调经诸法，重在补肾调肝健脾，调理气血冲任。①补肾："经水出诸肾"，月经的产生和调节以肾为主导。调经之本在肾，以填精补血为主，佐以助阳益气。肾中精气充足旺盛，肾阴肾阳平衡协调，则月经自调。②调肝：《陈素庵妇科补解·调经门》谓："男子以气为主，女子以血为主。"肝藏血，主疏泄，体阴而用阳，易为情志所伤。调肝以开郁行气为主，佐以柔肝养肝。肝气得疏，肝体得养，血海蓄溢有常，则经病可愈。③健脾："补脾胃以资血之源"，健脾以益气升阳除湿为主，佐以摄血止血。生化有源，统摄有权，则月经正常。④调理气血：病在气者，以调气为主，佐以调血；病在血者，以调血为主，佐以调气。⑤调理冲任："任脉通，太冲脉盛，月事以时下"，调经之最终目标是使冲任通盛，功能正常，其法或调理肾、肝、脾、气血以调固冲任，或直接调理冲任，使冲任得以调固，自无经病之虞。

2. 辨治原发疾病　《女科经纶》曰："妇人有先病而后致经不调者，有因经不调而后生诸病者。如先因病而后经不调，当先治病，病去则经自调。若因经不调而后生病，当先调经，经调则病自除。"如因崩漏而致血痨，当先调经，经调则血自复；如虫积导致月经过少甚或闭经，应先治疗原发病，病愈则经可调。

3. 辨病之缓急　"急则治其标，缓则治其本"，病情较急，先治其标，突出表现于月经病之痛证、血证中，如经行腹痛剧烈，应以止痛为主；若经血暴下，当以止血为先。病情较缓，则审证求因治本。

月经病的用药，需根据证候属性及月经期量色质的变化灵活化裁，或攻补兼施，或寒热并用，《陈素庵妇科补解·调经门》有"调经不宜过用寒凉药论"及"调经不宜过用大辛热药论"的专论。尤须注意经期用药，《校注妇人良方·调经门》有"经行之际，禁用苦寒辛散之药，饮食亦然"的告诫，《景岳全书·妇人规》亦有"凡经行之际，大忌寒凉等药"之说。不同年龄的妇女有不同的生理病理特点，治疗的侧重点也不相同，遵刘完素《素问病机气宜保命集》之论，临床调经多顺应不同年龄阶段用药，强调青春期少女重治肾，生育期妇女重治肝，绝经前后或老年重治脾。另外，结合月经周期中经后期、经间期、经前期及行经期不同时期的阴阳转化、消长规律，采取周期性用药调经。这些论述对指导月经病临床用药具有一定的参考价值。

第一节　崩　漏

崩漏是指经血非时暴下不止或淋漓不尽。前者出血量多而势急，又称崩中、血崩、经崩；后者出血量少而势缓，又称漏下、血漏、经漏。崩与漏可单独出现，亦常交替转化，"崩为漏之甚，漏为崩之渐"，故临床统称之。本病是月经周期、经期、经量发生严重失常的病证，病因多端，病机复杂，为妇科疑难急重症。

有关崩漏的范围，目前已在中医妇科界达成共识：崩漏应属月经病范畴。如高等医药院校教材《中医妇科学》(罗元恺主编)、普通高等教育"十五"国家级规划教材《中医妇科学》(张玉珍主编)、卫生部"十二五"规划教材《中医妇科学》(罗颂平、谈勇主编)均将崩漏界定于月经疾病范围。

西医学异常子宫出血(abnormal uterine bleeding，AUB)中排卵障碍(ovulatory dysfunction)相关的AUB(简称AUB-O)，旧称"无排卵性功能失调性子宫出血"，可参照本病辨治。

【历史沿革】

《素问·阴阳别论》谓"阴虚阳搏谓之崩"，为"崩"的病名之源。"漏下"之名首见于《金匮要略·妇人妊娠病脉证并治》："妇人有漏下者，有半产后因续下血都不绝者，有妊娠下血者。"《诸病源候论·崩中漏下候》载"时崩时止淋漓不断，名曰崩中漏下"，将崩漏并称，是对本病症状特点的最早描述，并指出"冲任二脉虚损，不能约制其经血，故血非时而下"。《景岳全书·妇人规》谓："崩漏不止，经乱之甚者也。"明确崩漏属月经病范畴。明代之后医家在崩漏的治疗方面认识深入，方约之《丹溪心法附余·崩漏》提出"治崩次第，初用止血，以塞其流；中用清热凉血，以澄其源；末用补血，以还其旧"，其后万全《万氏妇人科》中亦有"初止血，次清热，后补其虚"的治疗三法，依据疾病进程采取不同的治疗方法，是为"塞流""澄源""复旧"治崩三法之源头。薛已以独参汤用于崩漏大量出血时的急救，开创了崩漏内服药物急救的先河。张介宾的保阴煎、举元煎，傅山的固本止崩汤、逐瘀止血汤，以及张锡纯《医学衷中参西录》中的固冲汤、安冲汤等在当今临床应用广泛，治疗崩漏具有良好的效果。

【发病机制】

一、中医病因病机

崩漏的发病原因，包括外感邪气、情志内伤、生活失度、病理产物(瘀血)、体质因素和环境因素。此外，崩漏的发病与年龄密切相关，多发生在天癸初至，月经初潮后(青春期)，以及天癸将竭，月经将断(绝经期前)之时，是为年龄因素。发病机制主要是冲任损伤，不能制约经血，经血由胞宫非时而下。可概括为虚、热、瘀三个方面：因虚者，多由脾肾之虚，致冲任不固，胞宫藏泻失常；因热者有实热、虚热之分，热伤冲任，迫血妄行；因瘀者，可因肝郁气滞血瘀，或寒凝热灼致瘀，瘀阻冲任，新血不得归经，乃成崩漏之疾。

崩漏为经乱之甚，病因多端，病机错综复杂，无论病起何脏，"经水出诸肾"，"五脏之伤，穷必及肾"，故崩漏病本在肾，病位在冲任，变化在气血，表现为子宫非时出血。

二、西医发病机制

因精神过度紧张、情绪急剧变化、环境气候骤变、营养不良、代谢紊乱、贫血、甲状腺或肾上腺功能异常等影响，均可引起下丘脑-垂体-卵巢轴的调控功能失常，导致功能失调性子宫出血发生。由于卵巢无排卵，子宫内膜受单纯雌激素影响而无孕激素对抗，可发生雌激素突破性出血或撤退性出血。此外，排卵障碍型异常子宫出血还与子宫内膜剥脱出血的自限性机制缺陷有关。

【诊断与鉴别】

一、诊断要点

（一）病史

既往多有月经不调病史。注意患者的年龄、孕产史及避孕措施，有无激素类药物使用史。尤其需了解有无内外科相关疾病史，如肝病、血液病、高血压及甲状腺、肾上腺、脑垂体等疾病。

（二）症状

月经来潮无周期性是本病最突出的症状特点，表现为周期紊乱，经期长短不一，经量多少不定。阴道出血形式多样，可停经数月后暴下不止或淋漓不尽；或先骤然暴下继而淋漓不断，或先淋漓不断又忽然大下；或出血数月不止。出血量多或持续时间长时，可导致继发贫血，甚至发生失血性休克。

（三）检查

1. 妇科检查　无器质性病变。
2. 全身检查　需排除全身性器质性病变。
3. 辅助检查　超声检查，血液检查，宫腔镜检查，基础体温测定，血清雌、孕激素及垂体激素测定，妊娠试验、诊断性刮宫等。

二、鉴别诊断

应与月经不调、经间期出血、胎产出血、癥瘕、外伤及全身性疾病导致的阴道出血相鉴别。

1. 月经不调　鉴别要点在于月经是否具有周期性。月经不调虽可分别有周期、经期及经量之异常，但仍具备周期性，崩漏的周期、经期、经量均严重失调而无规律可循，可作鉴别。

2. 经间期出血　崩漏与经间期出血都是非时而下，但经间期出血发生在两次月经中间，有规律性，且出血量较少，出血时间较短，与崩漏周期、经期、经量均严重失调不同。

3. 胎产出血　崩漏应与胎漏、胎动不安、异位妊娠、胎死不下等妊娠异常出血疾病相鉴别。后者可见妊娠征象，结合病史、妇科检查、尿 HCG 或血 β-HCG 检测及超声检查可作鉴别。产后病出血以产后恶露不绝为多见，发生时间在产后。

4. 癥瘕及外伤出血　癥瘕出血妇科检查可发现癥块，子宫增大质硬，形状不规则；外伤出血可通过问诊得知外伤史，检查可见伤处。

5. 全身性疾病及其他　血液病、其他内分泌腺疾病、营养不良、肝肾功能障碍、性激素类药物使用不当及宫内节育器等引起的子宫不规则出血等，借助专科检查以作鉴别。

【因证辨治】

崩漏首以出血期与非出血期分阶段辨治。出血期依据出血的量、色、质，辨其寒、热、虚、实。出血量多或淋漓不尽，色淡质稀者，属虚证；色鲜红或深红，质稠者，属热证；色紫黯有块，伴腹痛者，属血瘀。非出血期主要根据全身症状及舌脉进行辨证。此外，患者的年龄亦是辨证的重要参考。青春期崩漏患者多属禀赋不足，肾气亏虚；育龄期患者多见肝气郁结，郁久化热；绝经前患者多因肝肾亏损或脾气虚弱。临证时应抓住虚、热、瘀的病机特点。一般而言，本病虚证多而实证少，热证多而寒证少；虚者多为脾虚、肾虚，实者多为血热、血瘀，出血期多见标证或虚实夹杂证，血止后常显本证或虚证。

崩漏的治疗，应根据发病的缓急和出血的久暂，本着"急则治其标，缓则治其本"的原则，灵活掌握"塞流、澄源、复旧"三法。

塞流：即是止血。"留得一分血，便是留得一分气"，暴崩之际，塞流止血以防脱。常用止血方法有补气摄血、温阳止崩、滋阴固气摄血、祛瘀止血及西药或手术止血。补气摄血止崩常采用独参汤（《十药神书》）或生脉散（《内外伤辨惑论》）。若暴崩如注，肢冷汗出，昏厥不省人事，脉微欲绝者，为气随血脱之危候，急投参附汤（《严氏济生方》）加炮姜炭以回阳救逆，益气固脱。

澄源：即正本清源，亦是求因治本，根据不同证型辨证论治。一般用于崩漏血势减缓或血止后。

复旧：即固本善后，调理恢复，用于血止后调整月经周期，恢复机体健康。具体有补虚、清热、化瘀、调治肾肝脾及中药周期疗法之异。

一、出血期

1. 脾虚证

病因病机：忧思劳倦，损伤脾气，脾气亏虚，统摄无权，冲任失固，不能制约经血，非时而下，发为崩漏。

主证：经血非时暴下不止，或淋漓日久不尽，色淡，质稀。

次证：神疲乏力，气短懒言，面色㿠白，小腹空坠，面浮肢肿，纳呆便溏。

舌脉：舌淡胖，边有齿痕，苔薄白，脉细弱或缓弱。

治法：补气摄血，固冲止崩。

代表方：固本止崩汤（《傅青主女科》）。

久崩不止，见头昏、乏力、心悸失眠者，加夜交藤、五味子养心安神；气虚兼有瘀滞，兼见小腹疼痛，经血有块，加三七、蒲黄、茜草化瘀止血。

2. 肾虚证

（1）肾气虚证

病因病机：禀赋不足，天癸初至，肾气未盛，或年届七七，肾气渐虚，封藏失司，冲任失固，不能制约经血，非时而下，发为崩漏。

主证：经血非时暴下不止，或淋漓日久不尽，色淡红或淡黯，质清稀。

次证：面色晦暗，目眶黯黑，腰膝酸软，头晕耳鸣，小便频数。

舌脉：舌淡黯，苔白润，脉沉细无力。

治法：补益肾气，固冲止血。

代表方：固阴煎（《景岳全书》）。

肾虚较重，腰痛甚者，加桑寄生、续断、杜仲补肝肾，强筋骨；夜尿频数者，加益智仁、金樱子固肾缩溺。

（2）肾阴虚证

病因病机：肾阴亏损，阴虚失守，虚火内生，扰动血海，冲任失固，不能制约经血，非时而下，发为崩漏。

主证：经血非时暴下不止，或淋漓日久不尽，色鲜红，质稍稠。

次证：头晕耳鸣，五心烦热，腰膝酸软，潮热颧红，夜寐不宁。

舌脉：舌红少苔，脉细数。

治法：滋肾益阴，固冲止血。

代表方：左归丸（《景岳全书》）合二至丸（《医方集解》）。

肝阴失养，见咽干、眩晕者，加夏枯草、牡蛎清热平肝；心肾失交，见烦躁失眠，心悸怔忡，可合黄连阿胶汤（《伤寒论》），以滋阴降火，除烦安神。

（3）肾阳虚证

病因病机：肾阳虚弱，阳虚火衰，封藏失司，胞宫失煦，冲任失固，不能制约经血，非时而下，发为崩漏。

主证：经血非时暴下不止，或淋漓日久不尽，色淡黯，质稀。

次证：肢冷酸软，面色晦暗，小便清长，夜尿频多，肢肿便溏。

舌脉：舌淡黯，苔白润，脉沉迟无力。

治法：温肾助阳，固冲止血。

代表方：右归丸（《景岳全书》）去肉桂。

脾肾阳虚，见面浮肢肿，脘腹冷痛，大便溏薄，加茯苓、补骨脂、炮姜温脾补肾；阳虚血崩甚者，去辛温动血之当归，加赤石脂、禹余粮温肾涩血。

3. 血热证

（1）虚热证

病因病机：素体阴虚，或久病失血伤阴，阴虚内热，虚火内炽，扰动血海，冲任失固，不能制约经血，非时而下，发为崩漏。

主证：经血非时暴下不止，或淋漓日久不尽，色鲜红，质稠。

次证：两颧潮红，烦热少寐，口干咽燥，潮热盗汗，大便干结。

舌脉：舌红，少苔，脉细数。

治法：滋阴清热，固冲止血。

代表方：保阴煎（《景岳全书》）。

阴虚阳亢，烘热汗出者，加白芍、龟甲、龙骨育阴潜阳；阴虚津亏，大便秘结者，加玄参滋阴润燥。

（2）实热证

病因病机：素体阳盛，或感受热邪，或过服辛温香燥，热伏冲任，迫血妄行，冲任失固，不能制约经血，非时而下，发为崩漏。

主证：经血非时暴下不止，或淋漓日久不尽，色深红，质稠。

次证：口渴烦热，喜冷饮，面红唇赤，尿黄便结。

舌脉：舌红，苔黄，脉滑数。

治法：清热凉血，固冲止血。

代表方:清热固经汤(《简明中医妇科学》)。

若湿热阻滞,少腹或小腹灼热疼痛,苔黄腻者,去阿胶之滋腻,加黄柏清热燥湿;肝郁化热,心烦易怒,胸胁胀痛,口干而苦者,加柴胡、牡丹皮、龙胆草清泻肝热。

4. 血瘀证

病因病机:情志所伤,肝气郁结,气滞血瘀;或经产余血未尽,摄生不慎致瘀;或热灼、寒凝致瘀,瘀阻冲任,血不循经,冲任失固,不能制约经血,非时而下,发为崩漏。

主证:经血非时暴下不止,或淋漓日久不尽,色黯,有血块。

次证:小腹疼痛拒按,面色晦暗,胸胁胀满或刺痛。

舌脉:舌质紫或有瘀斑,脉涩。

治法:活血化瘀,固冲止血。

代表方:逐瘀止血汤(《傅青主女科》)。

若寒凝血瘀,少腹冷痛,色黯黑夹块,加艾叶炭、炮姜温经止血;瘀久化热,口干口苦,血色红而量多者,加炒地榆、贯众炭、夏枯草凉血止血。

二、非出血期

非出血期,崩漏治疗以复旧固本,结合澄源,调整月经周期为主。

1. 审因辨治　根据患者的具体情况,或补虚、或清热、或化瘀。补虚以恢复机体正气为目标,采用补气、养血或气血双补之法,方用四君子汤、四物汤、八珍汤与人参养荣汤等;清热在于祛除体内伏热,或调理体质偏颇,以防崩漏复发,可选用清海丸、清经散、两地汤等;针对瘀血的不同成因,如气虚血瘀、气滞血瘀、寒凝血瘀、热灼血瘀等,分别采取补气化瘀、理气化瘀、温经散寒化瘀、清热凉血化瘀诸法,选方失笑散、桂枝茯苓丸、膈下逐瘀汤、少腹逐瘀汤、血府逐瘀汤、温经汤等。

2. 脏腑辨治　“经水出诸肾”,崩漏病本在肾,肾中精气充盛,肾之阴阳平衡,则崩漏可愈。血止后以治肾为主线贯穿崩漏治疗之始终,可采用补肾气、滋肾阴、温肾阳、调理肝肾或脾肾等治法,选方归肾丸、固阴煎、左归饮、右归饮等;脾为后天之本,气血生化之源,主运化,主统血,非出血期对于有脾虚表现者,采取健脾益气、健脾除湿、健脾升阳、健脾养心等治法,选方补中益气汤、举元煎、大补元煎、参苓白术散、归脾汤等;肝藏血,主疏泄,具有储藏血液和调节血量的功能,且肝肾同居下焦,精血同源,藏泻有度,血海定期蓄溢。非出血期调肝可采取疏肝理气、清肝泻火、养血柔肝、滋肾养肝等治法,方选柴胡疏肝散、逍遥散、定经汤、调肝汤等。

3. 周期调治　按照月经周期的盈虚消长规律,调控肾-天癸-冲任-胞宫轴的功能。崩漏血止后“四期”调周治法应用较多,即以经后期、经间期、经前期及行经期分期序贯治疗,遵循滋肾养血-补肾活血-调补肾阴肾阳-活血化瘀的立法原则,主要适用于青春期和育龄期崩漏患者。

4. 年龄分治　血止后,宗刘完素“妇人童幼天癸未行之间,皆属少阴;天癸既行,皆从厥阴论之;天癸已绝,乃属太阴经”的论治思想,不同年龄阶段的崩漏患者治疗亦有所不同。青春期患者肾气稚弱,天癸初至,以补肾为主;育龄期由于胎产、哺乳等,数伤于血,肝肾失养,治在补肾调肝。绝经过渡期肾气渐衰,天癸渐竭,重在补肾健脾,固摄调经。

【其他治法】

1. 耳针　内分泌、卵巢、子宫、皮质下，用于出血期止血。
2. 艾灸　百会穴、大敦穴、隐白穴，用于出血期止血。
3. 针刺　关元、三阴交、中极、子宫、血海、隐白穴，用于调整月经周期。

【西医治疗】

1. 一般治疗　增加营养，纠正贫血，补充铁剂、维生素 C 及蛋白质，严重贫血者需要输血。充分休息，出血期间避免过度疲劳和剧烈运动。出血时间长者给予抗生素预防感染。

2. 药物治疗　以内分泌激素治疗为主，为一线治疗方法。对青春期及生育期患者以止血与调整月经周期为主，促使卵巢功能恢复和排卵；绝经过渡期患者以止血、减少经量，防止内膜病变为治疗原则。

（1）止血：①性激素联合用药：止血效果优于单一药物。对于急性大出血者，可采用复方单相口服避孕药，每 6~8 小时 1 片，血止后每 3 日递减 1/3 量直至维持量（每日 1 片），维持至出血停止后 21 日停药。②孕激素：起到药物性刮宫的作用，使子宫内膜转为分泌期，适用于淋漓不止但出血量不多、贫血不严重（如血红蛋白＞80g/L）的患者。③雌激素：使内膜生长修复而止血，亦称"子宫内膜修复法"，适用于出血多、贫血严重、急需迅速止血而又不适合刮宫者，如青春期功血。④雄激素：对抗雌激素，减少出血量，适用于绝经前功能失调性子宫出血。⑤内膜萎缩止血法：利用大剂量孕激素或雌、孕激素制剂抑制垂体和卵巢功能，使子宫内膜萎缩达到出血减少或停止。⑥其他：非甾体类抗炎药物和其他止血药物有减少出血量的辅助作用。

（2）调整月经周期：雌、孕激素序贯疗法适用于青春期或生育期卵巢功能低下、子宫偏小的患者；雌、孕激素联合疗法适用于生育年龄雌激素水平偏高或绝经过渡期功血患者；后半周期短期疗法适用于青春期或活组织检查为增殖期子宫内膜的功血患者。

（3）促排卵法：对有生育要求的无排卵不孕患者，可针对病因采取促排卵治疗。常用药物如氯米芬、人绝经期促性腺激素（HMG）、人绒毛膜促性腺激素（HCG）等。

3. 手术治疗

（1）诊断性刮宫：以手术方法刮除增生过厚的子宫内膜，取效迅速，且行内膜病理检查，可鉴别有无恶性病变。适用于急性大出血或存在子宫内膜癌高危因素的功血患者。

（2）子宫内膜去除术：用物理学方法（如气化、消融或切除）破坏子宫内膜的功能层、基底层，使子宫内膜不能再生，从而达到人为绝经的目的。适用于绝经过渡期、经激素治疗无效且无生育要求的育龄期功血患者。

（3）子宫切除术：患者经药物治疗效果不佳，可由患者及家属知情选择接受子宫切除，是治疗无效时采取的最后手段。

【疗效评定标准】

1. 治愈　经量、经期、周期恢复正常，能维持 3 个月经周期以上，或更年期妇女血止绝经者。

2. 好转　经量、经期、周期虽恢复正常,但不能维持 3 个月经周期,或经量减少,或经期缩短。

3. 未愈　阴道出血无变化。

【临证思路】

1. 注重鉴别诊断　崩漏一病的诊断为排除性诊断,其以阴道不规则出血为主症,但仅凭主症,不能做出诊断,诊断的先决条件是要首先排除全身性及器质性疾病,以及各种妊娠相关病症。临床须通过一系列检查如妇科检查、超声检查、诊断性刮宫、妊娠试验等行鉴别诊断,排除他病,方能明确诊断。目前超声检查在临床广泛应用,如同妇产科医生的"另一只眼睛",但仍需强调妇科检查的重要性,不能过分依赖辅助检查,如宫颈息肉、黏膜下肌瘤等良性器质性病变可导致类似崩漏的阴道不规则出血,可通过妇科检查发现,否则易致误诊。另外,如将生殖器恶性肿瘤引起的出血误诊为崩漏,不仅治疗无效,还有可能使患者错失治疗良机,导致严重后果。

2. 分清轻重缓急　崩漏属妇科血证范畴,暴崩之际,为急危重症。本着"急则治其标,缓则治其本"的原则,出血量多势急时以治标为主,塞流止血为先,量少淋漓势缓时以治本为要,塞流结合澄源,血止后应澄源固本,善后复旧。尽管对于超声检查测定内膜厚度的意义尚有争议,但一般对于月经停闭患者,尤其是既往有崩漏病史,B 型超声检查显示子宫内膜增厚者,须引血下行,可用活血化瘀、温通经脉等治疗方法,必要时配合孕激素撤退性出血,以防暴崩而下或出血不止。

3. 确定治疗目标　临证中崩漏血止后要求个体化治疗,依据患者的年龄与生育情况确定治疗目标。对于青春期及生育期患者,以调整月经周期,建立或恢复排卵功能为主要目的,生育期因崩漏导致不孕者,还应注意调经种子;对绝经过渡期患者,以防止复发和预防子宫内膜恶性病变为原则。

4. 辨析证候演变　崩漏为经乱之甚,发病常非单一原因。如情志所伤,肝郁化火,疏泄失职,以实热证发为崩漏之始,木旺乘土,"见肝之病,知肝传脾",脾虚及肾,可见脾虚失统,肾虚失固。再如阴虚阳搏成崩,病起自肾,而肾水阴虚不能济心涵木,致"心火亢盛,肝肾之相火夹心之势亦从而相煽",导致"血脉泛滥,错经妄行"(《女科正宗》),而成心、肝、肾同病之证。正如《女科证治约旨》所云:"盖血生于心,藏于肝,统于脾,流行升降,灌注八脉,如环无端。至经血崩漏,肝不藏而脾不统,心肾损伤,奇经不固,瘀热内积,堤防不固,或成崩,或成漏,经血运行,失其常度。"故临床当明辨证候演变,举一反三。

5. 治疗衷中参西　根据病程长短、病情轻重缓急及出血量之多少,灵活掌握崩漏的中西医治疗方法。如暴崩塞流止血,在出血期辨证论治的基础上,青春期患者可配合性激素止血,生育期及绝经过渡期患者需考虑诊断性刮宫,并可输血抢救。血止后合并贫血者,应用益气养血方剂,配合补充铁剂及维生素 C。育龄期有生育要求的患者,应用中西医结合促排卵治疗以调经种子。

【研究进展】

开展崩漏流派传承研究。中医妇科名医辈出,流派纷呈。近年来重视传承研究,如肖承悰、吴熙主编《中医妇科名家经验心悟》及胡国华、罗颂平主编《全国中医妇科流派研究》

均为中医妇科流派传承之集大成者,其中名家崩漏论述颇多。如岭南名医罗元恺结合岭南地区因地因人制宜的客观临床实际,提出阴虚气虚为崩漏致病之本,滋阴固气是塞流之法,血崩当以塞流为主,但塞流仍需与澄源相结合。不能单纯以收涩止血药而止血,尤其是炭类药物,不宜大量服用,否则虽或暂时得以止血,但患者本身凝血机制得不到巩固,便又会大量地或持续地出血不止。再如国医大师班秀文认为,要考虑崩漏患者年龄少、壮、老的不同生理特点,以便决定治疗的重点。青少年时期治疗侧重于肾,兼以柔养肝气;中壮年宜侧重于肝,但肝肾同源,房事孕产又与肾直接相关,故要兼以治肾;七七之年,"贵在补脾胃以资血之源,养肾气以安血之室",侧重在脾,兼以调养肾气。

制定诊疗指南,进行崩漏标准化研究。2012 年 7 月 1 日,中华中医药学会颁布了《中医妇科常见病诊疗指南》,对崩漏的诊断、辨证和治疗进行了论述。该指南采用了文献研究、专家调查的研究方法,根据文献研究结果设计专家咨询表,采用德尔菲法进行了两轮专家调查。该指南规范了崩漏的定义内涵,将崩漏分为出血期与非出血期进行治疗。依据专家调查意见,出血期常见辨证分型为脾虚证、肾气虚证、肾阴虚证、肾阳虚证、虚热证、实热证及血瘀证,分别推荐固本止崩汤、固阴煎、左归丸合二至丸、右归丸、保阴煎、清热固经汤、逐瘀止崩汤为代表方剂进行分型治疗。该指南的推出,形成了具有中医药特色、科学性强、严谨规范、能够被行业内实际应用、行业外广泛接受和认可的崩漏诊断标准及辨证治疗指南,以指导中医妇科临床。

借助现代检查手段,深化中医药治疗崩漏作用机制探讨。如叶青选择气虚血瘀型围绝经期无排卵性功血患者,治疗组 47 例口服参芪固冲方(组成:党参 18g、黄芪 30g、白术 15g、山萸肉 12g、生牡蛎 30g、益母草 30g、马齿苋 30g、茜草 15g、升麻 9g 等),对照组 31 例口服坤宁口服液,观察两组患者止血疗效,经血 6- 酮 - 前列腺素(6-K-PGF$_{1\alpha}$)、血栓素 B$_2$(TXB$_2$),血清 T 淋巴细胞亚群(CD3、CD4、CD4/CD8)及 Ca^{2+} 水平变化。结果显示参芪固冲方对气虚血瘀型围绝经期无排卵性功血止血效果明显。其机制可能与改善微循环、增强机体免疫功能、改善子宫局部微环境等有关。又如朱虹以一氧化氮(NO)为例,通过 NO 对子宫内膜的各种效用而引发子宫局部微环境产生的改变,深层次探讨子宫局部微环境改变与肾虚血瘀型崩漏的内在联系。认为 NO 作为最强的血管扩张剂,在子宫局部微循环中不仅可以直接对子宫内膜起到抑制血小板,扩张血管平滑肌的作用,亦可以间接诱导子宫内膜细胞凋亡。由于崩漏患者在不同程度上都存在肾虚血瘀的状态,故可以从子宫局部微循环中 NO 的角度更深层次研究这种"肾虚血瘀"的意义,从而为中医治疗崩漏提出新的思路。

【文献选录】

《丹溪心法·崩漏》:夫妇人崩中者,由脏腑伤损,冲任二脉气血俱虚故也。二脉为经脉之海,血气之行,外循经络,内荣脏腑,若气血调适,经下依时,若劳动过极,脏腑俱伤,冲任之气虚,不能制约其经血,故忽然而下。谓之崩中漏下,治宜大补气血之药,奉养脾胃,微加镇坠心火之药。治其心,补阴泻阳,经自止矣。

《严氏济生方·妇人门》:崩漏之疾,本乎一证。轻者谓之漏下,甚者谓之崩中。且平居妇人,经脉调适,冲任二脉,互相滋养,阴阳二气,不相偏胜,则月事以时下。倘若将理失宜,喜怒不节,疲极过度,大伤于肝。盖肝为血之府库,喜怒劳役,一或伤之,肝不能藏血于宫,宫不能传血于海,所以崩中漏下。漏下者,淋沥不断是也。崩中者,忽然暴下,乃漏证之甚者。

　　《景岳全书·妇人规》：崩漏不止，经乱之甚者也。盖乱则或前或后，漏则不时妄行，由漏而淋，由淋而崩，总因血病，而但以其微甚耳。

　　《景岳全书·妇人规》：妇人于四旬外经期将断之年，多有渐见阻隔，经期不至者。当此之际，最宜防察。若果气血和平，素无他疾，此固渐止而然，无足虑也。若素多忧郁不调之患，而见此过期阻隔，便有崩决之兆。若隔之浅者，其崩尚轻，隔之久者，其崩必甚，此因隔而崩者也。当预服四物、八珍之类以调之。否则恐其郁久而决，则为患滋大也。

（张建伟）

【思考题】

　　1. 为什么说崩漏是妇科的疑难病症？其病因病机有何特点？
　　2. 何谓"治崩三法"？临床如何应用？
　　3. 崩漏止血后，如何根据不同年龄复旧？

第二节　闭　　经

　　闭经为常见的妇科症状，表现为无月经或月经停止。根据既往有无月经来潮，分为原发性闭经和继发性闭经两类。原发性闭经是指年逾14周岁第二性征未发育；或年逾16周岁，第二性征已发育，月经还未来潮者。继发性闭经指正常月经建立后月经停止6个月，或按自身原有月经周期计算停止3个周期以上者。中医学常将闭经称之为"经闭""经水不通""月事不来""不月"等。

　　青春期前、妊娠期、哺乳期及绝经后月经不来潮属生理现象，本节不展开讨论。此外，因玉门闭锁（处女膜闭锁）或阴道横隔以致经血潴留者，为"隐经"，并非闭经，需手术治疗。因先天性生殖器官缺如或畸形，或后天器质性损伤无月经者，药物不能奏效，故本节不予讨论。

【历史沿革】

　　闭经病症的记载首见于《黄帝内经》。《素问·阴阳别论》指出："二阳之病发心脾，有不得隐曲，女子不月。"这是对闭经病因病机的最早认识。《素问·评热病论》谓"月事不来"，该书所载第一首妇科处方"四乌鲗骨一藘茹丸"即为"血枯经闭"而设。东汉张仲景《金匮要略·妇人杂病脉证并治》提出，闭经是"妇人之病，因虚、积冷、结气，为诸经水断绝"。记载"经水不利下"，以"抵当汤主之"。唐代孙思邈仅在《备急千金药方》中便列举了治疗闭经的药方31首。宋代陈自明的《妇人大全良方》认为养气益血才是治疗的根本，批评有些医家盲目使用活血通经药，"譬犹索万金于乞丐之人，虽捶楚并下，不可得也。但服以养气益血诸药，天癸自行。"金元时期四大家对闭经的认识及治疗上都有独特之处。刘完素在《河间六书》把闭经的原因主要归结于"火"。张从正把吐、下法用于治疗闭经。如用吐法，"妇人月事不来，室女亦同，心火盛，可用茶调散吐之"。如用下法，"妇人月事沉滞，数月不行……急宜服桃仁承气汤加当归,大作剂料服,不过三服立愈"。李杲《东垣十书》提出经闭有三,把脾胃久虚列为首要原因。朱震亨对闭经的治疗并不拘泥于养阴,主张"治宜生血补血","宜调心气,通心经",并对痰湿致闭经者提出治疗方法:"躯肥脂满经闭者,导痰汤加芎连。不可服地黄,泥膈故也。如用,以生姜汁炒。"《医学入门》中把错综复杂的闭经病因病机统分虚实两类。概括"凡此变证百出,不过血滞与枯而已",并进一步拟定治疗原则,血滞经闭或推陈出新,或开郁行气等法;而血枯经闭则补养脾胃。《景岳全书·妇人规》以虚实为纲,强调对血枯治疗,"欲其不枯,无如养营;欲以通之,无如充之"并强调冲任亏败在闭经病理环节中的作用。《傅青主女科》明确提出:"肾气本虚,又何能盈满而化经水外泄耶?"叶桂对闭经重奇经八脉,冲任用药上主张用血肉有情之品;重精神因素,善于调肝,并且提出血蛊闭经。

【发病机制】

一、中医病因病机

月经的产生是脏腑、天癸、气血、冲任协调作用于胞宫的结果。肾、天癸、冲任、胞宫是产生月经的主要环节,其中任何一个环节发生功能失调都可以导致血海不能满溢。究其原因归纳起来不外虚实两端。《金匮要略》概括其病因为"因虚、积冷、结气";《医学入门》把闭经分为"血枯""血滞"两大类;虚者,多因肾气不足,冲任亏虚;或肝肾亏损,精血不足,或脾胃虚弱,气血乏源;或阴虚血燥,精亏血少,导致冲任血海空虚,源断其流,无血可下而致闭经;实者,多为气血阻滞,或痰湿流注下焦,使血流不畅,冲任阻滞,血海阻隔,经血不得下行而成闭经。

二、西医发病机制

闭经可以是下丘脑、垂体、卵巢、子宫或阴道功能障碍造成的一种短暂性、间断性或永久性状态。原发性闭经较少见,多为遗传原因或先天性发育缺陷引起。继发性闭经发病率明显高于原发性闭经。病因复杂,根据控制正常月经周期的 5 个环节,以下丘脑性最常见,依次为垂体、卵巢、子宫性及下生殖道发育异常闭经。

1. 下丘脑性闭经 是闭经中最常见类型。先天性促性腺激素释放激素(gonadotropin-releasing hormone, GnRH)缺乏,如促性腺激素不足性类无睾症综合征;GnRH 分泌异常导致闭经,常见于进食障碍(如神经性厌食)、锻炼、情绪应激和疾病诱导的应激(例如心肌梗死、严重烧伤)。

2. 垂体性闭经 主要病变在垂体。泌乳素腺瘤(分泌泌乳素的垂体肿瘤、泌乳素瘤)导致近 20% 闭经,且是最常见的垂体性病因(占 90%);其他类型的垂体腺瘤、脑膜瘤也可以引起闭经,伴或不伴高泌乳素血症。希恩综合征(Sheehan syndrome)、辐射、梗死、垂体病变也可以引起闭经。

3. 卵巢性闭经 因为卵巢因素引起闭经的主要疾病包括多囊卵巢综合征和原发性卵巢功能不全(卵巢早衰)。其次是卵巢的功能性肿瘤。

4. 子宫性闭经 主要是感染、创伤导致的宫腔粘连。

5. 其他 原发性甲状腺功能减退症可以引起闭经。肾上腺、胰腺等功能紊乱也可以引起闭经。

【诊断与鉴别诊断】

一、诊断要点

(一)病史

详细询问月经史,包括初潮年龄、月经周期、经期、经量和闭经的时限以及伴随症状。

1. 对于原发性闭经患者,应详细了解先天身体状况及后天生长发育过程中健康情况,有无严重慢性消耗性疾病、营养不良、甲状腺疾病、肾上腺疾病、结核病及家族遗传同类疾病等。

2. 继发性闭经者,应询问闭经前的月经情况,是否服用与闭经有关的药物(雄激素药物、大剂量黄体酮、避孕药物、甲氧氯普胺和抗精神病药物等),或接触化学药物,有无精神过度刺激或生活环境改变、有无严重产科事件、严重出血、多次流产、反复宫腔操作史及放化疗等病史。

(二)症状

女子年逾 16 周岁月经尚未来潮,或年满 14 周岁仍无第二性征发育、月经未来潮,或已建立正常月经周期后又停经 6 个月以上,或停闭超过既往月经 3 个周期以上。同时应该注意有无周期性下腹胀痛、头痛及视觉障碍,有无溢乳、厌食、恶心,有无体重变化(增加或减轻)、畏寒或潮热或性欲减低、阴道干涩等症状。

(三)检查

1. 全身检查 检查患者的全身发育、营养等状况,有无畸形,包括智力、身高、体重,检查第二性征的发育程度,如全身毛发多少、分布及乳房的发育情况,同时注意有无溢乳,测量体重、身高四肢与躯干的比例,观察五官特征。原发性闭经伴性征幼稚者还应该检查嗅觉有无缺失。

2. 妇科检查 检查内、外生殖器发育情况,有无生殖器官畸形、盆腔肿物(外阴、阴道、子宫、卵巢、腹部)。

3. 辅助检查 生育年龄妇女闭经首先需要排除妊娠。通过病史及体格检查,对于闭经病因以及病变部位有初步了解,再通过有选择的辅助检查明确诊断。

(1)功能试验:用药物撤退性实验(孕激素试验、雌孕激素序贯试验)评估体内雌激素水平,以确定闭经程度。垂体兴奋试验了解垂体对 GnRH 的反应性。

(2)激素测定:建议停用雌孕激素药物至少两周后行血甾体激素测定、催乳素及垂体促性腺激素测定。肥胖、多毛、痤疮者还需要行胰岛素、雄激素测定、口服葡萄糖耐量试验,胰岛素释放试验等,了解卵巢功能状况,是否存在胰岛素抵抗、高雄激素血症。

(3)影像学检查:B 型超声检查、子宫输卵管造影了解子宫、卵巢、输卵管等情况。疑似有下丘脑、垂体、蝶鞍病变时,可选择 CT、磁共振检查。

(4)宫腔镜检查:能精确诊断宫腔粘连。

(5)腹腔镜检查:能直视下观察卵巢形态、子宫大小。

疑有先天畸形者,应进行染色体核型分析及分带检查。若考虑闭经与其他内分泌疾病有关,可进一步做甲状腺、肾上腺功能测定。怀疑结核和血吸虫病,应行内膜培养。

（四）闭经的诊断步骤

首要区分是原发性闭经,还是继发性闭经。其次按照上述检查步骤进行。

二、鉴别诊断

1. 青春期前停经　少女月经初潮后,可有一段时间月经停闭,此属正常现象。

2. 妊娠期停经　有性生活的育龄妇女,既往月经规律,停经有嗜酸、恶心呕吐早孕反应,尿妊娠试验阳性,B 型超声检查可见孕囊或胎心搏动,脉多滑数,较易诊断早孕。临床上需要注意月经稀发而妊娠者,如早孕反应不明显,极易与闭经相混淆,需要借助血、尿HCG 测定以及 B 超检查以资鉴别。

3. 哺乳期停经　产后正值哺乳期,或哺乳日久,月经未潮,妊娠试验阴性,妇科检查子宫正常大小。

4. 围绝经期停经　女子七七之年出现月经紊乱,继而停闭不行,伴有烘热、汗出、心烦不宁、心悸失眠等一系列围绝经期症状。妇科检查子宫大小正常或稍小,血尿 HCG 试验阴性,血清性激素可以出现围绝经期的变化。

5. 特殊月经生理　避年,月经一年一行,无不适感,不影响受孕;暗经是终身无月经,但有生育能力。

6. 其他　排除生殖器发育异常,与甲状腺、肾上腺疾病及其他原因引起的内分泌疾病鉴别。

【因证辨治】

闭经的诊治为月经病之疑难证。首先要详细询问病史,了解起因及病情发展的过程,还要做必要的检查,了解全身和生殖器官的发育情况,辨证与辨病结合。证型繁多,但不外虚、实两类。故其辨证要点是分清虚实。一般而论,年逾 16 岁初潮尚未至,或行经后逐渐稀发,经量少,渐至停经;身体发育欠佳,尤其第二性征发育不良,大病久病后,或失血史、手术史,可见形体消瘦,面色无华,头晕眼花,腰膝酸软,心悸怔忡,食欲不振,带下量少,五心烦热,口干目涩,形寒肢冷等症,舌淡或红,脉弱或细数,多属虚证。若既往月经尚正常而骤然月经停闭,伴有情志不舒,或经期感寒饮冷,或形体肥胖,胸胁胀满,脉弦有力,多属实证。

闭经的发病机制有虚、实之别,治疗原则应遵循"虚则补之,实则泻之"的原则。根据病位之所在、证候之虚实,再拟定治法,或补或攻,应先后有序,才能收效。闭经是血病,全实者少,虚而夹实者多,故治疗时切不可一见经闭既为血滞,滥用攻破通利之法,重伤气血,应攻中有养。也不可一见经闭既为虚损血枯,重用滋腻之品,应补中有行,以利气血化生。此外,若因他病而致闭经,则当先治他病,病愈则经水自通。

1. 肾气亏损证

病因病机:先天禀赋不足,肾气未盛,精气未充,天癸匮乏,故月经未潮,或月经初潮偏迟,全身发育欠佳,第二性征发育不良;肾气亏虚,冲任损伤,血海空虚致月经周期延后,经量少,渐至停闭;腰腿酸软,头晕耳鸣,夜尿频多;舌淡,苔薄白,脉沉细;均为肾气亏损之证。

主证:年逾 16 岁尚未行经,或月经初潮偏迟,时有月经停闭,或月经周期建立后,由月经周期延后、经量少渐至月经停闭。

次证：腰腿酸软，头晕耳鸣，夜尿频多。

舌脉：舌质淡，苔薄白，脉沉细。

治法：补肾益气，养血调经。

代表方：加减苁蓉菟丝子丸（《中医妇科治疗学论》）。

若畏寒肢冷，腰痛如折，面色晦暗，加淫羊藿、紫河车；大便溏薄或性欲淡漠，宜加巴戟天、仙茅、补骨脂以壮阳调冲。

2. 肝肾阴虚证

病因病机：禀赋不足，肾精气未充，肝血虚少，冲任失于充养，无以化为经血乃致经闭；或因多产、堕胎、房劳，或久病及肾，以致肾精亏耗，肝血亦虚，精血匮乏，源断其流，冲任亏损，胞宫无血可下，而成闭经。

主证：月经后期量少，渐至闭经，带下量少。

次证：两目干涩，腰腿酸软，头晕耳鸣，或失眠健忘。

舌脉：舌黯淡，苔薄白或薄黄，脉弦细而数或沉细弱。

治法：滋肾养肝，养血调经。

代表方：育阴汤（《百灵妇科·临床经验方》）去海螵蛸、牡蛎，加当归、菟丝子。

若畏寒肢冷，腰痛如折，面色晦暗，加淫羊藿、紫河车；大便溏薄或性欲淡漠，宜加巴戟天、仙茅、补骨脂以壮阳调冲。

3. 气血虚弱

病因病机：脾胃虚弱，或饮食劳倦，或忧思过度，损伤心脾，营血不足，或大病、久病，或吐血、下血、堕胎、小产等数脱于血，或哺乳太久，或患虫积耗血，以至冲任大虚，血海空乏，无血可下，故成闭经。

主证：月经周期延迟，量少，色淡红，质稀薄，渐至经闭不行。

次证：神疲肢倦，头晕眼花，心悸气短，面色萎黄。

舌脉：舌淡，苔薄白，脉沉缓或细弱。

治法：补益气血，养血调经。

代表方：人参养荣汤（《太平惠民和剂局方》）。

若因产后大出血所致闭经，除见气血虚弱征象外，更见神情淡漠，阴道干涩，阴毛腋毛脱落、性欲减退、生殖器官萎缩等症，此乃精血亏败，肾气虚惫，冲任虚衰之象，可于上方加鹿茸3g、鹿角霜10g、紫河车10g等血肉有情之品。

4. 阴虚血燥

病因病机：素体阴虚或失血伤阴，或久病耗血，或过食辛燥灼烁津液，以至血海燥涩干涸，故成经闭。

主证：月经周期延迟，经量少，色红，质稠，渐至经闭不行。

次证：五心烦热，颧红唇干，咽干口燥，盗汗甚至骨蒸劳热，干咳或咳嗽唾血，大便燥结。

舌脉：舌红苔少，脉细数。

治法：滋阴清热，养血调经。

代表方：加减一阴煎（《景岳全书》）。

若虚烦热甚者,加青蒿 6g、鳖甲 10g。若因实火灼阴,而致血燥经闭者,宜于方中加玄参、黄柏各 10g。

5. 气滞血瘀

病因病机:情志不遂,郁怒伤肝,或环境改变,精神紧张,或突受刺激,致肝气郁结,气机不通,血滞不行,发为经闭。

主证:月经停闭,胸胁以及乳房胀痛,小腹胀痛拒按。

次证:精神抑郁,烦躁易怒,嗳气叹息。

舌脉:舌紫黯,有瘀点,脉沉弦。

治法:理气活血,祛瘀通经。

代表方:血府逐瘀汤(《医林改错》)。

偏于气滞者,证见胸胁及少腹胀痛甚者,上方加莪术 9g,青皮、木香各 6g;偏于血瘀者,证见少腹疼痛拒按,上方加姜黄、三棱各 9g;若肝郁脾虚者,用逍遥散加味。

6. 痰湿阻滞

病因病机:肥胖之人,多痰多湿,痰湿壅阻胞宫胞脉,或脾阳失运,湿聚成痰,脂膏痰湿阻滞冲任,胞脉闭而经不潮。

主证:月经延后,经量少,色淡,质黏稠,渐至月经停闭。

次证:形体肥胖,神疲倦怠,胸闷呕恶,面浮肢肿,带下量多,色白质稠,头晕目眩,心悸气短。

舌脉:舌质淡,苔白腻,脉滑。

治法:健脾燥湿化痰,活血调经。

代表方:苍附导痰丸(《叶天士女科诊治秘方》)。

若呕恶、脘闷可加厚朴、竹茹以宽胸和胃止呕。

7. 寒凝血瘀

病因病机:经期、产时血室正开,风冷寒邪客于胞中,或临经涉水受寒,或内伤生冷,血为寒凝,冲任瘀滞,胞脉阻隔,故经水不行。

主证:月经停闭;下腹冷痛拒按,得热痛减。

次证:形寒肢冷,面色青白,小便清长。

舌脉:舌质紫黯,苔白,脉沉紧。

治法:温经散寒,活血调经。

代表方:温经汤(《妇人良方大全》)。

如腹痛甚加乳香、没药各 5g 以化瘀止痛;如小腹冷痛明显者,加小茴香、艾叶 6g 以暖宫散寒止痛。

【其他治法】

闭经可辅以针灸治疗。

1. 肝肾不足证　取肾俞、气海、太溪穴,用补法,三阴交穴用泻法。留针 20 分钟,隔天治疗 1 次。偏于肾气不足,取肾俞、命门、关元、气海穴,用补法,并加艾灸,归来穴用补法或平补平泻。

2. 气血虚弱证　取足三里、气海、脾俞、胃俞穴,用补法,三阴交、归来穴用平补平泻法。

3. 气滞血瘀证　取合谷穴,用补法,三阴交、地机、血海、气冲穴用泻法,留针20分钟。

4. 痰湿阻滞证　取脾俞、三焦俞、次髎、中极、三阴交、丰隆穴,用平补平泻或泻法,或酌加艾灸。

【西医治疗】

闭经治疗方案取决于闭经的原因和患者的治疗目标。

1. 全身治疗　占重要地位,包括积极治疗全身性疾病,提高机体体质,供给足够营养,保持标准体重。适量运动,疏导情志。

2. 激素治疗　明确病变环节以及病因后,给予相应激素治疗以补充体内激素不足或拮抗其过多,达到治疗目的。

(1)性激素补充治疗:为了维持女性全身健康及生殖健康,促进和维持第二性征和月经。主要治疗方法有:

1)雌激素补充治疗:适用无子宫者。

2)雌孕激素人工周期疗法:适用有子宫者。

3)孕激素疗法:适用于体内有一定内源性雌激素水平闭经患者。

(2)促排卵:适用于有生育要求的患者,常用的有氯米芬、促性腺激素、促性腺激素释放激素。

(3)溴隐亭:为多巴胺受体激动剂。通过与垂体多巴胺受体结合,直接抑制催乳素(PRL)分泌,恢复排卵。还可以直接抑制垂体分泌 PRL 肿瘤细胞生长。

(4)其他激素治疗:肾上腺皮质激素用于先天性肾上腺皮质增生所致的闭经,甲状腺素适用于甲状腺功能低下引起的闭经。

3. 手术治疗　针对各种器质性病因,采用相应手术治疗。

【疗效评定标准】

1. 治愈　月经来潮,连续3次以上正常行经。

2. 好转　月经恢复来潮。但月经周期未正常。

3. 未愈　月经仍未来潮。

【临证思路】

闭经是一种临床症状,可见于多种疾病。

1. 诊断明确,辨证准确　任何闭经诊断前均应首先除外妊娠。在初步判断闭经的类型后,通过相关检查明确病因、病理环节和病变部位,制订方案,纠正其病因。闭经病因复杂,病多顽固,属慢性疾患。其治疗,重要是辨证准确,分清虚实,中医治疗应谨守"急则治其标,缓则治其本"的原则。

2. 择期用药,攻补兼施　闭经无论虚实切不可以通为快,注意补虚不可过用辛温滋腻之品,以免燥血滞隔,妇女经血贵在流通,"一毫不可壅滞",在虚证补益之时佐入行气活血之品使冲任通调,经得其行;攻实不可过用苦寒辛燥之剂,以免败血伤津,专事攻伐只能重伤气血,惟通补兼施,才可水到渠成,取得远期疗效。

3. 西为中用,知常达变　临床上对于很多闭经需要中西医结合治疗,譬如人工流产术后造成子宫性闭经,产后大出血引起的垂体性闭经,原发性卵巢功能不全(卵巢早衰)等。西医治疗闭经着眼于"病",强调对原发病治疗和采用内分泌治疗。中医治疗着眼于"证",主张从整体观念出发,使失调的肾 - 天癸 - 冲任 - 子宫之间的平衡重新建立。从而调节内分泌,使阴阳平衡,月经调畅。据现代医学研究证明:补肾药物可以兴奋垂体,调整性腺轴的功能,提高卵巢对黄体生成素释放激素的反应,活血补肾法可恢复促进排卵。中、西医治疗闭经各有所长,也各有不足之处。应明确诊断、辨别病因、确定病位、辨清证型,再根据实际情况制定合适的治疗方案"中或西,或中西互补",选择有效的药物和方法,酌情施治。总之,以中西医结合综合分析,辨证辨病相结合治疗闭经,可扬长避短,互补不足,获得良效,不失为治疗闭经的好方法。

【研究进展】

中医药治疗闭经有明显的优势和特色,近年来中医药对本病的研究不断深入,取得了较大进展。主要体现在以下几个方面:

1. 病因病机研究　中医认为闭经有虚实之分,虚者多为阴血不足,甚至枯竭,血海空虚,无血可下;实者多为实邪阻隔,脉道不通,经血不得下行。有学者认为肾虚肝郁是闭经的基本病机,该病以虚证或虚实夹杂为主。有医家认为肝肾精血不足是闭经的基本病机。另有以重视妇女多虚、多瘀、多郁的特点,认为肾虚精亏,或脾虚血亏,或肝郁脾虚,或肝郁肾虚均可导致血海空虚而闭经。统观诸家观点,无论何种病因病机最终均可出现瘀滞,或因虚致瘀,或因实而瘀。因而,此病虚者多而实者少,肾虚血瘀是致病之本,但血瘀仅表现在闭经的某一阶段。

2. 治疗方法　常用的方法有内治法、外治法、中西医结合治疗等。

(1)治法:临床常分为痰湿型、阴虚型、肝肾阴虚型、气滞血瘀型、脾虚型、寒湿痰凝型等。选方多为苍术导痰汤、益肾汤、十全大补汤、桃红四物汤、小营煎、六味地黄汤合补中益气汤、逍遥散合血府逐瘀汤、温经汤合二陈汤等。

(2)外治法:临床一直使用外治法,譬如针灸法、耳穴法、贴脐法均有较好的疗效。

(3)中西医结合治疗:闭经病因复杂,既有先天发育的缺乏,又有全身内分泌腺的相互影响,临诊需要明确西医诊断,制订个性化的治疗方案。中西医结合治疗继发性闭经,一方面,可避免单用中医辨证治疗的盲目性,另一方面,可减少性激素治疗的不良反应,增强疗效,能够充分了解机体的内环境,从患者的体质、病证的实质考虑,使机体达到阴阳平衡、气血充沛、脏腑功能协调,在调动全身正常生理功能后逐渐恢复性腺功能。故把中西医有机结合起来,做到扬长避短,既可收到近期明显的效果,又可使其疗效巩固,既治标的同时又治本,是一种较理想的治疗方法。

(4)实验研究:据现代研究证明,补肾中药可以兴奋垂体,如紫河车具有脑垂体激素类作用,甘草有肾上腺激素样作用,人参、鹿茸、仙灵脾等具有性激素类作用,可以调节内分泌腺功能,它们都具有兴奋"下丘脑 - 垂体"功能。菟丝子、当归、阿胶、复方阿胶浆这些补肾养血中药均可显著提高肾虚大鼠抗氧化能力,西药黄体酮却没有明显的这种作用。活血化瘀药物具有改善多囊卵巢综合征血液流变学及全身和局部微循环的作用,并有降低 LH、PRL、T 等激素的水平,恢复女性排卵的效果。从一个方面揭示了活血化瘀机制可能是通过改善血液流变学的作用,达到降低 LH、PRL、T 等激素水平;而盆腔、子宫、卵巢的微循环及血流变、激素水平得到改善后,促进了卵子的发育和排卵机制的重新建立,以利于生育,是治疗取效的重要途径之一。

【文献选录】

《金匮钩玄·妇人科》:若血枯经闭者,四物汤加桃仁、红花。躯肥脂满经闭者,导痰汤加芎连,不可服地黄,泥膈故也。如用,以生姜汁炒。

《兰室秘藏·妇人门》:妇人脾胃久虚,或形羸气血俱衰,而致经水断绝不行。或病中消胃热,善食渐瘦,津液不生。夫经者血脉津液所化,津液既绝,为热所烁,肌肉消瘦,时见渴燥,血海枯竭,病名曰血枯经绝。直泻胃之燥热,补益气血,经自行矣……或因劳心,心火上行,月事不来,安心和血泻火,经自行矣。

《景岳全书·妇人规》:血枯之与血隔,本自不同……凡妇女病损至旬日半载之后,则未有不闭经者。正因阴竭,所以血枯。枯之为义,无血而然,故或以羸弱,或以困倦,或以咳嗽,或以夜热,或以食饮减少,或以亡血失血,及一切无胀无痛,无阻无隔,而经有久不至者,即无非血枯经闭之候。欲其不枯,无如养营;欲以通之,无如充之。但使雪消则春水自来,血盈则经脉自至。源泉混混,又孰有能阻之者?奈何今之为治者,不论有滞无滞,多兼开导之药。其有甚者,则专以桃仁红花之类,通利为事。岂知血滞者可通,血枯者不可通也。血既枯矣,而复通之,则枯者愈枯,其与榨干汁者何异?为不知枯字之义耳,为害不小,无或蹈此弊也。

《叶天士女科证治·调经下·心虚闭经》:心为气血之主,而脾为气血之本也。若忧虑伤心,心气虚耗,不能生血;脾乃心之子。脾失所养,则不嗜饮食,绝生化之源矣。

(韩　璐)

【思考题】

1. 闭经的概念以及分类。
2. 闭经的治疗原则是什么?临床常见证候有哪些?

第三节　痛　经

妇女正值经期或经行前后,出现周期性小腹疼痛,或痛引腰骶,甚则剧痛昏厥者,称为"痛经",亦称"经行腹痛"。若经前或经期仅有小腹或腰部轻微的胀痛不适,不影响日常工作和生活者,则属经期常见生理现象,不作病论。痛经是目前妇科最常见疾病,分为原发性和继发性。原发性痛经无盆腔器质性病变,也称功能性痛经,常见于年轻未产女性,其发病率随着年龄增长而逐渐下降,继发性痛经指盆腔器质性病变导致的痛经,如盆腔炎性疾病后遗症、子宫内膜异位症、子宫腺肌病、子宫内膜息肉、黏膜下子宫肌瘤、宫腔粘连、宫颈狭窄、子宫畸形、宫内异物等引起的月经期疼痛,多发生于育龄期妇女,其发病率随年龄增长而逐年增多。近期报道全世界痛经的发生率为17%~80%。

【历史沿革】

有关痛经的记载,最早见于汉代的《金匮要略·妇人杂病脉证并治》:"带下,经水不利,少腹满痛,经一月再见。"隋代的《诸病源候论》首立"月水来腹痛候",认为"妇人月水来腹痛者,由劳伤血气,以至体虚,受风冷之气客于胞络,损伤冲任之脉",为研究痛经的病因病机奠定了理论基础。宋代的《妇人大全良方·月水行或不行心腹刺痛》对痛经的病因病机及辨证论治做了进一步论述:"夫妇人月经来腹痛者,由劳伤气血,致令体虚;风冷之气客于胞络,损于冲任之脉,手太阳、少阴之经……宜温经汤及桂枝桃仁汤、万病丸……以气主先之,血主后之,宜服用桂枝桃仁汤。不瘥,宜地黄通经丸。已成块者,宜万病丸。"其中温经汤作为治疗寒凝血瘀型痛经的有效方剂沿用至今。后世医家对痛经的辨证规律均有较为详尽地论述。如明代《医学入门·经水不调》指出:"经事欲行,脐腹绞痛者,为血滞……经水临行时痛者,为气滞……经水将来,阵痛阵止者为血实……经水将行,被风冷相搏,绕脐疝痛者,乃寒气客于血室","经后痛者,为血虚"。《景岳全书·妇人规·经期腹痛》说:"经行腹痛,证有虚实……然实痛者,多痛于未行之前,经通而痛自减;虚痛者,于即行之后,血去而痛未止,或血去而痛益甚。大都可按、可揉者为虚,拒按、拒揉者为实。"这些认识,对后世临证颇多启迪,至今仍具有临床指导意义。此后清代的《傅青主女科》又进一步补充了肝郁、寒湿、肾虚为患的病因病机及宣郁通经汤、温脐化湿汤、调肝汤等治疗方药。

【发病机制】

一、中医病因病机

痛经的主要病机为冲任、胞宫气血阻滞,"不通则痛";或冲任胞宫失于濡养,"不荣而痛"。其病位在冲任、胞宫,变化在气血,表现为痛证。常见病因病机有气滞血瘀、寒湿凝滞、湿热瘀阻、阳虚内寒、气血虚弱和肝肾亏损等。

二、西医发病机制

1. 子宫收缩异常、缺血缺氧　原发性痛经的发生与子宫肌肉活动增强所导致的子宫张力增加和过度痉挛性收缩有关。由于子宫收缩增强,使子宫血流量减少,造成子宫缺血,导致痛经发生。

2. 前列腺素(PG)合成与释放过度　子宫内膜是合成 PG 的重要部位。许多证据表明子宫合成和释放 PG 增加,是原发性痛经的重要原因。$PGF_{2\alpha}$ 及血栓素 A_2 增加,$PGF_{2\alpha}/PGE_2$ 比值的升高,导致子宫平滑肌强烈收缩,使子宫血流减少,子宫缺血缺氧,出现痛经。

3. 催产素的合成和释放过度　催产素是目前所知的一种最强烈的子宫收缩剂,催产素促进内膜细胞释放 PGF_2,在旁分泌和/或自分泌模式中,PGF_2 和内皮素的释放可调节肌层的收缩。此外,催产素在子宫动脉收缩中起到重要作用,除调节子宫的正常功能外,还可使子宫产生暂时性缺血,可能参与原发性痛经的发生。

4. 感觉神经纤维受刺激　子宫肌纤维的过度收缩可直接压迫子宫肌层的感觉神经纤维,未破碎的子宫内膜以及多量经血或小血块均直接刺激子宫峡部及子宫颈内口处的敏感神经丛而导致疼痛。而为了排出管型内膜,子宫的强烈收缩也是痛经的机制之一。

5. 内分泌因素　痛经一般发生在有排卵的月经期,由于黄体期雌激素过高,促使血管加压素和 PGF_{2a} 合成和释放增加,使子宫肌肉活性增加,造成子宫过度收缩及缺血,从而导致痛经。

6. 精神因素　抑郁和焦虑是原发性痛经研究最多的两个情绪因素。痛经者抑郁和焦虑发生率及严重程度大于非痛经者。大量研究证据表明,抑郁和焦虑等情绪因素影响痛觉,使痛阈值降低,有报道称约 50% 的患者仅用安慰剂即可缓解症状,但情绪因素如何参与痛经的发生机制尚不明确。

7. 痛阈降低　痛经与机体对疼痛敏感有关。有研究报道,原发痛经者,痛阈降低,对疼痛敏感。

8. 其他因素　吸烟、饮酒会增加原发性痛经的危险性。每天吸烟 10~30 支,痛经的危险性将显著高于每天吸烟少于 10 支或不吸烟者。原发性痛经可能还与遗传有一定关系,母亲有痛经者,女儿痛经的发生率较高,反之亦然。

【知识链接】

原发性痛经的高危因素

原发性痛经的高危因素:青春期;压力性焦虑;体重指数 $< 20kg/m^2$ 或 $> 30kg/m^2$;与饮食紊乱相关的抑郁;家族史;初潮早;月经量过多;不规则子宫出血;未产妇;吸烟。

【诊断与鉴别】

一、诊断要点

(一)病史

既往体健或有不孕、盆腔炎、宫腔手术病史。

(二)症状

经行小腹疼痛,伴随月经周期规律性发作,腹痛多发生于行经第 1~2 天或经期前 1~2 天,可呈阵发性痉挛性或胀痛下坠感,疼痛可引及全腹或腰骶部,或外阴、肛门坠痛,可伴发恶心、呕吐、腹泻、头晕、乏力等症状,严重者可出现面色苍白、出冷汗、手足发凉等晕厥现象。疼痛程度虽有轻有重,但一般无腹肌紧张或反跳痛。偶有经行腹痛延续至经净或于经净后 1~2 天始发病的。

(三)检查

1. 妇科检查　无阳性体征者属功能性痛经,部分患者可见子宫体极度屈曲或宫颈口狭窄;如盆腔内有粘连、包块、结节、附件区增厚或子宫体均匀增大者,可能是盆腔炎性疾病后遗症、子宫内膜异位症、子宫腺肌病等病所致。

2. 辅助检查　B超、腹腔镜、宫腔镜检查,子宫输卵管造影有助于明确痛经的原因。

二、鉴别诊断

本病应与发生在经期的内、外、妇诸科有腹痛症状的疾病如急性阑尾炎、结肠炎、膀胱炎、卵巢囊肿蒂扭转等鉴别。重点应与阴道流血伴有小腹疼痛的异位妊娠、胎动不安相鉴别。同时应注意原发性与继发性痛经间的鉴别。

1. 异位妊娠 异位妊娠多有停经史或不孕。阴道不规则流血,突然一侧少腹撕裂样疼痛,甚者晕厥或休克。腹部检查下腹一侧或全腹压痛、反跳痛,肌紧张不明显,可有移动性浊音。妇科检查示:后穹隆饱满,宫颈摇举痛,子宫稍大而软,宫旁可扪及痛性包块,后穹隆穿刺可抽出不凝血。HCG 阳性,血 Hb 下降,WBC 正常或稍高。B 超示宫内无妊娠囊,宫外有混合性包块。痛经虽可出现剧烈的小腹疼痛,但无上述妊娠征象。

2. 胎动不安 胎动不安多有停经史,阴道少量流血,腰酸腹痛或下腹坠胀,但不严重。妇科检查子宫增大与孕周相符。HCG 阳性,B 超示宫内见妊娠囊,有胎芽、胎心。痛经则无上述妊娠征象。

3. 原发性痛经与继发性痛经的鉴别

(1)子宫内膜异位症、子宫腺肌病:常发生在育龄期。痛经的特点是进行性加重,病情较重者平时也有盆腔痛、性交痛。妇科检查扪及子宫后位固定,直肠陷凹、宫骶韧带或子宫后壁下方可触及触痛性结节,巧克力囊肿的子宫内膜异位症者可在一侧或双侧附件处扪及囊性包块,有轻压痛,与周围组织粘连。超声及腹腔镜检查可提高诊断的准确性。原发性痛经多发生在年轻未产女性,无上述阳性体征。

(2)盆腔炎性疾病后遗症:可在月经期出现腹痛,但非经期也有盆腔疼痛,月经期明显加重。妇科检查子宫常后倾后屈,压痛,活动受限;宫体一侧或两侧附件增厚或触及囊性肿块,压痛;宫骶韧带增粗、变硬、触痛。原发性痛经无上述阳性体征。B 超检查有助于协助诊断。

【因证辨治】

痛经是以疼痛为主症,故辨证首先当识别痛证的属性。根据疼痛发生的时间、性质、部位以及疼痛的程度,结合月经期、量、色、质及兼证、舌脉,并根据素体情况,参考发病相关因素等辨其寒热虚实。一般痛在经前、经期之初、中多属实;痛在月经将净或经后多属虚。疼痛剧烈、拒按、绞痛、掣痛、刺痛、灼痛多属实;隐隐作痛、坠痛、喜揉喜按多属虚。痛甚于胀,血块排出疼痛则减轻或刺痛、持续作痛者多为血瘀;胀甚于痛,时痛时止者多为气滞。绞痛、冷痛得热痛减多属寒;灼痛得热痛增多为热。痛在两侧少腹多为气滞,病多属肝;痛在小腹正中多属血滞;痛在腰际病多属肾。

痛经的治疗原则,以调理冲任、胞宫气血为主。又需根据不同的证候,或行气,或活血,或散寒,或清热,或补虚,或泻实:治法分两步:月经期调血止痛以治标;平时辨证求因以治本,同时应因时制宜,选择最佳治疗时机。一般来说,实证者应着重在经前 5~10 天治疗,用药以疏通气血为主,重在消除气机之郁滞和血脉之瘀阻,使气血流畅,通则不痛;虚证者则着重在行经末期和经后 3~7 天治疗,以养血益精为主,补精血之不足,使胞宫得以濡养,荣则不痛。

1. 气滞血瘀证

病因病机:素性抑郁,或恚怒伤肝,肝郁气滞,气滞血瘀,瘀阻胞宫、冲任。经期气血下注冲任,胞宫气血更加壅滞,"不通则痛";或复伤于情志,肝气更为郁结,气血壅滞更甚,经血运行不畅,发为痛经。

主证:经前或经期小腹胀痛拒按,经血量少,行而不畅,血色紫黯有块,块下痛暂减。

次证:乳房胀痛,胸闷不舒。

舌脉:舌质紫黯或有瘀点,脉弦。

治法:理气行滞,化瘀止痛。

代表方:膈下逐瘀汤(《医林改错》)。

若兼心烦口苦,月经持续时间延长,经色紫黯,经质黏稠,舌红苔黄,为肝郁化热之象,加栀子、夏枯草以清泄肝热;若兼前后二阴坠胀者加川楝子、柴胡、升麻以行气升阳;若肝郁伐脾,证见胸脘满闷,食少者加炒白术、茯苓、陈皮以健脾和胃;若痛甚而见恶心呕吐者,为肝气夹冲气犯胃,加吴茱萸、法半夏、陈皮以和胃降逆。

2. 寒湿凝滞证

病因病机:多因经期冒雨、涉水、游泳,或经水临行贪食生冷,内伤于寒,或过于贪凉,或久居阴湿之地,风冷寒湿客于冲任、胞宫,以致胞宫、冲任气血凝滞。经前、经期气血下注冲任,胞宫气血更加壅滞不畅,"不通则痛",导致痛经。

主证:经行小腹冷痛,得热则舒,经量少,色紫黯有块。

次证:形寒肢冷,小便清长。

舌脉:苔白,脉细或沉紧。

治法:温经散寒除湿,化瘀止痛。

代表方:少腹逐瘀汤(《医林改错》)加苍术、茯苓。

痛甚而厥,证见手足不温或冷汗淋漓,为寒邪凝闭阳气之象,宜于方中加附子、细辛以回阳散寒;若痛而胀者,酌加乌药、香附、九香虫以理气行滞。

3. 湿热瘀阻证

病因病机:宿有湿热内蕴,或于经期、产后(包括堕胎、小产后)摄生不慎感受湿热之邪,湿热与血相搏结,流注冲任,蕴结于胞宫,阻滞气血,经前、经期气血下注冲任,胞宫气血壅滞更甚,发为痛经。

主证:经前或经期小腹灼热胀痛,拒按,经色黯红,质稠有块。

次证:平素带下量多色黄,或平时小腹痛,经来疼痛加剧,或伴低热起伏,小便黄赤。

舌脉:舌紫红,苔黄而腻,脉滑数或涩。

治法:清热除湿,化瘀止痛。

代表方:清热调血汤(《古今医鉴》)加红藤、败酱草、薏苡仁。

若痛连腰骶,加续断、狗脊、秦艽清热除湿止痛。伴见月经量多或经期延长,加地榆、马齿苋、黄芩、槐花凉血止血。带下量多色黄者,加黄柏、土茯苓、樗根白皮以除湿止带。

4. 阳虚内寒证

病因病机:素禀阳虚,阴寒内盛,冲任、胞宫失于温煦,经期气血下注冲任,寒凝血脉,使经血运行迟滞,发为痛经。

主证:经期或经后小腹冷痛,喜按,得热则舒,经量少,经色黯淡。

次证:腰腿酸软,小便清长。

舌脉:舌淡胖、苔白润。

治法:温经扶阳,暖宫止痛。

代表方:温经汤(《金匮要略》)加附子、艾叶、小茴香。

若手足不温,面色青白,舌质淡嫩,宜去麦冬、阿胶,以其阴柔碍阳滞血;若腰痛如折,膝软乏力明显,加杜仲、续断、狗脊温肾强腰脊。

5. 气血虚弱证

病因病机:脾胃虚弱,化源不足,或大病久病或大失血后,气血俱虚,冲任气血虚少,经期、经后血海气血更加空虚,冲任、胞宫失于濡养;兼之气虚血滞,无力流通,因而发生痛经。

主证:经期或经后小腹隐隐作痛,喜按,或小腹及阴部空坠不适,月经量少,色淡,质清稀。

次证:面色无华,头晕心悸,神疲之力。

舌脉:舌淡,脉细无力。

治法:益气养血,调经止痛。

代表方:圣愈汤(《兰室秘藏》)去生地,加白芍、香附、延胡索。

若证见胁痛,乳胀,小腹胀痛,乃血虚肝郁,加川楝子、柴胡、小茴香、乌药以行气止痛。若伴腰腿酸软者,加菟丝子、川断、桑寄生补肾强腰脊。

6. 肝肾亏损证

病因病机:禀赋素弱,肝肾本虚,或因多产房劳,损及肝肾,精亏血少,冲任不足,胞宫失养,经期、经后血海更虚,冲任、胞宫失于濡养,而致痛经。

主证:经期或经后小腹绵绵作痛,经行量少,色黯淡,质稀薄。

次证:腰膝酸软,头晕耳鸣。

舌脉:舌淡红,苔薄,脉沉细。

治法:益肾养肝,缓急止痛。

代表方:调肝汤(《傅青主女科》)。

痛及腰骶加川断、杜仲以补肾壮腰。兼少腹或两胁胀痛,乃夹肝郁所致,加川楝子、延胡索、橘核、郁金以疏肝行气止痛。头晕耳鸣、健忘失眠酌加枸杞子、何首乌、酸枣仁、柏子仁以补肾养血安神。

【其他治法】

痛经发作时,严重者可致晕厥。针灸可以迅速止痛,是常用的急救方法。非经期亦可单独使用针灸或配合中药治疗。

1. 体针　实证用泻法,留针 15~20 分钟。虚证用补法,寒证用温针和灸法。

(1)寒湿凝滞证:中极、水道、地机。

(2)气滞血瘀证:气海、太冲、三阴交、内关。

(3)湿热瘀阻证:次髎、阴陵泉。

(4)气血虚弱证:命门、肾俞、关元、足三里、照海。

2. 艾灸　隔姜灸神阙、命门、关元、足三里、三阴交、肾俞,适用于阳虚寒凝型痛经。

3. 耳针　子宫、卵巢、内分泌、交感、肾、脾、肝。每次选 2~4 穴,用中、强刺激,留针 15~20 分钟。也可用耳穴埋豆或电刺激。适于各型痛经。

4. 敷脐法　肉桂、细辛、吴茱萸、元胡、乳香各等分,共研细末备用。月经前 3 天,取药粉 2~3g,用醋调成糊状,纳入脐中,外用胶布固定,2 日换药 1 次,连用 3 次。适用于寒凝血瘀型痛经。

5. 热熨法　青盐 150g。将盐炒热,用布包好温熨小腹,待不烫皮肤时,包扎于小腹上。适用于寒证痛经。

【西医治疗】

1. 一般治疗　平素注意锻炼身体,增强体质;注重经期保暖,避免受寒;保持精神愉悦;疼痛难以忍受时适当应用镇痛、镇静、解痉药。

2. 前列腺素合成酶抑制剂　抑制子宫内膜前列腺素的合成,降低子宫收缩的幅度和频度,不影响垂体-卵巢轴的功能,有效率达 70%。宜于疼痛症状出现前,月经来潮甚至来潮前 1~2 天开始服药,可连续服药至疼痛消失后停药。①苯基丙酸类:如布洛芬 200~400mg,每日 3~4 次,或酮洛芬 50mg,每日 3 次;②灭酸类:如氟芬那酸 200mg,每日 3 次,或甲芬那酸 250mg,每日 3 次,均于月经来潮即开始服用,连续 2~3 日;③吲哚美辛栓:25mg,每次1/3~1/2 栓,置于肛内。

3. 短效避孕药　抑制排卵,减少 PG 合成及子宫收缩,缓解疼痛。适用于要求避孕者。

【疗效评定标准】

1. 治愈　疼痛消失,连续 3 个月经周期未见复发。
2. 好转　疼痛减轻,或疼痛消失,但不能维持 3 个月以上。
3. 未愈　疼痛未见改善。

【临证思路】

中医药治疗痛经有一定优势和良好的治疗效果。痛经发病有虚有实,虚者多责之肝肾亏损,气血不足,"不荣而痛";实者多责之寒、热、湿邪之侵,情志损伤,导致瘀血阻滞,"不通则痛"。痛经实证多而虚证少,也有实中有虚,虚中有实,虚实夹杂的复杂证候,临证应仔细分析,知常达变。实证痛经,因其疼痛剧烈,影响工作、生活,亟需止痛为要,可以针灸迅速止痛。中药则需本着"急则治其标",或"标本同治"的原则,常配伍相应止痛药以协助止痛,并应在经前 2~3 天开始服用。如寒者,选用艾叶、制附片、小茴香、炮姜、肉桂、乌药、吴茱萸等温经止痛药;气郁者,选用香附、川楝子、延胡索、姜黄、木香、枳壳、槟榔等行气止痛药;瘀者,选用川芎、乳香、没药、三七、血竭、延胡索、蒲黄、五灵脂等活血止痛药;热者,选用川楝子、丹皮、赤芍等清热止痛药。平时则应辨证求因以治本,或补虚,或泻实,分期各有侧重地调治,一般以 3 个周期为一疗程,务必注意巩固疗效,这样方可收到较好的治疗效果。

膜样痛经是原发性痛经中常见的一种症状,其临床特点是经行第 2~3 天腹痛加剧,呈阵发性,出血量多,色紫红有大血块,夹有大片腐肉样物,此物排出后腹痛缓解,出血减少。早在《叶天士女科证治》中就有"经行下牛膜片"的记载。多由脾肾阳虚,气化不及,经血与湿浊蕴结于胞宫,或肝郁夹瘀,湿浊与经血蕴阻于胞宫所致。可以逐瘀脱膜汤(出自《妇科方药临证心得十五讲》),组成:肉桂、三棱、莪术、五灵脂、炒当归、赤芍、白芍、益母草、广木香、延胡素、川续断,或加蒲黄、三七粉、炒枳壳)加减治疗。

心理、社会、遗传、生活习惯等因素与原发性痛经有着密切联系,抑郁和焦虑等精神因素会降低疼痛阈值,痛经患者抑郁和焦虑的发生率及严重程度也远远大于非痛经者。因此对原发性痛经者,尤其是青春期少女,解说月经的生理变化、痛经的发病机制,消除其紧张的心理,并针对患者的心理状况给以适当的安慰,对缓解痛经有一定的效果。此外,注重经期、产后摄生保健,经前经期忌生冷,慎起居,勿游泳、涉水,避免受寒,均有利于减缓疼痛。

【研究进展】

中医药治疗原发性痛经方法众多,如内服法有辨证论治、古方化裁、自拟方加减、周期治疗等;外治法有敷脐、针灸、推拿、耳穴贴压、发泡、保留灌肠等。据报道,这些方法均有很好的治疗效果且具无毒副作用的优势。

为了使中医药治疗原发性痛经的疗效得到进一步肯定,不少学者对中药治疗该病的疗效机制进行了深入研究,主要集中在以下几个方面:①改善血液流变性,降低全血黏度、血浆比黏度,缩短红细胞电泳时间,加快红细胞沉降率;②通过降低 E_2 水平,抑制血浆催产素(OT)的合成与释放,从而降低 OT 含量,降低外周血、经血中 $PGF_{2\alpha}$ 和 $PGF_{2\alpha}/PGE_2$ 比值;③降低子宫组织中内皮素 -1(ET-1)、升高一氧化氮(NO)含量,调节两者的平衡;④调节血浆及子宫组织中的血栓素 A_2(TXA$_2$)、6- 酮 - 前列腺素 $F_{1\alpha}$(6-keto-PGF$_{1\alpha}$)、β- 内啡肽(β-EP)含量的变化;⑤通过调节雌激素受体(ER)、孕激素受体(PR)表达,调节卵巢激素,调节前列腺素,达到缓解子宫过度收缩,改善子宫的缺血缺氧状态,有效解除或缓解疼痛的目的。

亦有不少学者对单味中药治疗原发性痛经的疗效机制进行了深入研究。益母草能在一定程度上缓解由 15M-PGF$_{2\alpha}$ 及缩宫素所致的小鼠子宫痉挛,能减轻二甲苯所致的小鼠耳廓肿胀的程度,改善实验性子宫炎症状况,且能降低子宫炎症时其平滑肌上 PGE_2 的含量,亦能降低大鼠子宫平滑肌上 $PGF_{2\alpha}$ 的含量。益母草水提液能升高血液孕激素的水平,而对雌激素却无明显影响。阿魏酸、红花黄色素抗痛经作用可能与调节前列腺素系统有关,阿魏酸可降低痛经大鼠子宫催产素受体(OTR)表达。当归有抗炎镇痛作用,可抑制毛细血管通透性,降低二甲苯所致小鼠耳肿胀率,当归水提物对醋酸引起的小鼠扭体反应有明显的抑制作用。当归、川芎、丹参、木香、蒲黄等能扩张周围小血管,改善微循环或血流状态,从而改善子宫平滑肌的营养和缺氧状态,缓解痛经症状。白芍总苷能促进巨噬细胞的吞噬功能,使低下的细胞免疫和体液免疫功能恢复正常,白芍总苷还具有抗炎、镇静、镇痛作用。

此外,学者们对中医外治法治疗痛经的疗效机制亦有深入研究。如穴位埋线疗法能拮抗催产素诱发动物子宫痉挛所致疼痛反应,显著抑制小鼠的扭体次数;能明显提高血浆 PGE_2 含量和降低血浆 $PGF_{2\alpha}$ 含量以达到解痉镇痛、提高痛阈的作用。温和灸中极、三阴交、次髎穴可降低原发性痛经模型大鼠血清 $PGF_{2\alpha}$ 含量,增加血清 PGE_2 含量,增加原发性痛经模型大鼠血清 β-EP 含量。通过耳穴贴压能有效地缓解子宫平滑肌痉挛并可适当控制孕激素分泌,抑制过量 $PGF_{2\alpha}$ 的产生而止痛。

【文献选录】

《景岳全书·妇人规·经期腹痛》:经行腹痛,证有虚实。实者或因寒滞,或因血滞,或因气滞,或因热滞;虚者有因血虚,有因气虚。然实痛者,多痛于未行之前,经通而痛自减;虚痛者,于既行之后,血去而痛未止,或血去而痛益甚。大都可按、可揉者为虚;拒按、拒揉者为实。有滞无滞,于此可察。但实中有虚,虚中亦有实,此当于形气禀质兼而辨之。当以察意,言不能悉也。

《格致余论·经水或紫或黑论》:经行而痛者,气之滞也;来后作痛者,气血俱虚也。

《傅青主女科·调经》:妇人有少腹疼于经行之后者,人以为气血之虚也,谁知是肾气之涸乎!夫经水者,乃天一之真水也,满则溢,而虚则闭,亦其常耳。何以虚能作疼哉?盖肾水一虚,则水不能生木,而肝木必克脾土,土木相争,则气必逆,故尔作疼。治法必须以舒肝气为主,而益之以补肾之味,则水足而肝气益安,肝气安而逆气自顺,又何疼痛之有哉!方用调肝汤。

（夏　天）

【思考题】

1. 痛经的中医病因病机是什么?
2. 痛经临床应与哪些疾病进行鉴别?
3. 痛经的辨治要点是什么? 临床常见证候有哪些?
4. 痛经的治疗原则是什么?

第四节　经间期出血

一般在两次月经中间,即氤氲之期,出现周期性的少量阴道出血,或者带下夹血,有别于崩漏及月经先期量多等病证,称为经间期出血。在中医学文献中鲜见专论,散见于月经先期、月经量少、经漏、赤白带下等有关记载中。

关于经间期出血,据临床观察,一般多在月经周期的第 10~16 天,即月经干净后 5~7 天左右出血。如出血量很少,仅仅 1~2 天,或偶然一次者,不作病论。反复地经间期出血,持续时间较长,影响排卵。甚至反复发作很难治愈者,临床上常有所见,生育期则影响受孕。

本病相当于西医学围排卵期出血,亦属排卵障碍相关异常子宫出血(AUB-O)的范畴。

【历史沿革】

本病名在中医文献中无明确记载,但其临床表现可散见于一些疾病的描述中,而前人所分析的病因病机及提供的治法方药,对我们今天临床治疗本病仍有借鉴作用。经间期出血,应该包含两个概念。其一是经间期,其二是出血的问题。

李时珍在《本草纲目》中云:"女子阴类也,以血为主,其血上应太阴,下应海潮,月有盈亏,潮有朝夕,月事一月一行,与之相符,故谓月水。"此论已经意识到天地间有规律的变化,与人体内部特别是月经生物钟样变化,有着相似的阴阳消长转化的规律。所谓"凡妇人一月经行一度,必有一日氤氲之候",即经间排卵期的真实描述。医籍中所提及的"的候""真机",均是前人对经间排卵期的一种比喻称呼。

《金匮要略·妇人杂病脉证并治》曰:"带下,经水不利,少腹满痛,经一月再见者,土瓜根散主之。"是最早记载关于瘀血阻滞导致月经一月两次的治疗。

1986 年南京中医药大学夏桂成教授在《中医妇科学》教材编写工作中提出"经间期"的概念,获得主编罗元恺教授的支持,将"经间期出血"一节编入中医高等医药院校教材《中医妇科学》(第 5 版),对本病的病因病机、诊断、治疗首次进行了系统的论述。

【发病机制】

一、中医病因病机

本病的形成有主因、兼因两个方面。主要病机为肾阴不足,癸水欠充。可兼夹有郁火、湿热、血瘀三个因素。

二、西医发病机制

本病发病原因不明,可能与排卵前后激素水平波动有关。

【诊断与鉴别】

一、诊断要点

(一)病史

多见于青春期及育龄期妇女,月经周期及经期正常。

(二)症状

两次月经中间,在周期的第 12~16 天出现规律的阴道少量出血,出血持续数小时或 2~3 天,一般不超过 7 天,呈周期性发作。有的伴有明显的腰酸,一侧少腹胀痛,带下增多,色白质黏如蛋清,或带下夹血。

(三)检查

1. 妇科检查 常无明显阳性体征,宫颈无赘生物,无接触性出血,宫颈黏液透明呈拉丝状夹有血丝。

2. 实验室检查

(1)宫颈黏液结晶检查。

(2)阴道细胞涂片检查。

(3)出血期诊断性刮宫病理:子宫内膜呈增生晚期改变。

(4)一般血清雌、孕激素水平偏低。

3. 测量基础体温 多见高、低相交替时出血,一般基础体温升高,则出血停止,亦有基础体温升高后继续出血者。

4. B 超检查 可见发育中的卵泡或优势卵泡。

5. 宫腔镜检查 观察子宫颈管内膜、子宫内膜及宫腔内情况。

二、鉴别诊断

可通过详细询问病史,根据症状、基础体温监测、B 超、宫腔镜检查,与月经病如月经先期、月经量少,妊娠出血疾病如激经、胎漏及杂病如宫颈息肉、子宫内膜炎、子宫内膜息肉、子宫黏膜下肌瘤等相鉴别,即可确立经间期出血的诊断。

1. 月经先期 月经周期异常为主,经期、经量正常。

2. 月经量少 月经周期、经期正常,经量少。

3. 宫颈息肉 经期延长,接触性出血或大便努责后少量阴道流血,带下增多或血性白带。妇科检查见宫颈红色赘生物。

4. 子宫内膜炎 经量增多,经期延长,时伴腹痛,带下增多或血性白带。妇科检查见宫颈不同程度糜烂,或举痛,宫体活动受限,附件一侧或双侧可增厚、压痛。B超可见子宫内膜充血、增厚。

5. 子宫内膜息肉 经量增多,经期延长,带下增多或赤白带下。B超可见子宫内膜回声不均。宫腔镜检可见宫腔一个或数个赘生物。

6. 子宫黏膜下肌瘤 经量增多,经期延长,时伴腹痛,带下增多或伴发感染。妇科检查可见带蒂球形肿块悬挂于宫颈管外,子宫增大质硬。B超宫腔内低回声区。宫腔镜检内膜下半球状突起或带蒂球形肿块悬挂于宫腔。

7. 激经 激经是妊娠早期仍有周期性的少量阴道流血,通过查血人绒毛膜促性腺激素和B超可确诊。

8. 胎漏 胎漏是妊娠早期的少量阴道流血,而非出现在两次月经中间,或伴腹痛、腰酸,通过查血人绒毛膜促性腺激素和B超可确诊。

【因证辨治】

一般出血极少无其他症者,可暂不予治疗而注意调护。若调护未愈再治疗。由于本病出血量较少,故应以滋肾养血为主,佐以利湿化瘀,但必须注意到本病的病理特点及其阴阳互根的依赖性,故补阴不忘阳,选择适当的补阳药物,也是非常重要的。但如阴虚及阳,阳虚为主者,亦要考虑在补阳的同时补阴,以保持阴阳平衡。在平时未出血时,宜根据经间期生理特点,用滋阴法固本,使阴阳平和,气血调匀,以防止出血。

(一)主要证型

1.肾阴虚证

病因病机:经间期氤氲之时,阳气内动,肾阴偏虚,虚火内生,虚火与阳气相搏,损伤阴络,冲任不固,以致阴道出血。

主证:经间前期或经间中期出血,量少,色红无血块。

次证:头昏腰酸,夜寐不安,便艰尿黄。

舌脉:舌质偏红,脉细数。

治法:滋阴补肾,清热止血。

代表方:二至丸(《医方集解》)合六味地黄丸(《小儿药证直诀》)加川续断、菟丝子、荆芥炭、黑当归、赤芍、白芍、炒五灵脂。

若大便偏溏者,去干地黄,加炒白术、焦建曲以健脾祛湿;头昏烦热者,加钩藤、地骨皮平肝清热;药后BBT上升缓慢者,加鹿角片、紫河车以助阳生;兼郁火证,上方加莲子心、醋炒柴胡、黑山栀、合欢皮清心疏肝;兼湿热,上方去干地黄,加马鞭草、薏苡仁、碧玉散(包煎)清利湿热;兼血瘀,上方去山萸肉、荆芥炭,加五灵脂、红花、丹参、山楂以活血化瘀。

2. 阴虚火旺证

病因病机:肾阴亏虚,阴虚火旺,损伤血络,以致阴道出血。

主证：经间期出血，出血量少，色红或有小血块。

次证：头昏腰酸，烦热口干，夜寐甚差，或有失眠，入夜盗汗，便艰尿黄。

舌脉：舌红苔少，脉细数。

治法：滋阴降火，清热止血。

代表方：知柏地黄丸（《医宗金鉴》）加地骨皮，川断，菟丝子，大、小蓟、炒五灵脂，黄连。

若失眠明显者，加莲子心，青龙齿（先煎）以清心安神；若头疼头晕者，加钩藤、白蒺藜以平肝潜阳；若脾胃不和，脘胀腹胀者，可去知母，加入木香、陈皮、佛手以理气和胃。

（二）兼夹证型

1. 郁火证

病因病机：情志不畅，心肝气郁，适得氤氲阳气内动之机，损伤子宫冲任，故见出血。

主证：经间期出血，量稍多，色红，或有小血块。

次证：胸闷烦热，头晕头痛，身热口渴，夜寐不佳，大便秘结，小便黄赤。

舌脉：舌质偏红，苔薄黄，脉弦数。

治法：清肝解郁，宁心安神。

代表方：丹栀逍遥散（《内科摘要》）加钩藤、莲子心、合欢皮、炙远志、大、小蓟、墨旱莲、生、熟地黄。

若脾胃虚弱者，去当归、墨旱莲，加炒白术、六曲；反复出血或出血稍多者，加地榆炭、侧柏叶炭；夜不安眠者，加炒枣仁，青龙齿（先煎）、黄连。

2. 湿热证

病因病机：湿邪阻于冲任胞络之间，蕴蒸生热，得经间期重阴转阳，阳气内动，引动内蕴之湿热，而扰动冲任血海，影响固藏，而见阴道出血。

主证：经间期出血，量稍多，色红质黏稠，或赤白带下，质黏腻，或有臭气。

次证：胸闷烦躁，周身酸楚，神疲乏力，纳食较差，小便短赤，平时带下甚多，色黄白，质黏腻。

舌脉：舌质红，苔黄白腻厚，脉细弦数。

治法：清热利湿，养血止血。

代表方：清肝止淋汤（《傅青主女科》）去阿胶、红枣，加薏苡仁、茯苓、大、小蓟。

若带下气臭，湿热甚者，加入瞿麦、车前草、石韦加强清利湿热之力；若少腹胀痛，气滞明显者，加入五灵脂、延胡索以行气止痛；出血偏多者，加入侧柏叶、椿根白皮以加强清化湿热之力。

3. 血瘀证

病因病机：瘀血阻滞于冲任，经间期阳气内动，与之相搏，脉络损伤，血不循经，动则出血。

主证：经间期出血，量多少不一，色紫黑或有血块。

次证：少腹胀痛或刺痛，胸闷烦躁，口渴不欲饮。

舌脉：舌质黯红边有紫点，脉象细弦。

治法：化瘀止血。

代表方：逐瘀止血汤（《傅青主女科》）加茜草、蒲黄。

若带下黄稠，兼有湿热者，上方加红藤、败酱草、薏苡仁以清利湿热；若大便溏薄脾虚者,去生地黄、大黄,加煨木香、炒白术、焦建曲以健脾和胃;若腰酸明显,肾虚骨弱者,加桑寄生、骨碎补以补肾强骨。

【其他治法】

1. 穴位注射　于月经周期第 10~15 天时,有白带较多,或夹红赤,BBT 迟迟不能上升,出血反复见,取复方当归注射液 2ml 2 支,肌内注射,每日 1 次,连用 5~7 天。如用后 BBT 上升 3 天后停,如连用 7 天后 BBT 未见上升亦停,改服补肾滋阴药。用于血瘀性经间期出血。

2. 针灸　取关元、三阴交、血海、行间穴。用平补平泻手法,留针 20 分钟。宜于每次月经干净时针刺,隔日 1 次,10 次为一疗程。

【西医治疗】

1. 可在预计出血的前 2 天,开始口服雌激素,如戊酸雌二醇 1mg/d,3~4 天,补充雌激素的不足。一般先从小剂量开始,无效时适当增量,小剂量不抑制排卵。

2. 于月经周期第 12 天起,肌内注射 HCG 500~1 000U,1 次/d,共 3 天,使排卵期雌激素峰值不致过低,以免子宫出血。

【疗效评定标准】

1. 治愈　经间期出血停止,维持 3 个月经周期以上。

2. 好转　经间期出血停止,但不能维持 3 个月经周期以上。或经间期出血量减少,出血时间缩短。

3. 未愈　经间期出血未见变化。

【临证思路】

在临床辨治经间期出血的过程中,以下几个问题极为重要。

1. 经间期出血的概念　经间期实际上就是排卵期,指月经周期的中间时间,亦即是阴半月、阳半月的交替时间。但反映在经间期出血这一具体病证中,以及在少数正常女性中,其排卵期未必在月经周期的中间时间,有的延后,甚则延后一个月、一个半月等,有的提前,甚至在月经净后 3~5 天即进入排卵期,所以从表面时间上看不符合经间期的概念。但是从临床上观察,大多数正常的健康的女性,其排卵均发生在经间期,而且是有规律性的,因而仍沿用"经间期"这一时间概念。之所以提出这一病证,目的在于重视经间期排卵的重要性。

2. 经间期出血的辨证　本病的辨证,着重出血时间及色质的辨别。一般应结合基础体温所示曲线图及月经周期中依次后移的日期,区分为经间前期、经间中期和经间后期。经间中期即经净后的第 7 天左右,基础体温高低相交替时。经间前期指经净后第 3~5 天基础体温依然低相时。经间后期出血发生于经净后 10 天左右,即基础体温高温相时的出血。经间中期与经间前期出血一般与肾阴虚有关,但虚损的程度与转化的时间有所不同,经间后期出血,与阴虚及阳,阳气不足有关,结合舌脉即可确定。此外还要辨别湿热与血瘀两个兼型。湿热的辨证着重在赤白相杂而下,阴道出血与白带同时并存,及舌苔厚腻;血瘀的辨证,重在少腹作痛,出血色紫黯及有血块等。

3. 主次兼夹证型的关系和认识　阴虚证是本病主要证型。阴虚易引起火旺,因此本病较多地发生于大龄未婚女性,所以在一定程度上与郁火有关。但本病阴虚者又不同于崩漏等出血病的阴虚,因为本病患者的阴长能进入到经间排卵期,说明阴虚的程度不重,但毕竟存在着阴虚,所以在阴长到重阴时程度上有所不足,因而出现转化不顺利,但又不得不转化,气血活动加强以促进转化,故子宫冲任的藏固摄纳有所失常,是以形成出血。测量BBT、阴道涂片检验雌激素水平、特别是阴道涂片,其所示激素水平有助于对肾虚偏阴虚的治疗观察,同时了解心理个性的特点,进行心理疏导。

治疗重在滋阴,适量加入助阳药。助阳的目的,不仅在于动态地滋阴,维持高水平的阴,亦有助于阴阳转化活动,促进排卵。在阴虚的前提下,常易兼夹郁火、湿热、血瘀三者,因而在处理上,不仅要针对兼夹证型特点,分别予以清解、清利、疏化的治法药物,仍然要顾及滋阴这个大前提,同时还要考虑到经间期气血活动、排卵顺利的特点。少数阴虚及阳虚以阳虚为主者,在滋阴助阳、补阳为主的前提下,适量加入益气的药物,将有利于控制出血。

4. 以动为主的动静观 经间期最大的特点,是重阴及"氤氲"状的气血活动,所以"动"是主要的绝对的,只有保证"动",才能保证顺利排卵,这也是转化期的特点。但如动之过甚,或者动之有余,必将影响到子宫藏泻,冲脉失固,故而导致出血,因而辅之以静,抑制其过动,可以减少或控制出血。但从临床上的观察,有极少数患者,从表面上看,似乎动之过甚,但从实质上仍是动之不及,即动的频率增加,而动的力度不够,仍然不能达到顺利排卵的要求,不仅不能辅之以静,恰恰相反,仍然要促进其动,增强其动的力度。在治疗上,除少数出血较多者非用止血方药不可外,一般不宜过多使用止血药。因为这一时期的特点是气血氤氲,止血药物程度不同地有着抑制气血活动的作用。在补阴的前提下,促进气血的活动,可以促进顺利排卵。因此有著名老中医应用复方当归注射液,促进气血活动而助顺利排卵。这也是动静矛盾较大时,抓住主要者,解决主要者的处理方法,故能得良效。

5. 止血与活血矛盾的处理 经间期出血,虽然一般出血不多,但毕竟属于出血性疾病,所以控制出血仍然是主要的方法。基于这一点,经间期出血,除少数出血较多者需加一定的止血药外,一般不必加用过多的止血药。因为经间期出血,实际上是排卵不顺利,阴阳有所不足,尤其是阴之较虚,故重在滋养肾阴,活血以促排卵,此乃前提。而止血药,除少数者外,都属于静止性药物,静止性的止血药均不利于排卵,不利于气血的转化活动。在临床上使用过静止性的止血药,的确有延长或延后排卵期的转化活动,有的反致出血增多,不可不注意到这一点。但亦不是弃止血药物,如出血较多,阴血火旺,动之过甚者,亦当加用凉血性药物;脾气虚明显者,亦当加入益气止血的药物。有些复杂病例,表面上动之有余,实际上动之不足者,活血促动为主,佐以止血,则既得佳效,又无不良反应。当然肾阴偏虚之体,其子宫的脉络与冲任等经脉失于涵养,血管脉道有脆性,易于出血,在促气血活动的前提下加少量止血药也是可以的。对于少数反复发作,大龄未婚者,除服药外,进行心理疏导,安定心神,平降心火,也是不容忽视的。

【研究进展】

中医治疗经间期出血多用辨证论治的方药,西医多用雌激素类药物。中药治疗经间期出血疗效肯定,而无雌激素类药物的不良反应。一些妇产科工作者对经间期出血展开了临床研究,并运用现代医学的实验技术对中医中药治疗经间期出血的机制以及药理药效进行探索,以更好地指导临床。

两地汤合二至丸是治疗经间期出血肾阴虚证最常用处方,临床多数医家推崇此方,据此方化裁取得显著疗效。中药组可有效止血,且并无增厚子宫内膜作用,较激素类西药更安全。有医家认为本病与内生殖器官的炎症有关,以湿热论治,多以清肝止淋汤为底方加减。有报道将中成药妇科千金胶囊治疗经间期出血,妇科千金片对湿热下注、瘀毒内阻或兼气血不足引起的阴道出血有一定疗效,有清热解毒、活血化瘀、引血归经的功效,临床应用总有效率达90%。一项Meta研究纳入8篇248例经间期出血的RCT研究,比较了中医药治疗经间期出血与西药激素治疗的疗效差异,结果显示两者疗效相当,且中医药可减少不良反应,有药物安全性高,复发率低的优势。

西医学把经间期出血归属于排卵障碍相关异常子宫出血的范畴,认为其发生是在激素调节下,子宫局部微环境发生改变的结果。子宫内膜出血必须要求子宫内膜增殖达到一定的厚度,故有学者提出"雌激素的内膜出血阈值",使内膜增殖到"阈值"厚度及所必须的雌激素水平是出血阈值的两个要素。有学者认为"阈值"概念的提出,可使临床研究中内分泌指标与内膜影像指标建立量化动态关系。排卵期雌激素短暂下降致子宫内膜部分脱落出血,当排卵后黄体形成,雌孕激素分泌增加时,内膜又被修复而止血。故止血是标,调节内分泌功能,使子宫内膜适应经间期激素的波动才是本。方证对应是中医辨证论治体系的核心,结合证候对经间期出血的方药进行深入研究,中医中药如何调节人体内分泌,特别是补肾等药物对体内激素、子宫内膜等的影响,明确其作用的环节、靶点,可使中医"调经""止血"等理论发扬光大。

【文献选录】

《哈荔田妇科医案医话选·月经疾病·经间出血二例》:本病多以血海不宁,冲任气盛为主要关键。发病具体病因,则或因阴虚火伏,或因肝经郁热,或因湿热蕴积,困扰血海,加以月经中期时冲任二脉之气逐渐旺盛,激动脉络,以致血不循经而出所谓"阴络伤血内溢"。治疗大法,则阴虚火伏者,以养阴清热为主,如知柏地黄丸之类;肝经郁热者,以清热凉血为主,如丹栀逍遥散化裁……或者依据证情之兼夹,合数法于一辙,临床有一定效果。如例一阴虚火伏,冲任不固,治疗则经间予滋阴泻热,凉血固经而治标;经期则清热固经,滋阴平肝而治本,遂使血止病除;例二肝热血虚,湿热内蕴,治用养血平肝,清热利湿标本兼顾之法,病遂得愈。

《中医妇科理论与实践·月经疾病·经间期出血》(夏桂成):经间期出血病理特点在于肾阴较虚,阴阳转化不利,因此在治疗时务必把补阴养血放在第一位,促使阴阳顺利转化,以祛除病因,恢复生理转化功能……而且治疗经间期出血的重要意义并不在于止血,而是在于促进重阴转阳的顺利转化,亦即是促进顺利排卵,保证月经周期的健康发展。

（谈　勇）

【思考题】

1. 经间期出血定义与中医病因病机是什么?
2. 经间期出血的辨治要点是什么? 临床常见证候有哪些?
3. 关于经间期出血的中医治疗有何特点?

第五节　绝经前后诸证

女性在绝经前后,伴随月经紊乱或出现烘热汗出,烦躁易怒,眩晕耳鸣,心悸失眠,腰背酸楚,面目浮肿,尿频失禁,情志不宁等与绝经有关的症状,称"绝经前后诸证"。又称"经断前后诸证"。

本病相当于西医学"围绝经期综合征""绝经综合征",又称为"更年期综合征"。

【历史沿革】

古代医籍中并无此病名,但对妇女绝经前后有关的生理、病理、临床症状的记载论述较多,可散见于"百合病""脏躁""崩漏""心悸""郁证""不寐""眩晕"等中。如《素问·上古天真论》曰:"七七,任脉虚,太冲脉衰少,天癸竭,地道不通,故形坏而无子也。"《金匮要略》中有"妇人年五十所""妇人脏躁"及"百合病"的记载。《女科百问》云"妇人卦数已尽","七七则卦数以终,终则经水绝止"。《妇人大全良方》曰:"况男子六十四岁而精绝,女子四十九岁而断精。"明确指出了女子四十九岁是肾气由盛至衰,天癸由至到竭一个分界线。明代《景岳全书·妇人规》云:"妇人于四旬外经期将断之年……当此之际,最易防察。"张介宾认为:"渐见阻隔经期不至者,若气血平和,素无他疾,此因渐止而然,无足虑也,若素多忧郁不调之患,而见过期阻隔,便有崩决之兆。"认为此期因肾气渐衰,冲任脉虚,天癸将绝,若妇女禀赋虚弱,不能耐受这一过渡阶段,则必然导致诸多疾病之发生,因而此期是疾病的高发阶段,故"最易防察"。《傅青主女科》曰:"夫妇人至五十岁之外,天癸匮乏,原宜闭关守寨,不宜出阵战争。苟或适兴,不过草草了事,尚不致肾火大动。倘兴酣浪战,亦如少年之好合,鲜不血室大开,崩决而坠矣。"更立有"年老血崩"这一专节,指出妇女在此期调摄房事,固护肾气的重要性。竹林寺僧人在《萧山竹林寺女科》中分别论述了"四十四五经证""四六四七经证""四九五十经证"等绝经前后的相关症状。

1964年著名中医专家卓雨农提出了"绝经前后诸证"这一病名,并被列入全国高等医药院校教材《中医妇科学》第2版中。以后又有不同的医家对此做过相关论述。如现代妇科专著《哈荔田妇科医案医话选》《裘笑梅妇科临床经验选》《百灵妇科》等对本病均有专篇论述。

【发病机制】

一、中医病因病机

绝经前后,肾气渐衰,天癸将竭,冲任二脉逐渐亏虚,精血不足,脏腑失于濡养,易引起机体阴阳失于平衡,从而导致本病发生。因此肾虚是本病致病的根本,并由此导致肝、脾、心多脏腑间病理改变,从而出现本病证复杂多样的临床表现。

二、西医病因病理

本病的发病机制尚不十分清楚，可能由于卵巢激素、中枢神经传递和自主神经系统等失调综合作用引起。精神因素与本病的严重程度亦有动态关系。

1. 内分泌 许多研究资料表明绝经期妇女的低雌激素状态几乎是发病基础。

2. 神经递质 近年来，许多研究发现绝经期妇女下丘脑的肽类神经递质和单胺类神经递质的活性和含量都有明显改变。

3. 免疫功能 在人体老化过程中，机体的各种功能及物质结构均发生明显改变，其中最突出的是免疫系统功能明显下降。

4. 血管舒缩因子 绝经综合征患者体内内皮素（ET）、一氧化氮（NO）的异常，导致了血管舒缩功能的改变，可能是潮热汗出的主要原因。

5. 自由基 卵巢内自由基的产生和抗氧化酶活性的下降可能是卵巢衰老的原因之一。

6. 细胞凋亡 研究表明卵巢颗粒细胞凋亡，触发卵泡闭锁，且颗粒细胞产生雌激素减少，促性腺激素受体减少从而引发本病。同时颗粒细胞凋亡是受基因调控的，*Bcl-2* 基因是许多生理或病理性凋亡的关键因素。

7. 其他 除上述因素外，种族特点、遗传因素、神经类型、性格特征、文化水平、家庭社会背景等均影响绝经综合征的发病及症状的轻重程度。

【诊断与鉴别】

一、诊断要点

1. 病史 年龄在 40 岁以上，可有月经不调病史，或因手术切除双侧卵巢，或因放射治疗而引起人工绝经。

2. 症状

（1）月经改变：月经周期紊乱，延长或缩短，经量逐渐减少而停止；周期紊乱，经量增多，淋漓不尽或出现血崩；也有突然停闭而不再潮者。

（2）血管舒缩症状：烘热、汗出，面色潮红，头晕耳鸣，心悸等。

（3）精神神经症状：烦躁易怒，或情绪波动，抑郁，失眠，健忘，或喜怒无常。

（4）泌尿生殖系统症状：绝经后期可出现尿频尿急或尿失禁，阴道干涩，灼热，阴痒，性欲减退。

（5）皮肤症状：皮肤干燥，瘙痒，感觉异常，或如蚁行感。

（6）骨、关节症状：绝经后期可出现肌肉、关节疼痛，腰背酸痛等（一般在绝经后 10 年左右可出现骨质疏松症）。

3. 检查

（1）妇科检查：绝经后期可见外阴及阴道萎缩，阴道皱襞消失，宫颈、子宫或可有萎缩。

（2）实验室检查：①阴道细胞学涂片显示底、中层细胞为主。②激素测定，血中雌二醇水平低于 20pg/ml 或 150pmol/L，但围绝经期妇女血 E_2 也可不低。FSH、LH 升高，FSH $>$ 10U/L，提示卵巢储备功能下降；FSH $>$ 40U/L，提示卵巢功能衰竭。

二、鉴别诊断

本病临床表现复杂多样,涉及多系统多器官,又具有个体化差异,当出现眩晕、胸痛、阴道不规则出血等症状时,应注意与高血压、冠状动脉粥样硬化性心脏病、子宫内膜癌、宫颈癌等疾病相鉴别。

1. 高血压(眩晕) 舒张压及收缩压持续升高(大于 140/90mmHg),常合并有心、脑、肾等器官病变,本病患者血压不稳定,呈波动状态。

2. 冠状动脉粥样硬化性心脏病(胸痹) 心电图异常,胸前区疼痛,服用硝酸甘油症状可缓解,而本病患者胸闷、胸痛时服用硝酸甘油无效。

3. 子宫内膜癌 阴道不规则出血,通过诊断性刮宫病理结果可与本病之月经紊乱鉴别。

4. 宫颈癌 阴道不规则出血,通过妇科检查、宫颈涂片、阴道镜及宫颈组织活检病理可鉴别。

【因证辨治】

本病以肾虚为本,肾阴阳平衡失调,常影响到心、肝、脾等脏腑,从而出现多脏腑功能失调的复杂证候,故治疗时在平调肾中阴阳基础上,应注意根据辨证采用养血柔肝、疏肝解郁、交通心肾等治法综合施治。除药物治疗外,心理疏导、生活调摄等方面的辅助疗法也很重要。

1. 肝肾阴虚证

病因病机:"七七"之年,肾精亏虚,天癸渐竭。若素体阴虚,或房劳多产耗伤精血,或失血久病损耗阴血,复加忧思失眠,营阴暗耗,致肾阴更虚,肾虚则水不涵木,肝之阴血亦不足,脏腑失养,遂致经断前后诸证。

主证:绝经前后,月经紊乱,月经提前,量或多或少,经色鲜红;烘热汗出,眩晕耳鸣,腰膝酸痛。

次证:目涩,五心烦热,口燥咽干,失眠多梦,健忘,阴部干涩,或皮肤干燥、瘙痒、感觉异常,溲黄便秘。

舌脉:舌红少苔,脉细数。

治法:滋养肝肾,育阴潜阳。

代表方:杞菊地黄丸(《医级》)加白蒺藜、生石决明,去泽泻。

头痛眩晕甚者可加天麻、钩藤以镇肝息风;五心烦热甚者加知母、地骨皮以滋阴清热。

2. 肾虚肝郁证

病因病机:肾阴亏虚,肝血不足,肝失柔养,若素性抑郁或急躁易怒,肝之疏泄功能严重失常,肝肾两脏之阴阳平衡失调,则出现绝经前后诸证。

主证:绝经前后,月经紊乱;烘热汗出,精神抑郁或烦躁易怒。

次证:胸闷叹息,睡眠不安,大便时干时溏。

舌脉:舌红,苔薄白或薄黄,脉沉弦或细弦。

治法:滋肾养阴,疏肝解郁。

代表方:一贯煎(《柳州医话》)加女贞子、熟地、白芍、郁金。

3. 心肾不交证

病因病机:肾水不足,不能上济心火,若有思虑过度,心火亢盛,神明不安,则心肾不交,引发经断前后诸证。

主证:绝经前后,月经紊乱;烘热汗出,心悸怔忡,心烦不宁,失眠多梦。

次证:健忘,易惊,腰膝疲软,精神涣散,思维迟缓。

舌脉:舌红少苔,脉细或细数。

治法:滋阴降火,补肾宁心。

代表方:天王补心丹(《摄生秘剖》)中人参易太子参,加桑椹、何首乌,去桔梗、天门冬、柏子仁。

若心悸怔忡,失眠多梦甚者可加生龙骨、生牡蛎以镇静安神。

4. 肾阴阳两虚证

病因病机:绝经前后,天癸渐竭,肾气日亏,肾精不足,或阴损及阳,或阳损及阴,而致阴阳俱虚,不能温煦、濡养脏腑或激发、推动机体正常的生理活动而诸证发生。

主证:绝经前后,月经紊乱,经色黯或淡红;时而烘热,时而畏寒。

次证:自汗,盗汗,头晕耳鸣,失眠健忘,腰背冷痛,足跟痛,浮肿便溏,小便频数。

舌脉:舌淡苔白,脉沉细弱。

治法:滋肾补肾。

代表方:二仙汤(《中医方剂临床手册》)合二至丸(《医方集解》)。

若心悸、怔忡者加龙骨、远志以养心安神;烦躁易怒者去仙茅、巴戟,加柴胡、郁金、百合以解郁除烦;食欲不振者加党参、茯苓、木香以健脾和胃;小便频数加覆盆子、桑螵蛸以温肾缩尿;腰膝酸软、腰腿疼痛者加补骨脂、骨碎补以益肾强骨;浮肿者加白术、茯苓以利水渗湿。

【其他治法】

1. 心理治疗　医务人员耐心解释更年期是女性一生中必然经历的生理过程,消除患者的顾虑,树立信心,克服不良情绪,对该病的防治大有裨益。

2. 针灸治疗

(1)体针:常用穴位有三阴交、肾俞、关元、足三里、太溪、肝俞、脾俞、太冲、章门等,依据证候不同而予补泻。

(2)耳针:取卵巢、内分泌、神门、交感、皮质下、心、肝、脾等穴。每次选3~4个穴位,中等刺激,隔日针1次。

【西医治疗】

一、激素治疗（hormone therapy，HT）

使用前要严格掌握适应证和禁忌证,全面权衡利弊,需在医生指导下个体化应用。治疗时间一般从绝经早期开始,尽量短期使用。

原则上尽量选用天然雌激素,以取最小有效量为佳。

1. 药物种类

(1)雌激素:从化学结构可分为天然和合成两大类。天然雌激素包括雌二醇、雌酮及其结合物、雌三醇、结合雌激素(倍美力)、戊酸雌二醇(补佳乐)。目前临床上应用较多的是结合雌激素。合成类雌激素有己烯雌酚、炔雌醇、尼尔雌醇(戊炔雌三醇、维尼安)。

（2）孕激素：天然孕激素为孕酮，合成类结构主要为衍生于孕酮与17α羟孕酮和衍生于19去甲睾酮两类。前者有较强的抗雌激素作用，该类中醋酸甲羟孕酮(甲羟孕酮、普维拉)较接近天然孕酮，无明显雄激素活性及对抗雌激素改善血脂的作用，使用最多；天然孕酮微粉化黄体酮(安琪坦胶囊)目前也为常用。其他常用的还有醋酸甲地孕酮(妇宁)、醋酸环丙孕酮、炔诺酮(妇康)等。

（3）雄激素：按结构也有天然与合成两类，用于激素替代治疗的前者有睾酮、雄烯二酮、双氢睾酮、去氢表雄酮，后者常用甲睾酮片。

2. 应用模式

（1）单用雌激素：适用于已切除子宫，不需要保护子宫内膜的妇女。有子宫的妇女若单用雌激素，应仔细监测子宫内膜。

（2）单用孕激素：有周期用及连续用两种。前者多用于绝经过渡期，改善卵巢功能衰退过程中伴随的症状；后者可短期用于绝经后症状重、需要激素替代治疗又存在对雌激素禁忌证者。

（3）合用雌、孕激素：适用于有完整子宫的妇女。合用孕激素的目的在于对抗雌激素促子宫内膜的过度生长。可分为序贯合用和联合并用两种。前者模拟生理周期，在用雌激素的基础上，每月加服孕激素如甲羟孕酮，每日4~8mg，共10~12天。联合并用指每日合并应用雌、孕激素。此两者又分别派生出周期性和连续性两种方案，周期性即每月停药4~6天，连续性即每日都用，不停药。

在序贯法及周期联合法中常有周期性出血，适用于年龄较轻，绝经早期或愿意有周期性出血的妇女；连续联合的方案可避免周期性出血，适用于年龄较长或不愿意有周期性出血的妇女，但在用药的6个月内可能有难以预料的子宫出血。

（4）合用雌、孕、雄激素：适用于有完整子宫，并需加用雄激素者。加用雄激素的目的主要是促进蛋白质合成，增强肌肉力量，增加骨密度，改善对事物的兴趣。如替勃龙(利维爱)，具有雌、孕、雄3种激素活性，每次2.5mg，每日1次；或每次2.5mg，隔日1次，用于绝经1年以上者。

3. 给药途径

（1）口服：为绝大多数HT妇女的一线治疗，用法简便，口服给药有利的方面是HT改善血脂和糖耐量的作用需通过肝效应。

（2）非肠道途径：包括阴道、皮肤及皮下给药。阴道给药有强烈的局部治疗作用，经皮给药不经过肝肠循环，减少对肝脏的损害。

二、其他药物治疗

对于神经不稳定或失眠严重者可选用适量的镇静药。谷维素有助于调节自主神经功能，口服20mg，每日3次。此外适量的钙剂和维生素D以及降钙素可预防和治疗骨质疏松。

【疗效评定标准】

1. 痊愈　临床症状消失，理化检查结果恢复相应水平。
2. 显效　症状明显好转，理化检查结果基本恢复相应水平。

3. 有效　症状有所好转,理化检查结果有所改善。

4. 无效　症状、体征、理化指标均无好转或恶化。

【临证思路】

随着社会的发展、生活节奏的加快及竞争意识增强,妇女承受社会、家庭、事业的压力越来越大,本病的发生率逐年上升。该病不但会降低广大妇女的生活质量,而且会影响身心健康,增加其他老年病的患病机会,因此,本病的防治日益受到关注。中医药对本病的防治,以调整诸脏腑使机体阴阳气血达到平衡,治疗从本,毒副作用小,日益显示出优势。但本病证候复杂,往往寒热错杂,虚实并存,涉及多个脏腑,在治疗时要注意同时兼顾,使滋阴清热不伤阳,温肾补阳不伤阴。同时,肾、心、肝、脾脏腑功能失调,气血阴阳失衡,又可变生出瘀血、痰浊等病理产物,临证还须依据患者个体证候采用或祛瘀、或降浊的药物,方能达到标本兼治。

因本病临床表现错综复杂,易与某些内外科病证相混淆,临床上需注意鉴别,例如,血压不稳定者应注意警惕高血压的发生,心悸怔忡者须进行心脏功能相关检查以排除心脏的器质性病变等。

心理调护在该病治疗中有重要意义。绝经期妇女常常面临家庭、工作与社会的诸多矛盾,极易由于生理的改变,引起心理的异常。在治疗中,药物治疗可改善躯体症状,但并不能完全解除患者的心理困扰,通过心理治疗,可有效缓解患者抑郁、焦虑、恐怖等心理问题,从而提高临床疗效。

在进入围绝经期前防治"未病"也很重要,使得妇女进入经断前后时,气血调和,尽快适应绝经前后机体内环境的改变,从而避免或减轻临床诸证的发生。

【研究进展】

由于西医药治疗经断前后诸证主要为激素替代疗法,而该疗法具有严格的适应证及禁忌证,不良反应较多,因此,中医药治疗该病一直被广大医家所重视,也取得了较好的临床效果,治疗方法上多采用辨证分型论治、古方加减应用及中成药,也有用自拟方加以治疗。此外,针灸治疗和心理干预也能有效缓解临床症状。

研究发现,中医药治疗围绝经期综合征可能通过以下机制发挥作用:①调节内分泌系统:降低 FSH、LH,升高 E_2,拮抗下丘脑的促性腺激素释放激素(GnRH)高表达,改善因体内雌激素水平降低导致的下丘脑 - 垂体 - 卵巢(HPO)轴的失调;②调节神经系统:使血清去甲肾上腺素(NE)、多巴胺(DA)含量显著升高,5- 羟色胺(5-HT)含量显著下降,5-HT/NE、5-HT/DA 的比值降低;③调节免疫功能:提高白细胞介素 -2(IL-2)含量、胸腺和脾指数,对淋巴细胞转化率、胸腺小体及其皮质厚度也有较好的调节作用;④调节自由基代谢:提高血中超氧化物歧化酶的活力,显著抑制血的羟自由基和 H_2O_2 的产生,有显著提高总抗氧化能力的作用;⑤调控细胞凋亡因子:对凋亡有抑制作用,增加更年期大鼠卵巢血管内皮生长因子(VEGF),促进卵巢血管生成,增强抑凋亡因子 Bcl-2 的表达,降低颗粒细胞胱天蛋白酶 -3(caspase-3)的含量及分布。

【文献选录】

《罗元恺妇科经验集·妇科理论与临证·月经病》:中医将妇女更年期综合征分为肾

阴虚和肾阴阳两虚,其病机除以肾虚为主外,可兼肝阴不足、肝气郁结、脾气虚损、心气虚弱、心阴不足等,见症颇复杂。由于各人体质不同,症状可三三两两出现。妇女生长发育的各个阶段,以肾气的盛衰为主导,女子七岁肾气盛,二七天癸至,任脉通,冲脉盛,月事以时下;三七肾气平均;七七肾气衰,冲、任脉衰少,天癸竭,月事断绝。"胞络者系于肾""经水出诸肾",肾主生殖,性功能为肾所主,49岁左右,月经从定期来潮过渡到断绝不来;从有生殖能力过渡到没有生殖能力,肾气、天癸、冲脉、任脉从盛过渡到衰,这是很大的变化。机体如不能很好地自行调节以适应这种生理上的重大变化,便会出现一些症状,其中轻、重、繁、简可各不同,病机主要在于肾阴阳的失调。因此,调补肾阴阳使之恢复相对的平衡,是治法用药的关键。

【思考题】

1. 绝经前后诸证的病因病机是什么?为什么说肾虚是本病的致病根本?
2. 与绝经相关的分期定义有哪些?

（刘雁峰）

第六章　带下病研究

【学习指导】

了解"带下"的广义与狭义概念,掌握带下病基本知识,了解带下病的预后转归及预防保健,并学会归纳分析带下病与月经病、妇科杂病之间的联系。

带下量明显增多或减少,色、质、味异常或伴全身、局部症状者,称为带下病。带下病是妇科常见、多发病,民间有"十女九带"之谚,是经、带、胎、产四大疾病之一。

带下有广义、狭义之分,广义带下是泛指一切妇科病,包括经、带、胎、产、杂病。因为这些疾病都发生在带脉以下,以此得名。狭义带下是指妇人阴中流出的黏液,如唾如涕,绵绵不断。取名带下,一是取名于病理,因本病的发生由于带脉失约所致,傅山曰"而以带名者,因带脉不能约束,而有此病,故以名之"。一是取名于症状,因其所下绵绵不断,有如带状,《邯郸遗稿》云:"带下如带,不断者是也。"狭义带下又有生理性、病理性区别,病理性带下是指带下病,也是我们本章讨论的范畴;生理性带下是正常生理现象,女子发育成熟,肾气充盛,肝气舒达,脾气健运,任通带固所产生的一种无色、透明、质稠、无臭的润泽于阴道的阴液。"女子生而即有,津津常润,本非病也。"生理性带下常在月经前后、妊娠初期适量增多,而无异味、外阴瘙痒等特殊不适。本章主要讨论病理性带下过多。

【历史沿革】

"带下"首见于《素问·骨空论》:"任脉为病……女子带下瘕聚。"《诸病源候论》首次提出"带下病",并指出带下有青、黄、赤、白、黑五色各候,配属五脏。《诸病源候论·带五色俱下候》将崩、带加以区分,不再混为一谈。

带下病的病因,历代医家看法不一,巢元方认为是风冷寒邪入于胞络兼之劳伤体虚,房劳过度,内外相感而成。《妇人大全良方》指出带下病的发生与带脉有关:"人有带脉,横于腰间,如束带之状,病生于此,故为带下。"刘完素对带下之病因提出,"湿热郁结任脉",指出"带下者,任脉之为病也"。以后张从正、汪机等均以湿热立论。《丹溪心法》主湿痰下注,而明代薛己《女科撮要》指出带下病是由"脾肾亏损,阳气下陷"所致。清代《傅青主女科》将带下列为全书首卷,并按白、黄、青、赤、黑五色带分节论述,指出"夫带下俱是湿症"。唐宗海指出带下病病因是"带脉受伤,脾不制水"所致。而《沈氏妇科辑要笺正》认为带下有因"肝火亢盛,疏泄太过,而渗灌者,又有肝肾阴虚,不能固摄之症"。概括带下病的病因"不外湿火、相火、阴湿不守三途而已"。

在带下病的治疗上,《素问玄机原病式》主张用辛、苦、寒药按法治之,使郁结开通,热去燥结而愈,不可用辛热药。张从正认为带下属湿热冤郁,遗热于小肠,其治与痢疾同法。《丹溪心法》提出,治法以燥湿为先,湿痰下注者采用升提。薛己主张用健脾升阳止带为主,佐以各经见证用药。《景岳全书·妇人规》提出对本病的治疗,在用药的同时还要节欲,否则"药饵之功,必不能与情窦争胜"。清代《傅青主女科》乃带下病治疗之大全,创制的一些方剂颇能结合临床实际。如完带汤、易黄汤等,至今仍是治疗带下病的代表方。

【发病机制】

一、中医病因病机

主要病机为湿邪为患,流注下焦损伤任带,导致任脉失约,带脉失固,而发为带下。

二、西医发病机制

西医认为正常白带主要是阴道黏膜渗出物、宫颈腺体分泌物以及子宫内膜、输卵管腺体、前庭大腺分泌的黏液等,主要成分是阴道上皮的脱落细胞、阴道杆菌等。白带的形成与雌激素的作用有关,因而在排卵期、月经前后、妊娠早期白带量显著增多。临床分为非炎性和炎性带下异常,非炎性带下主要是由于雌激素水平偏高或孕激素偏低而雌激素相对偏高使黏膜中腺体细胞分泌增多;或者盆腔充血类疾病如盆腔肿瘤、盆腔淤血综合征均可使盆腔静脉血液回流受阻,组织渗出液增多而致。炎性带下病主要由于抵抗力低下或病原体直接侵入外阴、阴道导致,或者内生殖器炎症分泌物直接浸润宫颈、阴道而致。现代研究表明其发病机制与阴道菌群失调及内环境紊乱有关。

【诊断与鉴别】

一、诊断要点

1. 病史　非炎性带下多有内分泌失调病史或素体脾胃亏虚病史,而炎性带下多是经行、产后、手术、感染邪毒或有不洁性生活史。

2. 症状　带下量明显增多,或量多伴色、质、味异常,或量不多但色、质、味异常。

3. 检查　非炎性带下,白带常规检查一般无异常,阴道清洁度为Ⅰ~Ⅱ度;炎性带下,白带常规检查阴道清洁度为Ⅲ~Ⅳ度,或查到滴虫、酵母菌菌丝或假菌丝、线索细胞或其他特异性或非特异性病原体。

二、鉴别诊断

1. 带下赤色时应与经间期出血、漏下相鉴别。经间期出血是指月经周期正常,在两次月经周期中间出现的周期性的出血,一般持续3~7天,能自行停止;漏下经血非时而下,淋漓不尽,无正常月经周期。

2. 带下赤白或黄带淋漓,应与阴疮、宫颈息肉和子宫黏膜下肌瘤鉴别。阴疮破溃虽可出现赤白色分泌物或黄带淋漓,但伴有阴户红肿热痛,或阴户结块;宫颈息肉可出现带中夹血或带下量多色黄;子宫黏膜下肌瘤突入阴道时,可见带下量多赤白或色黄淋漓,或伴臭味。通过妇科检查均可鉴别。

3. 带下色白量多时需与白浊鉴别。白浊是指尿窍流出混浊如米泔样物的一种疾患,多随小便流出,可伴有小便淋漓涩痛。

由于带下量多是一种症状,以妇科生殖道炎症最为常见,生殖道肿瘤亦可出现,若见大量浆液性或脓性或脓血性恶臭白带时,要警惕输卵管癌、子宫颈癌、子宫内膜癌的发生,可通过妇科检查、B超检查、诊断性刮宫、宫腔镜和腹腔镜检查等进行鉴别。

【因证辨治】

1. 脾虚证

病因病机:脾气虚弱,不能制水,水湿之气下陷损伤任带,导致任脉失约,带脉失固,而发为带下。

主证:带下量多,色白或淡黄,如涕如唾,无臭,绵绵不断。

次证:神疲倦怠,纳少便溏,面色萎黄或㿠白或眼睑浮肿,倦怠嗜睡,少气懒言。

舌脉:舌质淡,舌体胖嫩或边有齿痕,苔白腻,脉虚缓。

治法:健脾益气,升阳除湿。

代表方:完带汤(《傅青主女科》)。

若脾虚气陷,气短乏力,腰腹下坠,加黄芪,升麻补中益气;若脾虚湿聚,纳差,便溏,加薏苡仁、扁豆、炮姜温中燥湿;腰痛加杜仲、菟丝子壮腰补肾;若带下日久不止,可酌加金樱子、芡实固涩止带。若湿郁化热,证见带下色黄,黏稠,治宜清热利湿止带,方用易黄汤(《傅青主女科》)。湿郁化热,可去白果、芡实,口苦加炒栀子、丹皮泻肝火,小便热赤加车前子、茵陈泻火利湿,伴阴痒加苦参、地肤子利湿止痒,带中夹血丝加荆芥炭、地榆、茜草炭、贯众清湿凉血止血,带下腥臭气甚加椿根白皮、土茯苓清热泻火止带。

2. 肾阳虚证

病因病机:肾阳不足,命门火衰,不能温化水液,水湿内停,带脉失约,任脉不固,故带下量多,清冷,滑脱而下。

主证:带下量多,色白,质稀薄,无臭,或绵绵不断。

次证:畏寒肢冷,小腹冷感,或腰背冷痛,腰膝酸软,夜尿频多,小便清长,大便溏薄,面色晦暗,精神不振。

舌脉:舌质淡,苔薄白,脉沉迟。

治法:温肾培元,固涩止带。

代表方:内补丸(《女科切要》)。

若便溏者去肉苁蓉加补骨脂、肉豆蔻、白术健脾祛湿;若带下清冷如水,加艾叶、补骨脂、赤石脂温肾固涩;小便频数加益智仁、山药滋肾涩溺;腰痛如折加桑寄生、川断、杜仲补肾壮腰;因肾阳虚导致精液滑泄不尽,损伤阴液,因此在壮阳时要照顾到精血阴液,往往配以覆盆子、枸杞子、菟丝子滋补肾精。

3. 肾阴虚夹湿热证

病因病机:肾阴不足、相火偏旺、热伤络脉、任带失调,带脉失约,发为带病。

主证:带下量偏少,色赤白相兼或黄,质黏气臭,阴部灼热或瘙痒。

次证：腰酸腿软，或头晕耳鸣，面部烘热，五心烦热，咽干口燥，失眠多梦，尿黄便结。

舌脉：舌质红少津，苔薄黄，脉细数。

治法：益肾滋阴，清热止带。

代表方：知柏地黄汤加芡实、金樱子、白芷。

若失眠加柏子仁、夜交藤宁心安神；潮热口干加地骨皮、天花粉清虚热生津液；便秘尿赤加生首乌、车前子润肠通便，清热利尿；若带下臭秽，加土茯苓、贯众、地榆清热止带。

4. 湿热下注证

病因病机：湿热蕴结于下焦，损伤任带、带脉失约、任脉失调故带下量多，色黄或黄白。

主证：带卜量多、色黄或黄白相兼，或呈豆渣样，或脓性，或泡沫状，气味臭秽。

次证：外阴瘙痒或灼热疼痛，小腹作痛，或腰骶胀痛，口苦口腻，胸闷纳呆，小便黄少。

舌脉：舌质红，舌苔黄腻，脉滑数。

治法：清热利湿止带。

代表方：止带方（《世补斋·不谢方》）。

若胸闷口腻、腹痛腹胀加川牛膝、延胡索、柴胡疏肝解郁，理气止痛；若口苦咽干、尿黄、阴部灼热者，加龙胆草、败酱草、车前子清利肝胆湿热；若纳差、便溏者加薏苡仁、白术健脾燥湿；阴痒者加白鲜皮、苦参清热杀虫止痒。若肝经湿热下注，证见带下量多色黄或黄绿，质稠或呈泡沫状，有臭味，阴部痒痛、头晕纳呆、烦躁易怒，治宜清泻肝经湿热，方用龙胆泻肝汤(《医宗金鉴》)。

5. 湿毒蕴结证

病因病机：湿热之邪日久成毒，蕴结下焦，损伤脉络，任带失调，带脉失约，发为带病。

主证：带下量多，色黄绿如脓，或黄白相兼或五色杂下，质黏稠，臭秽难闻。

次证：小腹胀痛，或腰骶胀痛，烦热头晕，口苦咽干，小便短赤，大便干结或臭秽。

舌脉：舌质红，苔黄腻，脉滑数。

治法：清热解毒，除湿止带。

代表方：五味消毒饮(《医宗金鉴》)合银甲丸(《王渭川妇科治疗经验》)。

若腹胀痛明显，可加川楝子、香附、枳壳、琥珀行气止痛；带下夹血丝或五色杂下，气味恶臭，加白茅根、贯众、生地榆清热解毒利湿，凉血止血。

【其他治疗】

1. 中成药

金刚藤胶囊：适用于湿热蕴结证。

康妇炎胶囊：适用于湿热下注证。

千金止带丸：适用于脾虚证。

2. 外治法

保妇康栓：适用于湿热下注证。

苦参凝胶：适用于湿热下注证。

妇科千金凝胶：适用于湿热下注证。

洁尔阴洗液：用10%浓度洗液，擦洗或冲洗外阴，每日1次，适用于湿热下注证。

甘霖洗剂：取适量，稀释10倍，擦洗或冲洗外阴，每日1次，适用于湿热下注证。

苦参洗剂:取适量,稀释到 30%~50% 的浓度,擦洗外阴,每日 1~2 次,适用于湿毒蕴结证。

【西医治疗】

西医治疗目的是有效改善临床症状,降低复发率。重建阴道微生态系统,恢复阴道防御功能是关键。详见阴道炎及宫颈炎。

【疗效评定标准】

1. 治愈　带下的量、色、质、气味恢复正常,其他症状消失,停药后无复发。
2. 显效　带下的量、色、质、气味恢复正常,其他症状减轻。
3. 有效　带下的量明显减少,色、质、气味基本正常,其他症状有所减轻。
4. 无效　带下的量、色、质、气味及其他症状均无改善。

【临证思路】

带下病有虚实两证,非炎性带下多属虚证,由脏腑功能失调所致,而炎性带下多属实证,多由湿蕴化热,或感染湿热毒邪。带下病俱是湿证,治以祛湿为主,但此病耗伤阴液,如一味祛湿利湿,恐有进一步耗伤阴液之嫌,因此灵活地掌握祛湿的方法,遣方用药思路独特,值得借鉴,但应注意补脏用药不宜过于滋腻,以碍祛湿。带下病重在预防与保健,保持外阴清洁,特别在经行,产后,手术后尤其如此,提倡淋浴,注意性生活卫生,同时注意饮食调护。对于炎性带下要注意配合局部用药,如外阴熏洗、阴道冲洗、阴道纳药等。外治法主要是清热解毒、杀虫止痒。

阴道炎以带下量增多,色、质、气味异常、伴阴痒为其临床特征,属"带下病"的范畴。临证强调辨证与辨病相结合,应进行妇科检查及白带常规检查,明确病位及病因。若见赤带、赤白带、黄色带或臭秽带下,尤其是更年期或绝经后妇女出现上述症状时,要警惕宫颈癌、子宫内膜癌等,应及早诊治。其中细菌性阴道病、滴虫性阴道炎、外阴阴道假丝酵母菌病均以湿热下注、湿浊热毒蕴结为多见;老年性阴道炎则以肝肾阴虚夹湿热为主,治疗以补肝肾,清湿热。对各种原因引起的阴道炎,应注意内外同治,整体与局部治疗相结合,才能达到较好的疗效,同时可针对病原菌选择西药口服或外用,以提高疗效。

宫颈炎,因其引起带下异常,属于中医"带下病"范畴。其临床证型多为湿热下注,需内外同治方能取得较好疗效。内治时应首先辨别带下的量、色、质、气味,结合全身症状、舌脉等进行全面分析,急性宫颈炎阶段以内服清热解毒利湿之剂为主;慢性宫颈炎以除湿止带为主,并结合局部对症外治,特别是带下量多色黄味臭等临床症状明显者更为重要。对于急性宫颈炎的西医治疗主要选择抗生素治疗,包括经验性和针对病原体的抗生素治疗,对于有炎症表现的糜烂样改变及子宫颈息肉以局部治疗为主,但在治疗前必须排除子宫颈上皮内瘤变和子宫颈癌。同时应结合患者的临床症状、年龄、及有无生育要求等方面综合考虑是否选用物理疗法,应避免因经济利益驱动而进行过度治疗。

【研究进展】

带下病是妇科常见病、多发病,如治不及时或治不彻底,或病程迁延日久,使邪毒上客胞宫或胞脉,常合并月经不调、慢性盆腔疼痛、阴痒、阴痛等,甚则形成癥瘕,导致不孕等,严重影响女性的身心健康。中医学认为带下病的主要致病因素是湿,有外感湿邪和脏腑功能失调引起机体水液代谢失常形成内生湿邪之分,临床治疗主要以除湿及调节脏腑功能为主,有研究者分析带下病分型与阴道微生态的关联性,发现肾阳虚的带下病患者阴道微生态异常以非微生物异常为主,其他几型均以微生物异常(即阴道炎)为主,脾虚的带下病患者多表现为外阴阴道假丝酵母菌病和细菌性阴道病;肾阳虚和阴虚夹湿的带下病患者在各类阴道炎的分布中区分不明显;湿热下注的患者以外阴阴道假丝酵母菌病患者最多,热毒蕴结的患者多属于滴虫性阴道炎。临床研究表明中药内服、外洗对于改善带下量多、外阴瘙痒、防止复发有着较好的临床疗效。有文献报道,运用中药健脾利湿法联合克霉唑阴道片治疗复发性外阴阴道假丝酵母菌病,其临床疗效较单纯使用西药在临床症状与体征改善、假丝酵母菌转阴率方面有明显优势。有关中药内服外洗治疗细菌性阴道病的临床观察,结果显示中药组与西药对照组疗效相当,但复发率明显较低。有学者从中医理论出发论述了带下与"肾-天癸-冲任-胞宫"轴的密切联系,指出其对带下生理及病理都有不可替代的调控作用。

阴道炎是女性生殖器炎症中最常见的疾病,包括性传播疾病、内源性菌群失调和医源性感染,细菌、病毒、各种寄生虫等均可成为其致病病原体,其临床表现为带下异常、外阴瘙痒不适,属于中医"带下病"范畴。随着人们生活水平和整体素质的提高,卫生意识的加强,常见病原体感染阴道炎如滴虫性阴道炎感染率(6.82%)明显减少,而代之的是机会菌感染性阴道炎,如细菌性阴道病(22.08%)。有关学者在进行不同年龄段城乡女性阴道炎的流行病学的调查中发现,城乡女性的阴道炎感染情况存在差异,城市女性机会菌感染性阴道炎的感染率高于农村女性,而病原体感染如滴虫性阴道炎的感染率则低于农村女性。2010年美国疾病控制中心阴道炎治疗指南提出细菌性阴道病(bacterial vaginosis, BV)的发生与多个男性伴或女性伴、新性伴、阴道冲洗、较少使用避孕套及阴道乳酸菌缺乏相关,在BV并发症中,除妇科手术后并发症和妊娠并发症外,更加强调了与性传播疾病的关系。关于滴虫性阴道炎(trichomonas vaginitis, TV)更加强调其性传播疾病的特征,建议对高危人群进行筛查,并强调治疗后对性活跃妇女在最初感染3个月后进行复查,及性伴处理的重要性及方法,更加强调妊娠期TV治疗的重要性。西医治疗阴道炎主要采用抗生素或抗真菌药物的全身和局部治疗,对于萎缩性阴道炎的治疗,则是以抑制细菌生长及增加阴道抵抗力,主要用药方法为雌激素、抗生素、生物治疗及联合用药治疗。

宫颈炎是妇科常见多发病之一,常见症状为白带增多、或赤白带下、腰骶部疼痛、性交疼痛及出血,严重时可并发输卵管炎、宫颈狭窄、不孕等,与宫颈癌有一定的相关性,可能与生殖道感染增加HPV易感性有关。属中医学的"带下病"范畴。其病因病机多因湿热毒邪下侵,气血郁滞,血瘀肉腐而成。中医治疗以清热利湿止带、祛腐生肌敛疮,并以局部治疗为主。有研究表明引起宫颈炎发病的病因较多,如流产、分娩、手术、避孕方式、不洁性交史、生殖道感染、吸烟和工作压力等易感因素,关键病因是机械性刺激或者损伤所引起病原体感染,而长期慢性刺激是慢性宫颈炎的主要诱因。中医治疗主要以外治为主,如中药栓剂、凝胶剂、洗剂,配以中药内服增强机体正气;西医治疗主要是物理治疗,如微波、冷冻、激光、利普刀等。近年来较多的研究表明中西医结合治疗该病疗效确切,有学者研究表明微波治疗后加用保妇康栓,较单纯使用微波治疗可有效改善临床症状,减少阴道排液,并降低术后出血的风险。有学者随机对照利普刀与微波治疗宫颈炎临床有效率及安全性,结果显示:采用利普刀进行手术治疗,具有手术时间短,出血少、临床总有效率高、安全性高的优点。

综上所述,带下病是妇科常见病,因其慢性、缠绵、易复发的特点,严重影响着患者的身心健康,西医阴道炎及宫颈炎属于中医带下病的范畴,中医辨证治疗对某些病原菌引起的带下病反复发作、缠绵难愈者具有明显的优势。西医对于特定病原菌引起的带下异常具有更加确切、快捷的疗效,西医物理治疗为宫颈炎的治疗提供了新的方法,越来越多的研究证实中西医结合治疗可明显改善体征和临床症状,降低其复发率。

【文献选录】

《医学心悟·带下》:大抵此症不外脾虚有湿,脾气壮旺则饮食之精气生气血而不生带,脾气虚弱则五味之实秀生带而不生气血。

《傅青主女科·带下》:夫带下俱是湿证……盖带脉通于任督,任督病而带脉始病。

《医宗金鉴·妇科心法要诀·前阴诸证门》:妇人阴痒,多因湿热生虫,甚则肢体倦怠,小便淋漓,宜服逍遥散、龙胆泻肝汤。

《外科正宗·杂疮毒门·阴疮治验》:一妇人肝经风湿下流阴器,浮肿痒甚,致抓出血不痛。以消风散加苦参、胆草、泽泻、木通、山栀,外以蛇床子汤熏洗,搽擦银杏散,十余日痒止肿消而愈。

《诸病源候论·妇人杂病诸候》:冲任之脉,既起于胞内,阴阳过度则伤胞络,故风邪乘虚而入于胞,损冲任之经,伤太阳少阴之血,致令胞络之间,秽液与血相兼连带而下,冷则多白,热则多赤。故名带下。

《罗元恺妇科经验集·妇科理论与临证·带下病与女性生殖道炎症》:带下病多因内外生殖器有炎症,如阴道炎、宫颈炎、盆腔炎及肿瘤等。致病因素有外来感染或内在病变之分。外来因素如滴虫、真菌、淋菌或其他细菌、病毒的感染;内在因素如身体虚弱及肿瘤等。外来因素也是通过内在的变化而起作用。中医学分为湿热、湿毒、痰湿、脾虚、肾虚等,病有虚实、深浅之不同,治法各异。

(魏绍斌)

【思考题】

1. 带下病的中医病因病机是什么?

2. 为何说"带下俱是湿证"?

3. 带下病的辨证要点是什么?临床常见证候和代表方药?

4. 带下病如何辨证与辨病相结合治疗?

第七章 妊娠病研究

【学习指导】

在认识妊娠生理的基础上，掌握妊娠恶阻、胎漏、胎动不安、滑胎、异位妊娠、子肿、子晕、子痫、妊娠郁证的定义及因证辨治，熟悉发病机制、诊断及鉴别诊断，了解妊娠期用药禁忌；在临床实践中领悟临证思路、及时掌握常见妊娠病的诊疗进展，学习现代研究方法。

妊娠期间，发生与妊娠有关的疾病，称"妊娠病"，又称"胎前病"。妊娠病对孕妇的健康及胎儿发育均有不同程度的影响，甚至会引起堕胎或小产，因此，应重视妊娠病的防治。

常见的妊娠病有妊娠恶阻、异位妊娠、胎漏、胎动不安、滑胎、子肿、子晕、子痫，以及子嗽、子悬、妊娠郁证、妊娠身痒等。

妊娠病的常见病因，主要是外感六淫、情志内伤、房事不节、劳倦过度、跌仆闪挫及禀赋虚弱等。妊娠期母体阴阳气血发生相应变化，《沈氏女科辑要·妊娠似风》早有论述："妊娠病源有三大纲：一曰阴亏。人身精血有限，聚以养胎，阴分必亏。二曰气滞。腹中增一障碍，则升降之气必滞。三曰痰饮。人身脏腑接壤，腹中遽增一物，脏腑之机栝为之不灵，津液聚为痰饮。知此三者，庶不为邪说所惑。"妊娠期母体内环境的变化为内因，致病因素为外因，致病因素加之妊娠期母体内环境的生理变化，导致了妊娠病的发生。

妊娠病的病机主要包括三个方面：其一，素体阴血不足，孕后阴血下注冲任以养胎元，阴血更虚，若阴虚阳亢，虚阳外浮，甚至气机逆乱，则引起妊娠恶阻、子晕、子痫等病。其二，由于胎体渐长，致使气机升降失调，或情志内伤，致气机阻滞，易形成气滞、湿郁及痰湿内停，而致子肿；若少腹瘀滞，气滞血瘀，冲任不畅，孕卵不能运达胞宫则致异位妊娠。其三，素体脾肾不足，或劳倦过度、房事不节伤及脾肾；脾虚则气血生化乏源，胎失所养，或气虚不能载胎系胎，肾虚冲任不固，胎失所系，胎元不固，可致胎漏、胎动不安、滑胎等；脾肾不足，运化失职，水湿内停，导致子肿。

妊娠病的治疗原则，首先应确定胎元正常与否，若胎元正常者，应治病与安胎并举。其次要分清母病、胎病。若因母病而致胎不安者，当重在治母病，母病去则胎自安；若因胎不安而致母病者，当重在安胎，胎安则母病自愈。安胎之法以补肾健脾为主，补肾为固胎之本，健脾为生血之源，本固血充则胎安。若胎元异常，胎殒难留，或胎死不下者，应从速下胎以益母。另外，若兼有气滞血热者，当在前法中适量加入顺气清热安胎之品。

妊娠期间用药，凡峻下、滑利、祛瘀、破血、耗气、散气以及一切有毒药品，都宜慎用或禁用。但在病情需要的情况下，亦可适当选用，即所谓"有故无殒，亦无殒也"。在运用时须严格掌握剂量，遵"衰其大半而止"的原则，以免伤胎动胎。

第一节 妊娠期用药禁忌

妊娠期用药的基本原则是避免影响胎元与母体，确保母胎安全。重点在于如何审度利弊，防止用药不当。从 1963 年版至 2015 年版的《中华人民共和国药典》收录的药物均注明妊娠期是否可以使用，把妊娠禁忌药分为"禁用药""忌用药"和"慎用药"三类。

一、妊娠期用药的特点

（一）妊娠早期，慎防致畸

胚胎致畸的敏感期在妊娠早期（受精 15 天至妊娠 12 周），高危期是在胚胎器官高度分化阶段（妊娠 3~9 周）。此期首先是心、脑开始分化，继而是眼、四肢、性腺和生殖器官等。此时的胚胎极易受到环境毒素、药物毒性的影响，用药不当可能使正在分化的器官发生畸形。应当在整个致畸敏感期禁用可能致畸的药物。

（二）合理用药，保障母胎安全

对于妊娠期用药的宜忌，《黄帝内经》已有论述。《素问·六元正纪大论》说："妇人重身，毒之何如？岐伯曰：有故无殒，亦无殒也……大积大聚，其可犯也，衰其大半而止，过者死。"其一是根据孕妇的病情需要，若有"大积大聚"者，"有故"则可"无殒"。其二是用药的剂量和疗程都不可过，过了就有害。

目前，西药有药物分类系统，按照药物的危害性分为 A、B、C、D 和 X 级。应首先选用对胚胎与胎儿无害的药物，若病情确实需要，则充分权衡利弊，谨慎使用可能对胎儿有不良影响的药物。

中药尚未有严格的分级系统。"妊娠禁用药"为孕期绝对禁止使用；"妊娠忌用药"应尽量避免使用；"妊娠慎用药"则属于应谨慎使用之列。若病情确实需要，使用妊娠慎用药，亦需严格控制剂量与疗程。剂量不宜过大，应以最小的治疗剂量求得最大的临床疗效与医疗安全。用药时间宜短不宜长。用药的剂量越大、时间越长，对胎儿造成有害影响的可能性也就越大。

二、妊娠期中药用药禁忌

古代医家很早就对妊娠禁忌药有所认识。《神农本草经》中记载具有堕胎作用的药物 6 种。陶弘景在《本草经集注·序例·诸病通用药》中专设"堕胎"一项，收载堕胎药 41 种。张仲景《金匮要略·妇人妊娠病脉证并治》提出 10 种忌用食物。唐代孙思邈《备急千金要方》记载了妊娠禁忌药 156 种。宋代朱端章《卫生家宝产科备要》收录周鼎写的《产前所忌药物歌》，列产前所忌药物 78 种，成为后世《妊娠忌药歌诀》的蓝本。宋代陈自明《妇人大全良方·候胎门》列食忌、药忌，"药物禁忌歌"含 69 种妊娠禁忌之品。金元时期李杲《珍珠囊指掌补遗药性赋》载有妊娠服药禁忌歌，流传较广。

明代颜汉《便产须知》载"妊娠药禁歌"，含 46 种药物。《济阴纲目》《景岳全书·妇人规》

《女科辑要》等均引用。张介宾在《景岳全书·妇人规·胎动欲堕》中指出："妊娠胎气伤动者，凡跌仆、怒气、虚弱、劳倦、药食误犯、房事不慎，皆能致之。"李时珍《本草纲目》中有妊娠禁忌、堕生胎、活血流气、产难、滑胎、下死胎等 6 类药物 247 种。

清代《医宗金鉴·妇科心法要诀》提出"胎前三禁"（汗、下、利小便）。王士雄《霍乱论》指出："凡大毒大热，及破血开窍、重坠利水之药，皆为妊娠所忌。"王维德《外科全生集》曰："娠妇患疮疡，虽膏药不宜擅贴，恐内有毒药能堕胎也。"指出妊娠期间外用药亦应慎用。

古代医著对于妊娠禁忌药的表述不一。如"孕妇药忌""产前药忌""胎前药忌""胎忌""妊娠服禁"或"堕胎""堕生胎""去生胎""下生胎""动胎""碍胎""损胎""毒胎"等，均属禁忌的范畴。

《中华人民共和国药典》从 1963 年版开始列出妊娠禁忌药，包括中药饮片与中成药。2010 版列出 98 种，其中植物类 77 种，动物类 11 种，矿物类 10 种。而且妊娠期中成药的使用也逐步得到重视，禁忌品种较 2005 版增加。分为"孕妇禁用药""孕妇忌用药""孕妇慎用药"三类。部分外用中成药注明了某些部位忌用。

关于妊娠禁忌中药的临床应用原则及其规律探讨，全国高等中医院校使用教材《中药学》和《中医妇科学》均指出妊娠期药物禁忌的原则。《中药学》教材从第 1 版开始，将妊娠禁忌药分为"孕妇禁用药""孕妇忌用药""孕妇慎用药""孕妇不宜用" 4 类，个别记载"不宜多服"。第 7 版列出孕妇禁用药 5 种，忌用药 62 种，慎用药 31 种，不宜用药 3 种。共 101 种。《中医妇科学》教材指出，妊娠期间，凡峻下、滑利、祛瘀、破血、耗气、散气以及一切有毒药品，都宜慎用或禁用。但在病情需要的情况下亦适当选用，所谓"有故无殒，亦无殒也"。惟须严格掌握剂量，并"衰其大半而止"，以免伤胎。

（一）妊娠禁用药

1. 植物类　阿魏、巴豆、巴豆霜、附子、草乌、川乌、川牛膝、三棱、莪术、甘遂、黑草种子、京大戟、马钱子、马钱子粉、牵牛子、商陆、芫花、闹羊花、益母草、天南星、猪牙皂、罂粟壳、马兜铃、红大戟、两头尖。

2. 动物类　斑蝥、蜈蚣、水蛭、土鳖虫、麝香。

3. 矿物类　玄明粉、芒硝、轻粉、雄黄。

4. 中成药　药物说明书指出妊娠禁用，包括妇科、内科、外科和骨伤科的中成药。由于中成药品种较多，给孕妇使用中成药时，必须认真阅读药物说明书。

（二）妊娠忌用药

1. 植物药　丁公藤、千金子、千金子霜、天仙子、关木通、天山雪莲、大皂角、蓖麻油。

2. 中成药　药物说明书指出妊娠忌用的中成药以内服药为主。部分为外用药，说明不可用于孕妇腰腹部。

（三）妊娠慎用药

1. 植物类　草乌叶、制草乌、制川乌、冰片、天然冰片、常山、大黄、番泻叶、白附子、干漆、红花、虎杖、华山参、急性子、瞿麦、卷柏、凌霄花、漏芦、牛膝、片姜黄、蒲黄、肉桂、桂枝、三七、苏木、桃仁、制天南星、通草、王不留行、西红花、郁李仁、禹州漏芦、枳壳、枳实、木鳖子、金铁锁、苦楝皮、芦荟、没药、牡丹皮、乳香、天花粉、薏苡仁。

2. 动物类　穿山甲、蟾酥、牛黄、人工牛黄、体外培育牛黄。

3. 矿物类　禹余粮、硫黄、赭石。

4. 中成药　药物说明书指出妊娠慎用的中成药较多，包括内服药和外用药酒、药膏等。临床使用前，必须详细阅读说明书，慎重选择。确需使用，亦需控制剂量和疗程。

（四）妊娠禁忌药的药性特点

1. 性味特点　在药性方面，以温性药居多。大热之品，迫血妄行，扰动胎气。但大寒之品，亦使气血凝滞，宫寒而胎不长。在药味方面，以辛味药居多。辛可发散、行气、活血。根据现代研究，辛味药多含挥发油、皂苷和生物碱，生物碱往往是妊娠禁忌的重要物质。

2. 归经特点　在药物归经方面，归肝经的超过半数。其次为归脾经、心经、肺经和胃经的药物。

3. 毒性　毒性是药物的偏性。妊娠禁忌中药有毒性者约占50%。其中，有大毒者，如巴豆、草乌、川乌、雄黄等，都属于禁用药；有毒者，如天南星、红大戟、京大戟等属于禁用药；丁公藤、千金子、天仙子等属于忌用药；干漆、华山参等属于慎用药。

对于妊娠禁忌中药的研究，有一些值得关注的动向和拓展的思路。由于历代文献记载的妊娠禁忌药及其歌诀不统一，甚至连具有权威性的《中华人民共和国药典》（简称《中国药典》）与规划教材《中药学》之间收录的药物都有较大出入，妊娠禁忌药至今没有一个公认的标准范围。因此，制定合理的妊娠用药禁忌范围非常重要。随着临床实践经验的积累和实验研究的进展，妊娠禁忌药的范围也会有所变动，有些禁忌药可能逐渐被"昭雪"，同时也会增加许多新的妊娠禁忌药。为此，有必要进行系统研究，结合古今文献及实验研究结果，重新审核、制定妊娠禁忌药的收录标准，进而明确妊娠禁忌药的范围，将其收入《中国药典》，作为权威依据。

三、妊娠期西药用药禁忌

20世纪50年代，欧洲研发了一种新药"反应停"，可以缓解妊娠呕吐，经动物实验未发现明显不良反应，即大量应用于临床。数年后，澳大利亚首先报道了"海豹样畸形"可能与孕妇服用"反应停"有关，其后，陆续发现了超过10 000名因母亲孕期用该药而导致出生缺陷的婴儿，从而引起全世界对于药物致畸的重视。

妊娠期间雌孕激素增加，肠蠕动减弱，导致药物在消化道停留时间延长，药物在体内蓄积增加，在肝脏的廓清速度下降。另外，妊娠期血容量增加，白蛋白浓度降低，与药物的结合量减少，血中游离药物浓度也相对增加。若由于妊娠并发症导致肾功能损害，药物排出也会受到影响。妊娠期合理用药，对保证母婴安全至关重要。

美国食品药品监督管理局（Food and Drug Administration，FDA）按妊娠期药物危害性制定了药物分级标准：

A级：经临床对照研究，无法证实药物在早期妊娠与妊娠中晚期对胎儿危害作用，所以对胎儿伤害可能性最微小。是没有致畸性的药物。

B级：经动物实验研究未见对胎儿的危害。无临床对照实验，没有得到有害证据。可在医生观察下使用。

C级：动物实验表明对胎儿有不良影响。由于没有临床对照实验，只能在充分权衡药物对孕妇的好处、胎儿潜在的利益和对胎儿的危害情况下，谨慎使用。

D级：有足够的证据证明对胎儿有危害性。只有在孕妇有生命威胁或患严重疾病，而其他药物又无效的情况下考虑使用。

X 级：各种实验证实会导致胎儿异常。除了对胎儿造成的危害外，几乎没有益处。是孕前或妊娠期间禁用药物。

如大部分青霉素类、头孢菌素类、大部分大环内酯类（红霉素、阿奇霉素）以及克林霉素属于 B 级；喹诺酮类（氧氟沙星、左氧氟沙星）、螺旋霉素、克拉霉素等属于 C 级；四环素类属于 D 级。

胎儿发育分为三个阶段：胚细胞阶段，即受精卵形成的 2 周内；胚胎阶段，即 3~8 周；胎儿阶段，即 9 周以后。在胚细胞阶段，致畸因素可导致胚细胞死亡、流产，若胚胎存活，就可以认为没有影响。这是药物致畸学的"全或无"理论。在胚胎阶段，各种环境因素，包括药物、化学物质（如农药、有机溶剂、涂料以及汽车废气等）、毒品等的接触，都可能存在致畸的风险，但与剂量 - 效应、个体敏感性、接触程度等有关。此期可能发生的胎儿结构畸形包括神经管缺陷、先天性心脏病（房间隔、室间隔缺损）、无肢畸形、唇裂、耳聋等。在胎儿阶段，致畸因素极少引起胎儿结构畸形。

此外，中药与西药的联合应用，亦需注意药物的相互作用可能产生的问题。

（罗颂平）

第二节　妊　娠　恶　阻

妊娠期间，反复出现恶心呕吐，进食受阻，甚则食入即吐者，称为"妊娠恶阻"，取其"恶心而阻其饮食"之意。该病又称"妊娠呕吐""阻病""子病""病儿"等。大多数出现在妊娠早期，也有极少数持续至妊娠晚期。

西医学的妊娠剧吐可属本病范围，是妊娠早期常见病症之一。需强调的是，若妊娠早期仅见恶心、嗜酸、择食，或晨间偶有呕吐痰涎，为正常早孕反应，一般三个月左右即逐渐消失，不必治疗。

【历史沿革】

对恶阻病症的认识，首载于《金匮要略》，称"妊娠呕吐不止"，以"干姜人参半夏丸主之"。恶阻病名，始见于隋代巢元方的《诸病源候论》。唐代昝殷《经效产宝》称为"子病"。孙思邈《备急千金要方》谓之"阻病"。明代戴思恭《证治要诀》称之"病儿"。唐宋以前医家，认为恶阻成因，多由脾胃虚弱，风冷乘袭所致；宋代陈自明以后，则有停痰积饮之说；元代朱震亨提出"恶阻因怒气所激，肝气伤又挟胎气上逆"，为恶阻病因增添了新意。

【发病机制】

一、中医病因病机

本病主要病机为冲气上逆，胃失和降。可由脾胃虚弱、肝胃不和、痰湿阻滞所致，也可进一步发展为气阴两虚。

二、西医发病机制

本病西医发病机制尚不明确。一般认为其与 HCG 增高密切相关；也有认为其是由于血中雌二醇迅速增高引起。精神、社会因素对发病亦有影响。

【诊断与鉴别】

一、诊断要点

（一）病史

有停经史及早期妊娠反应，多发生在妊娠 3 个月内。

（二）症状

妊娠早期频繁呕吐或食入即吐，甚则呕吐苦水或夹血丝，精神萎靡，身体消瘦，目眶下陷，严重者可出现血压降低，体温升高，脉搏增快，黄疸，少尿，嗜睡和昏迷等危象。

（三）检查

1. 妇科检查　为妊娠子宫。

2. 实验室检查

（1）血液检查：血常规及血细胞比容有助于了解有无血液浓缩；血清钾、钠、氯、二氧化碳结合力可判定有无电解质紊乱及酸碱失衡；肝肾功化验以确定有无肝肾受损。

（2）尿液检查：妊娠剧吐者尿酮体阳性。记 24 小时尿量，以调整输液量。同时查尿酮体、尿比重、尿蛋白及尿三胆。

（3）心电图检查：可发现有低血钾的影响。

（4）眼底检查：可了解有无视网膜出血。

二、鉴别诊断

本病应与葡萄胎及妊娠合并其他原因引起的呕吐加以鉴别，如急性胃炎、急性传染性肝炎、急性阑尾炎等。

1. 葡萄胎　患者恶心呕吐严重，出现不规则阴道出血，根据 B 超及血 HCG 可明确诊断。

2. 急性胃炎　患病前常有饮食不洁，或进食生冷、刺激性食物、暴饮暴食史；起病急骤，突然恶心呕吐伴左上腹痛，呕吐物多为胃内发酵物或残渣。

3. 急性传染性肝炎（肠痈）　患病前有与肝炎患者密切接触史；恶心呕吐，乏力，纳差，厌油腻，腹胀，肝区痛；肝功能、乙型肝炎表面抗原（HbsAg）、血清胆红素等血清学检查有助鉴别。

4. 急性阑尾炎　转移性右下腹痛，伴有恶心呕吐，麦氏点压痛、反跳痛及肌紧张；体温升高和白细胞增多。

5. 急性胆囊炎　右胁下疼痛，恶心，厌油腻，呕吐，发热，可发病于妊娠各个阶段，既往有类似发作史，相关化验及 B 超检查可确诊。

【因证辨治】

辨证应着重了解呕吐物的性状（色、质、味）及呕吐时间，结合全身症状、舌脉进行综合分析,辨别虚实寒热。本病以调气和中、降逆止呕为治疗原则,同时注意饮食和情志的调节。服药注意浓煎少量频服。

1. 脾胃虚弱证

病因病机:脾胃素虚,或饮食劳倦损伤脾胃,孕后血聚养胎,冲脉之血不足,而冲脉之气偏盛,冲脉隶于阳明,冲气上逆,循经犯胃,胃失和降则引起恶心呕吐。

主证:妊娠早期,恶心呕吐清水、清涎或饮食物,甚或食入即吐。

次证:脘腹坠胀,神疲思睡,纳差便溏。

舌脉:舌质淡,苔白润,脉缓滑无力。

治法:健脾和胃,降逆止呕。

代表方:香砂六君子汤(《名医方论》)去木香加白芍。

若脾胃虚寒,四肢欠温,大便溏薄者,可以干姜易生姜,并加丁香、白豆蔻增强温中降逆之功;若吐甚伤阴,口渴咽干,舌红少津,去砂仁、茯苓等温燥和淡渗之品,加玉竹、芦根、麦冬养阴和胃;若唾液异常增多,时时流涎者,古称"脾冷流涎",加益智仁、白豆蔻温脾化饮,摄涎止唾。

2. 肝胃不和证

病因病机:肝脉挟胃贯膈,若素性肝旺或愠怒伤肝,或肝血不足,肝阳偏亢,冲气夹肝火上逆犯胃,胃失和降,遂致恶心呕吐。

主证:妊娠早期,呕吐酸水或苦水。

次证:胸胁胀满,嗳气叹息,心烦口苦。

舌脉:舌红,苔黄,脉弦滑。

治法:清肝和胃,降逆止呕。

代表方:加味温胆汤(《医宗金鉴》)去枳实,加苏梗。

若热甚伤津,唇干舌红,口渴欲饮,加石斛、麦冬、芦根等养阴清热生津;便秘者,加胡麻仁润肠通便。

3. 痰湿阻滞证

病因病机:素体脾虚,痰饮内停,孕后经血壅闭,冲脉气盛,冲气夹痰饮上逆犯胃,胃失和降,以致恶心呕吐。

主证:妊娠早期,呕吐痰涎,质地黏稠。

次证:胸脘满闷,口中淡腻,不思饮食。

舌脉:舌苔白腻,脉滑。

治法:化痰除湿,降逆止呕。

代表方:半夏茯苓汤(《妇人大全良方》)去甘草加生姜。

若伴见脾胃虚弱,纳差便溏,加党参、白术健脾燥湿;若胸胁满闷,阻遏气机者,加苏梗、砂仁理气宽胸;若痰湿化热,心烦口苦,苔黄腻,脉滑略数,加竹茹、黄芩清热化痰。

4. 气阴两亏证

病因病机:若经治不愈,呕吐持续不止,难以进食,则阴液亏损,精气耗散,致气阴两亏。

主证:妊娠早期,呕吐剧烈,不能进食,甚至呕吐咖啡色或血性分泌物,精神萎靡,唇舌干燥,身体消瘦。

次证：目眶下陷，发热口渴，尿少便秘。

舌脉：舌红无津，苔薄黄而干或花剥，脉细滑数无力。

治法：益气养阴，和胃止呕。

代表方：生脉散(《内外伤辨惑论》)合增液汤(《温病条辨》)加乌梅、芦根、竹茹。

若呕吐血样分泌物者，加藕节、乌贼骨、白及养阴清热，凉血止血；若呕吐严重出现伤胎之象，腰酸腹痛或少量阴道出血者，加寿胎丸(《医学衷中参西录》)固肾安胎。

若患者已出现气阴两亏危象，尿酮体强阳性，有明显脱水征时，应采取中西医结合治疗，补液、纠正酸中毒及电解质紊乱。若经治疗无好转，体温持续 38℃ 以上，心率超过 120 次 /min，或出现黄疸或蛋白尿时，应考虑终止妊娠。

【其他治法】

1. 针刺疗法　取穴中脘、内关、足三里等。脾胃虚弱加三阴交、阴陵泉，用补法；肝胃不和加太冲；痰湿阻滞加丰隆，用平补平泻法。留针 15~20 分钟。

2. 蒸汽疗法　鲜芫荽 50g，苏叶 3g，藿香 3g，陈皮 6g，放入壶内煮沸，水蒸气从壶口出，令患者吸之。

3. 心理、饮食调整　保持心情舒畅，消除紧张情绪；保持室内空气新鲜，避免异味刺激；饮食有节，勿食生冷及过于辛辣之品，鼓励进食，少吃多餐。

【西医治疗】

1. 若妊娠剧吐者，应及时补液治疗，禁食 2~3 日，每日静脉滴注葡萄糖注射液及复方氯化钠注射液不少于 3 000ml，加入维生素 B_6、维生素 C。同时肌内注射维生素 B_1。

2. 密切监测患者尿量、尿酮体、肝肾功能、血清离子浓度、二氧化碳结合力等指标，必要时应行眼底及神经系统检查。若出现代谢性酸中毒时，应根据血二氧化碳结合力或血气分析结果，可适当静脉滴注碳酸氢钠；营养不良者，需静脉补充氨基酸、脂肪乳；电解质紊乱或肝肾功能异常者亦应给予对症处理。待呕吐停止后，可尝试进食少量流质饮食，随病情变化调整补液量。

3. 若经治疗病情无好转，临床体征可危及孕妇生命，当考虑终止妊娠。

【疗效评定标准】

1. 治愈　呕吐停止，诸症消除，停药后无反复。
2. 好转　呕吐等症减轻。或呕吐诸症消除，但停药后又见复发。
3. 未愈　呕吐诸症均无改善。

【临证思路】

妊娠恶阻，绝大多数发病于妊娠早期。临证要注意与葡萄胎鉴别，并要积极治疗，以免病情加重，影响胎元发育，甚至造成胎动不安。服药方法注意中药浓煎，少量频服，使药液易于吸收。为增加止呕效果，可用灶心土(伏龙肝)60~120g 煎汤代水。伏龙肝性平和，《本草汇言》："伏龙肝，温脾渗湿，性燥而平，气温而和，味甘而敛，……"治疗恶阻效佳。应用半夏时，一定要炮制，或用姜半夏，并注意衰其大半而止。另外注意加入安胎之品，治病与安胎并举。

若体温持续高于 38℃；脉搏大于 120 次 /min；持续黄疸或蛋白尿；出现多发性神经炎及神经性体征（韦尼克综合征），应立即终止妊娠。

【研究进展】

中医药治疗妊娠恶阻疗效较显著，治疗上以健脾除湿、清热调肝、降逆和胃止呕为主要治则，同时配合针灸治疗效果更好。中西医结合多为中药治疗的同时配合补液支持治疗，补充维生素，纠正电解质紊乱。综观近 5 年相关文献，临证分型与本节所述 4 种证型相符，其中，以脾胃虚弱证、肝胃不和证为多见；中医药治疗以经方加减应用较多，如香砂六君子汤、苏叶黄连汤、小半夏汤、半夏泻心汤、干姜人参半夏汤、橘皮竹茹汤等，也有自拟方药辨证治疗者；除口服中药以外，针刺疗法、穴位注射、穴位超声刺激法、耳穴疗法、放血疗法、中药直肠滴入治疗、中药贴敷等中医诊疗技术在妊娠恶阻的治疗中均颇效验。

【文献选录】

《妇人大全良方·妊娠门》：夫妊娠阻病者……《巢氏病源》谓之恶阻。若妇人禀受怯弱，或有风气，或有痰饮，即妊娠便有是病。其壮颜色如故，脉息和顺。但觉肢体沉重，头目昏眩，择食，恶闻食气，好食酸咸，甚者或作寒热，心中愦闷，呕吐痰水，胸腑烦满，恍惚不能支持。不拘初妊，但疾苦有轻重耳。轻者，不服药亦不妨；重者，须以药疗之。

《胎产心法·恶阻论》：恶阻者，谓有胎气，恶心阻其饮食也。妊娠禀受怯弱，中脘宿有痰饮，便有阻病，其证颜色如故，脉息平和，但觉多卧少起，肢体沉重，头目昏眩，恶闻食气，喜啜酸咸，或嗜一物，或大吐，或时吐痰与清水，甚者或作寒热，心中愦闷，呕吐痰水，胸膈烦闷，恍惚不能支持，此皆胃气弱而兼痰与气滞也。亦有素本不虚，而一受胎孕，则冲任上壅，气不下行，故呕逆者。又有经血既闭，水渍于脏，脏气不宣通，故心烦愦闷，气逆而呕吐，及三月余，而呕吐即止。

【思考题】

1. 妊娠恶阻的中医病因病机是什么？
2. 妊娠恶阻的辨治要点是什么？临床常见证候有哪些？
3. 妊娠恶阻危重症须终止妊娠的指征是什么？

（肖承悰　刘雁峰）

第三节　胎漏　胎动不安　滑胎

妊娠期间出现阴道少量流血，时下时止，或淋漓不断，而无腰酸腹痛小腹下坠者，称为"胎漏"，亦称"胞漏"或"漏胎"等。妊娠期间出现腰酸腹痛或小腹下坠，或伴有少量阴道流血者，称为"胎动不安"。胎漏或胎动不安经及时、有效的治疗，多可以继续妊娠；但治疗不当或胎元不健者，则可进一步发展为胎元殒堕，而发生堕胎、小产。若胎元自然殒堕连续发生 3 次或以上者,称为"滑胎",亦称"数堕胎"。

胎漏、胎动不安相当于西医学之"先兆流产";滑胎相当于西医学之"习惯性流产"。近年来,欧美国家许多文献不再使用"习惯性流产"之病名,主张把连续自然流产 2 次或以上者称为"复发性流产"。我国许多学者在文献和专著中亦改用此病名。

【历史沿革】

孕后见阴道流血的症状,早在汉代《金匮要略·妇人妊娠病脉证并治》中即有记载。隋代《诸病源候论·妇人妊娠病诸候·妊娠漏胞候》分列病源,讨论了"劳役气力""触冒冷热""饮食不适""居处失宜"等病因;"妊娠胎动候"指出"轻者止转动不安,重者便致伤堕",说明古代医家已认识到胎漏、胎动不安可发展为堕胎;又提出"其母有疾以动胎,治母则胎安;若其胎有不牢固致动以病母者,治胎则母瘥"的论治原则。唐代《备急千金要方》附录有北齐徐之才"逐月养胎说"及保胎方药二十余首。宋代《妇人大全良方·妊娠门》有"胎动不安""妊娠胎漏下血"等方论,进一步归纳、阐述了外感、饮食起居、跌仆击触、七情失宜、脾气虚弱等病因。金元时代《丹溪心法·妇人·产前》创"黄芩、白术乃安胎圣药"之说,影响后世。明代,妇产科有了较大发展,如李梴《医学入门·妇人门·胎前》提出"若冲任不充,偶然受孕,气血不足荣养其胎,宜预服八珍汤补养气血以防之,免其坠堕"的预防性措施。《景岳全书·妇人规》强调辨证论治安胎,并指出小产堕胎"下次之堕必如期复然"的堕胎规律,倡导"凡治堕胎者,必当察此养胎之源,而预培其损"的预防性治疗措施。清代《傅青主女科》广泛论述安胎七法,王清任重视祛瘀安胎,《叶氏女科证治·安胎上·滑胎》谓"有屡孕屡堕者……名滑胎",又名"数堕胎",提出"保胎以绝欲为第一要策",张锡纯创制寿胎丸治疗滑胎,至今成为安胎首选方剂。

【发病机制】

(一)中医病因病机

本病主要病机是冲任损伤,胎元不固。母体和胎元的异常均可导致胎元不固。母体方面可由肾虚、气血虚弱、血热或血瘀所致,某些药物或手术所伤亦可引起胎元不固。

(二)西医发病机制

1. 胚胎因素　遗传因素、孕卵发育异常。

2. 母体因素　全身性疾患、内分泌功能异常、生殖器官异常。

3. 免疫因素。

4. 创伤与精神刺激。

5. 其他因素　孕妇酗酒、过量吸烟、吸毒,或长期、大量应用镇静剂、免疫抑制剂等药物。

一、胎漏　胎动不安

【诊断与鉴别】

(一)诊断要点

1. 病史　有停经史,或伴有早孕反应。

2. 症状　妊娠后出现少量阴道流血,时下时止,或淋漓不断,但无明显的腰酸腹痛,可诊断为胎漏;妊娠期间出现腰酸腹痛,胎动下坠,或有阴道流血者,诊为胎动不安。

3. 检查

(1)妇科检查:子宫颈口未开,胎膜未破,子宫大小与停经月份相符合。

(2)实验室检查:尿妊娠试验阳性,血绒毛膜促性腺激素(HCG)、孕激素(P)增高。

(3)B超检查:宫内可见完整胎囊,其大小与妊娠时间相符合,或有胎心、胎动存在。

(二)鉴别诊断

妊娠期有阴道流血的病症还有堕胎、小产、胎死不下、异位妊娠、葡萄胎等。胎漏、胎动不安与其他妊娠病的鉴别(见表7-1)。

表7-1　胎漏、胎动不安的鉴别诊断

| 主要症状 | 胎漏/胎动不安 | 胎堕难留 | 堕胎/小产不全 | 堕胎 | 胎死不下 | 异位妊娠 | 葡萄胎 |
	先兆流产	难免流产	不全流产	完全流产	过期流产		
阴道流血	少量	增多	少量淋漓或大出血	少或停止	无或如咖啡色	少量褐色	不规则流血或大出血
下腹痛	无或轻	加剧	加剧或减轻	消失	无	少腹隐痛、突发剧痛	不明显或为胀痛
组织物排出	无	无	部分	全部	无	无或有蜕膜样组织	无或有葡萄状胎块
妇科检查宫颈	未扩张	已扩张,或已破膜	已扩张或有组织物堵塞	已闭	闭或松	口闭、举摇痛	或有葡萄状胎块堵塞
宫体大小	与孕周相符	与孕周相符	较孕周小	正常或略大	较孕周小	较孕周小	多大于孕周
附件包块	无	无	无	无	无	一侧包块、触痛	多为双侧,无触痛
尿妊娠试验	阳性	弱阳性	阴性或弱阳性	阴性	阴性或弱阳性	阳性或弱阳性	强阳性
B超	宫内有胚囊胚胎,有胎心	可有胎心胎动或弱	宫内部分残留妊娠组织	无胚胎	胚囊变形无胎心	宫内无胚胎,宫外包块或有胚囊	宫内有葡萄状胎块,或有附件囊肿

此外,还要注意与激经和崩漏的鉴别。

【因证辨治】

主要着眼于停经后少量阴道流血、下腹痛、腰痛、下坠感等四大症状。注意阴道流血的量、色、质等征象,腰腹疼痛的性质、程度,并结合全身症状与舌脉,进行综合分析。治疗以补肾固胎为大法,并根据不同情况辅以益气、养血、清热、活血等法。

1. 肾虚证

病因病机：禀赋虚弱，先天肾气不足，或孕后房事不节，或因惊恐伤肾，损伤肾气，肾虚冲任不固，胎失所系，以致胎漏、胎动不安。

主证：妊娠期阴道少量流血，色淡红或淡黯，质清稀，腰酸腹坠痛，或曾屡有堕胎。

次证：头晕耳鸣，两膝酸软，小便频数。

舌脉：舌淡，苔薄白，脉沉细而滑。

治法：补肾益气，固冲安胎。

代表方：寿胎丸(《医学衷中参西录》)加党参、白术。

若腰痛明显，小便频数或夜尿多，加杜仲、覆盆子加强补肾安胎、固摄缩泉之功；若小腹下坠明显，加黄芪，升麻益气升提安胎；若阴道流血反复不止，加山茱萸、地榆固冲止血；若大便秘结，选加肉苁蓉、熟地滋肾增液润肠。

若肾阴虚者，兼有手足心热，面赤唇红，口燥咽干，舌红，少苔，脉细滑而数。加熟地、山茱萸、地骨皮、女贞子、旱莲草以滋阴清热，固冲安胎。

若肾阳虚者，兼有腰痛如折，畏寒肢冷，小便清长，面色晦暗，舌淡，苔白滑，脉沉细而迟。治宜补肾助阳，固冲安胎，方用补肾安胎饮(《中医妇科治疗学》)。

2. 气血虚弱证

病因病机：素体虚弱，气血不足，或饮食、劳倦伤脾，气血化源不足，或大病久病，耗气伤血，都可导致气血两虚，冲任不足，不能载胎养胎，导致胎漏、胎动不安。

主证：妊娠期少量阴道流血，色淡红，质清稀，或小腹空坠而痛，腰酸。

次证：精神倦怠，气短懒言，头晕眼花，心悸失眠，面色㿠白。

舌脉：舌淡，苔薄，脉缓滑。

治法：补气养血，固肾安胎。

代表方：胎元饮(《景岳全书》)去当归，加桑椹子。

若阴道流血量多者，酌加阿胶、乌贼骨、艾叶炭以固冲止血；若气虚明显，小腹下坠，加黄芪、升麻益气升提，固摄胎元；若腰酸明显，或有堕胎史，可与寿胎丸合用，加强补肾安胎之功。

3. 血热证

病因病机：素体阳盛，或孕后肝郁化热，或过食辛燥助阳之品，或阴虚生内热，或外感邪热，致令血热，热扰冲任，损伤胎气，而致胎漏、胎动不安。

主证：妊娠期阴道流血，血色深红或鲜红，腰酸腹痛，胎动下坠。

次证：心烦少寐，渴喜冷饮，便秘溲赤。

舌脉：舌红，苔黄，脉滑数。

治法：滋阴清热，养血安胎。

代表方：保阴煎(《景岳全书》)加苎麻根。

若阴道流血较多者，酌加阿胶、旱莲草、地榆炭养阴凉血止血；腰痛甚者，酌加菟丝子、桑寄生固肾安胎。

4. 血瘀证

(1)跌仆外伤

病因病机：孕后起居不慎，跌仆闪挫，或登高持重，或劳力过度，使气血紊乱，冲任失调,不能载胎养胎,而致胎漏、胎动不安。

主证:妊娠期间跌仆闪挫,继而腰腹疼痛,胎动下坠,阴道流血。

次证:精神倦怠。

舌脉:舌质正常,脉滑无力。

治法:益气养血,固肾安胎。

代表方:加味圣愈汤(《医宗金鉴》)。

若阴道流血量多者,去当归、川芎之辛窜动血,酌加阿胶、艾叶炭止血安胎。

（2）癥瘕伤胎

病因病机:宿有癥瘕之疾,瘀阻胞宫,孕后冲任气血失调,血不归经,胎失摄养,而致胎漏、胎动不安。

主证:宿有癥瘕,孕后阴道时有少量流血,色红或黯红,甚则腰酸,胎动下坠。

次证:胸腹胀满,小腹拘急,口干不欲饮。

舌脉:舌黯或边尖有瘀斑,苔薄白,脉沉弦或沉涩。

治法:祛瘀消癥,固肾安胎。

代表方:桂枝茯苓丸(《金匮要略》)加茜草、续断、杜仲。

若兼气血不足,宜酌加党参、黄芪、当归、熟地益气养血;腰酸或痛选加桑寄生、菟丝子固肾壮腰安胎止痛。

二、滑胎

【诊断要点】

滑胎的诊断主要依据病史,应注意其连续性与自然发生的特点。

1. 病史　堕胎或小产连续发生3次或3次以上。

2. 症状　可无明显症状。或孕后有胎漏、胎动不安的症状。

3. 检查　系统检查滑胎的原因,包括:①男方精液分析;②夫妇双方染色体;③卵巢功能;④B超检查;⑤子宫输卵管造影、宫腔镜;⑥风疹病毒、巨细胞病毒、单纯疱疹病毒、衣原体、支原体、弓形虫等病原体或抗体的检查;⑦免疫因素;⑧夫妇双方 ABO 和 Rh 血型、组织兼容性抗原等;⑨甲状腺功能、血糖、肾功能等。

【因证辨治】

滑胎多为虚证,但可兼夹瘀、热,辨证应着重于脏腑、气血之辨,并根据证候进行调治。治疗应以预防为主,重视孕前调治和孕后防治,预培其损。孕前宜补肾健脾,益气养血,固摄冲任。怀孕之后,应立即保胎治疗,治疗期限应超过以往堕胎、小产时的孕周,并动态观察母体和胎元之情况。

1. 肾气不足证

病因病机:禀赋虚弱,或孕后房事不节,或因惊恐伤肾,损伤肾气,肾虚冲任不固,胎失所系,以致胎漏、胎动不安,甚或屡孕屡堕,而成滑胎。

主证:屡孕屡堕,甚或如期而堕,腰酸膝软。

次证:头晕耳鸣,精神萎靡,眼眶黯黑,或面色晦暗,夜尿频多。

舌脉:舌淡,苔薄白,脉沉弱。

治法:补肾健脾,调固冲任。

代表方:补肾固冲丸(《中医学新编》)。

若证兼难寐多梦,心烦咽干,大便燥结,苔薄黄,此多因患者素体阴虚,易生内热,热伤胞脉,损及胎元所致,治宜养血清热,方用保阴煎(方见胎漏胎动不安)。

2. 气血两虚证

病因病机:素体虚弱,气血不足,或饮食、劳倦伤脾,气血化源不足,或大病久病,耗气伤血,气血亏虚,冲任不足,不能载胎养胎,导致胎漏、胎动不安,甚致屡孕屡堕。

主证:屡孕屡堕,头晕眼花。

次证:神倦乏力,心悸气短,面色㿠白。

舌脉:舌淡,苔薄,脉细弱。

治法:益气养血,固冲安胎。

代表方:泰山磐石散(《景岳全书》)去川芎。

若心悸失眠,加酸枣仁、夜交藤以养心安神。

【疗效评定标准】

1. 临床痊愈　治疗后阴道出血停止,腰腹疼痛消失,子宫大小与孕周相符,B超检查胚胎发育正常,基础体温保持黄体期水平。

2. 显效　治疗后阴道出血停止,腰腹疼痛明显改善,子宫大小与孕周相符,B超检查胚胎发育正常。

3. 有效　治疗后阴道出血停止,腹胀痛、腰酸坠症状有所改善,子宫大小与孕周相符,B超检查胚胎发育正常。

4. 无效　经治疗后,出血、腹痛、腰酸痛同前或加重,甚至流产。

【临证思路】

胎漏、胎动不安、滑胎属于西医学"流产"的范畴。胎漏、胎动不安、滑胎是流产的不同类型,其病机相关。中医药防治流产具有较好的疗效。诊疗时应注意几个方面:

首重鉴别,明确诊断。在整个治疗过程中都要动态观察病情的变化,除细心诊查阴道流血、腰酸、腹痛、下坠四大症状外,同时结合β-HCG定量及孕酮(P)、雌二醇(E_2)、B超辅助检查。首先要排除胎元不正疾病,如异位妊娠、葡萄胎等;其次要分清胎元正常与否,胎元正常可治病安胎;胎元已殒则需下胎益母,避免盲目安胎。

辨证论治,注重脾肾。导致胎元不固的病因复杂,胎元禀赋不健,母体肾气素弱、气血亏虚,邪热扰动、跌仆闪挫、宿有癥瘕等均可致冲任损伤,胎失所养,故应审因辨证,随证治之。腰酸为肾虚不固,下坠为脾虚不升,因此,时时固护肾脾,先天与后天并补乃治疗之大法,应当重视。

滑胎求因,预培其损。滑胎患者,应重视流产后的调理和再次妊娠前的治疗。要查找流产的原因,避孕半年至一年再孕。未孕时应辨证调经,固摄脾肾,调养气血,消除可能导致流产的因素,培固其本。孕后应及早安胎,即使没有出现胎漏、胎动不安的征象,也需辨其证候,积极保胎治疗,一般应治疗至超过以往流产的孕周,以防再次殒堕。

古今合参，综合诊治。对于流产患者，系统的检查与病因诊断十分重要。诊治应采用现代检测技术，辨病与辨证结合，宏观与微观结合。如孕期定期监测血清 β-HCG 定量和 P，B 超检查，了解胚胎或胎儿发育情况。对于子宫形态异常者，如纵隔子宫或子宫肌瘤，应孕前手术治疗；宫颈内口松弛者，可在妊娠 14~16 周行宫颈内口环扎术。

【研究进展】

中医认为，本病的根本病机在于肾，肾虚是胎漏、胎动不安的最常见原因，肾虚胎元不固是胎漏、胎动不安的核心病机，故治疗上则以补肾安胎为大法，多以寿胎丸为主方加减，药理研究证明，寿胎丸具有雌激素样活性，有抑制子宫收缩、加强垂体 - 卵巢促黄体功能等作用。回顾近五年相关文献，各医家认为其病机以肾虚为本，常兼有脾气虚、血虚、气血两虚、血瘀、肝郁气滞等。另外，虚实夹杂者亦为常见，治疗上常用的方剂除寿胎丸外还有举元煎、胎元饮、保阴煎、圣愈汤、逍遥散等经典方剂，亦不乏自拟方剂取得较好疗效者。除中药汤剂外，辅助外治法如穴位贴敷亦有促进安胎之效。另外，中西医结合治疗方面，还可同时给予黄体酮肌内注射或口服、地屈孕酮口服、人绒毛膜促性腺激素肌内注射，能取得更佳的疗效。

对滑胎的治疗，现代医家更加重视"治未病"。孕前未病先防，查明滑胎原因，对症处理，采用补肾益气，养血调经，调补冲任之中药汤剂孕前"预培其损"；孕后及早安胎，选用固冲安胎之中药对症治疗，选方多以寿胎丸加减。中西医结合疗法能取得满意的疗效，如对封闭抗体阴性患者，采用免疫治疗同时辨证运用安胎中药；对于不明原因滑胎患者，在运用安胎中药同时联合低分子肝素、阿司匹林或者黄体酮、人绒毛膜促性腺激素治疗。同时，对滑胎患者进行心理干预治疗，对妊娠结局会有积极的影响。

对胎漏、胎动不安、滑胎的病因病机与证候研究，中药新药的研发与方药作用机制研究，辨证与辨病结合研究，安胎后子代的研究等均已取得长足的进展。中医安胎是中医妇科学的优势和特长之一。

【文献选录】

《诸病源候论·妇人妊娠病诸候》：漏胞者，谓妊娠数月，而经水时下……冲任气虚，则胞内泄漏，不能制其经血。

胎动不安者，多因劳役气力，或触冒冷热，或饮食不适，或居处失宜。轻者止转动不安，重者便致伤堕。若其母有疾以动胎，治母则胎安；若其胎有不牢固，致动以病母者，治胎则母瘥。

《景岳全书·妇人规·胎孕类》：凡妊娠胎气不安者，证本非一，治亦不同。盖胎气不安，必有所因，或虚、或实、或寒、或热，皆能为胎气之病。去其所病，便是安胎之法。

凡妊娠之数见堕胎者，必以气脉亏损而然……况妇人肾以系胞，而腰为肾之府，故胎妊之妇最虑腰痛，痛甚则坠，不可不防……凡胎孕不固，无非气血损伤之病，盖气虚则提摄不固，血虚则灌溉不周，所以多致小产。

妊娠胎气伤动者……轻者转动不安或微见血，察其不甚，速宜安之……若腹痛血多，腰酸下坠，势有难留者，无如决津煎、五物煎助其血而落之，最为妥当。

《医宗金鉴·妇科心法要诀·胎前诸证门》：孕妇气血充足，形体壮实，则胎气安固。若冲任二经虚损,则胎不成实;或因暴怒伤肝,房劳伤肾,则胎气不固,易致不安;或受孕之后,患生他疾,干犯胎气,致胎不安者亦有之;或因跌仆筑磕,从高坠下,以致伤胎、堕胎者亦有之。

（许丽绵）

【思考题】

1. 胎漏胎动不安的中医病因病机是什么?
2. 胎动不安与异位妊娠如何鉴别诊断?
3. 滑胎的病因检查有哪些?
4. 滑胎的治疗原则是什么?
5. 为什么补肾法是胎漏胎动不安、滑胎的重要治法?

第四节　异 位 妊 娠

凡孕卵在子宫体腔以外着床发育,称为"异位妊娠",俗称"宫外孕",但两者的含义稍有不同。异位妊娠包括输卵管妊娠、卵巢妊娠、腹腔妊娠、阔韧带妊娠、宫颈妊娠及子宫残角妊娠等。宫外孕仅指子宫以外的妊娠,不包括宫颈妊娠和残角子宫妊娠。因此,异位妊娠的含义涵盖的范围更广。

异位妊娠是妇科常见的急腹症之一,近年来其发生率有明显的上升趋势。异位妊娠的发生部位以输卵管妊娠最为常见,约占95%左右。本节以输卵管妊娠为例论述。

输卵管妊娠破裂后,可造成急性腹腔内出血,发病急,病情重,治疗不及时或处理不当,可危及生命。

【历史沿革】

中医学古籍文献中无此病名,按其临床表现,在"妊娠腹痛""胎动不安""经漏"及"癥瘕"等疾病中有类似症状的描述。中华人民共和国成立以来,运用中西医结合治疗本病屡有报道,多数采用活血化瘀方药。1958年,山西医科大学第一附属医院于载畿教授和山西省中医院名老中医李翰卿合作,采用《医学衷中参西录》之"活络效灵丹"加减治疗本病获得成果,并总结出一套非手术治疗方案,1971年全国中西医结合工作会议后被普及推广应用。1981年由国家卫生部组织编写的《中国医学百科全书·中医妇科学》把"宫外孕"作为中西医通用的一个病名收入,记载了山西的经验。1986年"异位妊娠"以妊娠腹痛附篇编入全国高等医学院校《中医妇科学》教材中(第5版),1997年"异位妊娠"被正式编入《中医妇科学》规划教材(第6版)。近几十年来的临床实践总结,提高了早期诊断的准确率,开辟了一条中西医结合非手术治疗的新途径。

【发病机制】

一、中医病因病机

中医学认为异位妊娠的发生,多因少腹宿有瘀滞,冲任不畅,孕卵受阻,未能移行至子宫；或因肾气不足或中气亏虚，运卵无力，孕卵不能及时运达子宫，而在宫腔外发育。在异位妊娠未破损期，病机以胎元阻滞，脉络不通为主。当孕卵阻滞日久，胀破脉络的已破损期时，则血溢于少腹，可发生少腹血瘀、气血两亏、厥脱等一系列证候。若瘀阻少腹日久，也可结而成癥。总之，血瘀和气虚导致胎元阻络是本病发生的基本病因病机，而胎瘀阻滞、气血亏脱、气虚血瘀和瘀结成癥是本病不同发展阶段的病理机转。

二、西医发病机制

慢性输卵管炎是输卵管妊娠的最主要原因。输卵管发育不良或畸形、盆腔粘连、盆腔内肿瘤的压迫或牵引、孕卵外游及输卵管复通术等，均可使孕卵的正常运行受阻或输送延迟，形成输卵管妊娠。

以辅助生育技术获得妊娠者，约5%发生输卵管妊娠。

输卵管妊娠时由于管腔窄，管壁薄，又缺乏完整的脱膜，胚胎绒毛直接侵蚀输卵管肌层，当孕卵发育到一定程度，就可以发生输卵管妊娠破裂或流产。流产或破裂后，可形成陈旧性宫外孕，偶有继发腹腔妊娠。

【诊断与鉴别】

一、诊断要点

（一）输卵管妊娠未破损

1. 病史　多数有短期停经史，或有不孕、盆腔炎、异位妊娠史，或有盆腔手术史，或放置宫内节育器。

2. 症状　未发生破裂或流产时，可无明显症状，或有一侧下腹隐痛，或仅有不规则阴道流血。

3. 检查

（1）妇科检查：子宫略大稍软，或可触及一侧附件有软性包块，有轻度压痛。

（2）实验室检查：HCG阳性；B超提示宫内未见孕囊，附件区可见混合性包块。

（3）诊断性刮宫：未见绒毛组织。

（二）输卵管妊娠破裂或流产

1. 病史　同未破损。

2. 症状

（1）停经：多有停经史，除输卵管间质部妊娠停经时间较长外，多在6周左右。但也有约20%左右的患者无明显停经史。

（2）腹痛：当发生输卵管妊娠流产或破裂时，患者突感下腹一侧撕裂样疼痛。随着出血量的增多，疼痛可波及下腹或全腹；血液刺激膈肌时，可引起肩胛区放射性疼痛。内出血积聚于子宫直肠陷凹处，可出现肛门坠胀感。

（3）阴道不规则流血：阴道流血，量少，色深褐，有时可排出子宫内膜管型或碎片，少数患者阴道流血量较多，类似月经。

（4）晕厥与休克：由于急性大量内出血及剧烈腹痛，可发生晕厥和休克。其程度与腹腔内出血量及出血速度有关，而与阴道流血量不成比例。

3. 检查

（1）体格检查：腹腔内出血较多时，呈贫血貌，患者可出现面色苍白，脉数而细弱，血压下降等休克表现。

（2）腹部体征：下腹部有明显压痛及反跳痛，尤以病侧为甚，腹肌紧张较轻，可有移动性浊音。

（3）妇科检查：阴道后穹隆饱满，有触痛。宫颈抬举痛和摇摆痛明显。子宫稍大偏软。内出血多时，检查子宫有漂浮感。子宫一侧或其后方可触及肿块，边界多不清楚，触痛明显。陈旧性宫外孕时，肿块边界稍清楚但不易与子宫分开。

（4）实验室检查：妊娠试验阳性；B超提示宫内未见孕囊，宫旁可见混合性包块，甚至可见孕囊和胎心搏动，子宫直肠陷凹甚则子宫周围可见液性暗区。

（5）阴道后穹隆穿刺或腹腔穿刺：阴道后穹隆穿刺可抽出暗红色不凝血。当内出血量多，可行腹腔穿刺。

（6）诊断性刮宫：刮出组织物未见绒毛组织。

二、鉴别诊断

输卵管妊娠应与宫内妊娠流产、急性输卵管炎、急性阑尾炎、黄体破裂及卵巢囊肿蒂扭转等疾病鉴别（详见表7-2）。

表 7-2　异位妊娠的鉴别诊断

	输卵管妊娠	宫内妊娠流产	急性输卵管炎	急性阑尾炎	黄体破裂	卵巢囊肿蒂扭转
停经	多有	有	无	无	多无	无
腹痛	破裂时突发撕裂样剧痛，以下腹一侧开始可向全腹扩散	下腹阵发性坠痛	下腹持续性疼痛	持续性疼痛，从上腹开始，转移至右下腹	下腹一侧突发性疼痛	下腹一侧突发性疼痛，可伴呕吐
阴道流血	多为量少，黯红色	先量少，后增多，可有血块或妊娠物排出	无	无	无或有	无
休克	可有，程度与外出血量不成正比	可有，程度与外出血量成正比	无	无	无或有轻度休克	无
体温	正常，有时稍高	正常	升高	升高	正常	稍高
盆腔检查	可有宫颈抬举痛，宫旁或子宫直肠陷凹可扪及肿块	宫口稍开，子宫增大变软。	可有宫颈抬举痛，有输卵管积水或腔肿形成时可触及肿块	直肠指检右侧高位压痛	可无肿块触及，一侧附件压痛	宫颈抬举痛，卵巢肿块边缘清晰，蒂部触痛明显

续表

	输卵管妊娠	宫内妊娠流产	急性输卵管炎	急性阑尾炎	黄体破裂	卵巢囊肿蒂扭转
白细胞计数	正常或稍高	正常	升高	升高	正常或稍高	稍高
血红蛋白	多下降	多正常	正常	正常	下降	正常
后穹隆穿刺	可抽出不凝血液	阴性	可抽出渗出液或脓液	阴性	可抽出不凝血液	阴性或可抽出渗出液
β-HCG	多为阳性	多为阳性	阴性	阴性	阴性	阴性
B型超声	一侧附件低回声区,其内或有妊娠囊	宫内或可见妊娠囊	或可见附件增粗	子宫附件无异常	一侧附件低回声区	一侧附件低回声区,边缘清晰,有条索状蒂

【因证辨治】

遣方用药时应注意,攻伐不可太过,中病即止,以免导致再次出血;补气药宜适时选用,以免气滞;尽量不用炭类药,以免使积血结成癥块,难以吸收。

(一)未破损期

1. 胎元阻络证

病因病机:多因素性抑郁,或房事不节,感染邪毒,或人流堕胎,以致瘀血内留,少腹宿有瘀滞,冲任不畅,孕卵受阻,未能移行至子宫,而在宫腔外发育。

主证:可有停经或不规则阴道流血,或一侧少腹隐痛,HCG 阳性,或经 B 超证实为输卵管妊娠,但未破损。

次证:或宫旁扪及软性包块,轻压痛。

舌脉:舌质正常,脉弦滑。

治法:活血化瘀杀胚。

代表方:宫外孕Ⅰ号方(山西医学院第一附属医院)加天花粉、紫草、蜈蚣。

若有腹胀、便秘者可加川楝子、延胡索、大黄、枳壳以理气行滞。

2. 胎瘀阻滞证

病因病机:多因经期产后,余血未尽,不禁房事,邪与血结,或人流堕胎,损伤肾气;或素体虚弱,饮食劳倦伤脾,中气不足。气虚血瘀,以致孕卵不能及时运达子宫,而成异位妊娠。

主证:可有停经或不规则阴道流血,腹痛减轻或消失,可有小腹坠胀不适。HCG 曾经阳性现转为阴性。

次证:或小腹有局限性包块。

舌脉:舌质黯,脉弦细或涩。

治法:消癥化瘀,活血散结。

代表方：宫外孕Ⅱ号方（山西医学院第一附属医院）加田七、九香虫、水蛭。

气虚者加黄芪、党参以益气化瘀；腹胀者加枳壳、川楝子以行气活血。

（二）已破损期

1. 气血亏脱证

病因病机：孕卵阻滞日久，胀破脉络，血溢于少腹，气随血脱，气血亏虚，神明失养，而出现厥脱重症。

主证：停经，或有不规则阴道流血，突发下腹剧痛，面色苍白，四肢厥冷，冷汗淋漓，HCG 阳性。后穹隆穿刺或 B 超提示有腹腔内出血。

次证：烦躁不安，甚或昏厥，血压明显下降。

舌脉：舌淡苔白，脉芤或细微。

治法：止血固脱。应及时手术治疗，术后再辅以中医辨证治疗，以益气养血，活血化瘀为法。

代表方：生脉散合宫外孕Ⅰ号方。

如属于输卵管妊娠流产，腹腔内出血不多，在住院密切观察的情况下可用药物治疗。若因输卵管妊娠破裂引起大量腹腔内出血，亡血厥脱，应及时手术止血治疗。术后辅以益气养血治疗，方用八珍汤。

2. 正虚血瘀证

病因病机：胎元阻络，孕卵胀破脉络，血溢于少腹，气随血脱，气虚血瘀，脉络受阻。

主证：输卵管妊娠破损后不久，腹痛拒按，或有不规则阴道流血，头晕神疲，HCG 阳性。

次证：或盆腔扪及包块。

舌脉：舌质黯，脉细弦。

治法：益气养血，化瘀杀胚。

代表方：宫外孕Ⅰ号方（山西医学院第一附属医院）加紫草、蜈蚣、党参、黄芪、鸡血藤。

有腹胀、便秘者加枳壳、大黄以行气导滞；有热象者加红藤、败酱草、紫花地丁以清热活血。

3. 瘀结成癥证

病因病机：孕卵胀破脉络，血溢于少腹，瘀阻少腹日久，结而成癥。

主证：输卵管妊娠破损日久，腹痛减轻或消失，盆腔有局限性包块。HCG 曾经阳性现转为阴性。

次证：小腹可有坠胀不适。

舌脉：舌质黯，脉弦细或涩。

治法：破瘀消癥。

代表方：宫外孕Ⅱ号方（山西医学院第一附属医院）加水蛭、九香虫、乳香、没药。

气虚者加黄芪、党参以益气化瘀；腹胀者加枳壳、川楝子以理气行滞。

【其他治法】

外治法

1. 双柏油膏　外敷下腹痛处，每日 1 次。

2. 复方毛冬青灌肠液（毛冬青、大黄、败酱草、忍冬藤）100ml，保留灌肠，每日 1 次。适用于陈旧性宫外孕。

3. 丹参注射液 20ml, 加 5% 葡萄糖注射液 250ml, 静脉滴注, 每日 1 次。

【西医治疗】

1. 西药治疗

（1）甲氨蝶呤疗法：甲氨蝶呤（MTX）50mg/m² 单次肌内注射。若一周后 β-HCG 下降不明显可追加一次 MTX 50mg 肌内注射。

（2）米非司酮疗法：米非司酮（RU486）口服, 每次 150mg, 每日 1 次, 连服 5 天, 服药前后 2 小时均空腹。

2. 手术治疗

输卵管妊娠一经确诊, 有下列情况者应首选手术治疗：①疑为输卵管间质部妊娠；②内出血较多；③妊娠试验持续阳性, 包块持续长大或经药物治疗无明显效果；④要求绝育者。

手术方式有：①保留输卵管手术：对于输卵管未破损者, 可采用剖腹手术或腹腔镜手术剖管取胚。②输卵管切除术, 要求绝育者可行对侧输卵管结扎术。

【疗效评定标准】

1. 有效　用药后 14 日血 HCG 下降并连续 3 次阴性, 腹痛缓解或消失, 阴道流血减少或停止。

2. 无效　病情无改善, 甚至发生急性腹痛或输卵管破裂症状, 临床需改行手术治疗。

【临证思路】

中医学认为异位妊娠的发病机制主要是血瘀和气虚, 孕卵不能及时运达胞宫。典型表现为停经后一侧下腹疼痛, 阴道流血。多数患者在停经 6~10 周时出现症状。约 20% 患者无明显停经史。异位妊娠的早期诊断主要是通过动态 B 超监测、血 β-HCG 定量和孕酮水平。异位妊娠的主要证候是“少腹血瘀”之实证或虚实夹杂证, 治疗始终要施以活血化瘀。为避免内出血过多, 有时也可用化瘀止血法。治疗的重点是要注意进行动态观察, 根据病情的变化, 及时采取适当的中医或中西医治疗措施。并要在有输血、输液及手术准备的条件下才能进行药物保守治疗。

【研究进展】

一、中医药治疗研究

中医药治疗输卵管妊娠的研究已有 50 年的历史, 现代医家将异位妊娠的发展阶段与辨证分型结合起来, 已初步探索出异位妊娠的辨证论治规律。1958 年山西医学院第一附属医院创制的宫外孕Ⅰ号、Ⅱ号方, 为中药治疗宫外孕的开山鼻祖。自此, 各地均以此方为基础在剂量和药味增减变化上开展宫外孕的治疗研究。有学者提出以“桂枝茯苓丸”等治疗, 但均以活血化瘀为法。现代临床研究表明, 中药汤剂配合西药米非司酮、甲氨蝶呤保守治疗异位妊娠, 效果显著。中医综合治疗异位妊娠还包括：灌肠法、中药外敷法、中成药口服或中药针剂静脉注射等。

二、治疗方案研究

中医治疗关键在于确定适应证。广州中医药大学第一附属医院经系统的回顾性与前瞻性研究，对输卵管妊娠病情影响因子进行筛选，以妊娠周数、腹痛、血或尿 β-HCG 测定、B超下盆腔内出血量最大径和输卵管妊娠包块量大径为影响因子（表7-3），并根据这些影响因子的分值，结合中医辨病分期和辨证分型，制定了输卵管妊娠的中西医治疗方案（表7-4）。并在治疗过程中进行动态的观察和动态评分，当评分有所增加时需及时改变治疗措施。

表7-3 输卵管妊娠病情影响因子积分法

	1分	2分	3分
妊娠周数	≤6周	7~8周	>8周
腹痛	（—）	隐痛	剧痛
血或尿高 特异性HCG	<1 000IU/L	1 000~3 000IU/L	>3 000IU/L
（B超）盆腔内 出血量最大径	<3cm	3~6cm	>6cm
（B超）输卵管 妊娠包块最大径	<3cm	3~5cm	>5cm

总积分_____

表7-4 输卵管妊娠治疗方案表

分期	证型	积分	
未破 损期	胎元阻络型	积分≤8分	①当HCG<1 000IU/L时，选择中药治疗。 ②当HCG≥1 000IU/L或输卵管妊娠包块最大径>5cm时，选择中西药结合治疗。
		积分=9~10分	选择中西药结合治疗。
		积分≥11分	选择手术治疗。
	胎瘀阻滞型	无论积分多少，选择中药治疗。	
已破 损期	气血亏脱型	无论积分多少，都应及时行手术治疗。	
	气虚血瘀型	积分≤9分	①当HCG<1 000IU/L时，用中药治疗。 ②当HCG≥1 000IU/L时，选择中西药结合治疗。
		积分≥10分	选择手术治疗。
	瘀结成癥型	积分≤10分	选择中药治疗。
		积分≥11分	选择手术治疗。

三、中药作用机制研究

山西医科大学第一附属医院和山西活血化瘀研究所的研究表明,宫外孕Ⅰ号方、Ⅱ号方可使离体兔耳静脉血流量增加,舒张血管;使蟾蜍肠系膜血管扩张,改善微循环,促进散瘀。宫外孕Ⅰ号方能抑制纤维蛋白的形成,可能有阻止包块形成和防止包块增大的作用。宫外孕Ⅱ号方能提高纤溶酶和胶原酶的活性,促进盆腹腔内血肿包块的分解与吸收。实验证明宫外孕Ⅱ号方能使家兔的凝血时间延长和降低肝素耐量的作用,因此,对出血性休克患者,过早使用有增加出血的可能。

广州中医药大学第一附属医院妇科经过近十年的基础研究,探索以化瘀消癥为法的中药治疗输卵管妊娠的可能机制:首先对输卵管妊娠的绒毛组织进行体外培养,鉴定并稳定传代,并将滋养细胞移植到裸鼠体内,使异位妊娠的体内模型成功造模。在此基础上,通过化瘀消癥复方进行干预,发现其能下调 Bcl-2 表达水平,增加 Fas 配体(FasL)和 caspase-3 的表达,进而诱导滋养细胞凋亡的发生、改变细胞周期进程;降低雌激素受体(ER)、孕激素受体(PR)及基质金属蛋白酶(MMPs)的表达,破坏输卵管黏膜超微结构,导致蜕膜组织变性坏死。

【文献选录】

《现代中西医妇科学》:宫外孕多为早期胚胎种植于输卵管,这种病变可视为血瘀。瘀血日久化热,热入血分,迫血妄行,引起出血,离经之血瘀于盆腔、腹腔,从而加重了瘀血,导致恶性循环,出现了一系列内出血的临床表现。因此本病的实质为瘀血证。

(许丽绵)

【思考题】

1. 输卵管妊娠破裂后有何临床表现?
2. 如何诊断输卵管妊娠?
3. 异位妊娠破裂与急性盆腔炎如何鉴别?
4. 异位妊娠在什么情况下需要手术?

第五节　子肿、子晕、子痫

一、子肿

妊娠中晚期,肢体面目发生肿胀者,称"妊娠肿胀",亦称"子肿"。古人根据肿胀部位、性质不同,分别称为子气、子肿、皱脚、脆脚。若妊娠晚期,仅脚部浮肿,无其他不适,经休息缓解者,是妊娠晚期常有症状,不作病论。单纯子肿,一般不伴有高血压、蛋白尿,预后良好,但严重者,可发展为子晕、子痫。

西医妊娠水肿属本病范畴,与妊娠期高血压疾病关系密切。

【历史沿革】

有关妊娠肿胀，最早载于《金匮要略·妇人妊娠病脉证并治》曰："妊娠有水气，身重、小便不利，洒淅恶寒，起则头眩。"用葵子茯苓散治之。隋代巢元方《诸病源候论·妊娠胎间水气子满体肿候》阐明子肿的发生为"脾胃虚弱，脏腑之间有停水，而挟以妊娠故也"。唐代咎殷《经效产宝》进一步明确指出"脏气本虚，因产重虚，土不克水"是本病病机要点。明代《医学入门》最早提出"子肿"病名。清代《张氏医通》把妊娠肿胀分为"水肿和胎气肿"，始将子肿与子满分论。《沈氏女科缉要笺正》将子肿分为"有形之水病与无形之气病"，并对其临床特征及鉴别诊断作了明确的阐述："病在有形之水，其症必皮薄色白而亮，病在无形之气，其症必皮厚色不变"，至今仍然是临床鉴别水肿和气肿的重要依据。清代吴谦在《医宗金鉴》根据妊娠肿胀的不同部位、性质，提出子肿、子气、子满、皱足、脆足等病名。至此，清代以后对妊娠肿胀的认识更全面，也积累了不少行之有效的方剂。

【发病机制】

（一）中医病因病机

本病病机，不外虚实两端，虚者，脾肾阳虚，水湿运化失司，泛溢肌肤，形成有形之水肿；实者，气滞湿郁，气机不畅，湿气不布，导致无形之气肿。

（二）西医发病机制

正常妊娠、妊娠贫血、低蛋白血症、妊娠期高血压疾病均可引起水肿，且各种水肿无特异性，因此，目前水肿已不作为妊娠期高血压疾病的诊断标准及分类依据。但各种水肿的发生机制并不相同。贫血及低蛋白血症，引起血浆渗透压下降，体液由血管外渗增多，造成机体水肿；妊娠期孕激素转换酶增加，妊娠晚期糖皮质激素和醛固酮分泌量明显增加，胎盘组织分泌大量雌激素，引起水钠潴留。妊娠期高血压疾病，全身小动脉痉挛，血管内皮缺血、损伤，血管通透性增加，导致体液外渗，引发水肿；同时尿蛋白导致低蛋白血症，也导致水肿。

【诊断与鉴别】

（一）诊断要点

1. 病史　有营养不良、严重贫血，或有原发性高血压、心脏病、慢性肾炎、糖尿病病史，或为多胎妊娠、羊水过多、高龄初产妇等，对这类患者应特别注意有发生此病的可能。

2. 症状　妊娠四五个月后，肢体、面目浮肿，从踝部开始，渐至小腿、大腿、外阴部、腹部，甚至发展到全身。此外，孕妇体重突然增加明显，≥ 0.9kg/周，或≥ 2.7kg/4周，须注意隐性水肿。

3. 检查

（1）体格检查：四肢或全身水肿，血压多为正常或有波动、轻度增高。临床根据水肿程度分为四度：

Ⅰ　踝部及小腿明显浮肿，休息后不消退。

Ⅱ　水肿延及大腿。

Ⅲ　水肿延至外阴及腹部，肿势明显。

Ⅳ　全身浮肿或伴腹水。

（2）尿液检查：24小时尿蛋白定量 ≥ 0.5mg 为异常。

（3）B超：注意了解有无双胎甚至多胎、羊水过多等易引发子痫前期的高危因素。同时注意胎儿发育情况。

（二）鉴别诊断

1. **妊娠合并慢性肾病**　孕前就有急、慢性肾炎病史，孕后水肿逐步加重，水肿首先发生在眼睑，尿检有红细胞、白细胞及管型，24小时尿蛋白 ≥ 0.5g，血中尿素氮升高。

2. **妊娠合并心脏病**　孕前有心脏病史，孕后出现心悸、气短、水肿，水肿由踝部起。早期心衰可出现妊娠期适度活动或睡眠时出现心悸、憋气、呼吸困难，休息时心率大于100次/min，两肺底可闻及对称湿性啰音，肝脾肿大。心脏彩超及心功能测定可协助诊断。

【因证辨治】

妊娠肿胀有水肿和气肿之分，水肿者，病在脾肾，皮薄色白而光亮，按之凹陷不起，伴脾虚或肾虚证；气肿者，为气机不畅所致，皮厚而色不变，随按随起。妊娠肿胀的治疗本着治病与安胎并举的原则，以运化水湿为主，适当加入养血安胎之品，慎用温燥、寒凉、峻下、滑利之品，多用植物皮类利水剂，以免伤胎。

1. 脾虚证

病因病机：素体脾虚，因孕重虚，或过食生冷，伤及脾阳，运化失职，不能敷布津液，反聚为湿，流于四末，泛溢肌肤，遂发水肿。

主证：妊娠数月，下肢水肿，面目浮肿，甚至全身俱肿，皮薄而亮，按之凹陷不起，倦怠乏力。

次证：脘腹胀满，纳差，便溏，气短，懒言，面色萎黄或㿠白。

舌脉：舌淡体胖，边有齿痕，苔薄白或白腻，脉缓滑无力。

治法：健脾除湿，行水消肿。

代表方：白术散（《全生指迷方》）加砂仁。

加减应用　肿势明显，小便短少，酌加猪苓、泽泻、赤小豆、冬瓜皮、防己利水消肿；肿甚致胸闷而喘者，加葶苈子、杏仁、厚朴，宽中理气，降逆平喘；若少气懒言，酌加党参、黄芪补脾益气；便溏者加薏苡仁、白扁豆增加健脾除湿之力。

2. 肾虚证

病因病机：素体肾虚或房事不节，孕后血聚养胎，有碍肾阳的敷布，不能化气行水，且肾为胃关，肾阳不布则关门不利，膀胱气化失司，聚湿而从其类，以致水湿泛溢而为肿。

主证：妊娠数月，面浮肢肿，下肢尤甚，皮薄光亮，按之没指，腰酸。

次证：气短，下肢逆冷，腿软，头晕，耳鸣，小便不利，面色晦暗，目眶发暗。

舌脉：舌质淡红，苔薄白水滑，脉沉细。

治法：补气温阳，化气行水。

代表方：真武汤（《伤寒论》）。

加减应用　方中附子温阳化气行水为君，但其性火热有毒，孕期应用恐伤胎气，用量不宜过重，而且用时宜久煎以减轻毒性，也可易桂枝，以温阳化气行水。若腰酸甚，可加寄生、杜仲、续断强腰固肾安胎；食少便溏，加山药、生苡仁、扁豆，健脾利湿；小便不利，酌加车前子、泽泻、猪苓利水消肿。

3. 气滞证

病因病机:素性忧郁,气机不畅,孕后精血下聚养胎,胎体渐长,阻碍气机升降,两因相感,气机不利,不能通调水道,下输膀胱,溢于肌肤,即发肿胀。

主证:妊娠数月,肢体肿胀,皮色不变,随按随起。

次证:头晕,头胀痛,胸胁胀满,纳呆少食。

舌脉:舌苔薄腻,脉弦滑。

治法:理气行滞,佐以健脾化湿。

代表方:天仙藤散(《校注妇人良方》)。

加减应用　湿阻较重,伴头晕呕恶,苔腻,可酌加茯苓、大腹皮、桑白皮,理气健脾,利水消肿。情志不畅,酌加柴胡、白芍、郁金、玫瑰花开郁理气。

【疗效评定标准】

1. 治愈　肿胀及症状消除。
2. 好转　肿胀及症状减轻。
3. 未愈　肿胀及症状无变化。

【临证思路】

子肿属妊娠常见病,常见证型为脾虚、肾虚以及气滞。妊娠水肿,有部分是妊娠期高血压疾病的早期症状,也是中药治疗的最佳时期。若有血压明显升高、蛋白尿,则属子晕范畴,应按子晕治疗。若不辨证与辨病相结合,妄投温阳助火之品,使血压骤升,造成子痫危症,后果严重。妇女妊娠期间,阴血下聚养胎,肝阴不足,相火偏旺,临床确实多见,故应用补阳药物,一定要深思详辨。对于子痫前期水肿的患者,利尿剂可加重孕妇血液浓缩,导致脏器的血流量进一步减少,使胎盘缺血加重,病情进一步恶化。中药治疗本病,以健脾补肾为主,使脏腑功能正常,湿邪自消,同时注意养血安胎,不可一味利水消肿。

孕妇要定期作产前检查。一旦发现浮肿、身重,应密切监测血压、尿蛋白,除积极治疗外,饮食宜清淡而富有营养,保证充足的蛋白质和热量摄入,禁食生冷、油腻、辛辣之品,注意补钙、补铁。不建议严格限制食盐摄入和绝对卧床休息。

【研究进展】

中医药治疗子肿疗效显著,治疗上以健脾除湿、温肾化气行水、行气利湿为主要治则。综观相关文献报道,临证分型与本节所述3种证型基本相符,其中,以脾虚证最多见。中医药治疗水肿多用全生白术散、茯苓导水汤、加味五苓散、鲤鱼白术散,气肿者多用天仙藤散加减治疗;也有应用自拟方药治疗者。有人通过检测用药前后血红细胞比容证实健脾利水中药并不会引发血液浓缩。

【文献选录】

《沈氏女科辑要笺正·妊娠肿胀》:妊妇腹过胀满,或一身及手足面目俱浮,病名子满,或名子肿,或名子气,或名胎水,或名玻璃胎。但两脚肿者,或名皱脚,或名脆脚。名色虽多,不外有形之水病,与无形之气病而已。

《医学入门·妇人门·胎前》:妊孕经血闭以养胎,胎中挟水湿,与血相搏,湿气流溢,故令面目肢体遍身浮肿;名曰胎水,又曰子肿,多五六个月有之。原因烦渴引饮太过,或泄泻损伤脾胃,脾虚不能制水,血化为水所致,宜五皮散,倍加白术为君;气喘小便不利者,防己散;湿热盛者,单山栀炒为末,米饮调服,或单山栀丸。

二、子晕、子痫

妊娠期间,出现头晕目眩,状若眩冒,甚或眩晕欲绝,称妊娠眩晕,亦称子晕,子眩。本病有轻重之分,因气血虚弱引发的妊娠眩晕,属轻症,若发生于孕中晚期,属妊娠期高血压疾病子痫前期者,为重症,应积极治疗,预防进一步发为子痫。

若妊娠晚期,或正值临产时或新产后,突然眩晕倒扑,昏不知人,手足抽搐,两目上视,角弓反张,口吐白沫,少顷可醒,醒后复发,甚或昏迷不醒,称妊娠痫证,亦称子痫。子痫一旦发作,严重威胁母婴的生命,属产科的危、急、重症。

【历史沿革】

子晕,在明代以前,尚无单独论述,其病症多混在"子痫"之中,清代《叶氏女科证治》最早将"子晕"与"子痫"分别论述,为"子晕"的论证、治疗开创了先河;《女科证治约旨》提出本病为"肝火上升,内风扰动"和"痰涎上涌"所致,分别以"桑丹杞菊汤""加味二陈汤"治疗,对后世临床具有一定的指导意义。

子痫最早见于《诸病源候论》"妊娠痉候,妊娠而发者,闷冒不识人,须臾醒,醒复发,亦是风伤太阳之经作痉也,亦名子痫,亦名子冒。"指出"体虚受风,风伤太阳之经"为子痫之因。《妇人大全良方》分别有"妊娠中风方论""妊娠风痉方论""妊娠瘛疭方论"的论述。自金元时期,很多医家根据《素问·至真要大论》"诸风掉眩,皆属于肝""诸暴强直,皆属于风""诸痉项强,皆属于湿"之说,结合临床症状,认识到导致该病发作之风,非外风所致。《万氏女科》认为"子痫乃气虚挟痰挟火症"。《女科经纶》引刘完素论子痫"是非外中邪风",乃因"肾水衰而心火旺,肝无所养所致",治宜"急当滋其化源,泻南补北,壮水制火则肝木自平"。《胎产心法》则认为子痫"由血虚生热,热盛生风,皆内起之风火",并指出"状如中风,实非中风之证,不可作中风治"。《沈氏女科辑要笺正·妊娠似风》认为其病因一为阴亏,二为气滞,三为痰饮。《医宗金鉴·妇人心法要诀》认为"子痫乃肝心经风热所致"。而《类证制裁》认为本病乃阴血不足,虚火内动夹痰涎为患。综合以上各论,子痫病因主要是风,且是内风,病机是阴血不足,风、火、痰邪夹杂为患,其病变脏腑主要在肝、心、脾。

【发病机制】

(一)中医病因病机

子晕病因病机是素体本虚,因孕重虚,以致气血不足,清窍失养;或阴血不足,肝阳上亢;或脾虚肝旺,肝阳夹痰浊上扰。经曰:诸风掉眩,皆属于肝。论眩有"无风不作眩""无痰不作眩""无虚不作眩"等经典之说,子晕亦然。若治不及时,病情进一步发展,或肝阳上亢,肝风内动;或痰火上扰,蒙蔽清窍而发为子痫,特别是妊娠晚期临产前或产时或新产后,更易发生。阴血不足,妊后重虚,为其病理基础,风、火、痰邪相夹为患为其病机核心。

(二)西医发病机制

子晕、子痫属西医妊娠期高血压疾病子痫前期与子痫范畴。妊娠期高血压疾病确切病因迄今不明,多数学者认为该病是母体、胎儿、胎盘等众多因素作用的结果。目前主要有以下几种学说:

1. 滋养细胞侵蚀性不良,子宫螺旋小动脉重铸不足　正常妊娠时滋养细胞沿螺旋小动脉逆行浸润,逐渐取代蜕膜血管内皮,使血管腔扩大,血流量明显增加,妊12~16周时,深入子宫浅肌层,以满足胎儿生长需要,这种情况称之为"血管重铸"。在子痫前期病变时,滋养细胞侵蚀不完全,血管重铸仅见于蜕膜间,而未达子宫肌层,导致胎盘血流量减少,引起子痫前期系列反应。

2. 氧化应激　胎盘缺血缺氧后,释放的炎症因子,导致氧化应激,产生毒性很高的自由基,从而损伤血管内皮细胞,影响一氧化氮合成,干扰前列腺素合成平衡。

3. 其他　免疫适应不良、遗传易感性、营养缺乏及胰岛素抵抗等也可能与子痫前期的发生、发展有关。

血管内皮细胞受损和系统炎症反应引起血管痉挛,全身小动脉痉挛和局部缺氧是子痫前期、子痫的基本病理改变。小动脉痉挛,外周阻力加大,血压升高;血管内皮细胞损伤,通透性增加,水肿、蛋白尿、血液浓缩;重要脏器缺血缺氧,可致心、肝、肾衰竭,肺水肿、脑水肿、抽搐、昏迷;子宫、胎盘缺血、缺氧、出血,引发胎儿窘迫、胎儿生长受限、胎盘早剥;血小板、纤维素沉积于血管内皮,激活凝血过程,导致弥散性血管内凝血(DIC);病理过程严重,危及母儿生命安全。

此外,气血虚弱型子晕与妊娠合并贫血相似,发生与孕后营养不良,铁、叶酸、维生素 B_{12} 缺乏有关。

【诊断与鉴别】

(一)诊断要点

1. 病史　初产妇,妊娠年龄小于 18 岁或大于 40 岁,子痫前期病史或家族史(母亲、姐妹),高血压史,肾病史,糖尿病史,营养不良史;孕早期收缩压≥130mmHg,或舒张压≥80mmHg;本次妊娠为葡萄胎、多胎妊娠、羊水过多。

2. 症状

子痫前期:表现头晕、头痛,视力模糊,上腹部不适等。

子痫:上述症状基础上,发生抽搐或伴有昏迷。

3. 检查

(1)血压高:收缩压≥140mmHg 和 / 或舒张压≥90mmHg。

(2)尿蛋白:24 小时尿中蛋白升高,或尿常规中尿蛋白(+)~(++++),尿比重≥1.020,提示尿液浓缩。尿蛋白含量多少反映病情轻重。

(3)水肿:下肢或全身凹陷性水肿。

(4)实验室及其他检查:①血液检查:全血细胞计数、血红蛋白含量、血细胞比容、血黏度、血脂、电解质、凝血功能及血小板计数;②肝肾功能测定、心肌酶谱、血气分析;③尿液检查:尿比重、尿常规、24 小时尿蛋白定量;④眼底检查;⑤胎儿胎盘检测:脐动脉血流指数、子宫动脉血流变化、胎儿成熟度检查、胎盘功能检查;⑥其他:腹部 B 超、心电图、心脏彩超及心功能测定、头颅 CT 或 MRI。

（二）鉴别诊断

妊娠合并癫痫发作：既往有癫痫病史，发作前一般无头痛、头晕、眼花、胸闷、亦无高血压、水肿、蛋白尿。

慢性肾炎合并妊娠：在妊娠前或早期妊娠时尿中出现蛋白、红细胞、细胞管型，并伴水肿、高血压。

【因证辨治】

中医治疗以子晕（子痫前期）为重点，治宜平肝潜阳，防止子痫发生。子痫一旦发生，要特别注意昏迷与抽搐发作的程度和频率。治宜清肝息风、安神定痉为主，因病情危重，需中西医结合抢救。

1. 阴虚肝旺证

病因病机：素体阴虚，孕后血聚养胎，阴血愈亏，肝失所养，阴不潜阳，肝阳上亢，遂致晕眩。

主证：妊娠中晚期，头晕，目眩，耳鸣，眼花。

次证：夜寐多梦，易惊，心悸，怔忡，颜面潮红，心烦，易怒，口干，咽燥。

舌脉：舌红或绛，少苔，脉弦细滑数。

治法：滋阴清热，平肝潜阳。

代表方：杞菊地黄丸（《医级》）加龟板、石决明、钩藤。

加减应用 若手足心热，颜面潮红可酌加知母、黄柏滋阴泻火；口苦心烦加栀子、黄芩、竹茹清热除烦；水肿者加茯苓、防己、泽泻；有动风之兆者加羚羊角镇肝息风。

2. 脾虚肝旺证

病因病机：素体脾虚，运化失职，水湿内停，精血输送受阻，又因孕后精血养胎，肝失濡养，体不足而用偏亢，肝阳夹湿浊上扰清阳，发为眩晕。

主证：妊娠中晚期，头晕，头痛，状如眩冒，下肢肿胀，颜面浮肿。

次证：胸胁胀闷，心烦，呕恶，纳差，便溏，神疲乏力，气短，懒言，烦躁，易怒。

舌脉：舌淡胖有齿痕，苔厚腻，脉弦滑。

治法：健脾利湿，平肝潜阳。

代表方：半夏白术天麻汤（《医学心悟》）加钩藤、丹参。

加减应用 烦躁易怒者加郁金、栀子、莲子心疏肝清热除烦；神疲乏力者加太子参、黄芪健脾益气；眩晕明显者加石决明、龟板滋阴潜阳；水肿明显者加泽泻、冬瓜皮、赤小豆、猪苓淡渗利湿消肿；纳呆食少便溏者加砂仁、山药、薏苡仁健脾醒脾除湿。

3. 气血虚弱证

病因病机：素体气血不足，孕后气以载胎，血以养胎，气血益虚，气虚清阳不升，血虚脑失所养而发眩晕。

主证：妊娠后头晕目眩，神疲乏力，面色苍白或萎黄，唇色淡，爪甲色淡。

次证：眼前发黑，心悸，健忘，少寐多梦，气短懒言。

舌脉：舌淡，脉细弱。

治法：调补气血。

代表方 八珍汤(《正体类要》)。

加减应用 若头晕眼花甚,加阿胶、枸杞子增加滋阴养血之力;少寐、心悸、健忘加远志、枣仁、龙眼肉养心安神。

4. 肝风内动证

病因病机:素体阴虚,孕后血聚养胎,精血愈亏,肝失所养,肝阳上亢,肝风内动,上扰清窍而发为子痫。

主证:妊娠后期或临产时或新产后,头痛目眩,颜面潮红,心悸烦躁,忽然四肢抽搐,昏不知人,牙关紧闭,角弓反张,时作时止。

舌脉:舌红或绛,苔少,脉弦细而数。

治法:滋阴潜阳,平肝息风。

代表方:羚角钩藤汤(《重订通俗伤寒论》)。

5. 痰火上扰证

病因病机:素体阴虚,阴虚生热,灼津成痰,痰热交织;或素体脾虚,或肝郁克脾,脾虚痰聚,郁久化热,痰热壅盛,上蒙清窍而发子痫。

主证:妊娠晚期或临产时以及新产后,头目眩晕,视物昏花,突然昏不知人,四肢抽搐,角弓反张,气粗痰鸣。

舌脉:舌红,苔黄腻,脉弦滑。

治法:清热息风,豁痰开窍。

代表方:牛黄清心丸《痘疹世医心法》加竹沥、天竺黄、石菖蒲。

【西医治疗】

1. 一般治疗 妊娠期高血压、子痫前期轻度可以在家或住院治疗;子痫前期重度需住院治疗。注意休息,左侧卧位,不建议限制食盐摄入,必要时睡前镇静治疗。

2. 降压治疗 收缩压≥160mmHg,和/或舒张压≥110mmHg时,必须降压;收缩压≥150mmHg,和/或舒张压≥100mmHg时,建议降压治疗;妊娠前高血压已用药者,应继续降压治疗。降压应力求平稳,不低于130/80mmHg,保证子宫胎盘灌注。常用降压药:拉贝洛尔、硝苯地平、尼莫地平、尼卡地平、酚妥拉明、甲基多巴、硝酸甘油、硝普钠。

3. 硫酸镁治疗防治子痫 硫酸镁是子痫预防和治疗的一线药物,轻度子痫前期患者也可考虑应用。用药指征为:①控制子痫抽搐、防止再抽搐;②预防重度子痫前期发展为子痫;③子痫前期临产前用药预防抽搐。治疗有效浓度与中毒浓度接近,因此必须熟悉其用法、用量、有无禁忌证、中毒表现、注意事项等,同时备好解毒药物(10%葡萄糖酸钙)后才可使用,使用时控制速度,密切观察,必要时监测血清镁离子浓度。

4. 镇静药物 镇静药物可缓解孕产妇紧张、焦虑,改善睡眠,在硫酸镁治疗无效或有禁忌时用于预防子痫。常用药物:地西泮、冬眠合剂、苯巴比妥钠。

5. 有指征者利尿治疗 患者出现全身性水肿、肺水肿、脑水肿、肾功能不全、急性心力衰竭时,可酌情利尿,常用药:呋塞米。甘露醇用于脑水肿,甘油果糖用于肾功能损伤者。

6. 促胎肺成熟 孕龄不足34周,预计1周内可能分娩者,可用糖皮质激素促进胎儿肺成熟,常用药:地塞米松、倍他米松。

7. 适时终止妊娠 适时终止妊娠是治疗妊娠期高血压疾病的有效措施,直接影响孕产妇预后和妊娠结局。

8. 子痫的治疗

（1）一般急诊处理：保持气道通畅，维持呼吸、循环功能稳定，密切观察生命体征、尿量等。避免声、光刺激，防坠地、唇舌咬伤。

（2）控制抽搐：首选硫酸镁治疗子痫并预防复发，产后继续应用 24~48 小时，至少住院观察 4 天。有硫酸镁禁忌证或应用无效时选择地西泮、苯巴比妥、冬眠合剂。

（3）控制血压：当收缩压≥ 160mmHg，和 / 或舒张压≥ 110mmHg 时，积极降压以预防心脑血管并发症。

（4）终止妊娠：抽搐控制 2 小时后可考虑终止妊娠。

9. 产后处理　产后注意监测出血量；重度子痫前期患者产后继续应用硫酸镁 24~48 小时，预防产后子痫；当血压≥ 160/110mmHg 时要继续降压治疗；哺乳期可继续使用产前降压药，禁用 ACEI 和 ARB 类（卡托普利、依那普利除外）；患者在重要器官功能恢复后方可出院。

【疗效评定标准】

子晕、子痫属西医妊娠期高血压疾病子痫前期与子痫范畴，属产科重症。其治疗的目的是控制病情，延长孕周，尽可能保障母儿安全。需要对病情做好评估和监测，了解病情进展情况，及时进行合理干预，避免不良临床结局发生。目前暂无相应疗效评定标准。

【临证思路】

子肿、子晕、子痫常为同一疾病的不同阶段，属西医子痫前期和子痫的范畴，该病为产科重症，现仍是孕产妇及围生儿死亡的重要原因。本病的中医治疗重点放在子肿、子晕轻症即子痫前期轻症，此时是中医治疗最佳时期，在辨证的基础上，主要针对该病的三大临床表现：水肿、高血压、蛋白尿施治。水肿酌加茯苓、大腹皮、生姜皮、桑白皮、车前子、陈皮、冬瓜皮等利水消肿；高血压重在滋阴平肝潜阳，常用石决明、钩藤、熟地、山萸肉、山药、枸杞、苦丁茶、龟板等；蛋白尿以清利为主，常用药物有干地黄、竹叶、泽泻、车前子、白芍、女贞子、山萸肉等。同时注意"治病与安胎并举"，适当加入益肾养血安胎之品，防止胎儿生长受限、胎儿窘迫、羊水过少等并发症。子晕重症（即子痫前期重症）、子痫的治疗，因病情危重，且易并发脑出血、心衰、肺水肿、胎盘早剥、死胎、肾衰、HELLP 综合征、肝包膜下血肿、肝破裂等危急重症，治疗应以西医为主，中西医结合积极救治。中医治疗应根据"上工治未病"的思想，防患于未然，治疗重点放在该病的预防上。

【研究进展】

子痫前期、子痫是孕妇所特有的严重威胁孕产妇和围产儿安全的常见疾病。其发病机制目前仍不完全清楚，有学者提出"两阶段"说：第一阶段为临床前期，指子宫螺旋动脉滋养细胞重铸障碍，胎盘缺血缺氧，释放多种胎盘因子；第二阶段为胎盘因子进入母体循环，引发系统炎症反应激活、血管内皮细胞损伤，引发子痫前期、子痫。目前西医对该病治疗尚不理想（尤其是早发子痫前期），中药因其疗效独特、不良反应小，许多学者期望中医药能在子痫前期和子痫的预防和治疗中起到重要作用，为此进行了不懈努力。子痫前期、子痫存在多种免疫功能失调,而中药能调节免疫功能,以养血息风中药治疗该病,通过产后胎盘病理检查,研究发现中药能消除子痫前期胎盘病理改变,并通过实验证实这些方药有全方位、双向性的免疫调节功能。原湖北中医学院附属医院临床研究表明:妊娠早期辨证为肝肾阴虚的患者,子痫前期和子痫的发病率明显增高,早期给予滋养肝肾中药,可明显降低该病的发病率;应用一贯煎加止抽散治疗子痫前期、子痫有效率达95.7%,长期服用不良反应小,且可明显减少宫缩乏力、产后出血、胎儿窘迫、新生儿窒息等并发症的发生。

哈荔田认为本病阴血既亏,则血行无力,导致血脉瘀滞;冲任失调,胞宫供血不足,胎失滋养,宜用活血化瘀药以疏利血脉,导血下行,取"治风先治血,血行风自灭"之意。这一观点近年来得到了广泛的认同,王冰洁等结合西医学理论,认为子痫前期全身小动脉痉挛,子宫胎盘及主要脏器缺血缺氧乃血瘀所致。尤昭玲等致力于子痫前期与血瘀证关系的研究,认为胎盘血管重铸障碍、全身小动脉痉挛,子宫胎盘及重要脏器缺血缺氧乃血瘀所致,应用活血化瘀或益气化瘀方药进行临床及动物实验,取得了较好疗效。而传统中医对子肿、子晕、子痫的认识,基本沿袭了内科水肿、眩晕、痫症的病机,忽视了妊娠生理过程的特殊性,因此,疗效并不满意。中医药有关妊娠疾病的现代研究偏少,特别是囿于活血化瘀药物抑或引起堕胎、小产的认识,对妊娠疾病"血瘀证"的研究更少。探讨妊娠疾病血瘀证形成的实质,根据药理作用特点,有选择性地运用活血化瘀药物,有望为部分妊娠特有疾病的论治揭开新的篇章,丰富妊娠疾病的中医药诊疗思路和方法。

【文献选录】

《女科证治约旨》:妊娠眩晕之候,名曰子晕。如因肝火上升,内风扰动,甚至晕欲厥者,宜桑丹杞菊汤主之。

《诸病源候论·妇人妊娠诸候》:体虚受风,而伤太阳之经,停滞经脉,后复遇寒湿相搏,发则口噤背强,名之为痉。妊娠而发者,闷冒不识人,须臾醒,醒复发,亦是风伤太阳之经作痉也,亦名子痫,亦名子冒也。

(刘宏奇)

【思考题】

1. 子肿与内科水肿的中医病因病机有何异同?
2. 子肿的辨治要点是什么?临床常见证候有哪些?
3. 子晕、子痫的中医病因病机是什么?两者有何关联?
4. 子晕的辨治要点是什么?临床常见证候有哪些?
5. 子晕重症须终止妊娠的指征是什么?

第六节　妊娠郁证

妊娠郁证是指女性在妊娠期间出现的以情绪低落、精神抑郁、烦闷焦虑为主要症状的病症,是妊娠期妇女的心理疾病,常发生在妊娠6~10周及即将分娩前。妊娠郁证可增加自发性流产、妊娠剧吐、产力异常、产后出血等的发生率,导致产后郁证;影响胎儿的行为、智力发育以及胎儿的出生体重,因此,日益受到重视。西医的孕期抑郁症、产前抑郁症、产前综合征可属本病范畴。

【历史沿革】

中医古籍中没有妊娠郁证的病名,关于妊娠郁证的论述散见于脏躁、妊娠脏躁、孕悲、郁证等疾病中。汉代张仲景《金匮要略·妇人杂病脉证并治》云:"妇人脏躁,喜悲伤欲哭,象如神灵所作,数欠伸,甘麦大枣汤主之",首先提出了"脏躁"的病名,并已简扼地论述了本病的证治。宋代陈自明《妇人大全良方》中列有妊娠脏躁悲伤方论。明代薛己校注之《校注妇人良方·妊娠脏躁悲伤方论》云:"妊娠五月,惨戚悲伤,亦投大枣汤而愈。"另附有治验,"一妊妇无故自悲,用大枣汤二剂而愈。后复患,又用前汤,佐以四君子加山栀而安"。另有"一妊妇悲哀烦躁,其夫询之,云我无故,但自欲悲耳,用淡竹茹汤为主,佐以八珍汤而安"。其症状与妊娠抑郁十分相似,四君子汤加山栀、淡竹茹汤治疗妊娠抑郁也为后世医者沿用。清代《胎产合璧》云:"孕妇脏躁,无故悲泣,名曰孕悲。"首次提出了孕悲名称。《杂病源流犀烛·诸郁源流》曰:"诸郁,脏气病也,其原本于思虑过深,更兼脏气弱,故六郁之病生焉",说明"脏气弱"是郁证发病的内在因素。《类证治裁·郁证》谓"七情内起之郁,始而伤气,继必及血,终乃成劳",阐述了郁证病机演变的规律。《医方论·越鞠丸》说:"凡郁病必先气病,气得流通,郁于何有?"提出情志所致之郁始伤于气,疏肝理气解郁为郁证的主要治则。对妊娠郁证的诊治具有借鉴作用。

【发病机制】

一、中医病因病机

妊娠郁证的发生与孕妇的素体因素和妊娠阴血不足,气机阻滞的生理改变有关。主要病机为肝郁脾虚,阴血不足,心神失常,五脏气血失调。病位在肝,涉及心、脾、肾。肝郁气滞,横逆乘土,脾虚失运,生化无源,气血不足,致心脾两虚,心神失养;气郁生痰,痰邪浸淫,神不守舍,发为抑郁,故临床多见肝气郁结,心脾两虚、气郁痰结之证型。

二、西医发病机制

尚不明确。一般认为与妊娠期间体内激素水平的显著变化密切相关。个人体质、精神、家庭社会因素对发病亦有影响。

【诊断与鉴别】

一、诊断要点

(一)病史

有家族或个人抑郁史;不孕症,滑胎及其他不良孕产史。

(二)症状

妊娠期间出现情绪低落,精神抑郁、失眠多梦、疲劳乏力,食欲不振、缺乏安全感,或悲伤哭泣、焦虑易激怒、绝望甚至有自杀或伤害配偶倾向。

（三）检查

1. 产科检查 多无明显异常发现。

2. 辅助检查 采用汉密尔顿抑郁量表（Hamilton Depression Scale，HAMD）对妊娠郁证患者进行评分协助诊断。

二、鉴别诊断

反应性精神病：是由于剧烈或持续的精神紧张性刺激直接引起的疾病。其临床表现的主要内容与精神创伤密切相关，并伴有相应的情感体验。致病因素一旦消除或环境改变，并经适当的治疗，精神状态即可恢复正常，且一般不再复发。

【因证辨治】

根据患者情绪表现，结合全身症状、舌脉进行综合分析，辨别虚实。治疗以理气开郁、宁神定志为主，正如《证治汇补·郁证》中："郁证虽多，皆因气不周流，法当顺气为先"。兼有郁火、痰结、血瘀等而分别采用清热、化痰、化瘀等法。

1. 肝气郁结证

病因病机：素性抑郁，情怀不畅，肝气郁结，或孕后阴血不足，肝失所养，失于疏泄，肝郁血虚，心神失养，神明不安，发为抑郁。

主证：妊娠期间精神抑郁，情绪不宁，心神不安，夜不入寐。

次证：胸部满闷，胁肋胀痛，脘闷嗳气，大便不调。

舌脉：舌质淡红，苔薄白或薄腻，脉弦。

治法：疏肝解郁，宁心安神。

代表方：柴胡疏肝散（《景岳全书》）加合欢皮、广郁金、柏子仁。

若心烦不得眠者，酌加炒山栀、酸枣仁清热除烦安神；若口干、舌红者，酌加石斛、玉竹以养阴清热；便秘者，酌加制首乌、胡麻仁润肠通便。

若精神抑郁，性情急躁，头痛失眠，胸胁疼痛，舌质紫黯，或有瘀点、瘀斑，脉弦或涩者为肝郁血滞，可酌加丹参、赤芍养血活血。

若神疲乏力，失眠多梦，面色萎黄，纳少便溏，舌质淡红，苔薄白，脉滑弱者为肝郁脾虚之证，选用逍遥散（《名医方论》）加合欢皮、柏子仁、酸枣仁、夜交藤，抑肝和脾，养心安神。

2. 心脾两虚证

病因病机：妊娠思虑太过，忧思伤脾，脾气虚弱，气血不足，所思不遂，心阴暗伤，血聚养胎，加重其虚，心失所养，心神失常而发病。

主证：妊娠期间多思善疑，精神萎靡，情绪低落，常悲伤欲哭，健忘。

次证：神疲倦卧，失眠多梦，面色萎黄，纳少便溏。

舌脉：舌质淡红，苔薄白，脉细弱而滑。

治法：健脾益气，养心安神。

代表方：归脾汤（《济生方》）加何首乌、柏子仁、淮小麦；或茯神散（《医宗金鉴·产后门》）

若见头晕耳鸣，腰膝酸软，烦躁难寐，心悸不宁者，酌加生地、麦冬、百合、石斛、枸杞子滋肾养心安神。

3. 气郁痰阻证

病因病机:素性抑郁,肝气不舒,妊娠后期,脏腑机括不灵,气机失畅,津液、水湿不化,聚而成痰;或肝郁脾虚,痰湿内生,痰邪浸淫,神不守舍,发为抑郁。

主证:情绪低沉,倦卧懒动,持续疲乏,心烦易惊,呕恶食少;或咽中如有物梗阻,吞之不下,咯之不出。

次证:精神萎靡,健忘失眠,自责自弃,少寐多梦。

舌脉:舌淡红,苔白腻,脉弦滑或滑数。

治法:行气豁痰,解郁安神。

代表方:半夏厚朴汤(《金匮要略》)加佛手、合欢皮、玫瑰花。

若心烦甚,舌苔黄腻者,酌加竹茹、黄芩、石菖蒲清热化痰解郁;失眠甚者,酌加柏子仁宁心安神。

【其他治法】

1. 针灸推拿治疗　取穴中脘、内关、足三里、期门等。心脾两虚加三阴交、阴陵泉,用补法;肝气郁结加太冲;痰湿阻滞加丰隆,用平补平泻法。留针 15~20 分钟。适当可以配合推拿体表局部,畅脾健胃,疏肝行气。

2. 心理治疗　是治疗本病的重要手段。包括心理支持、咨询与社会干预等。通过心理咨询,解除致病的心理因素,如婚姻关系紧张、恐惧流产及胎儿畸形、生男生女问题等。为孕妇提供更多的感情支持及社会帮助,降低孕妇可能出现的焦虑不安情绪,消除孕妇紧张心理。指导孕妇对情绪和生活进行自我调节,增加分娩信心,缓解抑郁症状。

3. 饮食调理　多摄入富含维生素 C、维生素 B、镁、钾及叶酸等的食品,如香蕉、瘦肉、绿色蔬菜、新鲜水果、牛奶、谷类等,有利于缓解抑郁情绪。

【西医治疗】

1. 若妊娠抑郁出现呕吐或不思饮食,缺乏足够营养时,应及时补液治疗,每日静脉滴注葡萄糖注射液及复方氯化钠注射液不少于 3 000ml,加入维生素 B_6、维生素 C。同时肌内注射维生素 B_1。

2. 病情严重者,应在医生指导下选用对胎儿无损伤的抗抑郁药,尽量在妊娠 3 个月之后。口服相对安全的抗抑郁药。

3. 电痉挛治疗(electric Convulsive Treatment, ECT)。

【疗效评定标准】

1. 痊愈　汉密尔顿抑郁量表(HAMD)减分率≥90%。

2. 临床控制　汉密尔顿抑郁量表(HAMD)减分率≥75%。

3. 显效　汉密尔顿抑郁量表(HAMD)减分率≥50%。

4. 有效　汉密尔顿抑郁量表(HAMD)减分率≥25%。

5. 无效　汉密尔顿抑郁量表(HAMD)减分率<25%。

【临证思路】

妊娠抑郁症可发生于妊娠整个时期,临床以情绪低落、精神抑郁、烦闷焦虑为主要表现,目前尚无明确的诊断标准,临证注意与精神疾病鉴别。治疗的关键是早发现,早治疗,以免病情加重,影响胎元发育,甚至造成母胎伤害。妊娠抑郁症的西药抗抑郁治疗对胎儿发育及新生儿有不良影响,特别是妊娠三个月内,增加胎儿畸形风险,而中医药治疗安全有效。对于轻中度的抑郁患者,主要以中医辨证论治和心理治疗为主,疏肝解郁、养心安神,佐以清热、化痰、健脾、滋肾,标本兼治。必要时辅以针灸及其他疗法。重症者需中西医结合治疗,但孕早期尽量避免西药抗抑郁治疗。对有自杀等倾向者,要注意防范措施。对于有既往病史的患者,在妊娠前或孕早期做好心理疏导工作,营造良好的生活氛围,"未病先防"。治疗期间,注意治病安胎并举,酌情予以中药安胎治疗,关注胚胎及胎儿的发育,预防孕妇产时及产后并发症。对于病情复杂的患者,需要妇产科和精神科医生的密切合作。对郁证孕妇在整个孕期需要严密监测,并延续至产后。

【研究进展】

妊娠期抑郁症发病率逐年升高,国内报道发生率为24.3%,对孕妇和胎儿的健康都有着不可忽视的影响,近年来渐受到关注。研究显示:妊娠期抑郁症的相关影响因素包括年龄、初产、妊娠准备、抑郁病史、慢性病史、婚姻状况、孕期生活事件、社会支持及经济状况、压抑和适应不良等心理易感因素。妊娠期抑郁症的治疗是目前的一个医学难题。2009年,美国心理协会和妇产科学会共同制定了《妊娠期抑郁症治疗指南》,该指南指出:抑郁症状和西药抗抑郁治疗都与胎儿生长异常及妊娠期缩短有关,短期内新生儿应激和神经行为异常与孕妇抑郁和抗抑郁治疗均有关。妊娠三个月内的抗抑郁治疗增加胎儿畸形风险,中医药治疗妊娠郁证,尚无有毒副作用报道。治疗以经方加减应用较多,如柴胡疏肝散、逍遥散、归脾汤、甘麦大枣汤等,也有自拟方药辨证治疗者;除口服中药、推拿治疗、中药贴敷等中医诊疗技术在妊娠抑郁的治疗中均颇效验。有学者对妊娠12周后的患者应用逍遥散治疗4周后,发现患者的HAMD评分明显降低,且未见明显不良反应。研究显示针灸可以降低妊娠抑郁者HAMD评分。按摩疗法也在妊娠期抑郁症的治疗中显现出一定的疗效,且对体内的多巴胺、血清素、皮质醇和去甲肾上腺水平有调控作用。有研究显示妊娠期大脑海马区雌激素受体表达下降可能是妊娠期抑郁发病率增加的原因之一。中医对抑郁症的病因病机认识独特,理法方药灵活,治疗方法多样,药效安全,患者容易接受,使中医药成为当今治疗妊娠郁证的重要手段,正逐渐受到关注,随着相关研究的不断发展,将会为妊娠郁症的治疗提供更广阔的思路。

【文献选录】

《诸病源候论·结气候》:结气病者,忧思所生也。心有所存,神有所止,气留而不行,故结于内。

《景岳全书·郁证》:凡五气之郁,则诸病皆有,此因病而郁也。若情志之郁,则总由乎心,此因郁而病也。初病而气结为滞者,宜顺宜开。久病而损其中气者,宜修宜补。然以情病者而非情不解。

《古今医统大全·郁证门》：郁为七情不舒，遂成郁结，既郁久之，变病多端。

《医宗金鉴·妇科心法要诀·惊悸恍惚证治》：若因忧愁思虑，伤心脾者，宜归脾汤加朱砂、龙齿治之。

《沈氏女科辑要笺正·妊娠似风》：妊娠病源有三大纲，一曰阴亏，人身精血有限，聚以养胎，阴分必亏，二曰气滞，腹中增一障碍，则升降之气必滞。三曰痰饮，人身脏腑接壤，腹中遽增一物，脏腑之机栝为不灵，津液聚为痰饮。

（李伟莉）

【思考题】

1. 妊娠抑郁的中医病因病机是什么？
2. 妊娠抑郁的临床常见证候有哪些？辨治要点是什么？
3. 试述妊娠抑郁与产后抑郁的区别和联系。

第八章 产后病研究

【学习指导】

通过本章节的学习，认识产后病的发病机制、诊断要点、治疗原则及用药特点。重点掌握常见产后病的定义、因证辨治，熟悉其诊断与鉴别，了解产后病的范围及研究进展。

产妇在产褥期内发生与分娩或产褥有关的疾病，称为"产后病"。

产后病多因各种致病因素所致阴阳气血失衡而发病，临床常见病如产后血晕、产后腹痛、产后发热、产后恶露不绝、产后身痛、缺乳、乳汁自出、大便难、小便异常等，中医妇科教材多有论述，本章仅择其重点，并最具中医治疗特色的产后发热、产后恶露不绝、产后抑郁讨论之。

《金匮要略》对于产后疾病的认识有专篇论述，之后医籍论述日渐广泛。产后急危重证古医籍多有记载，《金匮要略·妇人产后病脉证并治》说："新产妇人有三病，一者病痉，二者病郁冒，三者大便难。"三者证候各异，但均因亡血伤津而发。《陈素庵妇科补解·产后众疾门》曰："产妇三日内最险之症有三：败血冲心则血晕，冲肺则发喘、气急，冲胃则呕吐、胀急，甚或发秒（俗名呃忒，秒当做哕），以其不下行而上逆。"《张氏医通·妇人门》明确指出产后"三冲"病机皆由败血上冲所致，并指出其预后凶险："大抵冲心者，十难救一，冲胃者，五死五生，冲肺者十全一二。"该书又提出产后三急："产后诸病，惟呕吐、盗汗、泄泻为急，三者并见必危。"产后多虚，若再患"三急"，则重伤津液，使阴血暴亡，阳气易脱。随着医学的研究发展，产后"三病""三冲""三急"中有些病证已称不上危急重症，但它却概括了西医学的羊水栓塞、妊娠期高血压疾病、产后出血、妊娠合并心脏病等产科危急重症的部分证候，其治法、方药都值得深入研究。

产后脏腑伤动，百脉空虚，腠理不实，卫表不固，若摄生不慎便可发生各种产后病。方约之认为，产后之证多端，其源有血虚火动、败血妄行、饮食过伤。现代医家将产后病的发病机制概括为三方面：一是失血过多，亡血伤津，虚阳浮散，或血虚火动，易致产后血晕、产后痉病、产后发热、产后大便难等产后病；二是瘀血内阻，营卫不和，血瘀气滞，可致产后发热、恶露不绝、产后抑郁、产后腹痛等；三是外感六淫或饮食房劳所伤，导致产后腹痛、产后痉病、产后发热、产后恶露不绝等。总之，产后病的病因病机可以概括为亡血伤津、瘀血内阻、多虚多瘀。若素体不足、或难产、产后出血、或胞衣残留、或产后调养不慎、操劳过早、七情内伤、外感六淫、房事不节、伤于饮食等，则可导致产后诸病。

产后病的诊断在四诊的基础上，还须根据新产后的特点，注意产后"三审"。《张氏医通》说："凡诊新产妇，先审少腹痛与不痛，以征恶露之有无，次审大便通与不通，以征津液之盛衰，再审乳汁行与不行，及饮食多少，以征胃气之充馁。必先审此三者，以脉参证，以证合脉，脉证相符，虽与寻常，治之必愈。"通过"三审"，结合产妇体质，产时情况，参以脉证，必要时还应配合实验室检查、超声、影像、病理等检查，进行全面综合分析，方能对产后病作出正确诊断及辨证。

产后病的治疗大法应根据产后亡血伤津、瘀血内阻、多虚多瘀的特点，本着"勿拘于产后，亦勿忘于产后"的原则，结合病情进行辨证论治。《金匮要略·妇人产后病脉证并治》开创了产后病辨证论治之先河，如产后血虚腹痛，用当归生姜羊肉汤温补散寒；干血着脐下之腹痛，用下瘀血汤祛瘀止痛；产后胃实，用大承气汤以通下等，皆是典范。张介宾在《景岳全书·妇人规》中指出："凡产后气血俱去，诚多虚证，然有虚者，有不虚者，有全实者。凡此三者，但当随证随人，辨其虚实，以常法治疗，不得执有诚心，概行大补，以致助邪"，实为产后病诊治之要领。故产后病的治疗应根据产后多虚多瘀的特点，以治病为主，临证详细询问病史，全面体检，结合辅助检查、产妇体质、产后特点等进行辨证施治。

产后多虚应以大补气血为主，选方用药一般多选用扶正祛邪化瘀为主的方药，但其用药须防滞邪、助邪之弊；产后多瘀，当以活血行瘀之法，然产后之活血化瘀，又须佐以养血，使祛邪不伤正，化瘀而不伤血，这是论治的一般规律。具体选方用药，必须照顾气血，补虚扶正勿滋腻，免滞气留邪；祛邪治实勿过峻，免耗气伤阴；清热勿过用苦寒，免碍气血畅行；祛寒不过于温燥，免耗伤津血；开郁勿过于耗散，消导必兼扶脾，以免伤其胃气或影响乳汁生化。

产后病治疗古有禁汗、禁下、禁利小便之"产后三禁"之训，如《景岳全书·妇人规·论产后三禁》说："治胎产之病，当从厥阴论之，宜无犯胃气及上二焦，是为三禁，谓不可汗，不可下，不可利小便。"汗、下、利三法是为产后禁用，张介宾又云："详此说虽为产育之法，然病变不同，倘有是症则不得用是药，所谓有病则病受之也，此经常之法，故不可不知，而应变之权，亦不可执一也。"知常达变，方为上工。

产后哺乳期用药，几乎所有的药物都能通过血乳屏障转运到乳汁为乳儿所吸收，从而对乳儿产生影响。乳儿脏腑娇嫩，形气未充，故凡大辛大热、大苦大寒、大滋大补、峻下滑利、破血耗气，回乳与影响乳汁分泌及有毒之品，乳母均应禁用或慎用。乳儿皮肤细嫩，血管丰富，能经皮肤吸收多种物质，同时乳儿嗅觉敏感，尤其对乳母身上的气味更为敏感，乳母体表涂抹的药物（包括含药物的化妆品），可以通过与乳儿的亲吻与皮肤接触把有害物质带给乳儿，故外用药乳母也应慎重选用。在哺乳期使用药物治疗时，应该把握以下原则：多数药物分布到哺乳妇女体内时都进入乳汁；多数药物在乳汁有微量的存在；极少数药物与哺乳有矛盾。哺乳期用药，乳汁中药量一般是很少的，不超过母体一日药量的1%~2%，故一般不会对乳儿带来危害，但乳儿稚嫩，药物理化性质各异，故哺乳期用药应正确把握适应证，严格控制剂量与疗程，选用经乳汁转入乳儿量少、对乳儿无损害的疗效好、半衰期短的药物，用药时间宜在哺乳后30分钟，推迟哺乳时间，以减少药物向乳儿转运。

第一节 产后发热

产褥期间，出现发热，持续不退，或突然高热寒战（T≥38℃）并伴有其他症状者为"产后发热"。如产后两日内，由于阴血骤虚，阳气外浮，而见轻微发热（T<38℃），无其他症状，此乃营卫暂时失于调和，一般可自行消退，属生理现象。

本病以产后发热持续不退，伴有小腹疼痛或恶露异常为特点，严重者可危及产妇生命，应引起高度重视。

本病感染邪毒型发热，类似于西医的产褥感染，是产褥期最常见的并发症，至今仍为产妇死亡的重要原因之一。外感型发热包涵了西医学的"产褥中暑"，其重症亦可危及生命，应予高度重视。

【历史沿革】

产后发热的记述最早见于《素问·通评虚实论》："帝曰：乳子而病热，脉悬小者何如？岐伯曰：手足温则生，寒则死。"以脉象、手足寒温判断产后发热的转归与预后。《金匮要略·妇人产后病脉证并治》论述了产后瘀血内停兼阳明腑实发热腹痛，并在"产后中风发热"中分列大承气汤、竹叶汤与阳旦汤治之，张仲景为本病辨证论治奠定基础。巢元方《诸病源候论》列有"产后虚热候""产后寒热候"，指出除外感发热外尚有内伤发热，并指出产后发热病因病机："凡产后发热，头痛身痛，不可便作感冒治之。此等疾证多是血虚或败血作梗"，开创了"虚、瘀"病因论。其后历代医家的研究完善了因证论治。根据其病情严重、传变迅速的特点，将其归于中医温热病的范畴，故叶桂在《外感温热篇》中指出："产后之法……当如虚怯人病邪而治，总之无犯实实虚虚之禁。"吴有性《瘟疫论》中选用热入血室的代表方小柴胡汤治疗产后发热，温病学家为产后发热感染邪毒证提供了有实践意义的施治原则和用药准绳。《医宗金鉴·妇科心法要诀》总结前人经验并加以发挥，确立了外感、血虚、血瘀、伤食等产后发热证治的病因病机。现代医家深入理论与临床研究，明确了外感邪毒发热的卫气营血传变的证治观念，使产后发热的病因病机、辨证论治提高到一个新水平。

【发病机制】

一、中医病因病机

产后发热，病因多端，病机各异，其常见病因病机主要有：感染邪毒、入里化热；外邪袭表，营卫不和；阴血骤虚，阳气浮散；瘀血停滞，营卫不通。

二、西医发病机制

（一）病因

1. 诱因 产妇体质虚弱、孕期贫血、营养不良、妊娠晚期性交、慢性疾病、胎膜早破、羊膜腔感染、产科手术操作、产程延长、产前产后出血过多等。

2. 病原体种类

（1）外源性：衣原体、支原体以及淋病奈瑟菌等。

（2）内源性：孕期及产褥期生殖道寄生大量需氧菌、厌氧菌、假丝酵母菌及支原体等，以厌氧菌为主。

3. 感染途径

（1）外源性感染：由被污染的衣物、用具、各种手术器械及临产前性生活等途径侵入机体。

（2）内源性感染：即正常孕妇生殖道寄生的病原体，当抵抗力降低等感染诱因出现时可致病。

（二）病理

1. 急性外阴、阴道、宫颈炎　分娩时会阴部损伤或手术产导致感染，黏膜充血、水肿，感染部位较深时可致阴道旁结缔组织炎；宫颈裂伤感染向深部蔓延，可引起盆腔结缔组织炎。

2. 急性子宫内膜炎、子宫肌炎　病原体由胎盘剥离面入侵，扩散至子宫蜕膜层称为子宫内膜炎，侵入子宫肌层称为子宫肌炎。子宫内膜充血、坏死，严重者形成肌壁间脓肿。

3. 急性盆腔结缔组织炎、急性输卵管炎　病原体沿宫旁淋巴和血行达宫旁组织，累及输卵管，局部充血、水肿，可发生盆腔脓肿，甚至形成"冰冻骨盆"。

4. 急性盆腔腹膜炎及弥漫性腹膜炎　炎症扩散至子宫浆膜，形成盆腔腹膜炎，继而发展为弥漫性腹膜炎。腹膜面分泌大量渗出液，纤维蛋白覆盖引起肠粘连，亦可在直肠子宫陷凹形成局限性脓肿。

5. 血栓静脉炎　盆腔内血栓静脉炎常侵及子宫静脉、卵巢静脉、髂内静脉、髂总静脉和阴道静脉，病变单侧居多。下肢血栓静脉炎多继发于盆腔静脉炎，病变多在股静脉、腘静脉及大隐静脉。

6. 脓毒血症及败血症　感染血栓脱落进入血液循环可引起脓毒血症，随后可发生感染性休克和迁徙性肺脓肿、左肾脓肿。若细菌大量进入血液循环并繁殖，可形成败血症。

【诊断与鉴别】

一、诊断要点

（一）病史

素体虚弱、孕晚期不禁房事或产后不禁房事；或滞产、难产、产创护理不洁；或胎膜早破、产后出血、剖宫产、助产手术及产道损伤；或胎盘、胎膜残留，产褥不洁等；或产时、产后当风感寒、不避暑热；或情志不遂史。

（二）症状

产褥期内，尤以新产后，出现以发热为主症，或伴有恶露异常，或小腹疼痛，还可见头痛、烦躁、食欲减退等全身不适。

（三）检查

1. 查体　体温升高，脉搏增快，下腹部可有压痛，炎症波及腹膜时，可出现腹肌紧张及反跳痛。下肢血栓静脉炎患者局部静脉压痛，或触及硬索状，下肢水肿，皮肤发白，习称"股白肿"。

2. 妇科检查　外阴感染时，会阴切口或裂伤处可见红肿、触痛，或切口化脓、裂开。阴道与宫颈感染时黏膜充血、溃疡，脓性分泌物增多。如为宫体或盆腔感染，双合诊检查子宫有明显触痛，大而软，宫旁组织明显触痛、增厚或触及包块，有脓肿形成时，肿块可有波动感。

3. 实验室检查　血常规检查可见白细胞总数及中性粒细胞升高；宫颈分泌物或血培养可发现致病菌。检测血清 C 反应蛋白 > 8mg/L（速率散射浊度法），有助于早期诊断产褥感染。

4. 其他检查　B 超检查、彩色多普勒、CT、磁共振等检查，能对感染的炎性包块、脓肿作出诊断。

二、鉴别诊断

1. 乳痈发热　乳痈发热除发热外兼见乳房局部红肿热痛，或有硬块，甚至溃烂化脓，可资鉴别。

2. 产后小便淋痛　产后小便淋痛、发热恶寒的同时，伴有尿频、尿急、尿痛。尿常规检查可见红、白细胞，中段尿培养可见致病菌。

【因证辨治】

产后发热，虚实轻重有别，临证应根据发热特点、恶露、腹痛等情况，结合伴随的全身症状、舌脉，综合分析。

产后发热的治疗，以调气血，和营卫为主。根据产后多虚多瘀的特点，应遵"勿拘于产后，勿忘于产后"的原则，清热勿过于苦寒，解表勿过于发散，化瘀勿过于攻遂，补虚勿忘祛邪，时时顾护阴液和气血，勿犯虚虚实实之戒。其中产褥感染为产后发热之重症，必要时，应中西医结合诊治。

1. 感染邪毒证

病因病机：产后耗伤气血，血室正开，胞脉空虚，产时接生不慎，或产后护理不当，或因不禁房事，致邪毒乘虚侵入，直犯胞宫，稽留冲任、胞脉，入里化热，而至发热。产后元气亏虚，邪热炽盛，传变迅速，或入营血，甚或逆传心包，病情危急。

主证：产后高热寒战，壮热不退。

次证：小腹疼痛拒按，恶露量或多或少，色紫黯如败酱，或如脓血，气臭秽，心烦口渴，尿少色黄，大便干结。

舌脉：舌红，苔黄或黄腻，脉数有力。

治法：清热解毒，凉血化瘀。

代表方：解毒活血汤（《医林改错》）去红花，加败酱草、蒲公英。

若高热不退，烦渴汗多，脉虚大而数，属热盛伤津之候，治宜清热除烦，益气生津，方用白虎加人参汤（《伤寒论》）。

若证见壮热不退，小腹疼痛剧烈而拒按，恶露不畅，秽臭如脓，大便燥结，苔黄而燥，脉弦数，此乃热毒与瘀血互结胞中，治宜清热解毒、化瘀通腑，方用大黄牡丹汤（《金匮要略》）加蒲公英、败酱草、连翘。

若正不胜邪,热入营血,高热不退,心烦汗出,斑疹隐隐,舌红绛,苔黄燥,脉弦细数,治宜清营解毒、凉血养阴,方用清营汤(《温病条辨》)加蒲公英、败酱草、紫花地丁以增清热解毒。

若热入心包,持续高热,神昏谵语,甚则昏迷,面色苍白,四肢厥冷,脉微欲绝,热深厥亦深,治宜凉血解毒,清心开窍,方用清营汤(《温病条辨》)送服安宫牛黄丸(《温病条辨》)或紫雪丹(《温病条辨》)。

若产后 1~2 周寒战、高热反复发作,抗菌治疗无效,或见下肢肿胀发硬、皮肤发白、小腿腓肠肌与足底疼痛与压痛,甚者痛不可着地,舌黯脉弦,此为盆腔血栓静脉炎,是产褥感染的一种特殊形式,属严重并发症。中医可按"脉痹"论治。

2. 外感证

病因病机:产后耗气伤血,百脉空虚,腠理不密,卫阳不固,以致风寒之邪乘虚而入,正邪相争,因而发热。

主证:产后恶寒发热,头身疼痛。

次证:鼻塞流涕,头痛咳嗽,肢体酸痛,无汗。

舌脉:舌苔薄白,脉浮紧。

治法:养血祛风、疏解表邪。

代表方:荆防四物汤(《医宗金鉴》)。

若症见发热,微恶风寒,头痛身痛,咳嗽痰黄,口干咽痛,微汗或无汗,舌红,苔薄黄,脉浮数,此为外感风热之邪,治宜辛凉解表,疏风清热,方用银翘散(《温病条辨》)。咳嗽痰黄不易咯者,加浙贝、瓜蒌皮化痰止咳。

邪入少阳,症见寒热往来,口苦咽干,胸胁苦满,默默不欲食,心烦,脉弦数,治宜和解少阳,方选小柴胡汤(《伤寒论》)。

若产时正值炎热酷暑季节,症见身热多汗,口渴心烦,体倦少气,舌红少津,脉虚数,为外感暑热,气津两伤,治宜清暑益气,养阴生津,方用王氏清暑益气汤(《温热经纬》)。

3. 血瘀证

病因病机:产后血室正开,感受寒邪,血为寒凝;或情志不畅,血为气滞;或血虚气弱,运血无力;或胞衣残留;或恶露不畅,瘀血停滞,阻碍气机,营卫闭阻,郁而发热。

主证:产后寒热时作。

次证:恶露不下或下亦甚少,色紫黯有块,小腹疼痛拒按。

舌脉:舌质紫黯或有瘀点,脉弦涩。

治法:活血化瘀,和营退热。

代表方:生化汤(《傅青主女科》)加丹皮、益母草。

若见神疲乏力,小腹坠胀,脉细弱者,应加黄芪、党参以益气;伴胸闷胁痛,小腹胀痛者加柴胡、枳壳疏肝理气;若热灼成瘀,或瘀久化热,症见恶露色紫黯,口苦,舌苔黄,加败酱草、制大黄以清热化瘀。

对血栓性静脉炎,中医可参照血瘀型发热,主用凉血化瘀治疗。

4. 血虚证

病因病机:素体血虚,或产时、产后失血过多,阴血骤虚,阳气浮越于外而发热。

主证:产后低热不退。

次证:腹痛绵绵,恶露量多或少,色淡质稀,气短自汗,头晕眼花,心悸失眠。

舌脉:舌质淡,苔薄白,脉细弱。

治法:补血益气,和营退热。

代表方:六神汤(《医宗金鉴·妇科心法要诀》)。

若偏气虚,症见产后发热不解,气短懒言,体倦肢软,神疲自汗,面色㿠白,舌质淡,苔薄白,脉虚细,此为劳乏气虚发热,治宜补中益气,和营退热,方用补中益气汤(《脾胃论》)。

若阴血虚,症见午后潮热,两颧潮红,手足心热,口干便燥,舌红苔少,脉细数者,治宜滋阴清热,方选加减一阴煎(《景岳全书》加青蒿、鳖甲、白薇。

【其他疗法】

一、中药灌肠

败酱草 30g、红藤 30g、紫花地丁 30g、蒲公英 30g、丹皮 20g、红花 15g、连翘 20g、蒲黄 15g、赤芍 20g,浓煎至 100~150ml,保留灌肠,日 1 次。适用于感染邪毒发热。

二、针灸治疗

1. 体针 关元、中极、血海、曲池、合谷,取任脉、手阳明经穴为主,泻法,日一次。

2. 耳针 肺、神门、内分泌、皮质下、肾上腺、大肠,用王不留行耳穴贴压。

三、中药外敷法

艾叶、透骨草、当归、柴胡、川芎、败酱草、桂枝、丹参、茯苓、延胡索、川楝子、杜仲、莪术、赤芍、川断、香附、红花、白芷等中药研末后,与适量生姜共捣成泥状进行热敷外贴,30min/ 次,2 次 /d。

四、离子导入疗法

离子导入法通过电流刺激及热效应,促进局部血液循环,改善局部营养状况,加快新陈代谢,改善组织缺氧,减轻组织的张力和水肿,以利炎症吸收和消退。同时,所用中药属于清热解毒利湿,起到活血化瘀、止痛、消肿散结作用。

【西医治疗】

1. 支持疗法 加强营养并补充足够维生素,增强全身抵抗力,纠正水及电解质紊乱。病情严重或贫血者,可多次少量输新鲜血或血浆。适当物理降温,必要时宜取半卧位,利于恶露引流或使炎症局限于盆腔。

2. 抗生素 未确定病原体时,可根据临床表现及临床经验选用广谱抗生素,首选头孢类药物,同时加用甲硝唑。再根据细菌培养和药敏试验结果选择相应抗生素。中毒症状严重者,短期加用肾上腺皮质激素,提高机体应激能力。

3. 切开引流 会阴部感染应及时拆除伤口缝线,以利引流;会阴伤口及腹部伤口感染,应行切开引流术;对外阴、阴道的脓肿可切开排脓引流;盆腔脓肿者,可经腹及后穹隆切开引流。

4. 适量选用肝素 在应用抗生素的同时也可加用肝素治疗。150U/（kg·d）肝素加入5% 葡萄糖注射液 500ml 中静脉滴注，每 6 小时 1 次，体温下降后改为每日 2 次，连用 4~7 天；尿激酶 40 万 U 加入 0.9% 氯化钠注射液或 5% 葡萄糖注射液 500ml 中静脉滴注 10 日；口服双香豆素、阿司匹林等。用药期间检测凝血功能。

5. 胎盘胎膜残留处理 经有效抗感染同时，清除宫腔内残留物。

6. 手术治疗 子宫严重感染，经积极治疗无效，出现不能控制的出血、败血症或脓毒血症时，应及时行子宫切除术，清除感染源，抢救患者生命。

【疗效评定标准】

1. 治愈 体温正常，症状消失，体征及实验室检查恢复正常。
2. 好转 体温下降，症状及实验室检查好转。
3. 未愈 症状无变化，甚至病情恶化。

【临证思路】

产后发热是产后诸病中的重要病证，中医在辨证治疗产后发热疾病中有一定的优势，这与中医的整体观念和辨证论治的理论体系不可分割。妇人以血为本，产后"多虚多瘀"，故产后发热的辨证是临证的核心，也是难点。综合四诊资料，结合产前、产时、产后情况，结合舌脉，辨清表里、寒热、虚实、气血，尤其"审少腹痛与不痛，以辨恶露有无停滞"，将热型结合腹痛、恶露情况综合分析是辨证的关键。必要的体检及产科检查可了解产伤的情况、病变的部位、性质、程度。产后发热务必行血常规检查，若白细胞、中性粒细胞增高，提示产褥感染的可能。进一步血培养、宫颈分泌物培养可确定病原体，为抗生素治疗提供依据。彩色多普勒超声、盆腔 CT 等检查可确定盆腔病变部位、性质，使治疗有的放矢，为必要的手术治疗提供依据。

在治疗妇人产后发热病证时要注意顾护阴血，以期达到治病而不伤正的效果。感染邪毒型所致的产后发热，是产科危急重症，若治疗不当或延误治疗可使病情进一步发展，邪毒内传、热入营血或热陷心包，甚则发展至热深厥脱危重之候，此时，应参照"产褥感染"积极进行中西医结合救治。当出现盆腔脓肿，体温持续不退，具备手术指征时应积极行手术治疗。

预测产后发热病情的轻重和转归，不能以发热的轻重、体温的高低为唯一标准。年轻初产，体质壮实者，邪实正盛，体温常比较高；而年长、多产、体质虚弱、产后出血多者，正虚无力与邪抗争，体温未必高，有时火毒淫邪乘虚长驱直入，传变极快，迅速发展为中毒性休克。同时病情轻重与机体对入侵病原体的反应与病原体的种类、数量、毒力及机体的免疫有关，即取决于"正邪"二方面，故必须综合分析方不致误。

【研究进展】

产褥感染为产科常见疾病之一，也是导致孕产妇死亡的原因之一。近 10 年来不乏中医妇科专著立"产褥感染"为病名专病讨论，显示了中医产科在危重病证研究中迈开了新的步伐，并取得了新的经验。

产后发热的病因病机，古代医家论述详尽，现代多以传承，也有新知。如淫邪致病，除风，寒，暑，热邪外，湿邪致病也受到重视，治以加味三仁汤（《温病条辨》），疏利气机，宣通三焦，上下分利，清热利湿，疗效显著；若湿从内生，蕴而发热，则治以清热利湿，用甘露消毒丹。湿邪黏腻,常与热结,或与寒并,使发热缠绵难解,应引起重视。

在治疗用药的过程中,临床报道以小柴胡汤治疗产后发热获效者不少。本方对产后气血两虚邪入少阳而发热者有良效。此外临床报道以经方治疗如:桂枝汤、桃仁承气汤、大柴胡汤、竹皮大丸、下瘀血汤、黄连阿胶汤等治疗产后发热获效者也不少,充分体现了中医药治疗产后发热的优势与特色。

综上,中医药对产后发热的治疗效果肯定,前景广阔,避免了滥用抗生素及其对产后哺乳的影响。从辨证论治产后发热来看,临床各家辨证分型均较一致,有利于治疗的规范化。对感染性发热,以中医药治疗代替抗生素治疗是今后的研究方向。但迄今为止,产后发热的诊断和辨证仍缺乏量化标准,治疗缺乏大样本的循证医学指导,难以客观的评定疗效,筛选出有效的方药。对产褥感染处于败血症、中毒性休克阶段的治疗鲜有报道。

【文献选录】

《金匮要略·妇人产后病脉证并治》:产后中风发热,面正赤,喘而头痛,竹叶汤主之。

《金匮要略·妇人产后病脉证并治》:产后七八天,无太阳证,少腹坚痛,此恶露不尽,不大便,烦躁发热,切脉微实,再倍发热,日晡时烦躁者,不食,食则谵语,至夜即愈,宜大承气汤主之。

《医宗金鉴·妇科心法要诀·产后门》:产后发热不一端,内伤饮食外风寒,瘀血血虚与劳力,三朝蒸乳亦当然,阴虚血脱阳外散,攻补温凉细细参。

《妇人大全良方·产后门》:因产后感冒风寒(凡指一切外邪),恶露崭然不行,憎寒发热如疟,昼日明了,暮则谵语,如见鬼状,当作热入血室治之。

《女科经纶·产后证》:败血为病,乃生寒热,本于荣卫不通,阴阳乖格之故。

《沈氏女科辑要笺正·卷下》:新产发热,血虚而阳浮于外者居多。

《古今医鉴·产后》:产后荣卫俱虚,腠理不密,若冒风发热者,其脉浮而微,或自汗。

《陈素庵妇科补解·产后众疾门》:产后发热,其症不一。有属外因者,外感风邪发热,伤寒发热,夏月产室人喧,热气遏郁,冒暑发热,七日内玉门未闭进风发热,或七日内手试冷水发热,产后未满月,或爱洁,或畏暑当风,浴不拭干,凉风外袭发热,皆属外因。治宜分别主治,乃当产后血虚为主而加见症之药。有属内因者,劳动太早,体虚发热,瘀血闭而不行,阴阳乖度发热,三日内蒸乳发热,产后去血过多,肝虚血燥,阴火上炎,迫阳于外发热,产后胃气未复,饮食不节,停滞胸膈,或伤于生冷,呕吐恶心发热,产未满月交合,劳伤肾气发热,皆属内因。治宜分别,皆当从产后大补气血为主,而加见症之药。

《景岳全书·妇人规·产后类》:产后发热,有风寒外感而热者;有邪火内盛而热者;有水亏阴虚而热者;有因产劳倦虚烦而热者;有去血过多头晕闷乱烦热者。诸证不同,治当辨察。

（王　昕）

【思考题】

1. 产后发热的病因病机是什么?

2. 产后发热的辨治要点是什么? 临床常见证候及代表方药有哪些?

3. 产后发热的危重症是什么? 临床如何处理?

第二节 产后恶露不绝

产后血性恶露持续 10 天以上者,称为"产后恶露不绝",又称"产后恶露不止""恶露不尽"。

恶露指胎儿、胎盘娩出后,胞宫中遗留的余血浊液,随胞宫缩复而逐渐排出,总量为 250~500ml,包括血行恶露、浆性恶露和白色恶露。正常恶露有血腥味,但无臭味,约 3 周左右干净。若产后子宫复旧不全或宫腔内残留胎盘、胎膜或合并感染时,恶露的时间会延长。

西医学的产后子宫复旧不全、晚期产后出血、人工流产及药物流产后阴道流血淋漓不净者,可参照本病治疗和处理。

【历史沿革】

《金匮要略》首载"恶露不尽",论述产后瘀血内阻,恶露不尽兼阳明腑实之证治。隋代巢元方《诸病源候论》首列"产后血露不尽候",认为本病病因主要为"风冷搏于血",亦可由"虚损"或"内有瘀血"所致;"内有瘀血,不可断之,断之终不止",指出了本病的主要病因及治则。唐代孙思邈《千金翼方》列别名甚多,如"恶露不尽""余血不尽""子血不尽""留血不尽"等别名,并载有因虚、瘀、热所致不同证候的处方十八首。唐代王焘《外台秘要》首载"恶露不绝"之病名。宋代陈自明《妇人大全良方》认为本病是"因伤经血,或内有冷气,而脏腑不调也"。明代薛己《校注妇人良方》进一步指出"脾气虚而不能摄血","肝经怒火而血妄行"。《陈素庵妇科补解》进一步认识到本病可由肝脾失调所致,"或肝虚不能藏血,或脾虚不能摄血,或肝虚生热,致血妄行,或脾郁生热,血不归源,亦未可知……"。明代万全《万氏妇人科》认为本病主要由"冲任损伤,气血失调"所致,治以"大补气血,使旧血得行,新血得生",并告诫"不可轻用固涩之剂,使败血凝聚,变为癥瘕,反为终身之害"。清代阎纯玺《胎产心法》云"产后恶露不止……由于产时伤其经血,虚损不足,不能收摄,或恶血不尽,则好血难安,相并而下,日久不止";又云:"过慎太暖"。清代吴谦《医宗金鉴·妇科心法要诀》强调本病的辨证宜以辨恶露之血色气味,分清寒热虚实,"当审其血之色,或污浊不明,或浅淡不鲜,或臭、或腥、或秽,辨其为实、为虚而攻补之";此辨证要诀,至今为临床推崇运用。

【发病机制】

一、中医病因病机

本病主要病机是胞宫藏泻失度,冲任不固,气血运行失常。因恶露为血所化,而血源于脏腑,注于冲任,若脏腑受病,则可导致恶露不绝。常见病因有气虚、血热和血瘀。

二、西医发病机制

本病的主要发病原因是产后子宫复旧不全。导致子宫复旧不全的原因有胎盘胎膜残留、蜕膜残留、子宫胎盘附着面复旧不全、感染,或剖宫产切口愈合不良。其次如子宫肌瘤、子宫腺肌瘤、子宫过度后倾后屈、产妇分娩次数过多、产后子宫滋养细胞肿瘤、产后尿潴留等,均可影响子宫复旧,使产后恶露持续时间延长。

【诊断与鉴别】

一、诊断要点

(一)病史

主要了解产妇孕产次数,有无难产、剖宫产、胎盘残留、流产、子宫肌瘤、子宫腺肌瘤等病史。若为阴道分娩,应注意产程进展及产后恶露变化,有无反复或突然阴道流血病史;若为剖宫产,应了解手术指征、术式及术后恢复情况。

(二)症状

产后血性恶露持续 10 天以上仍淋漓不尽,或时断时续,量时多时少,或突然大出血,可引起失血性休克;色淡红,或黯红,或紫红,或恶露混浊有臭味;可伴有腹痛、发热、腰痛,下腹坠胀或疼痛等。

(三)检查

1. 妇科检查　阴道分泌物血性,来自宫腔;宫颈较软,宫口松弛,有时可见残留组织堵塞于宫颈口处;子宫增大,变软,若为子宫内膜炎、子宫肌炎或盆腔感染所致,子宫压痛明显,附件亦有压痛。

2. B 超检查　了解子宫复旧情况,宫腔内有无残留的胎盘胎膜,有无合并子宫肌瘤、子宫腺肌瘤,了解子宫切口愈合情况等。

3. 诊断性刮宫　刮出物送病理检查,以确诊有无胎盘、胎膜残留、绒毛膜癌等。

4. 实验室检查

(1)血 HCG 测定:有助于诊断胎盘残留及除外绒毛膜癌。

(2)宫腔分泌物涂片检查:将宫腔分泌物培养,发热时行血培养加药敏试验,以选择有效抗生素。

(3)血常规、凝血功能检查:了解贫血和感染情况,除外凝血机制障碍。

二、鉴别诊断

本病应与绒毛膜癌及其他原因引起的阴道出血加以鉴别,如子宫肌瘤及子宫腺肌瘤等。

1. 绒毛膜癌　绒毛膜癌不仅有产后阴道出血淋漓不尽,并伴有转移症状如咯血,或阴道有紫蓝色结节;子宫增大,变软,一侧或两侧可触及卵巢黄素化囊肿;复查血 HCG 仍保持较高水平,或下降后又上升;B 超提示子宫腔内无胎盘胎膜残留,应考虑滋养细胞肿瘤;亦可行刮宫术,刮出物送病理检查,可协助诊断。

2. 子宫肌瘤、子宫腺肌瘤　产前有子宫肌瘤或子宫腺肌瘤病史,产后阴道出血淋漓不尽,B 超提示宫腔内无胎盘胎膜残留,子宫增大,可见肌瘤或腺肌瘤声像。

【因证辨治】

本病的辨证主要依据恶露的量、色、质、气味,结合全身症状及舌苔脉象以辨寒、热、虚、实。一般来说,恶露量多、色淡红、质稀、无臭味多为气虚;量较多或少,色红或紫,质稠,多为血热;量或多或少,色紫黯有块,多为血瘀。治疗以"固冲止血"为主,遵循"虚者补之,热者清之,瘀者化之",结合产后"多虚多瘀"的特点,随证加减标本同治,要注意补气不留瘀,祛瘀不伤正,切不可过早使用固涩之剂以致助邪,变生他疾。

1. 气虚证

病因病机:素体虚弱,正气不足,或孕期调摄不慎,或产时气随血耗,或产后过劳而损脾,中气虚陷,冲任不固,冲任失于约制引起恶露不绝。

主证:产后恶露过期不尽,量多或淋漓不止,色淡红,质清稀,无臭味。

次证:面色㿠白,气短懒言,神疲乏力,小腹空坠。

舌脉:舌质淡,苔薄白,脉缓弱。

治法:补气摄血,固冲止血。

代表方:补中益气汤(《脾胃论》)加阿胶、炒艾叶、益母草、乌贼骨。

若兼见腰酸腿软,头晕耳鸣,此乃兼有肝肾不足,加菟丝子、金樱子、川续断、巴戟天、桑寄生等以补肝肾、固冲任。若恶露色紫黯,夹有血块,此乃气虚夹瘀,加贯众、炒蒲黄以活血化瘀止血。

2. 血热证

病因病机:素体阴虚,产时失血伤津,营阴更亏而虚火妄动;或素体阳盛,产后过热过补;或因情志不畅,五志化火;或产时操作不洁,感染邪毒,热扰冲任,迫血妄行,故恶露过期不净。

主证:产后恶露过期不止,量较多,色深红,质稠黏,气秽臭。

次证:面色潮红,咽干口燥,或五心烦热,或腹痛、便秘。

舌脉:舌质红,苔燥或少苔,脉滑数或细数。

治法:清热凉血,固冲止血。

代表方:保阴煎(《景岳全书》)加茜草、益母草、贯众炭、红藤、败酱草。

若肝郁化热,证见恶露量多少不定,色紫黯,质稠黏,夹有血块,伴心烦易怒,胸胁不舒,口苦咽干,舌质红,苔薄黄,脉弦数,治宜疏肝解郁,清热止血,方用丹栀逍遥散去煨姜加生地黄、墨旱莲、茜草、益母草清热凉血止血。若高热,小腹疼痛拒按,恶露混浊如败酱,臭秽,疑有子宫内膜炎或盆腔感染者,可按产后发热感染邪毒证处理。

3. 血瘀证

病因病机:产时产后胞宫、胞脉空虚,寒邪乘虚而入,寒凝血瘀;或七情内伤,气滞血瘀;或素有癥瘕,冲任瘀阻,旧血未尽,新血不得归经,则恶露久下不止。

主证:产后恶露过期不止,量时多时少,色紫黯有块。

次证:小腹疼痛拒按,块下痛减,或胸腹胀痛。

舌脉:舌紫黯,或边有瘀点,脉弦涩。

治法:活血化瘀,固冲止血。

代表方:生化汤(《傅青主女科》)加益母草、炒蒲黄。

若症见小腹坠,神疲乏力者,此乃气虚血瘀,宜加黄芪、党参补气摄血;若症见形寒肢冷,小腹冷痛,此乃寒凝血瘀,宜加吴茱萸、炒艾叶、小茴香温经散寒;若症见胸胁胀痛,情绪忧郁,此乃肝郁气滞,宜加柴胡、郁金、香附疏肝解郁。

若 B 超提示宫腔内有胎盘残留,或 HCG 下降缓慢或持续不降,疑有宫内残留,应做刮宫,刮出物送病检,以明确诊断,及时处理。

【其他治法】

1. 针灸疗法 取足三里、三阴交、关元、中极穴。气虚加气海、脾俞,用补法。血热加太冲、血海、肝肾,用泻法。血瘀加气海、石门、地机,用泻法。

2. 推拿疗法 以掌摩法在腹部以顺时针方向操作 15~30 分钟,并按揉关元、中极、气海、子宫穴 5~10 分钟。

3. 腹带法 在腹壁上放棉花 4~5 层,用软布围而敷之。可以帮助子宫早日复原,能使腹部温暖,固摄有力,防止恶露不绝;还可防止分娩引起的腹壁肌肉松弛,减少内脏下垂。

【西医治疗】

主要是对症治疗。软产道损伤者,彻底止血并按解剖层次缝合。疑有胎盘、胎膜、蜕膜残留者,行刮宫术,操作应轻柔,以防止子宫穿孔,刮出物应送病理检查。合并子宫肌瘤、过大胎儿、多胎妊娠等影响子宫收缩者,可配合宫缩剂。合并子宫内膜炎者,合理使用抗生素。疑剖宫产子宫切口裂开者,仅少量阴道流血也应住院,给予广谱抗生素及支持疗法,密切观察病情变化;若多量阴道流血,可行剖腹探查。若切口周围组织坏死范围小、炎症反应轻,可行清创缝合及髂内动脉、子宫动脉结扎止血或行髂内动脉栓塞术。若组织坏死范围大,酌情行低位子宫次全切除术或子宫全切术。若肿瘤引起的阴道流血,应按肿瘤性质、部位做相应处理。

【疗效判断标准】

1. 治愈 阴道出血停止,症状消失。
2. 好转 阴道出血减少,症状减轻。
3. 未愈 症状无改善。

【临证思路】

产后恶露不绝的临床诊断并不困难,但要找出确切发病原因,给予针对性治疗,方能取得较好的临床疗效。

首先需借助 B 超检查。若 B 超检查见到子宫较大,且宫腔内有残留胎盘胎膜组织,可确诊为胎盘胎膜所致的子宫复旧不全;若见到子宫肌瘤或子宫腺肌瘤图像,即可确诊子宫复旧不全的原因;若出血时间长,应考虑子宫内膜炎。

其次需检测血 HCG。产后血性恶露超过 1 个月以上或更长者,应考虑与绒毛膜癌相鉴别,绒毛膜癌 25% 发生于正常妊娠足月产 2~3 个月后。一般足月产,血 HCG 多在 4 周左右转为阴性;若超过 4 周后,血 HCG 仍保持高水平或下降后又上升,同时 B 超检查提示宫内无残留,应考虑绒毛膜癌的可能,但 HCG 即使不高,持续不下降,B 超检查亦无残留,亦应进行诊刮,并将刮出组织送病检,以资鉴别。

再者根据恶露辨虚实。产后恶露之多少,有无,是诊治产后诸疾的首要问题,《女科经纶》云:"凡看产后病,须问恶露多少有无。此要语也。"产后恶露不绝,有虚有实,尤当细辨,根据产后"多虚多瘀"之特点,治疗应注重补虚不忘化瘀,化瘀不忘扶正,用药亦不可过早选用固涩之品,以免留寇为患。

【研究进展】

目前多数中医学者认为"气虚血瘀"为产后恶露不绝的主要病因病机,并且在疾病的发生发展中起着非常重要的作用。治疗上以"固冲止血"为主,并根据产后"多虚多瘀"之特点辨证论治,同时配合针灸治疗收效甚好。各中医名家对于产后恶露不绝的治疗也是各具特色,或主张活血化瘀,或主张扶正祛邪,或主张攻补兼施。经方加减应用较多,如生化汤、补中益气汤、血府逐瘀汤、少腹逐瘀汤、保阴煎、胶艾汤加减等疗效明显;另外还有不少中成药,如益宫颗粒、益母草颗粒等。西医治疗主要有催产素、前列醇类等药物治疗。目前,现代大量临床研究表明,低强度超声、低频电脉冲治疗、电磁波治疗等物理治疗也具有明显效果,并不断得到完善,以寻求物理治疗在产后子宫复旧不全方面的零不良反应及零损伤,进一步缩小药物、手术治疗带来的创伤及伤害,这或将是以后深入研究的重点和难点。此外中西医结合在治疗产后恶露不绝上,临床疗效亦十分显著,如益母草胶囊联合低频电脉冲疗法,口服中药方剂缩宫逐瘀汤及暖宫贴外敷同时配以缩宫素治疗等。

【文献选录】

《景岳全书·妇人规·产后恶露不止》:产后恶露不止,若因血热者宜保阴煎、清化饮;有伤冲任之络而不止者,宜固阴煎加减用之;若肝脾气虚不能收摄而血不止者,宜寿脾煎或补中益气汤。若气血俱虚而淡血津津不已者,宜大补元煎或十全大补汤。若怒火伤肝而血不藏者,宜加味四物汤。若风热在肝而血下泄者,宜一味防风散。

《医学心悟·恶露不绝》:产后恶露不绝,大抵因产时、劳伤经脉所致也。其症,若肝气不和,不能藏血者,宜用逍遥散。若脾气虚弱,不能统血者,宜用归脾汤。若气血两虚,经络亏损者,宜用八珍汤。若瘀血停积,阻碍新血,不得归经者,其症腹痛拒按,宜用归芎汤,送下失笑丸,先去其瘀而后补其新,则血归经矣。

《沈氏女科辑要笺正·卷下·恶露量多不止》:新产恶露过多,而鲜红无瘀者,是肝之疏泄无度,肾之闭藏无权,冲任不能约束,关闸尽废,暴脱之变。

(陈林兴)

【思考题】

1. 产后恶露不绝的中医病因病机是什么?
2. 产后恶露不绝的辨治要点是什么?临床常见证候有哪些?
3. 试述产后恶露不绝的辨证论治。

第三节 产后郁证

产后郁证是指产妇分娩后在产褥期内出现情绪低落、精神抑郁为主要症状的病证。多在产后2周内开始出现症状,产后4~6周时症状明显,平均持续6~8周,甚则长达数年。若不及时诊治,产妇甚至可伤害婴儿或自杀。亦称"产后抑郁"。

该病是产褥期精神综合征中最常见的一种类型,西医学称之为"产褥期抑郁症"。

【历史沿革】

中医文献没有产后郁证的专篇阐述,但古籍中有"产后惊悸恍惚""产后怔忡惊悸"等记载,其症状的描述与产后郁证相似,对有关病因病机、症状、辨证及治疗等也散见于相关论述中。隋代《诸病源候论·产后风虚癫狂候》较早论述了类似的疾病。宋代《妇人大全良方》分列有产后癫狂、产后狂言谵语如有神灵、产后不语、产后鬼神等方论。《陈素庵妇科补解》记载有"产后恍惚论"。《证治准绳》亦有"产后心神恍惚,言语失度,睡眠不安"的描述。清代《医宗金鉴·妇科心法要诀》进一步指出:"产后血虚,心气不守,神志怯弱,故令惊悸恍惚不守也。宜用茯神散……若因忧愁思虑,伤心脾者,宜归脾汤加朱砂、龙齿治之。"充实了本病的辨证论治。《傅青主女科·怔忡惊悸》云:"由产后忧惊劳倦,去血过多,则心中跳动不安,谓之怔忡;若惕然震惊,心中怯怯,如人将捕之状,谓之惊悸。"惊悸怔忡是指产妇时觉胆怯惊恐,心悸不安;恍惚是指情绪不稳,心神不安,记忆模糊,语言错乱,头晕目眩等症,这些均是产后抑郁的表现。

《新编中医妇科学》(张玉珍主编)首次编入"产后抑郁"。

【发病机制】

一、中医病因病机

本病的发生与产妇的素体因素及产后多虚多瘀的内环境有关,主要病机为心肝血虚和瘀血阻络。

二、西医发病机制

本病病因不明,可能与内分泌因素、遗传因素、心理因素、妊娠因素、分娩因素和社会因素等有关。

【诊断与鉴别】

一、诊断要点

1. 病史　产前抑郁症史;产妇有内科合并症,如甲状腺功能低下、糖尿病、高血压等;产时、产后失血过多,或产后余血未尽;不良分娩史。

2. 症状　产后2周内开始出现症状,4~6周症状加重,主要表现为情绪不稳,精神抑郁,伤心落泪,失眠多梦,疲乏无力等,或悲观厌世,焦虑易怒,严重者甚至伤害婴儿,产生自杀念头。

3. 检查　妇科检查和体格检查一般无异常。

4. 产褥期抑郁症的诊断标准　至今无统一的诊断标准。根据美国精神病学会(American Psychiatric Association, APA)1994年在《精神疾病诊断与统计手册(第4版)》(DSM-IV)中制定的标准,产褥期抑郁症诊断标准如下。

（1）产后2周内出现下列5条或5条以上的症状，必须具备①、②两条。

①情绪抑郁；②对全部或多数活动明显缺乏兴趣或愉悦；③体重显著下降或增加；④失眠或睡眠过度；⑤精神运动性兴奋或阻滞；⑥疲劳或乏力；⑦遇事皆感毫无意义或有自罪感；⑧思维力减退或注意力溃散；⑨反复出现想死亡的想法。

（2）在产后4周内发病。

5. 筛查量表

产褥期抑郁症诊断困难，社区卫生人员对产妇进行常规筛查很有必要，也可由产妇进行自我问卷调查，对早期发现和诊断很有帮助。调查时间为产后2~6周为宜。常用的筛查量表有爱丁堡产后抑郁量表（EPDS）、抑郁自评量表（SDS）、汉密尔顿抑郁量表（HAMD）、医院焦虑抑郁量表（HADS）等。

二、鉴别诊断

1. 产后抑郁综合征　多发生于产后7天以内，以产后3日内发病居多，又称为第3天抑郁症、泌乳状态忧郁综合征、产后轻度抑郁、产后哭泣等。主要表现为短暂的阵发哭泣及忧郁状态，病情轻、病程短，90%仅持续1~3天。

2. 产后抑郁性精神病　多发生于产后2周，有精神分裂症状，如语言行为混乱、妄想、躁狂、幻觉、有自杀行为等。此属中医"产后发狂"，属西医精神病学范畴。

【因证辨治】

本病主要是产后血虚气郁、心神不守所致，以虚为本，属虚实相兼证。临床需根据患者具体情况辨其偏虚偏实。

本病的治疗，以宁神解郁为主。虚者佐以养血益阴，实者佐以活血化瘀。

1. 心肝血虚证

病因病机：素体阴血亏虚，适逢产时产后失血过多，血虚加重，肝血不足，失于疏泄，则肝气郁结；心血不足，血脉失养，心气不达，则神明不安，终至脏腑气血失调而发病。

主证：产后忧郁，疲乏无力。

次证：头晕面白，气短懒言，恶露色淡质稀。

舌脉：舌质淡，苔薄，脉细弦。

治法：养血益阴，宁神定志。

代表方：柏子养心丸（《体仁汇编》）加珍珠母。

若气短乏力较甚，乃气虚为重，加太子参、黄芪以益气生血；若伴头晕目眩，为血虚肝阳上亢，加白芍、白蒺藜以养肝血平肝阳；若脘闷纳呆，乃脾虚不运，湿阻中焦，加生薏苡仁、陈皮以健脾渗湿、理气开胃。

2. 瘀血阻络证

病因病机：素性急躁易怒，肝失疏泄，适逢产后余血未尽，气血凝滞，瘀血阻于心脉，营血运行不畅，致神明不安，而见产后抑郁。

主证：产后烦躁不安，惊悸怔忡。

次证：失眠多梦，胸闷胁胀，小腹疼痛，恶露色黯有块。

舌脉：舌紫，脉沉弦。

治法：活血化瘀，解郁安神。

代表方：安神生化汤（《傅青主女科》）去益智仁，加合欢皮、琥珀。

若恶露不绝色黯有血块，为瘀阻胞脉，新血难安，加益母草、三七粉以化瘀止血；若口苦胁胀，舌紫尖红，为瘀热内结，加郁金、丹皮、赤芍以化散瘀热。

【其他治法】

心理治疗是产后抑郁非常重要的治疗手段，通过心理咨询，了解患者的心理状态及性格特点，医院、家庭及周围人对产妇要予以关怀照顾，消除不良刺激，调节人际关系，使患者增强战胜疾病的信心，可配合采用一些暗示疗法等心理治疗。

【西医治疗】

以药物治疗联合心理干预为主。鉴于抗抑郁药对母体及婴儿可能导致不良反应，故不作为首选治疗方法，症状严重者可酌情使用。目前治疗产后抑郁的药物有：①选择性 5-HT 再摄取抑制剂，如氟西汀、舍曲林、帕罗西汀等；②三环类抗抑郁药，如阿米替林。抗抑郁药应足量并连续应用 8 周。妊娠期抑郁症患者或既往有产后抑郁病史者，分娩后宜立刻给予预防性抗抑郁药。对病情严重者，尤其有自杀或伤害婴儿倾向的，则首选物理治疗，如改良电痉挛治疗、重复经颅磁刺激等，可获得很好疗效。此外，研究表明，硬膜外麻醉分娩镇痛可提高产妇舒适满意度，降低了产后抑郁症的发生。

【疗效评定标准】

1. 治愈　症状消失，情绪正常，半年内无复发。
2. 好转　症状减轻，情绪基本稳定。
3. 未愈　症状、情绪均无改善。

【临证思路】

产后抑郁症是由 Pitt 在 1968 年首次提出。作为全国高等医药院校教材，2000 年 12 月人民卫生出版社出版的乐杰主编的第 5 版《妇产科学》首次载入"产褥期抑郁症"。人民卫生出版社 2001 年出版、张玉珍主编的第 1 版《新编中医妇科学》首次将"产后抑郁"编入中医学教材。作为全国高等中医药院校教材，2002 年 9 月中国中医药出版社出版、张玉珍主编的《中医妇科学》也载入"产后抑郁"。西医关于产后抑郁的症状及相关因素的分析以及护理对策等，有一些资料可寻。而中医对本病的现代研究，资料甚少，仅从中医妇科古籍中可搜集到与本病相关的症状、病因病机及治法。随着社会的发展，医学模式的变化，身心医学受到重视，因而近年来产后抑郁症也逐渐受到关注。

实践证明，对产后抑郁症，中医药治疗较之西医抗抑郁治疗有一定优势，无不良反应，易被患者接受。产后血虚是产后抑郁发病的根本，故本病以虚证为主，虚实夹杂者多见，临床有偏实者，偏虚者，随证辨证治疗可取良效。此外，本病的发生具有一定的心理、社会与生物学因素，妊娠、分娩与产褥期间，心理调护非常重要，同时普及孕产知识、分娩减痛等措施可避免或减轻产后抑郁的发生。一旦患病，心理治疗也是非常重要的治疗措施之一。

【研究进展】

1968 年 Pitt 首次提出产后抑郁症的概念，他描述产后抑郁症是分娩后不典型抑郁，病程较产后忧郁长，出现较晚，但严重程度不及产后精神病的情感性障碍，属于神经症性抑郁，有别于常说的精神病。20 世纪 80 年代后，产后抑郁症受到国际上的普遍重视，为此进行了大量的研究工作。因诊断标准不一，发病率的报道也有较大差异。据国外研究报道，产后抑郁症的发病率低至 3.5%，高达 33%。其病因未明，危险因素涉及生理、心理及社会因素。一般认为产后抑郁症的预后较好，大多数产后抑郁症患者可在 3~5 个月恢复，约 2/3 的患者可在 1 年内康复，如再次妊娠则有 20%~30% 的复发率。

对于产后郁证，国内有关研究尚属起步。中医认为，产妇多愁善感、性格脆弱是其生理基础，妇女在生产过程中失血耗气，气随血脱，致阴血亏虚，脏腑失养是其病理基础。综合近五年中医文献研究，产后郁证治疗重在调理心、肝、脾三脏。中药汤药选用逍遥散、丹栀逍遥散、生化汤、大定风珠、小柴胡汤、茯神散、加减养荣汤等经方加减，或自拟养心解郁方药辨证治疗，效果明显。中成药有选用参归仁合剂、逍遥丸、丹栀逍遥散、乌灵胶囊等。此外尚有针灸耳穴疗法、熏洗疗法、芳香疗法对产妇的抑郁症状均能有所改善。产后郁证除药物治疗外，还应配合心理疏导，音乐疗法，体育锻炼，家庭关心等，这些对产后郁证的防治都有极为重要的作用。

【文献选录】

《经效产宝·产后心惊中风方论》：疗产后心虚，惊悸不定，乱语谬误，精神恍惚不主，当由心虚所致。

《陈素庵妇科补解·产后恍惚方论》：产后恍惚，由心血虚而惶惶无定也。心在方寸之中，有神守焉，失血则神不守舍，故恍惚无主，似惊非惊，似悸非悸，欲安而忽烦，欲静而反忧，甚或头旋目眩，坐卧不安，夜则更加，饥则尤剧，宜天王补心丹。

（刘雁峰）

【思考题】

1. 产后郁证的中西医发病机制是什么？
2. 产后郁证的辨治要点是什么？
3. 产后郁证的防治措施有哪些？怎样对患者进行心理调护？

第九章　妇科杂病研究

【学习指导】

本章介绍常见的妇科杂病癥瘕、不孕症、阴痒。由于妇科杂病范围广,其病因病机较复杂,病证特点各不相同,最主要的病因病机为脏腑功能失调和气血失常,导致冲任、胞宫、胞脉、胞络损伤。因其病证复杂多变,应根据病史、症状与舌脉,并结合必要的辅助检查,以明确诊断与鉴别诊断,治疗应根据病位所在与证候特点,采用内治为主的整体调理;若以局部病变为主者,则重在外治,或内外合治。

本章重点掌握常见各妇科杂病的中医病因病机和因证辨治,熟悉各杂病临床表现、诊断以及鉴别诊断,了解各种疾病的现代的研究进展。

除经、带、胎、产疾病以外,各种与妇科解剖、生理、病理密切相关的疾病,统称为"妇科杂病"。常见的妇科杂病主要有癥瘕、不孕症、阴痒等。

妇科杂病的病证特点不同,但其病因病机主要是感受外邪、情志内伤、饮食不节、房劳多产、禀赋薄弱等,导致脏腑、经络、气血功能失调;直接或间接损伤冲任、胞宫、胞脉、胞络,从而引起妇科杂病。

妇科杂病病证复杂多变,应根据病史、症状与舌脉,并结合必要的辅助检查,以明确诊断与鉴别诊断。治疗应根据病位所在与证候特点,采用内治为主的整体调理;若以局部病变为主者,则重在外治,或内外合治。癥瘕、不孕症一般病程较长,虚多实少或久病及肾,出现月经、带下之异常者,则应配合调经、止带,重在补肾健脾;若因情志所伤,或久病影响情志,则重在疏肝补肾并配合心理疏导。

第一节　癥　瘕

妇女下腹胞中结块,伴有或胀、或满、或痛、或异常出血者,称为癥瘕。癥和瘕既有区别又有联系。一般认为,癥者有形可征,固定不移,推揉不散,痛有定处,病属血分;瘕者假聚成形,聚散无常,推之可移,痛无定处,病属气分。但癥瘕的形成,初起多因气聚为瘕,日久血瘀成癥,由于临床上难以截然区分,故常以癥瘕并称。

西医学的妇科良恶性肿瘤、盆腔炎性包块、子宫内膜异位症、结核性包块等属本病范畴,可参照治疗。本节选取临床常见的子宫肌瘤、卵巢囊肿两种疾病为例。

子宫肌瘤是女性生殖器最常见的良性肿瘤,由平滑肌及结缔组织组成。常见于30~50岁妇女。按肌瘤所在部位分为:宫体肌瘤(占90%)和宫颈肌瘤(占10%);根据肌瘤与子宫肌壁的关系分为:肌壁间肌瘤(占60%~70%)、浆膜下肌瘤(约占20%)和黏膜下肌瘤(占10%~15%)。子宫肌瘤常为多个,各种类型的肌瘤可发生在同一子宫,称为多发性子宫肌瘤。

卵巢单纯囊肿属卵巢瘤样病变之一,临床特点为病程长、逐渐增大;表面光滑、包膜完整、活动好、一般无腹水;单侧多见。可发生于任何年龄,最常见于30~50岁。卵巢囊肿的发病原因至今不甚明了。

【历史沿革】

《素问·骨空论》首载"任脉为病……女子带下瘕聚"。《金匮要略·妇人妊娠病脉证并治》的桂枝茯苓丸,为治疗妇科癥瘕的第一张方剂。

隋代巢元方的《诸病源候论·积聚候》中记载:"皆由阴阳不和,风冷搏于脏腑,而生积聚也。"还认为"若经血未尽而合阴阳,即令妇人血脉挛急支满,胸胁腰背相引,四肢酸痛,饮食不调,结牢恶血不除,月水不时,或月前月后,因生积聚,如怀胎状。"明代武子望的《济阴纲目》中记载了妇科癥瘕的论治:"善治癥瘕者,调其气而破其血,消其食而豁其痰,衰其大半而止,不可猛攻峻施,以伤正气。"以此奠定了扶正固本治疗癥瘕的原则。

【发病机制】

一、中医病因病机

癥瘕的主要病机是正气虚弱、气滞血瘀、痰凝湿聚、湿热瘀阻等,即虚、瘀、痰、湿四个方面。正虚是发病的重要机制。正如《医宗必读·积聚》所说:"积之成也,正气不足,而后邪气居之。"正气虚弱包括脏腑、冲任、气血虚弱,脏腑以肾、肝、脾为主。

二、西医发病机制

(一)子宫肌瘤

1. 病因　发病机制尚未完全明确。遗传因素、性激素及其受体、生长因子和细胞外基质在子宫肌瘤的形成与生长中均起重要作用。

2. 病理

(1)巨检:肌瘤为实质性球形包块,表面光滑,与周围肌组织有明显界限(假包膜)。

(2)镜检:肌瘤由梭形平滑肌细胞和不等量纤维结缔组织构成。肌细胞大小均匀,排列成漩涡状或棚状,核为杆状。

3. 肌瘤变性　肌瘤变性是肌瘤失去原有的典型结构。常见的变性有:玻璃样变,囊性变,红色样变,肉瘤样变,钙化。

(二)卵巢囊肿

1. 病因　卵巢囊肿的发病机制至今尚不清楚。目前认为其发病可能与盆腔炎反复发作、环境、内分泌、病毒、遗传等多种因素有关。

2. 病理　发生于单侧或双侧卵巢,病变可以呈局限或弥漫性。它与真性卵巢肿瘤不同,是一种良性潴留性囊肿。由于生理或病理原因,在卵巢囊肿有液体潴留,囊腔渐渐增大。当腔内压力达到一定程度后,囊腔壁细胞萎缩,囊液分泌停止,囊泡不再增大,所以临床很少见到10cm以上囊肿的报道。卵巢囊肿多为良性,但也有恶变。

【诊断与鉴别】

一、诊断要点

(一)病史

有情志抑郁、经行产后感受外邪,或月经不调、带下异常等病史。

(二)症状

包块较小时在下腹部触及不到,如包块较大可从腹部触及,兼有胀满、疼痛、小腹坠胀不适,或出现排便困难和尿频、尿急等压迫症状,或月经不调、带下异常等症状。

(三)检查

1. 妇科检查　盆腔可触及子宫或双附件区肿块,或盆腔炎症性肿块,或陈旧性宫外孕包块。

2. 辅助检查　盆腔彩超、CT、MRI等影像学检查,宫腔镜、腹腔镜检查有助于确定诊断。注意结合相关的肿瘤标志物检查等,排除恶性肿瘤。

二、鉴别诊断

首先应与妊娠子宫及尿潴留鉴别,然后识别癥瘕所涉及的常见病种,如子宫肌瘤、卵巢囊肿、盆腔炎性包块、陈旧性宫外孕。

1. 妊娠子宫　有停经史、早孕反应,子宫随停经月份增大等,借助尿或血HCG测定、B超检查可确诊。

2. 尿潴留　有排尿不畅病史,无月经变化,触及下腹部包块部位较表浅固定,明显囊性感,包块界限不清,B超检查助于鉴别诊断。

3. 子宫肌瘤　常有月经改变,可见月经量多、经期延长等,大肌瘤可在下腹部扪及实质性不规则肿块,妇科检查可扪及增大的子宫,表面不规则单个或多个结节状突起,B超与宫腔镜检查可有助于诊断。

4. 卵巢肿瘤　无特殊病史,常偶然发现,一般无月经改变,偏于子宫一侧,能与子宫分开,大小不一,呈囊性或实质性,B超、腹腔镜检查一般可确诊。

5. 盆腔炎性包块　有慢性盆腔感染史,急性发作时有发热、下腹疼痛加重和血象升高的表现,可有月经改变、白带增多,包块位于小腹部,或一侧或双侧,大小不等、边界不清、活动度差,呈囊性或实质性,有压痛,经抗感染治疗后症状、体征好转,B超检查可协助鉴别诊断。

6. 陈旧性宫外孕　多有停经史,不规则阴道出血史,腹痛、昏厥史,宫体无变化,下腹一侧可触及包块,质地较实,界限清楚,一般较小,也有较大者。妇科检查宫颈举痛,一侧可触及包块,压痛,大小与停经月份不符。结合病史,B超检查可辅助诊断。

【因证辨治】

癥瘕的辨证，重在辨气病、血病以及虚实、善恶。一般包块坚实硬结者属癥，多为血病；聚散无常者属瘕，多为气病。病之初期，肿块胀痛明显，多为实邪为主；中期包块增大，质地较硬，隐隐作痛，月事异常，面色欠润者，多为邪实正虚；后期胀痛加重，肿块坚硬如石，全身羸弱者，则正虚为主。癥瘕发展缓慢，按之柔软活动，精神如常，面色有泽者多为善证；若癥瘕日益增大，按之坚硬如石，疼痛剧甚，或崩或漏，或五色带下，形瘦面黯者，多为恶证。子宫肌瘤、卵巢囊肿应该在辨病的基础上进行辨证。

总的治则不外扶正攻邪。根据患者体质强弱，病程长短，酌用攻补。新病体质较强者可行攻破；久病体质较弱者，可攻补兼施，或先攻后补，或先补后攻，随证施治。不可一味猛攻，以免损伤元气。如《医宗金鉴》所曰："凡治诸癥积，宜先审身形之壮弱，病势之缓急而治之。如人虚，则气血衰弱，不任攻伐，病势虽盛，当先扶正气，而后治其病；若形证俱实，宜先攻其病也。"如确诊为恶性肿瘤，或肿物较大、增长迅速者，应考虑手术治疗。

采用活血化瘀、化痰软坚法治疗子宫肌瘤、卵巢囊肿，已达成共识。常用的活血化瘀药有：当归、丹参、赤芍、三七、三棱、莪术、鳖甲、桃仁、水蛭等；常用的化痰软坚药有：薏苡仁、土茯苓、夏枯草、生牡蛎、橘核、海藻、胆南星、法半夏、八月札、铁刺苓等；再根据不同兼证予以益气、补肾、养阴等扶正治法。对于月经量多者则采用经期和非经期的分期疗法，经期以益气固冲、化瘀止血为主，非经期则需在辨证基础上以攻坚散结、破血消癥治疗为主。

（一）气滞血瘀证

病因病机 平素性情忧郁或情志内伤，肝气郁结，气机不畅，气聚血凝，阻滞冲任，渐成癥瘕；此外，月经期间过用止血剂、寒凉药物以及滋腻的补益剂；妇产科手术如分娩、人工流产或者盆腔手术等直接损伤胞脉、胞络，导致医源性的气滞血瘀也时有发生。

主证：下腹部结块，触之有形，按之痛或不痛，小腹胀满。

次证：月经先后不定期，经血量多有块，经行难净，经色黯；精神抑郁，胸闷不舒，口干不欲饮，肌肤不润，面色晦暗。

舌脉：舌紫黯，舌尖、边有瘀点或瘀斑，脉沉涩或沉弦。

治法：行气活血，化瘀消癥。

代表方：香棱丸（《济生方》）。

若经量过多，或淋漓不净，为瘀阻胞宫，血不归经，加炒蒲黄、五灵脂、血余炭以化瘀止血；若身冷肢痛，加制附片、白芥子以散寒通络；若带多如水，加苍术、肉豆蔻以温脾止带；若大便溏去干姜，加炮姜、肉豆蔻以温脾止泻；若积块日久，加鳖甲、石打穿、铁树叶以软坚散结，化瘀消癥。

（二）痰湿瘀结证

病因病机：寒温失调，饮食不节，情志抑郁，均可损伤脾胃功能，致水湿不运，聚而生痰，痰湿阻滞冲任、胞宫、胞脉，可致癥积。

主证：小腹有包块，按之不坚，时或作痛。

次证：带下量多，色白质黏稠，胸闷或欲呕；月经后错或闭经。

舌脉：舌淡胖，苔白腻，脉弦滑。

治法：化痰除湿，活血消癥。

代表方:苍附导痰丸(《叶天士女科诊治秘方》)合桂枝茯苓丸(方见盆腔炎性疾病)。

若兼脾胃虚弱,正气不足,加党参、白术、黄芪以健脾益气扶正;若兼月经后错或闭经,为痰瘀互结,加三棱、莪术以助活血化瘀;加夏枯草、生牡蛎、煅瓦楞以化痰软坚。

(三)湿热瘀阻证

病因病机:经行产后,余血未净,血室开放,脉络空虚,或不禁房事,或感染湿热邪毒,与血搏结,瘀阻冲任、胞宫、胞脉,渐成癥积。

主证:小腹包块疼痛拒按,痛连腰骶。

次证:带下量多色黄或赤白相杂,腥臭难闻,子宫异常出血,发热口渴,烦躁易怒,便秘尿少色黄。

舌脉:舌黯红,有瘀斑,苔黄腻,脉弦滑数。

治法:清热利湿,化瘀消癥。

代表方:大黄牡丹皮汤(《金匮要略》)加红藤、败酱草、石打穿。

若兼子宫异常出血者,为血热妄行,加山栀炭、贯众炭以清热凉血止血;若兼带下量多者,为湿热下注,加黄柏、知母以清热燥湿止带。

(四)肾虚血瘀证

病因病机:先天禀赋不足,肾气亏虚,或房劳多产,或感受外邪,导致肾虚。肾气不足,推动无力,血行受阻;肾阳虚衰,虚寒内生,血得寒则凝;肾阴亏虚,阴虚内热,血为热灼,均可导致肾虚血瘀;瘀血内积,阻滞冲任、胞宫、胞脉,日久成癥。

主证:下腹部结块,触痛。

次证:月经量多或少,经行腹痛较剧,经色紫黯有块,婚久不孕或曾反复堕胎,腰酸膝软,头晕耳鸣。

舌脉:舌黯,脉弦细。

治法:补肾活血,消癥散结。

代表方:补肾祛瘀方(李祥云经验方)。

若兼经行量多者,加炒蒲黄、茜草、益母草以化瘀止血;腹痛甚者,加血竭、三七以化瘀止痛;包块日久者,加炙山甲、水蛭以化瘀消癥。

【其他治法】

常用的有中药腹部外敷法、保留灌肠法、中药贴脐法以及配合针灸推拿疗法等,可改善局部血液循环,促进肿块消散和吸收,配合内服中药以达到活血化瘀、化痰散结、止痛消癥之功效。

(一)外治法

1. 中药保留灌肠 桃仁、川芎、三棱、莪术、穿山甲、木通、路路通、陈皮、昆布、牡蛎各15g,土鳖虫12g,肥胖痰湿盛者加夏枯草、法半夏各15g。将药物浓煎至100ml,温度40℃左右保留灌肠。月经干净后3天开始用药,每日1次,嘱其至少保留1小时,经期停药,10次为1个疗程。

2. 热敷法 穿山甲20g、当归尾、白芷、赤芍各10g、小茴香、生艾叶各30g共研细末,装入净白布袋内,隔水蒸热,下腹部热敷。月经干净后3天开始用药,每天1次,每次30分钟,经期停药,10日为1个疗程。

（二）针灸治疗

1. 体针　温针或艾灸，每日 1 次，连续 3 次，每次留针 20 分钟，经前或经行期治疗。

（1）气滞血瘀证：取气海、气冲、三阴交、合谷为主穴。配穴：瘀血较甚者，加血海、次髎、膈俞、石门，腹痛甚者加地机。郁而化热者，加然谷、行间等。

（2）痰湿瘀结证：取曲骨、大赫、气海、子宫穴、中脘、阴陵泉为主穴。

2. 耳针　取穴子宫、卵巢、肾、脑、屏间。毫针捻转中强刺激，留针 1 小时，期间行针 2~3 次，以加强刺激量，每日针刺 1 次，15 次为一疗程。

3. 耳穴贴压疗法取穴　子宫、肾、耳中、内分泌、皮质下、肾上腺、轮 4；经量多加脾、缘中；乳腺增生加乳腺等；经期去内分泌。用王不留行籽穴位单侧贴压，每周 2 次（或隔日 1 次），每日按压 4 次，两耳交替使用。3 个月为 1 个疗程。

（三）心理疏导

子宫肌瘤、卵巢囊肿是一种良性肿瘤，其恶变率极低，针对本病发病原因，除采用药物治疗外，充分了解患者的心理状态，开展心理疏导，对疾病建立正确的认识，解除心理压力，使患者可以保持性格达观，情志舒畅，气机条达，从而可以防止瘀血的加剧和脏腑功能的紊乱，临床疗效事半功倍。心理疏导对于子宫肌瘤、卵巢囊肿手术治疗之后也具有重要的意义，可以使患者摆脱手术后的精神困扰，尽量减少心因性的干扰，减少复发，有利于机体的康复。

【西医治疗】

（一）子宫肌瘤

1. 期待治疗　针对无症状的肌瘤较小的患者一般不需治疗，特别是近绝经期妇女。绝经后肌瘤多可自然缩小或不再进展。无症状的肌瘤较小患者可每 3~6 个月随访一次，随访期间注意肌瘤或子宫是否增大，若出现症状可考虑进一步治疗。

2. 药物治疗

（1）促腺激素释放激素类似物（GnRH-a）：采用大剂量连续或长期非脉冲式给药，GnRH-a 是目前治疗子宫肌瘤较为有效的药物，但是长期服用的不良反应大，用药超过 6 个月可产生绝经综合征、骨质疏松等不良反应，故长期用药受限制，并且停药后又逐渐增大至原来大小。因此，目前 GnRH-a 主要用于近绝经期患者和术前辅助治疗。术前治疗控制症状、纠正贫血；术前应用缩小肌瘤，降低手术难度；对近绝经妇女，提前过渡到自然绝经，避免手术。不良反应为围绝经期综合征症状，如潮热、出汗、阴道干燥等。

（2）其他药物：米非司酮，可作为术前用药或提前绝经使用。但不宜长期使用，因其拮抗孕激素后，子宫内膜长期受雌激素刺激，增加子宫内膜增生的风险。

3. 手术治疗

手术适应证：月经量过多导致贫血，药物治疗无效；严重腹痛、性交痛或慢性腹痛、有蒂肌瘤扭转引起的急性腹痛；体积较大，或引起膀胱、直肠等压迫症状；能确定肌瘤是不孕或反复流产的唯一原因者；疑有肉瘤变。手术可经腹、经阴或经宫腔镜及腹腔镜进行。手术方式有以下：

（1）肌瘤切除术：适用希望保留生育功能的患者。多经腹或经腹腔镜下切除肌瘤，突出宫颈口或阴道内的黏膜下肌瘤经阴道或经宫腔镜切除。突入阴道的黏膜下肌瘤经阴道摘除。术后有 50% 复发机会,约 1/3 患者需要再次手术。

(2)子宫切除术:肌瘤较大、症状明显、经药物治疗无效、不需保留生育功能或疑有恶变者,行子宫次全切除术或子宫全切除术。50 岁以下、卵巢外观正常者保留卵巢。

4. 其他治疗

(1)子宫动脉栓塞术:通过阻断子宫动脉及其分支,减少肌瘤的血供,从而延缓肌瘤的生长,缓解症状。但该方法可能引起卵巢功能减退并增加潜在的妊娠并发症的风险,对有生育要求的妇女一般不建议使用。

(2)宫腔镜子宫内膜切除术:适用于月经量多、没有生育要求但希望保留子宫或不能耐受子宫切除术的患者。

(二)卵巢囊肿

1. 开腹手术 是比较传统的治疗方法。该手术去除病灶较彻底,术后复发率低,但其创伤较大,出血多,术后恢复时间长。

2. 腹腔镜手术

(1)经腹腔镜下囊肿切除术:囊肿直径小于 5~6cm 者,可观察 3~6 个月,如继续增大,或肿瘤直径虽小于 5cm,但为实性肿瘤,均应手术切除。切除的肿瘤应立即剖开探查,必要时做冰冻切片检查。

(2)经腹腔镜下卵巢囊肿剥除术:如为双侧卵巢良性肿瘤者,宜行卵巢囊肿剥除术,尽可能保留部分卵巢组织,以维持月经及生育功能。

3. 子宫双侧附件切除术 对绝经前后并双侧卵巢囊肿者,考虑复发等因素,则多行子宫双侧附件切除术,近年来有人主张仍应保留正常的卵巢组织,并维持女性正常生理功能。

4. 超声引导穿刺治疗 是近年来开展的新型手术。可根据囊肿大小、位置,选择不同穿刺途径。

【疗效评定标准】

(一)子宫肌瘤疗效判定标准

1. 痊愈 肌瘤消失,临床症状消失。

2. 显效 临床症状减轻或消失,肌瘤缩小 1/2 以上者。

3. 有效 症状减轻或消失,肌瘤缩小 1/3 者;或停药以后肌瘤稳定,症状消失,持续半年以上者。

4. 无效 症状无改变,肌瘤未见明显缩小。

(二)卵巢囊肿疗效判定标准

1. 痊愈 临床症状、体征消失,妇科检查及 B 超复查卵巢囊肿消失。

2. 显效 临床症状消失或明显减轻,妇科检查及 B 超复查卵巢囊肿三径之和缩小一半以上,或一侧暗区消失。

3. 有效 临床症状减轻,妇科检查及 B 超复查卵巢囊肿三径之和缩小一半以下。

4. 无效 临床症状、体征无改变,妇科检查及 B 超复查卵巢囊肿无明显变化。

【临证思路】

妇科癥瘕涵盖了各种妇科良性肿瘤,病种较多,是妇科常见病、疑难病症。临证时一定要以胞中结块为主症,至于胀满、疼痛或阴道流血等,则不必俱备。同时要注意辨清病种,分清善恶,以明确预后。治疗时应根据辨证特点,化瘀消癥贯穿始终,并合理使用虫类药。必要时还可配合外治,如保留灌肠、中药热敷法及针灸等。不拘于一方一法,可提高疗效。本病初期,邪气未盛,若能及时治疗,病情可望好转甚至治愈。若病程已久、出血严重或经治无效;或肿块较大、增长迅速者,或恶性肿瘤,应手术治疗。

癥瘕的病程较长,病情复杂,虚实并见,治疗要处理好扶正与祛邪、化瘀与止血等关键。子宫肌瘤、卵巢囊肿经期用药与平时用药应该有所区别,体现了中医因时制宜的特点,尤其对于经量过多,血海空虚的患者,经期在控制经量的同时要防止留瘀,即使要攻,也应适可而止。子宫肌瘤、卵巢囊肿缩小到一定程度,即便进展缓慢或不再变化,只要稳定,就不能中断治疗,以防止进一步生长。长期的治疗过程中,常用一些攻伐峻猛、易耗正气的药物,要遵循祛邪而不伤正的古训,坚持用药,缓图其功,使邪祛正不伤,早日痊愈。

中医学治疗子宫肌瘤、卵巢囊肿,具有十分丰富的内容。辨证施治是主要手段,具有比较稳定的疗效。但对于无症状患者,采用辨病治疗或根据中药药理研究遴选有效药物治疗,是中西医学优势互补的完美体现。

【研究进展】

中医学对癥瘕病因的研究大多集中在瘀血方面,对于痰、湿目前还缺乏本质的研究。癥瘕多认为为各种因素导致体内气滞、瘀血、痰湿、湿热等病理产物聚结与胞脉,日久而成癥瘕。故临床治疗多从气滞、血瘀、痰湿、湿热这四个证型进行论治。而"正气存内,邪不可干","邪之所凑,其气必虚",气为血之帅,血为气之母,气虚则无力推动血液运行,故气滞血瘀日久而成癥瘕;且癥瘕病程较长,缠绵难愈,阻滞胞脉,发展日久可渐伤正气,故癥瘕病情复杂,各医家治疗癥瘕,辨证多从实证、虚证两大类型入手。中药保守治疗子宫肌瘤、卵巢囊肿,对改善、缓解患者的症状有显著作用,且不良反应小,复发率低,远期疗效稳定,可免除患者手术痛苦。从目前临床的报道来看,中医药治疗无论子宫肌瘤、卵巢囊肿等,体现在直径小于 3cm 的疗效比较显著,大于 5cm 的肌瘤或囊肿在治疗过程中缩小到一定程度就不再变化。中医在子宫肌瘤的治疗中,扶正与祛邪是两大基本法则,根据证型特点,扶正主要采取补气养血、健脾补肾等治法,祛邪主要采用疏肝理气、活血化瘀、化痰消积、清热利湿、软坚散结等治法。现很多医家擅于配合使用中成药来治疗子宫肌瘤,临床常用中成药有桂枝茯苓丸、宫瘤清胶囊、大黄䗪虫丸、丹鳖胶囊、散结镇痛胶囊。中医对卵巢囊肿的主要病机认识为气滞血瘀、痰瘀互结,故治疗多以活血祛瘀、行气消痰为主。近年来,中医药对子宫肌瘤和卵巢囊肿的治疗方法报道很多,除外中药内服,外敷、灌肠及针灸也均收到较好疗效。因此,中药保守治疗子宫肌瘤、卵巢囊肿成为患者与学者共同的追求目标。

【文献选录】

《三因极一方论·妇人女子众病论证治法》:多因经脉失于将理,产褥不善调护,内作七情,外感六淫,阴阳劳逸,饮食生冷,遂致荣卫不输,新陈干忤,随经败浊,淋露凝滞,为癥为瘕。

《济阴纲目·积聚癥瘕门》:善治癥瘕者,调其气而破其血,消其食而豁其痰,衰其大半而止,不可猛攻峻施,以伤元气。宁扶脾胃正气,待其自化。……凡攻击之药,病重病受,病轻胃气受之而伤矣。或云待块消尽而后补养,则胃气之存也几希。

《医宗金鉴·妇科心法要诀·癥瘕积痞痃癖疝诸证门》:凡治诸癥积,宜先审身形之壮弱,病势之缓急而治之。如人虚,则气血衰弱,不任攻伐,病势虽盛,当先扶正气,而后治其病;若形证俱实,宜先攻其病也。经云:"大积大聚,衰其大半而止",盖恐过于攻伐,伤其气血也。罗天益曰:养正积自除,可谓得经旨者矣。

《医学衷中参西录·医案》:妇女癥瘕治愈者甚少,非其病之果难治也。《金匮》下瘀血汤,原可为治妇女癥瘕之主方,特其药性猛烈,原非长服之方。于癥瘕初结未坚硬者,服此药两三次或可将病消除。若至累月累年,癥瘕结如铁石,必须久服,方能奏效者,下瘀血汤原不能用。乃医者亦知下瘀血汤不可治坚结之癥瘕,遂改用桃仁、红花、丹参、赤芍诸平和之品;见其癥瘕作疼,或更加香附、延胡、青皮、木香诸理气之品,如此等药用之以治坚结之癥瘕,可决其虽服至百剂,亦不能奏效,然仗之奏效则不足,伤人气化则有余。若视为平和而连次服之,十余剂外人身之气化即暗耗矣。此所以治癥瘕者十中难愈二三也。若拙拟之方其三棱、莪术、水蛭,皆为消癥瘕专药。即鸡内金人皆用以消食,而以消癥瘕亦甚有力。更佐以参、芪、术诸补益之品,则消癥瘕诸药不虑其因猛烈而伤人。且又用花粉、知母以调剂补药之热,牛膝引药下行以直达病所,是以其方可久服无弊。而坚结之癥瘕即可徐徐消除也。至于水蛭必生用者,理冲丸后论之最详。且其性并不猛烈过甚,治此证者,宜放胆用之以挽救人命。

(王国华)

【思考题】

1. 癥瘕的中医病因病机是什么?
2. 癥瘕的辨治要点是什么?临床常见证候有哪些?

第二节　不　孕　症

有正常性生活,未经避孕一年未妊娠者,称为不孕症。未避孕而从未妊娠者,称为原发性不孕症;曾经有过妊娠而后未避孕连续一年不孕者称为继发性不孕。前人将原发性不孕称为"无子""全不产""绝产""绝嗣""绝子"等;继发性不孕称为"断绪"。也有分为绝对不孕和相对不孕。相对不孕指通过治疗可以改善病态得以孕育。绝对不孕则是经治疗疾病不能改善而不能受孕者。但近二十余年由于生殖辅助技术的开展,以往一些认为不可治愈的不孕症可以通过这项技术得以改善。我国不孕症发生率为7%~10%,女方因素约占40%,男方因素占30%~40%,男女双方因素占10%~20%。反复流产和异位妊娠未获得活婴者目前也归属于不孕不育范畴。

【历史沿革】

在我国对女性不孕症的认识历史悠久,论述众多,治疗方法有其独到之处,沿用迄今不失为有效之方法。

我国有关不孕症的文献记载最早见于公元前 11 世纪的《周易集解·卷十一》,有"妇三岁不孕"之记载。《黄帝内经·素问·骨空论》有"督脉者……此生病……其女子不孕"的记载。西晋王叔和《脉经·平带下绝产无子亡血居经证》说:"妇人少腹冷,恶寒久,年少者得之,此为无子。年大者得之,绝产。"提出了"无子"和"绝产"的概念。之后,唐代孙思邈《备急千金要方》提出"全不产"的概念。宋代赵佶《圣济总录·妇人无子》中已认识到不孕与冲任、肾气及气血积冷有关。明代万全认识到五种有先天生理缺陷之人是不能怀孕的,提出了"螺、纹、鼓、角、脉"五不女的说法。均属先天的生理缺陷和生殖器官畸形,非药物治疗所能奏效。

【发病机制】

一、中医病因病机

女子不孕,除先天病理因素影响外,主要是后天脏腑功能失常,气血失调而致冲任病变,胞宫不能摄精成孕,此乃本节重点论述内容,结合前人的认识及临床实际,本病常见的有肾虚、肝郁、痰湿、血瘀等。

1. **肾虚**　肾主生殖,肾气旺盛,精血充沛,天癸泌至,任通冲盛,两精相搏,才能受孕。某些因素影响了上述任一环节的正常功能,则导致不孕。

2. **肝郁**　素体肝血不足,情怀不畅,忧思郁怒,导致肝气郁结,疏泄失常,气血不调,冲任失和,不能摄精成孕。或有盼子心切,烦躁焦虑,肝郁不舒,久而不孕,正如《景岳全书·妇人规·子嗣》云:"产育由于气血,气血由于情怀,情怀不畅则冲任不充,冲任不充则胎孕不受。"

3. **痰湿**　素体肥胖或脾肾不足,或恣食膏粱厚味,导致湿聚成痰,痰湿内蕴,阻滞冲任胞脉,不能摄精受孕。《女科经纶·嗣育门》引朱震亨云:"肥盛妇人,禀受甚厚,恣于酒食,经水不调,不能成孕,以躯脂满溢,湿痰闭塞子宫故也。"

4. **血瘀**　经期产后余血不净,或因摄生不当,邪入胞宫,或寒湿及湿热邪毒久恋下焦,日久成瘀,瘀血阻滞,胞脉受阻,冲任不通不能成孕。《医宗金鉴·妇科心法要诀·调经门》云:"不子之故伤任冲,……或因积血胞寒热。"

5. **湿热**　手术、产后、经期作息失宜,导致湿邪乘虚入侵,蕴久生热,湿热流注下焦,阻滞冲任胞脉,不能摄精成孕。

6. **血虚**　若素体虚弱,阴血不足;或脾胃虚损,化源亏少,营血不足;或久病失血伤津,导致冲任血虚,胞脉失养,血少则不能摄精成孕。《格致余论》云:"阳精之施也,阴血能摄之,精成其身,血成其胞,胎孕乃成,今妇人无子者,率由血少不足以摄精也。"

除上述因素外,还有一些因素直接损伤冲任督带,均可以导致不孕。近代由于环境的污染,来自外界的干扰因素,搅乱脏腑、气血、冲任、胞宫的生殖功能,以致氤氲乐育的活动受到影响,导致不孕症的发生。重视这些因素的干扰,分析脏腑、气血、阴阳对生殖调节的整体作用,强调诸因素对生殖功能产生的影响,将造成生殖障碍的风险降低到最小程度,以利于营造良性的孕育环境,避免疾病的发生。

二、西医发病机制

本节仅就女性不孕进行讨论。

1. 卵巢功能障碍

（1）排卵障碍：无排卵现象可以出现在中枢神经系统性、下丘脑性、垂体性和卵巢性的若干层次，如无排卵性功能失调性子宫出血、高催乳素血症、卵巢早衰等，除此还有复杂因素的持续性无排卵如多囊卵巢综合征、未破卵泡黄素化综合征；或是甲状腺、肾上腺皮质功能失调和一些全身性疾病均导致排卵障碍。

（2）黄体功能不全：黄体功能低下，致使子宫内膜发育迟缓，胚胎发育不能同步，则不利于胚胎的植入而致不孕。

2. 输卵管因素　输卵管形态的异常、输卵管的发育不良及非特异性炎症、子宫内膜异位症、输卵管手术、输卵管的周围病变如手术后的粘连及肿瘤的压迫，均可以影响输卵管的功能，可致输卵管阻塞、影响输卵管的蠕动功能或伞端的拾卵功能而导致不孕。

3. 子宫因素　子宫发育不良、各种畸形、子宫内膜异位、结核、炎症、宫腔内粘连、狭窄等均可以导致受精卵的植入和胚胎的继续发育障碍，引起不孕。子宫的各种肿瘤如子宫肌瘤等均可造成不孕。宫颈因素：宫颈的发育异常、炎症、先天性宫颈管狭窄或闭锁、宫颈的肿物如肌瘤、息肉、宫颈癌等均影响宫颈黏液的性状，或是改变了宫颈管的结构，从而影响受孕。

4. 外阴、阴道因素　处女膜发育异常、阴道部分闭锁、阴道瘢痕狭窄、阴道纵隔等，影响性生活和精子的进入而不孕。

除了男女的因素还有免疫因素：精子免疫、自身免疫、同种免疫；女方的体液免疫异常，子宫内膜局部细胞免疫异常。夫妇双方性知识的缺乏，或对孕育的强烈期望以致精神高度紧张不孕。在原因不明的不孕夫妇中，约有10%属于免疫因素导致的不孕。

【诊断与鉴别】

一、诊断要点

1. 病史　注意结婚或同居年龄，健康状况，性生活情况，包括月经史、分娩史及流产史等。注意有无生殖器感染，是否采取避孕措施，有无结核史、内分泌疾病史以及腹部手术史。

2. 临床表现　结婚1年以上，夫妇同居，性生活正常，男方生殖功能正常，未避孕而不受孕。或曾有孕产史，继又间隔1年以上不避孕而未孕。常伴有月经失调、带下异常等症。

3. 检查　通过全面的检查找出原因，是治疗不孕症的关键。除全身检查及妇科检查外，应注意下列不孕症的相关检查。

（1）卵巢功能检查：可采用基础体温测定、宫颈粘液检查、阴道细胞学检查、子宫内膜活组织检查及生殖内分泌功能检查等，以了解卵巢有无排卵及黄体功能状态。

（2）输卵管通畅试验：常用的检查方法有输卵管通液及子宫输卵管造影。后者尚可明确输卵管阻塞的部位，子宫有无畸形、黏膜下肌瘤，以及子宫内膜或输卵管结核等。

（3）宫腔镜检查：了解宫腔内情况，可以发现宫腔粘连、黏膜下肌瘤、内膜息肉、子宫畸形、输卵管间质部阻塞等与不孕有关的病理情况。

（4）腹腔镜检查：上述检查未见异常可以做腹腔镜检查了解盆腔情况，直接观察子宫、输卵管、卵巢有无病变和粘连，直视下行输卵管通液观察输卵管是否通畅。

（5）磁共振成像：对女性生殖道形态和畸形导致的不孕有较好的诊断价值。

（6）免疫学血清检查：进行抗精子抗体、抗子宫内膜抗体、抗卵巢抗体、抗心磷脂抗体等检查，以明确诊断。

（7）其他：对疑有甲状腺功能异常者应做有关甲状腺功能的检查；如怀疑垂体病变，应做蝶鞍摄片、血泌乳素测定；如怀疑肾上腺疾病时，则应作尿17酮、17羟及血皮质醇测定；可作微量元素测量等。

二、鉴别诊断

与暗产鉴别：暗产指胚胎初结而自然流产者，类似于西医学的生化妊娠。《叶氏女科证治·暗产须知》说："惟一月堕胎，人皆不知有胎，但谓不孕，不知其已受孕而堕也。"

【因证辨治】

不孕的辨证重点，是审脏腑、冲任、胞宫之病位；辨气血、寒热、虚实之变化；还要辨病理产物之痰湿、瘀血与湿热的不同。若月经初潮推迟，月经后期量少，常有腰痛，膝软者，多属肾虚气弱。伴有畏寒肢冷，量少或多，色淡质稀者，属肾阳虚。若伴见月经先期量少，色红偶夹小血块，烦躁口渴，五心烦热，多属肾阴不足。若见胸胁乳房痛，情志郁郁不乐者，多属肝郁之证。形体肥胖，带下量多，质稠黏，伴胸闷泛恶者，多属痰湿之证。继发不孕，经期延长，赤白带下，低热起伏，苔黄腻者，多属湿热。经行腹痛，量少不畅，夹血块，舌瘀黯滞，多属血瘀之证。月经后期，量少色淡，伴头晕目眩耳鸣，心悸失眠者为血虚之象。

本病病因复杂，常以多种因素综合考虑进行治疗。不仅需要结合辨病，搞清内在的病变所在，而且需要在辨证中贯穿辨病。但是这类患者经常也是无证可辨，结合对其病因分类的认识确立调治方案。如功能性不孕证需用补肾调周法，慢性炎症阻塞性不孕证需用补肾通络，免疫性不孕不育抗体呈阳性反应者需滋阴清热才能达到抑制抗体的作用，如此针对具体情况进行治疗。

1. 肾气虚弱证

病因病机：肾气不足，冲任虚衰，血海失司，不能摄精成孕，故婚久不孕，月经失调。

主证：婚久不孕，月经先后不定或停闭，经量或多或少。

次证：腰酸腿软，头晕耳鸣，小便清长。

舌脉：舌淡，苔薄，脉沉细或细弱。

治法：补肾益气，温养冲任。

代表方：毓麟珠（《景岳全书·妇人规》）。

若子宫发育不良，应积极早治，加入血肉有情之品如紫河车、鹿角片（或鹿茸）及丹参、茺蔚子补肾活血，通补奇经以助子宫发育；若性欲淡漠者，选加淫羊藿、肉苁蓉温肾填精。

2. 肾阴虚证

病因病机：肾阴不足，冲任失滋，或阴血火旺，冲任胞宫蕴热不能摄精成孕。

主证：婚久不孕，月经先期量少或月经后期量少，色红，甚或闭经。

次证：形体消瘦，腰酸，头晕目眩，五心烦热，心悸失眠。

舌脉：舌红，少苔，脉细数。

代表方：养精种玉汤(《傅青主女科》)。

若阴虚火旺，心悸失眠、五心烦热明显者，加女贞子、知母、首乌藤以滋阴清热安神；若月经量少甚或闭经，加制首乌、枸杞子以滋肾养血填精。

3. 肾阳虚证

病因病机：肾阳虚弱，冲任不足，故宫寒不能摄精成孕。

主证：婚久不孕，月经后期量少，色淡或见月经稀发甚则闭经。

次证：面色晦暗，腰酸腿软，性欲淡漠，大便不实，小便清长。

舌脉：舌淡，苔薄，脉沉细。

治法：温肾养血益气，调补冲任。

代表方：温肾丸(《妇科玉尺》)。

若子宫发育不良，应积极早治，若性欲淡漠者，选加淫羊藿、石楠叶、肉苁蓉温肾填精。也可选用韩百灵经验方"益阳渗湿汤"(《百灵妇科》)治疗肾阳虚不孕，药物有熟地、山药、白术、茯苓、泽泻、枸杞、巴戟天、菟丝子、肉桂、附子、补骨脂、鹿角胶、甘草等。若脾胃不和，兼有腹胀便溏者，温肾丸中去生地、熟地、当归，加炒白术、砂仁以健脾和中。

4. 肝郁证

病因病机：肝郁气滞，气血失和，冲任失调，胞宫不能摄精成孕。

主证：婚久不孕，月经周期先后不定，经行小腹胀痛，经血夹块。

次证：经前乳房胀痛、情志抑郁、烦躁易怒。

舌脉：舌质黯红，苔薄白，脉弦。

治法：舒肝解郁，养血理脾。

代表方：开郁种玉汤(《傅青主女科》)。

若见乳胀有结块者加王不留行、橘核活血行滞；如梦多寐差加炒枣仁、夜交藤宁心安神。

5. 痰湿证

病因病机：痰湿内阻，阻滞冲任、胞脉、胞宫，气机不畅，故经行后期量少或闭经，不能摄精成孕。

主证：婚久不孕，经行后期，量少或闭经，带多质稠，面色㿠白。

次证：形体肥胖，头晕心悸，呕恶胸闷。

舌脉：舌淡胖，苔白腻，脉滑。

治法：燥湿化痰，调理冲任。

代表方：启宫丸(《医方集解》)。

若呕恶胸满甚者加厚朴、枳壳、竹茹以宽中降逆化痰；如心悸甚者加远志化痰宁心安神；痰瘀互结成癥者加昆布、海藻、菖蒲、三棱、莪术软坚化痰消癥。

若痰湿内盛，胸闷气短者，酌加瓜蒌、南星、石菖蒲宽胸利气以化痰湿；经量过多者，黄芪加量，酌加续断补气益肾以固冲任；月经后期或经闭者，酌加鹿角胶、仙灵脾、巴戟天、以补益冲任。

6. 血瘀证

病因病机：瘀血内阻，冲任、胞脉不畅；瘀血内阻，新血难安，故不能摄精成孕。

主证：婚久不孕，月经后期，经量多少不一，色紫夹块，经行腹痛。

次证：平时下腹作痛或腰骶疼痛，拒按。

舌脉：舌黯或紫，边有瘀点，脉弦或涩。

治法：活血化瘀，调理冲任。

代表方：少腹逐瘀汤（《医林改错》）或膈下逐瘀汤（《医林改错》）。

少腹逐瘀汤温经化瘀，膈下逐瘀汤理气化瘀，而成调经种子之功。

若下焦久瘀，易夹湿热，而致湿热瘀血交阻，应化瘀同时兼清湿热，酌配二妙散、败酱草、红藤等。

7. 湿热证

病因病机：湿热伏于冲任，气机受阻，经脉不畅，不能摄精成孕。

主证：继发不孕，月经先期，经期延长，淋漓不断，赤白带下。

次证：腰骶酸痛，少腹坠痛，或低热起伏。

舌脉：舌红，苔黄腻，脉弦滑数。

治法：清热利湿，活血调经。

代表方：止带方（《世补斋·不谢方》）加当归、川芎。

若经行腹痛者，加香附、泽兰、土鳖虫行气活血止痛，若带下腥臭者加败酱草、蒲公英、椿根皮、土茯苓清热利湿止带。

8. 血虚证

病因病机：素体虚弱或久病失血，以致冲任血虚，胞失血养，不能摄精，故不能成孕。

主证：婚后无子，月经后期，量少色淡。

次证：面色萎黄，皮肤不润，形体瘦弱，头晕目眩。

舌脉：舌淡，苔薄，脉细弱。

治法：养血滋肾调经。

代表方：加味四物汤（《济阴纲目》）。

若气血两虚时加党参、山药，益气健脾，以助化源；血虚未复，进而导致营阴不足，当合两地汤（《傅青主女科》），药如玄参、麦冬、阿胶、地骨皮、龟板、枸杞子滋阴养血，固摄阴精，自能摄精成孕。

【其他治法】

一、针灸

（一）毫针

1. 肝肾不足证　补益肝肾，调理冲任。取穴：关元、肾俞、肝俞、三阴交、太溪、照海。手法采用补法。

2. 脾肾阳虚证　补肾阳、益督脉。取穴：中极、命门、肾俞、太溪、三阴交、大赫。手法采用补法。中极可加灸法。

3. 肝郁气滞证　舒肝解郁，调理冲任。取穴：关元、三阴交、肝俞、太冲、期门、内关。手法：关元、三阴交用补法，余穴用泻法。

4. 宫寒证　暖宫散寒,调理冲任。取穴:中极、气海、命门、归来、足三里、三阴交。手法:平补法。中极、气海可针、灸并用。

5. 寒湿证　健脾化湿、调理冲任。取穴:中极、脾俞、气海、足三里、丰隆、阴陵泉。手法:中极、脾俞、气海、足三里用补法;丰隆、阴陵泉用泻法。

（二）耳针

调理冲任。取穴:内分泌、肾、子宫、皮质下、卵巢。操作:①毫针刺法:每次 2~3 穴,中等刺激,隔日 1 次。②埋针:每次 2~3 次,3 日 1 次,双耳交替。③耳穴贴压:用王不留行贴压穴位,每日加压 2~3 次。双耳交替。

二、外治法

1. 中药灌肠法　丹参 30g、赤芍 30g、三棱 15g、莪术 15g、枳实 15g、皂刺 15g、当归 15g、乳香 10g、没药 10g、透骨草 15g。上药加水浓煎 2 000ml,保留灌肠每晚 1 次。每灌肠 10 日,休息 3~4 日。行气活血、散结祛滞、通经走络、开窍透骨。用于气滞血瘀不孕。

2. 敷脐法　杜仲、小茴香、川附子、牛膝、续断、甘草、大茴香、天麻子、紫梢花、补骨脂、肉苁蓉、熟地黄、锁阳、龙骨、海马、沉香、乳香、母丁香、没药、木香、鹿茸。上药为膏,温热化开,贴于脐部,3~5 天换药 1 次。滋补肝肾,养血温经。适用于肝肾亏虚不孕(《方药集》)。

【疗效评定标准】

1. 治愈　1 年内受孕者。
2. 好转　虽未受孕,但与本病有关的症状、体征及实验室检查有改善。
3. 未愈　症状、体征及实验室检查均未改善。

【临证思路】

不孕症可由很多妇科疾病导致,其原因复杂,是妇科常见病也是疑难病症之一。近年来不孕症的发病率呈上升趋势。临证若遇不孕症兼有月经失调尤其是闭经患者,诊治中要注意排除妊娠可能。

中医治疗不孕症首先要诊断明确,找出不孕症的原因所在,辨病与辨证相结合。临证分析病位,辨清虚实,内外兼治,药物治疗与心理疏导相结合。不孕症病机以肾虚、肝郁为主,痰湿、血瘀、湿热、血虚也可兼见;病位在冲任、胞宫;临证多虚实夹杂。治疗以补肾疏肝、调经种子为主,兼用燥湿化痰、活血化瘀、清利湿热、养血调经之法。

对于顽固性无排卵或排卵功能障碍性不孕症、高龄晚婚求子心切者,应中西医结合治疗,卵巢功能障碍者在中药补肾调整月经周期节律基础上结合西药诱导排卵;输卵管性不孕症可配合输卵管通液治疗或腹腔镜诊断和治疗,采用中医内外合治;免疫性不孕症中医治疗主要侧重调阴阳、利湿热、化瘀血,西医则采用抗免疫治疗。如为难治性子宫内膜异位症、多囊卵巢综合征、未破卵泡黄素化综合征、男方少精症等所导致的不孕症,可联合辅助生殖技术,提高临床疗效。对于既往有堕胎或小产或滑胎病史者,妊娠早期当积极保胎治疗。

【研究进展】

不孕症病因复杂。经 1 186 例不孕症流行病学调查发现女性不孕症患者发病多因素病因占 48.6%，主要病因构成为排卵异常、输卵管因素和子宫因素，共占 85.5%，子宫因素性不孕比例较既往研究有所上升。此外，另有研究表明肥胖、受教育程度低、无工作、睡眠质量不高、入睡障碍、睡眠时间不足均可能是导致不孕症的危险因素。其中医辨证分型多样，主要有脏腑辨证、八纲辨证、奇经八脉辨证等。如罗元恺把女性不孕症分为肾虚、气血虚弱、肝郁、血瘀、痰湿 5 型，其中肾虚又分为肾阳虚，肾阴虚，肾阴阳两虚。韩百灵认为不孕症病因病机虽然复杂但不外与肝、脾、肾三脏的功能及阴阳气血失调有关，从而提出了 12 种证型：肾阴虚不孕、肾阳虚不孕、脾阳虚不孕、脾血虚不孕、肝郁气滞不孕、肝郁化热不孕、肝肾阴虚不孕、肝肾脾虚不孕、肝郁脾虚不孕、脾肾阳虚不孕、气滞血瘀不孕、痰湿阻络不孕。有学者通过计算机和手工检索不孕症相关文献资料，采用内容分析法对不孕症相关文献资料进行分析，建立含 82 篇不孕症文献的研究数据库，发现出现频率较高的 7 个证候依次为：肝气郁结证，痰凝胞宫证，瘀阻胞宫证，肾气虚证，肾阳虚证，肾阴虚证和胞宫湿热证。

1. 在辨证方面的特点

（1）辨证首重肾，其次在肝：肾虚是不孕症的基本病机，无论是先天禀赋不足，后天脾胃生化不足或各种疾病影响肾的功能最终均可导致肾虚。肾藏精，主生殖，中医把肾与生殖功能密切联系，在不孕症的辨证过程中始终贯穿肾虚这一基本变化。据统计，在不孕症辨证分型中，肾虚证占 60% 以上，且大多数为排卵功能障碍者。肝主疏泄，肝为血脏，女子以肝为先天，肝的功能也与女性正常内分泌功能密切相关，在不孕症发病过程中起重要作用。肝郁气滞可影响气血的运行，干扰女性的内分泌系统，影响排卵和黄体功能引起不孕症。特别是已患不孕症的妇女，由于家庭、社会等方面因素更易产生自卑、抑郁焦虑、烦躁等不良情绪，导致肝气郁结，形成恶性循环，气滞可以引起血瘀，可以犯脾，脾胃运化无力，可以引起气血两虚和痰湿内生等导致不孕。且肝肾两脏一动一静，一开一合，互相配合，共同调节女性内分泌功能，两者之中任何一脏功能异常均会导致另一者功能失调，故辨肾虚与肝郁是不孕症辨证的关键。

（2）辨病结合辨证是不孕症诊治的趋势：由于不孕症病情复杂，单一从症状辨证已不能满足临床需要，故许多临床专家均结合具体病种进行辨证施治，根据不同疾病的特点提出更适合于该病的中医辨证分型，并选择对应性强的药物进行治疗，临床可取得满意的疗效。如无排卵性不孕以肾虚为主辨证，多囊卵巢以肾虚与痰湿为主辨证，高泌乳素血症以肝肾阴虚、肝郁为主辨证，子宫内膜异位症以血瘀为主辨证，输卵管阻塞性不孕以血瘀湿热为主辨证。免疫性不孕以脾肾不足、湿热为主辨证。不孕症的诊断很容易，但要明确不孕症的具体病因很难。子宫、输卵管、卵巢、垂体、下丘脑的任何一个环节的问题都会导致不孕，还有其他原因如肾上腺、甲状腺或先天遗传畸形均可导致不孕，故应结合西医学的检查，明确病因，有的放矢，选择适合本病的治疗方法，不致延误病情。

2. 中医治疗不孕症方法多样，有口服中药，也有灌肠、针灸、敷贴、中药离子导入等外治法。临床运用较为多样，治疗不孕症时可结合具体不同病种选择治疗方法。有学者总结了名老中医治疗输卵管阻塞性不孕症的中药专方，治疗原则以通为根本，或攻或补，或内外治综合治疗，治疗一般从清热利湿、行气活血、软坚散结、通络化痰等论治，清热利湿药多为红藤、败酱草、蒲公英、黄柏、木通、车前子之类，行气活血药多为香附、枳壳、川楝子、三棱、莪术、桃仁等，软坚散结多采用皂角刺、海藻、海螵蛸等，通络化痰多加路路通、穿山甲、蜈蚣等。针刺疗法可促排卵，有报道结合口服中药疗效较好。盆腔炎、子宫内膜异位症性不孕可选择中药灌肠、外敷、热敷、离子导入、药物灌注等疗法提高局部血药浓度，改善局部血液循环，松解粘连，达到治疗效果。另外，对于中医疗法难以收效者，可结合西医治疗，如激素周期疗法，激素促排卵、腹腔镜宫腔镜治疗、介入治疗，甚至运用辅助生育技术等。此外，还有根据中医辨体质治疗而促进卵泡发育，如阳虚质以温补肾阳、缓慢调治、兼顾脾胃为原则，以右归丸加减；阴虚质以滋补肾阴、壮水制火为原则，以左归丸加减；气郁质以疏肝解郁、养血柔肝为原则，以逍遥散加减；气虚质以培补元气、补气健脾为原则，以补中益气汤加减；瘀血质以活血祛瘀、疏经通络为原则，以桃红四物汤加减；痰湿质以健脾利湿、化痰泄浊为原则，以苍附导痰丸加减；湿热质以清热利湿、宣畅湿浊为原则，以四妙丸加减；特殊禀质以益气固表、疏风养血为原则，以玉屏风散加减。

（1）中医调整月经周期法：中药周期疗法始于20世纪60年代，它是根据女性正常月经周期的生理变化，分阶段选择中药治疗妇科疾病的方法，经过数十年的临床运用，已被认同，中药周期疗法结合卵巢的周期性变化采取周期性用药。

（2）中西医结合疗法：中西医结合治疗不孕症为众所推崇的方法，单纯中药治疗，起效较慢，西药有时容易出现副作用，两者结合，可取长补短，增强疗效，临床较多报道证实这一点。子宫、卵泡发育不良者给以天然雌激素、甲状腺素片等西药，无排卵者结合促排卵的枸橼酸氯米芬、促性腺素等，黄体功能不足者黄体刺激疗法，亦可于月经后半期给予孕激素。输卵管粘连者腹腔镜下分离术，结合中药活血化瘀药物；治疗排卵功能欠佳者在用氯米芬促排卵改善黄体功能基础上加用中药周期疗法。免疫性不孕大多数学者主张采用滋肾补肾、清热解毒、滋阴降火、活血化瘀、清肝泻火等法辨证施治。中医中药通过整体性调节而起到免疫调节作用，既可提高被减弱的免疫稳定功能，又可消除有害的自身或同种免疫反应。大量的临床观察和实验研究表明：活血化瘀中药对体液免疫和细胞免疫有一定抑制作用，并对免疫性导致不孕有较好的疗效。

（3）中医特色疗法：中医特色疗法较多，包括中药灌肠、中药外敷、中药离子导入、针刺、艾灸、阴道塞药、腹腔注药等，可单独使用亦可多种配合使用。针灸治疗排卵障碍性不孕认为辨证取穴是关键，本病与冲任失和有关，故取穴以冲任二脉为主，临床上可分为气血不足、肝郁、寒凝血瘀和肾亏型，常用关元、气海、中极、四满、大赫等，气血不足加血海、膈俞，肝郁加太冲，寒凝血瘀加膈俞，肾亏加太溪，根据不同证型施以补泻手法，疗效较为满意。

3. 西医疗法 西医治疗不孕症方法多样，较为常用的是激素治疗，有人工周期疗法，激素促排卵、黄体支持、激素替代等疗法，对于不同的疾病引起的不孕又有不同的治疗方法。随着腹腔镜、宫腔镜、输卵管镜、介入等技术的发展，使诊断更易明确，治疗更趋有效，特别是辅助生育技术（包括体外受精与胚胎移植、卵母细胞内单精子注射、人类胚胎种植前遗传学诊断）的出现，使以前认为的一些绝对性不孕的疾病如先天性缺陷等找到了新的治疗方法，使先前认为绝对不可能生育的夫妇有了生育的希望。

4. 实验研究 研究表明中药可改善下丘脑-垂体-卵巢-子宫等器官的异常形态，使内分泌激素及其受体水平恢复正常，通过调节性腺轴功能而促排卵。建立雄激素致无排卵大鼠（ASR）模型，发现其腺垂体促性腺激素细胞浆内分泌颗粒增多，有"粒溶""自噬"现象；卵泡刺激素（FSH）、促黄体生成素（LH）明显低下；卵巢苍白，无黄体多囊性改变；卵巢黄体细胞、间质腺细胞胞浆内脂滴数明显增多，形态不规则。补肾方药能使其腺垂体、卵巢形态学恢复正常，垂体促性腺激素升至正常，卵巢孕激素受体由阴性转变为阳性。中药尚可升高子宫内膜上皮及间质内的糖蛋白和脂类含量而增加内膜的营养，提高子宫雌、孕激素受体（ER、PR）含量，增加卵巢子宫血液供应。补肾药物同时也调节肾上腺皮质功能。将治疗前后 ASR 的肾上腺与垂体、卵巢进行同步观察，发现中药使 ASR 增生的肾上腺皮质网状带变薄，雄激素（T）、脱氢表雄酮（DHA）的合成减少，从而解除肾上腺来源雄激素对性腺轴的干扰。滋肾中药有明显的促卵泡生长和促排卵效果；温肾补阳药可增强 HCG/LH 受体的功能，提高垂体对 LH-RH 的反应性及卵巢对 LH 的反应；填精养血药可促进卵巢对性激素的合成与代谢。补肾中药具有使下丘脑分泌调节生殖功能激素的作用，可使去势小鼠阴道上皮角化，子宫重量增加。

（谈　勇）

【思考题】

1. 不孕症的定义是什么？
2. 不孕症的中医病因病机有什么特点？
3. 不孕症的辨治要点是什么？中医临床对于不孕症的诊治有哪些特色？
4. 如何开展不孕症的临床和基础研究？

第三节　阴　痒

阴痒指妇女外阴及阴中瘙痒，甚则波及肛门周围，痒痛难忍，坐卧不宁，又称阴门痒、外阴瘙痒。阴是指阴部，包括外阴、阴道、肛周及大腿内侧，以外阴为多；痒是一个自觉症状。故广义的阴痒作为某些全身性、局部性的疾病症状，如糖尿病、阴道炎等病患者均可见阴痒的症状。此节主要论述狭义的阴痒，可参考西医以阴痒为主要症状的疾病，即外阴上皮非瘤样病变，其中外阴鳞状上皮细胞增生、外阴硬化性苔藓因常伴有局部皮肤黏膜变白、增粗或萎缩，临床上又称为外阴白色病变。

【历史沿革】

《肘后备急方·治卒阴肿痛颓卵方》首次记载病名，曰："阴痒汁出，嚼生大豆黄，涂之"。其后各家对本病的病机证治多有论述。《诸病源候论·妇人杂病诸候》曰："妇人阴痒是虫食所为。三虫九虫在肠胃之间，因脏虚虫动，作食于阴。其虫作食，微则痒，重者乃痛。"又曰："肾荣于阴器，肾气虚……为风邪所乘，邪客腠理，而正气不泄，邪正相干，在于皮肤故痒。"《备急千金要方·妇人方》称为阴中痒，并以阴中痒入骨困方内服，外以水煮狼牙洗之治疗。薛己总结妇人阴痒属肝经所化，有肝脾郁怒、肝脾气虚、湿热下注等证候，分别以龙胆泻肝汤、逍遥散、归脾汤、小柴胡汤等加减治疗，外以桃仁膏、雄黄、鸡肝等杀虫。明代张三锡在《医学准绳六要·治法汇》肯定了"阴中痒，亦是肝家湿热，泻肝汤妙"，同时又指出

"瘦人燥痒属阴虚"。为后人从阴虚血燥生风治疗阴痒提供了依据。《女科经纶·杂证门》曰："妇人有阴痒生虫之证也，厥阴属风木之脏，木朽则蠹生，肝经血少，津液枯竭，致气血不能荣运，则壅郁生湿。湿生热，热生虫，理所必然。"清代柴得华《妇科冰鉴·前阴门》总结"妇人阴痒，由郁怒伤肝，结滞不散，湿热蓄起，因而生虫，甚则阴内痒痛，不时出水，肢体倦怠，小水淋漓。法当养血清肝，则痒痛可消矣。"现代中医大多从肝肾入手，调补肝肾，养血祛风治疗阴痒。

【发病机制】

一、中医病因病机

本病主要病机为久病或复感外邪，阴部气血不足或运行受阻，外阴失养，而发为阴痒。

二、西医发病机制

外阴白色病变是以外阴奇痒无比及外阴皮肤黏膜组织变性为主要特点，其病因尚不明确，表现为局部皮肤黏膜变白、变粗或萎缩，伴不同程度的外阴瘙痒。本病多发生于30~60岁妇女，近年来有低龄化趋势。国外研究表示其发病率为1/1 000~1/300，占外阴疾病的50%，癌变发生率为2%~3%。

（一）相关因素

1. 外阴、阴道炎症反复发作　外阴、阴道炎症反复发作，局部皮肤长期受炎症分泌物刺激。

2. 化学品刺激　使用洗衣粉洗涤内裤，长期穿不透气、化纤类内裤。

3. 长期搔抓、摩擦。

4. 自身免疫性疾病　患者常合并斑秃、白癜风、甲状腺功能亢进。

5. 其他　遗传倾向、血中睾酮水平偏低。

（二）病理

外阴白色病变临床根据其病理特点常分为以下三型。

1. 外阴鳞状上皮增生（squamous hyperplasia of vulva）　以外阴及肛周皮肤粗糙增厚为主要病理改变。

2. 外阴硬化性苔藓（lichen sclerosus of vulva）　以外阴及肛周皮肤萎缩变薄为主要病理改变。

3. 外阴硬化性苔藓合并鳞状上皮增生　指两种病变同时存在。

【诊断与鉴别】

一、诊断要点

1. 病史　外阴阴道炎症反复发作史，自身免疫性疾病史，内分泌激素水平异常，直系亲属患病史等。

2. 临床表现　外阴瘙痒，患者多难耐受而搔抓，严重者坐卧不安，影响睡眠，患者反复搔抓与瘙痒形成恶性循环。或可感外阴烧灼感，严重时可有性交痛，甚至性交困难。

3. 检查

（1）妇科检查：早期病变区域皮肤暗红或粉红，或红肿，角化过度部位呈白色，病变晚期皮肤增厚、色素增加、皮肤纹理明显，或出现苔藓样变，似皮革样增厚且粗糙、隆起，甚则外阴萎缩，小阴唇变小消失，大阴唇变薄，阴道口挛缩狭窄，皮肤颜色变白、发亮、皱缩，常伴有皲裂及脱皮。

（2）实验室检查：阴道分泌物镜检正常。

（3）电子阴道镜：外阴皮肤黏膜色素脱失。

（4）病理检查：确诊并明确病理分型，排除其他疾病。

二、鉴别诊断

1. 阴道炎　育龄妇女多见外阴阴道假丝酵母菌病、滴虫阴道炎、细菌性阴道病。外阴阴道假丝酵母菌病病变侵及外阴、阴道，外阴可见红斑、水肿、抓痕，阴道黏膜可见水肿、红斑，小阴唇内侧及阴道黏膜上附有白膜。擦除后露出红肿黏膜面，甚至糜烂及浅表溃疡，分泌物白色稠厚，呈豆腐渣或凝乳样。滴虫阴道炎者阴道黏膜充血，严重者可有散在的出血点，白带量多，常为稀薄的泡沫状液体，色灰黄或黄白，严重者可为黄绿色脓性分泌物。细菌性阴道病阴道黏膜无充血的炎症表现，分泌物增多，有鱼腥臭味，可伴有轻度外阴瘙痒或烧灼感。老年性阴道炎亦常有外阴瘙痒和烧灼感，临床见于自然绝经及卵巢去势后妇女。

2. 糖尿病阴痒　糖尿病患者除阴痒外，还可伴有多饮、多食、多尿、身体消瘦，或尿浊、尿糖阳性等症，检查时空腹血糖升高。

3. 外阴白癜风　外阴皮肤出现界限分明的发白区，表面光滑润泽，质地完全正常，且无任何自觉症状者。

4. 阴虱　阴虱患者局部有红色斑点或丘疹，阴毛处可找到阴虱或虱卵。

5. 外阴癌　若病程较长，久治不愈，妇科检查早期可见外阴结节、小溃疡及色素脱失，晚期可累及全外阴伴破溃、出血、感染，应行外阴病理活检以明确诊断。

6. 外阴上皮内瘤变（vulvar intraepithelial neoplasia，VIN）　本病主要症状为外阴瘙痒、皮肤破损、烧灼感及溃疡等，局部病灶可发生在外阴任何部位，可见外阴丘疹，斑点，斑块或乳头状赘疣，单个或多个，融合或分散，灰白或粉红色，少数为略高出皮肤的色素沉着，应进行多点活检以明确诊断及进行鉴别诊断。

【因证辨治】

阴痒多为虚实夹杂，生育期多实证，多见肝经湿热；绝经前后，多虚证，多见肝肾阴虚。血燥生风，风盛作痒，走窜如虫爬；风热多红肿；风寒多变白变厚；生风化燥常干涩。阴痒的治疗，着重调理脏腑功能，实者清热疏肝，利湿止痒；虚者补肝肾脾，滋养气血。本着"治外必本诸内"的原则，采用内服与外治，整体与局部相结合的综合治疗。阴痒者局部痒痛，在内治的同时，应重视局部治疗，采用中药汤剂熏洗和中药制剂涂搽外阴等法，有助于提高临床疗效。

1. 肝经湿热证

病因病机：情志伤肝，肝气郁结，积郁化热，肝郁克脾，脾虚湿盛，湿热互结，流注下焦，则痒痛不宁。

主证：阴部瘙痒难忍，坐卧不安，外阴皮肤粗糙增厚，有抓痕，黏膜充血破溃，或伴带下量多,色黄如脓,或呈泡沫米泔样,或灰白如乳酪,味腥臭。

次证:心烦易怒,胸胁满痛,口苦口腻,食欲不香,小便黄赤,大便不爽。

舌脉:舌体胖大,色红,苔黄腻,脉弦数。

治法:清肝泄热,除湿止痒。

代表方:龙胆泻肝汤(《医宗金鉴》)加减。

白带量多加马齿苋、土茯苓;外阴干燥、粗糙加木瓜、生甘草;瘙痒不止加防风、徐长卿、荆芥、地肤子、白鲜皮;大便干燥者加大黄、枳实;小便短赤加瞿麦、淡竹叶;外阴皮肤破溃加蒲公英、紫花地丁、金银花。

2. 肝肾阴虚证

病因病机:素体阴虚,或产育频多,或房事过度,沥枯虚人,或年老体弱,肾气渐乏,天癸竭,阴精耗伤,肝肾阴血亏损,阴虚生风化燥,阴部皮肤失养而瘙痒不宁。

主证:阴部瘙痒难忍,干涩灼热,夜间加重,或会阴部肤色变浅白,皮肤粗糙,皲裂破溃。

次证:头晕耳鸣,五心烦热,烘热汗出,或盗汗,腰酸腿软,口干欲饮。

舌脉:舌红苔少,脉细数无力。

治法:滋补肝肾,祛风止痒。

代表方:知柏地黄丸(《医方考》)加当归、栀子、白鲜皮。

烘热汗出加牡蛎、黄芩;外阴干燥,加黄精、木瓜、生甘草;瘙痒甚,加防风、徐长卿、薄荷;若见赤白带下,加茜草、海螵蛸。

3. 血虚生风证

主证:外阴及阴中瘙痒,阴户干涩难忍,甚则外阴局部皮肤变白、外阴萎缩,甚则粘连。

次证:伴面色萎黄,头晕心慌,健忘失眠,神疲乏力。

舌脉:舌淡苔薄,脉细无力。

治法:养血祛风,活血止痒。

代表方:当归饮子(《证治准绳》)加减。

瘙痒甚而难眠者,酌加蝉蜕、生龙齿;阴部干涩加麦冬、首乌、木瓜、生甘草;有风寒留恋不去,加桂枝、补骨脂、艾叶。

4. 脾肾阳虚证

主证:外阴及阴中瘙痒,皮肤变白、变脆、萎缩、平坦,甚则粘连。

次证:倦怠乏力,面浮肢肿,四肢不温,腰膝酸软,性欲淡漠,小便频数,大便溏。

舌脉:舌淡,舌体胖嫩,舌苔薄白,脉沉弱。

治法:温肾健脾,温阳化湿。

代表方:理中汤(《伤寒论》)合二仙汤(《妇产科学》)加地肤子、蝉蜕。

白带清稀量多者,加白芷、茯苓;食欲不振者,加砂仁、炒二芽;阳虚明显者,加制附子;若瘙痒明显者加白鲜皮、荆芥。

【其他治法】

(一)外治法

1. 黄柏15g,苦参15g,地肤子15g,首乌藤15g,百部15g,防风10g,土茯苓15g,酸枣皮15g,萆薢15g,甘草10g。每日1剂,水煎成800ml,加温开水兑成大半盆水,坐盆20分钟,最后将温热的药渣局部热敷,同时轻轻揉搓,每天 1 次,10 天为 1 个疗程。

2. 红花、苦参、覆盆子、赤芍、鹿衔草、蛇床子、威灵仙、丹参各 20g,地锦草、薏苡仁、半枝莲、白花蛇舌草各 30g,茯苓、萆薢、地肤子各 15g。水煎,每日早晚各 1 次,熏蒸、外洗,治疗 4 周为 1 个疗程。

3. 自拟紫归油膏 紫草、当归、鸡血藤、莪术、冰片、芝麻油。制法:紫草、当归、鸡血藤各 50g,莪术 30g,加入 800ml 芝麻油中浸泡 24 小时,文火煎至药渣焦黄,双层纱布滤出,加入研细的冰片 6g 搅匀,再按 4:1 加入医用凡士林搅匀,清洁外阴后局部涂搽。

4. 蛇床子、地肤子、黄柏、苦参、花椒等,增生型加丹参、丹皮、白鲜皮,硬化苔藓型加黄芪、当归,水煎取汁,熏洗湿敷坐浴患处,每日 2 次,每次 30 分钟。

（二）针灸

1. 选穴 太冲、阴陵泉、三阴交、血海、阿是穴。

手法 提插捻转交替进行。

2. 温和灸 会阴、足三里、三阴交,用艾条温灸每穴 3~5 分钟,以灸至皮肤潮红为度,勿令起泡,每日 1 次。

3. 耳穴压丸 肝经湿热型取外生殖器、脾、三焦;肝肾阴虚型取肾、子宫、肝。嘱患者自行按压 5~10 分钟,每天 3 次。

（三）理疗

选择微波治疗、二氧化碳激光及氦氖激光、红外线治疗、局部电灼治疗、液氮局部冷冻治疗聚焦超声治疗仪等局部治疗。

【西医治疗】

西医治疗目的是有效改善临床症状,降低复发率。改善患者局部症状是关键。临床上,外阴鳞状上皮增生型常选用糖皮质激素局部治疗,外阴硬化性苔藓型常用丙酸睾酮或苯酸睾酮油膏或水剂,并结合物理治疗,如聚焦超声、红光治疗、CO_2 激光等。对于局部病损组织出现不典型增生或有恶变可能者、反复药物、物理治疗无效者可采取手术治疗,但手术治疗复发率高,局部瘢痕形成后可能影响外观与功能。

【疗效评定标准】

1. 痊愈 用药 3 个月内自觉症状完全消失,皮肤弹性恢复正常,病变区色素明显恢复,病理检查为正常皮肤黏膜。

2. 有效 用药 3 个月内自觉症状完全消失,皮肤弹性恢复正常。病变区色素恢复不明显,病理检查皮肤组织结构基本恢复正常。

3. 好转 外阴瘙痒症状部分减轻,皮肤黏膜变为淡红色或白色、病变区域缩小,病理检查皮肤组织结构部分恢复正常,属于好转。

4. 无效 用药 3 个月内自觉症状常反复,病变区弹性及色素无变化。病理检查皮肤组织结构没有变化,属于无效。

【临证思路】

外阴瘙痒是妇科常见症状,因多种临床常见疾病引起,如外阴阴道假丝酵母菌病、滴虫阴道炎、外阴皮肤病、阴虱病、蛲虫病、尿液及化纤内裤刺激以及糖尿病等局部和全身性疾病均可致阴痒。临床应予以详细鉴别，辨证施治。因外阴白色病变引起的瘙痒症状应在整体辨证用药的基础上，与外阴局部施治互相配合，综合治疗。对病情反复、病程迁延、经久难愈的患者，应查明其原发疾病，辨病与辨证结合施治。

【研究进展】

目前，从有关中医治疗阴痒的文献来看，阴痒作为女性常见的临床症状，主要见于各种阴道炎及外阴上皮非瘤样病变，甚至全身性疾病。其中外阴白色病变的治疗上强调局部治疗，内服调节全身脏腑气血功能，并结合中药外治和现代物理疗法形成综合治疗方案，大多能收到较好疗效。

随着不断地科研创新，许多医院根据中医理论基础研制出中药制剂，经临床应用后反馈其疗效确切，且优于以往西药制剂。新疆医科大学附属中医医院自制中药青黛膏，药物组成有青黛、石膏、滑石、黄柏，具有清热解毒、祛湿敛疮功效。南华大学第一附属医院研制出复方紫河车软膏，其主要成分为新鲜紫河车，及少量的角质剥离剂——维A酸。该成分的加入，可促使病变组织表皮过度角化层坏死脱落，促进各种胎盘因子的吸收，更好地发挥其治疗作用。江西省妇幼保健院用首乌、丹参、苦参碱、甲硝唑、冰片、氮酮等研制而成的首乌治斑霜对外阴白色病变临床症状明显改善，皮损明显恢复。

近年来随着物理疗法仪器的不断研究、创新与推广，许多中医院所在中药外洗以及药膏涂擦的基础上配合物理疗法，并取得明确疗效。聚焦超声治疗仪是近年来新研制的一种治疗仪器，经临床实践证实，该技术是至今为止治疗外阴上皮内非瘤样病变、外阴白色病变最有效的新方法。有临床报道指出本方法结合中药熏洗治疗，其临床疗效更好。

【文献选录】

《景岳全书·妇人规》：妇人阴痒者必有阴虫。微则痒，甚则痛。或为脓水淋沥，多由湿热所化，名曰䘌。内宜清肝火以龙胆泻肝汤及加味逍遥散主之。外宜桃仁研膏和雄黄末，或同鸡肝纳阴中以制其虫。然无如银硃烟搽鸡肝以纳之尤妙。

《简明医彀·阴痒》：始因湿热生虫，蚀于阴中，痛痒不已。有寡妇、室女思想不息，湿火淫津，日久而成。或房事太过，毒火壅积为痈，溃烂致伤人者。

（魏绍斌）

【思考题】

1. 外阴白色病变发病的相关因素有哪些？
2. 外阴白色病变所致的阴痒应与哪些疾病相鉴别？
3. 外阴白色病变如何辨证治疗？
4. 外阴白色病变常用的外治法有哪些？

第十章 现代妇科疑难病研究

【学习指导】

本章学习的妇科疑难病主要有盆腔炎性疾病后遗症、多囊卵巢综合征、卵巢早衰、子宫内膜异位症与子宫腺肌病，并介绍围IVF-ET期的中医药调治。这些疾病病因病机较复杂，病证特点各不相同。应根据病史、症状与舌脉，并结合必要的辅助检查，以明确诊断与鉴别诊断。治疗时辨病与辨证相结合，采用内治为主的整体调治。学习时应补充阅读相关西医书籍，了解最新进展。

本章重点掌握常见各妇科疑难病杂病的中医病因病机和因证辨治，熟悉各杂病临床表现、诊断以及鉴别诊断。

近几十年来，一些西医病名的病症在妇科临床颇为常见，其临床表现难以归纳于现有的中医病名。而中医药对妇科常见疑难病的诊治有独到之处，亦有大量的临床研究报道和基础研究成果。辅助生育技术如体外受精-胚胎移植(in vitro fertilization and embryo transfer, IVF-ET)广泛应用于临床，反复胚胎移植失败的患者亦常常求助于中医药。因此，设专章介绍这些疾病/综合征的中医药诊治以及中医药在围IVF-ET期的应用。

中医学诊治妇科复杂疑难病水平的提高是一个渐进的过程。在这个过程中，既需要掌握好西医妇产科学解剖、生理基础，又要不断熟悉西医诊疗手段的最新进展；更为重要的是，应从中医理论出发，深化对疑难病病机的认识，创新治法，提高临床疗效。临证时从调控肾-天癸-冲任-胞宫轴功能为核心，抓住主要病机，解决妇科疑难疾病。注意脏腑、天癸、气血、冲任、胞宫之间的密切联系，进行多个脏腑与气血、经络的综合调治。

第一节 盆腔炎性疾病后遗症

盆腔炎性疾病后遗症(sequelae of pelvic inflammatory disease)是盆腔炎性疾病的遗留病变，以往称为慢性盆腔炎，常为急性盆腔炎未能彻底治疗所致。盆腔炎性疾病后遗症在机体抵抗力低下和高危因素存在时，可急性发作。

中医古籍无盆腔炎性疾病后遗症病名记载。其发作以下腹痛、盆腔包块、带下过多、月经失调、痛经、不孕为主要临床表现,故又属于中医"癥瘕""妇人腹痛""带下病""痛经""月经不调""不孕症"等病证范畴。

【发病机制】

一、中医病因病机

湿热是本病主要的致病因素,瘀血阻滞为本病的根本病机。湿热之邪入侵,阻滞气机,影响气血运行致瘀血内阻,湿热与瘀血交结,则致病缠绵,日久难愈。

二、西医病因病理

盆腔炎性疾病后遗症是盆腔炎性疾病的后遗病变,常为盆腔炎性疾病未能彻底治疗,或患者体质较差,病情迁延所致。也有无急性炎症的过程直接发展成慢性者。主要改变为盆腔组织粘连、增生及瘢痕形成。根据发病部位及病理改变不同,可分为慢性输卵管炎与输卵管积水、输卵管卵巢炎及输卵管卵巢囊肿、慢性盆腔结缔组织炎。

输卵管炎或输卵管积脓的遗留病变可造成输卵管阻塞、输卵管增粗,输卵管伞端闭锁和输卵管积水;输卵管卵巢脓肿的脓液吸收,被浆液性渗出物代替形成输卵管卵巢囊肿。盆腔结缔组织炎的遗留改变为主韧带及骶韧带增生、变厚,若病变广泛,可使子宫固定不活动,或活动度受限。

【诊断与鉴别】

一、诊断要点

(一)病史

大多有盆腔炎性疾病急性发作病史,或宫腔手术史,或不洁性生活史。

(二)临床表现

下腹疼痛、坠胀,腰骶酸痛,劳累、性交后及月经前后加重,带下增多,月经不调,不孕或异位妊娠等,可伴有低热起伏,疲乏无力等。

(三)检查

1. 妇科检查 子宫常活动受限或后位固定,压痛;一侧或两侧附件条索状或片状增厚、压痛,或触及囊性包块。

2. 辅助检查 白带常规、BV、宫颈分泌物检测、血沉、血常规等实验室检查、盆腔 B 超、子宫输卵管造影、腹腔镜等辅助检查有助于诊断。

二、鉴别诊断

本病应与子宫内膜异位症、盆腔淤血综合征、卵巢肿瘤等相鉴别。

1. 子宫内膜异位症 表现为痛经,进行性加重,严重者可出现持续盆腔疼痛,妇科检查子宫常活动受限或后位固定,于宫骶韧带及子宫直肠陷窝处可触及触痛结节,若伴有卵巢子宫内膜异位囊肿者,可在一侧或两侧附件区触到与子宫相连的不活动的囊性包块,B 超、腹腔镜检查有助于诊断。

2. 盆腔淤血综合征　长期慢性下腹疼痛、腰骶坠痛、常伴有月经过多和白带量多。妇科检查多无明显异常,可见宫颈紫蓝或有举痛。腹腔镜检查及盆腔静脉造影有助诊断与鉴别。

3. 卵巢肿瘤　盆腔炎性疾病后遗症引起的输卵管积水或卵巢囊肿,肿块成腊肠形,或囊肿呈分隔状,与周围有粘连;而卵巢肿瘤一般以圆形或椭圆形较多,多为囊性,表面光滑,与周围组织无粘连。卵巢恶性肿瘤在阴道后穹隆触及盆腔内硬结节,肿块多为双侧,实性或囊实性,表面凹凸不平,不活动,常伴有腹水,晚期可有恶病质征象。

【因证辨治】

湿热是本病主要的致病因素,瘀血阻滞为本病的根本病机。治疗以活血化瘀为主,配合清热利湿、疏肝行气、散寒除湿、补肾健脾益气等,以标本兼顾。

1. 湿热瘀结证

病因病机:素有湿热内蕴,流注下焦,或经期产后,余血未尽,感受湿热之邪,湿热与瘀血相结,阻滞冲任,胞脉血行不畅。

主证:下腹胀痛或刺痛,痛处固定,或腰骶胀痛,常伴带下量多,色黄质稠或味臭。

次证:经期腹痛加重,经期延长或月经量多,口腻或纳呆,小便黄,大便溏而不爽或大便干结。

舌脉:舌质黯红,或见边尖瘀点或瘀斑,苔黄腻,脉弦滑。

治法:清热利湿,化瘀止痛。

代表方:银甲丸(《王渭川妇科治疗经验》)加减。

若低热起伏者,加茵陈、柴胡以除湿清热;下腹胀痛较甚,加香附、延胡索以理气止痛;带下多、色黄味臭者,加黄柏、车前子、椿根皮以清热利湿;便溏者,加白术、扁豆以健脾燥湿。

2. 气滞血瘀证

病因病机:素性抑郁,或忿怒过度,肝失条达,气机不利,气滞而血瘀,冲任阻滞,胞脉血行不畅。

主证:下腹胀痛或刺痛,情志抑郁或烦躁,带下量多,色黄或白质稠。

次证:月经不调,经色紫黯有块或排出不畅,经前乳房胀痛,脘腹胀满。

舌脉:舌质黯红,或有瘀斑瘀点,苔白或黄,脉弦。

治法:活血化瘀,理气止痛。

代表方:丹芍活血行气汤(《中国百年百名中医临床家丛书·罗元恺》)。

若盆腔有瘀块者,加三棱、莪术活血消癥;若烦躁易怒,口苦,苔黄,脉数者,加栀子、夏枯草疏肝清热;带下量多、色黄者,加黄柏、土茯苓祛湿止带。

3. 寒湿瘀滞证

病因病机:经行产后,余血未尽,冒雨涉水,感寒饮冷;或久居寒湿之地,寒湿伤及冲任胞脉,血为寒湿所凝,冲任阻滞,胞脉血行不畅。

主证:下腹冷痛或刺痛,腰骶冷痛,带下量多,色白质稀。

次证:形寒肢冷,经期腹痛加重,得温则减,月经量少或月经错后,经色黯或夹血块,大便溏泄。

舌脉：舌质淡黯或有瘀点，苔白腻，脉沉迟或沉涩。

治法：散寒除湿，化瘀止痛。

代表方：少腹逐瘀汤（《医林改错》）合桂枝茯苓丸（《金匮要略》）。

若下腹冷痛较甚，加吴茱萸、艾叶暖宫止痛；大便溏薄者，去当归，加炒白术，山药健脾利湿；带下多质稀色白者，加白术，芡实以化湿止带。

4. 气虚血瘀证

病因病机：正气内伤，外邪侵袭，留着于冲任，血行不畅，瘀血内停；或久病不愈，气虚血运无力，瘀血内结，冲任阻滞，胞脉血行不畅。

主证：下腹疼痛或坠痛，缠绵日久，痛连腰骶，经行加重，带下量多，色白质稀。

次证：经期延长或月经量多，经血淡黯或有块，精神萎靡，体倦乏力，食少纳呆。

舌脉：舌淡黯，或有瘀点瘀斑，苔白，脉弦细或沉涩无力。

治法：健脾益气，化瘀散结。

代表方：理冲汤（《医学衷中参西录》）加减。

若下腹有癥块者，加刘寄奴、鳖甲消癥散结，化瘀消癥；若下腹痛剧烈加延胡索、莪术、姜黄行气活血止痛；若病久及肾，腰膝酸痛者，加续断、杜仲等补肾壮腰。

5. 肾虚血瘀证

病因病机：久病及肾，或多产房事过度，或手术损伤肾气冲任，致冲任气血失调，瘀血内阻，胞脉血行不畅。

主证：下腹绵绵作痛或刺痛，腰骶酸痛，带下量多，色白质清稀。

次证：遇劳累下腹或腰骶酸痛加重，头晕耳鸣，经量多或少，夜尿频多。

舌脉：舌质淡黯或有瘀点，苔白或腻，脉沉涩。

治法：补肾活血，化瘀止痛。

代表方：杜断桑寄失笑散（《素问病机气宜保命集》）。

肾阳虚明显，可酌加巴戟天、淫羊藿温肾助阳；下腹痛较甚加苏木、赤芍活血化瘀止痛；带下量多加金樱子、潼蒺藜补肾摄精止带。

【其他治法】

一、外治法

（一）中药直肠导入

1. 中药保留灌肠

（1）推荐方药：大血藤、败酱草、丹参、赤芍、延胡索、三棱、莪术。随证加减，湿热瘀结证加败酱草，忍冬藤；气滞血瘀证加延胡索，川楝子；寒凝血瘀证加台乌药，小茴香；肾虚血瘀证加续断，杜仲；气虚血瘀证加川芎，黄芪。可选用50ml空针配用一次性灌肠管、专用灌肠器、中药灌肠机等。治疗前将中药灌肠液预热至38~41℃，嘱患者排空大便，取左侧卧位，臀部抬高10cm以上，用石蜡油润滑肛管前端，插管深度在15~20cm，灌肠药量50~100ml，灌肠速度以在5~10分钟内推完（滴完）为宜，灌肠液在肠道存留时间在4小时以上吸收较好。适用于盆腔炎性疾病后遗症各个证型者。

（2）大黄30g，虎杖30g，丹参20g，蒲公英30g，枳壳12g。用水600ml煎煮至200ml，待药液温度与体温接近时保留灌肠，每日 1 次，10 日为 1 个疗程。

（3）丹参 30g，赤芍、制乳香、制没药、川楝子、桃仁、䗪虫、莪术各 15g，煎取 100~150ml 作保留灌肠，每日 1 次，7 次为 1 个疗程。治疗盆腔炎性包块。

2. 中药栓剂直肠导入　选用康妇消炎栓等药物，用药前嘱患者排空大便，纳入肛门 5cm。每晚 1 次，14 天 1 个疗程，每个月经周期治疗 1 个疗程，经期停用，腹泻患者禁用。连续治疗 1~2 个疗程。

（二）外敷法

1. 中药药包热敷　辨证选用中药，常用败酱草、大血藤、丹参、赤芍、乳香、没药、透骨草、苍术、白芷、三棱、莪术、细辛。随证加减。将中药（可粉碎成粗颗粒或打粉）放入大小适中的一次性无纺布袋，隔水蒸 30~40 分钟。在局部垫 1~2 层毛巾将药袋置于上面，趁热敷于下腹部或腰骶部，直至药袋由热变温后停止治疗。每个药包可重复使用 5 次。也可使用熥络宝（中药封包加热治疗仪）治疗。

2. 中药穴位敷贴　三七、血竭、蒲黄、白芷、沉香、羌活、乳香等。根据证型加减，研末或制成丸剂，贴敷于三阴交、气海、神阙、血海、归来、子宫、太冲、关元等穴位。辨证选择药物共研细粉，可酌情选用鲜姜汁、酒、醋、蜂蜜、蛋清等调制成药饼，贴敷相应穴位。亦可使用成品的穴位敷贴、自动发热的代温灸膏等。其中，贴敷神阙穴的脐疗已成为一种被广泛应用的穴位敷贴方法。

（三）中药离子导入

根据辨证用药，将中药浓煎 200ml，用空针抽取浓煎药液约 100ml，将药液逐渐浸入治疗垫，置于治疗部位，通过中药离子导入仪导入，使药物通过局部皮肤直接渗透和吸收。治疗期间治疗垫保持一定的湿度和温度，治疗时间 20~30 分钟。

（四）中药熏蒸

使用中药熏蒸床/熏蒸机/熏蒸舱（医用智能汽疗仪），根据辨证选药装袋，放进盛有热水的熏蒸煲中，加热出蒸气，将熏药温度逐渐调试至适宜自身耐受程度，根据熏蒸部位安排患者体位。每次治疗 20 分钟。每袋药包使用 5 次后更换。

（五）针灸疗法

1. 针法

（1）体针：主穴中极、关元、气冲、三阴交；配穴湿热内蕴加上髎、三阴交、阴陵泉、归来、蠡沟；气血不足加足三里、公孙。针刺足三里用补法，不留针，余穴均用平补平泻手法，留针 20 分钟，每日 1 次，15 次为 1 个疗程。

（2）电针：取穴子宫、肾俞、归来、气海、中极、三阴交，每次取 3~4 穴，中等刺激，使用疏密波，留针 20~30 分钟，每日次，7 次为 1 个疗程。

（3）耳针：取腹部、内生殖区、内分泌、三焦、肾上腺、肝等穴，埋针或埋豆，每周 2~3 次。

2. 灸法　根据病情和证型，选择应用悬灸、温盒灸、热敏灸等疗法。亦可应用多功能艾灸仪治疗。常选穴位：中极、关元、气海、神阙、中脘、足三里等。

（1）温盒灸：温灸盒置于下腹部相关穴位，封盖需留有缝隙以使空气流通，艾段燃烧充分，以保持温热而无灼痛为宜。

（2）热敏灸：采用点燃的艾材（或特制的灸条）产生的艾热悬灸热敏态穴位，并施以个体化的饱和消敏灸量，从而提高艾灸疗效。

（3）多功能艾条治疗仪：将加热垫置于下腹部或腰骶部相应穴位，打开治疗仪开关，保持施灸部位局部温热而无灼痛。也可选用中国灸、随身灸、温灸包治疗。

（六）物理疗法

根据病情和证型，选择应用盆腔炎治疗仪、微波治疗仪、超声电导仪、光子治疗仪、短波治疗仪、超短波治疗仪、音频治疗仪、激光治疗仪等。

【西医治疗】

西医对盆腔炎性疾病后遗症无特殊的治疗措施，少数急性发作时采用抗生素治疗，大部分患者采用物理疗法以缓解盆腔疼痛，部分盆腔手术患者可在手术即将结束时选择西药防粘剂如将透明质酸钠均匀涂抹在手术创面及切口周围的浆膜和腹膜改善盆腔和输卵管粘连，部分不孕症患者采用输卵管通水预防和治疗输卵管粘连，通水常用的药物有透明质酸酶、地塞米松以及抗生素如庆大霉素等。必要时手术治疗，手术治疗的指征包括输卵管积水或输卵管卵巢囊肿（通常选择包块＞5cm），或因盆腔粘连、输卵管通而不畅合并不孕症者。手术当根据患者年龄、病变轻重及有无生育要求决定手术方式，部分合并不孕患者可考虑行辅助生殖技术助孕。

【疗效评定标准】

1. 缓解盆腔疼痛（下腹疼痛、腰骶疼痛）疗效
（1）临床痊愈　治疗后下腹疼痛和 / 或腰骶疼痛消失。
（2）显效　治疗后下腹疼痛和 / 或腰骶疼痛明显减轻，疼痛程度积分降低两个等级。
（3）有效　治疗后下腹疼痛和 / 或腰骶疼痛有所减轻，疼痛程度积分降低一个等级。
（4）无效　治疗后下腹疼痛和 / 或腰骶疼痛无减轻或有加重。

2. 改善局部体征疗效
（1）临床痊愈　治疗后局部体征消失，积分值减少≥95%。
（2）显效　治疗后局部体征明显减轻，积分值减少≥70%，且＜95%。
（3）有效　治疗后局部体征有所减轻，积分值减少≥30%，且＜70%。
（4）无效　治疗后局部体征无改善或有加重，积分值减少＜30%。

3. 中医证候疗效
（1）痊愈　治疗后各症状消失，证候积分值减少≥95%。
（2）显效　治疗后各症状明显减轻，证候积分值减少≥70%，且＜95%。
（3）有效　治疗后各症状有所减轻，证候积分值减少≥30%，且＜70%。
（4）无效　治疗后各症状无减轻或有加重，证候积分值减少＜30%。

【临证思路】

盆腔炎性疾病后遗症主要为湿热余邪未尽，余邪留恋胞宫胞脉，影响冲任气血运行致瘀血内阻，湿热瘀结为临床常见的证型，同时受患者体质因素和地域环境影响，湿邪可寒化致寒湿瘀滞证或气滞血瘀。病程日久，可损伤正气或影响脏腑功能，致疾病缠绵难愈或病情反复发作。因此病初以湿热瘀结较为多见，久者常寒热并见，虚实错杂，临床常见复合证型。因湿、热、寒、虚皆致瘀而为病，故瘀血内阻为其核心病机。治疗多以清热利湿、活血化

瘀、行气止痛为主，但也应根据患者体质因素、病程的长短、所处的地域环境、盆腔病理情况等辨证施治，或温经散寒，或疏肝行气，或益气健脾，或补肾温阳，以扶正祛邪、攻补兼施。

因本病病理改变为盆腔组织因炎症而广泛粘连、增生或瘢痕形成，局部血运较差，西医尚无特殊有效的治疗办法，除根据病情和局部病理情况选择物理疗法和手术治疗外，中医药为主要的治疗方法，因此充分发挥中医药的优势，在辨证论治的原则指导下内外合治、综合治疗、平时治疗和经期用药相结合，尚能取得确切的临床疗效。临床常用的治疗方法包括口服中药制剂或中成药的基础上，配合中药直肠导入、中药外敷、中药熏蒸、中药离子导入等外治法，常用的综合治疗方案有：①二联疗法：中药口服配合中药直肠给药，此为治疗盆腔炎性疾病的基础方案。②三联疗法：中药口服、中药直肠给药配合中药外敷或中药离子导入，或中药熏蒸。适用于盆腔炎性疾病后遗症存在不孕症、盆腔炎性包块的患者。③四联疗法：三联疗法配合艾灸，或耳穴，或物理治疗。适用于存在不孕症、盆腔炎性包块、慢性盆腔疼痛持续存在，且盆腔炎反复发作者。通过综合治疗方案的合理应用，期望达到缓解盆腔疼痛，改善盆腔炎性粘连、消散盆腔炎性包块、尽量降低不孕症、异位妊娠的发生概率。

盆腔炎性疾病后遗症由于病情缠绵难愈，反复发作，严重影响患者的生殖健康和生活质量，同时可导致情志抑郁，亦为现代身心疾病。因此在药物治疗的同时应对患者进行心理疏导，使其树立起战胜疾病的信心，并加强身体锻炼，增强体质，提高机体的抗病能力。

【研究进展】

中医药治疗盆腔炎性疾病后遗症有明显的优势和特色，近年来中医药对本病的研究不断深入，取得了较大进展。主要体现在以下几个方面：

1. 病因病机研究　多数医家认为"湿、热、寒、虚"为其主要病因，瘀血内阻为其核心病机。在临床上各医家根据个人经验和所处的地域环境，对其病因病机特点的认识又各有不同。如肖承悰教授认为盆腔炎性疾病后遗症的主要病机是肝郁肾虚。金哲教授认为本病主要病机是脾虚湿阻、瘀血内停。王百苗认为盆腔炎性疾病后遗症发病以湿热、寒痰、血瘀为标，脾肾两虚为本，其中又以脾肾阳虚为主。夏桂成教授认为，盆腔炎性疾病后遗症病因病机主要是气滞血瘀，或兼夹湿热，其病性多属虚实夹杂。刘瑞芬教授认为，瘀血阻滞冲任胞宫为本病的核心病机，湿、热、寒、毒是本病发生的先决条件。统观诸家观点，本病多虚实夹杂，本虚标实，湿、热、寒、瘀为其实，脾肾亏虚，气血不足为其虚。

2. 治疗方案的研究

（1）中医综合治疗方案的研究：魏绍斌教授提出若盆腔炎反复发作导致盆腔粘连较重，形成盆腔炎性包块、输卵管积液或不孕的患者，可采用手术治疗，术后配合中医药治疗。中药以行气止痛、活血化瘀为主，适当加入虫类消癥之品，如三棱、莪术、土鳖虫、水蛭、川芎、丹参、大血藤、延胡索等。陈小平等对 100 例慢性盆腔炎患者分为两组，治疗组 60 例以中药内服及灌肠治疗（二联疗法），对照组 40 例以妇科千金胶囊治疗，以症状改善情况为评价指标，结果显示：总有效率治疗组为 91.7%，对照组为 77.5%。孙青凤等观察中医综合治疗慢性盆腔炎的疗效，治疗组 75 例采用中药口服加中药封包加中药灌肠加静脉滴注中成药治疗，对照 1 组 69 例采用中药口服加中药灌肠治疗加静脉滴注中成药治疗，对照 2 组 67 例采用中药口服加中药灌肠治疗加中药封包治疗，对照 3 组 61 例采用中药口服加中药灌肠治疗。以症状、体征、理化检查为疗效指标,结果中医综合治疗慢性盆腔炎有效率在 88.5% 以上,治疗组、对照 1 组两组比较有显著差异($P < 0.05$);对照 2 组、对照 3 组两组比较有显著差异($P < 0.05$),四组治疗期间均无明显毒副反应。

（2）中西医结合治疗方案的研究:以手术联合中医药治疗为主。赵会霞应用中药保留灌肠配合腹腔镜下盆腔粘连松解术治疗盆腔粘连性不孕患者 76 例,观察组临床表现、症状、体征疗效显愈率为 44.7%,对照组则为 36.8%,说明联合使用中药保留灌肠和腹腔镜下行盆腔粘连松解术可以取得满意的疗效,明显优于仅用腹腔镜手术组。李晓玲等通过宫腹腔镜配合中药治疗输卵管性不孕的临床研究发现 C 组（手术 + 口服中药 + 中药保留灌肠组）的宫内妊娠率（55.00%）高于 A 组（即手术组:13.51%）、B 组（即手术 + 口服中药组:23.33%）,提示对盆腔炎性疾病导致输卵管阻塞性不孕的患者,宫腹腔镜手术治疗后配合口服中药及中药保留灌肠之疗效优于单纯宫腹腔镜手术或宫腹腔镜手术配合口服中药治疗者。杜乃哲等采用输卵管通液联合中药灌肠及微波理疗治疗盆腔炎性输卵管不通 110 例,观察组采用输卵管通液 + 中药灌肠 + 微波理疗,对照组采用输卵管通液 + 中药灌肠 + 口服广谱抗生素。以输卵管通畅情况、输卵管积水和宫腔粘连等临床症状改善情况、观察 1 年内受孕率和异位妊娠发生率为疗效观察指标,结果观察组症状改善情况、输卵管通畅情况、妊娠情况分别为 91.7、80.8、70.4%,均优于对照组的 56.1%、54.1%、40.8%。

3. 实验研究

（1）抗炎镇痛及组织病理学方面:实验证明清热化瘀法多能明显改善大鼠盆腔炎症状,对慢性盆腔炎症具有抗炎镇痛效果。清热除湿止痛,活血化瘀消癥中药直肠给药能明显减轻模型大鼠子宫内膜慢性炎症的损伤,减轻炎症的过度浸润,亦能减轻 I 型胶原的表达,减轻慢性炎症引起的组织纤维化粘连程度,从而达到止痛之目的。

（2）免疫学方面:清热除湿、补肾益气等中药加减治疗慢性盆腔炎,并检测患者各种细胞因子如 IgA、IgG、IgM、IL-1、IL-6、IL-8、IL-10、NO、TNF-α 等的水平,结果显示能显著降低炎症因子水平,增加免疫因子、抗炎因子水平,增强单核吞噬细胞功能,从而清除或缓解慢性炎症损伤。经动物实验证明,中药能明显降低局部组织细胞间黏附分子 -1（ICAM-1）含量使其恢复正常水平,亦能明显抑制 CD18 的表达,抑制白细胞 - 内皮细胞的黏附,减轻炎症反应。正负免疫调控系统失常是盆腔炎性疾病后遗症形成的免疫学方面重要机制,包括正向免疫调控机制——Toll 样受体 / 髓样细胞分化因子 88（TLRs/MyD88）信号通路的异常传导,以及负向免疫调控机制——生长停滞特异基因 6/ 络氨酸激酶受体（Gas6/TAM）信号系统的异常表达。另有研究表明活血化瘀法可能通过降低大鼠子宫组织炎症因子 TNF-α 和粘连修复相关指标 TGF-β1、VEGF 表达,缓解和消除局部炎症过程,并减少盆腔炎的发生。

（3）微循环方面:研究发现,补肾活血综合疗法可以降低盆腔炎性疾病模型大鼠血清中 ET-1、TXB_2 的含量,升高 6-Keto-$PGF_{1\alpha}$ 含量,影响血管内皮细胞功能,使血管扩张,增加有效循环血流量,改善局部组织缺血缺氧的情况,缓解组织粘连和增生,促进炎症的吸收。亦有研究证明,活血中药能降低血黏度,改善血流变性调节 TXB_2、6-Keto-$PGF_{1\alpha}$ 的含量,有效地抑制血小板凝集,改变炎症所致的血液浓、黏、聚状态,促进病灶的血液循环。

（4）抗纤维化方面:增生性瘢痕成纤维细胞自身分泌的转化生长因子 β（TGF-β）多于正常皮肤成纤维细胞,证明 TGF-β 参与了增生性瘢痕的发生发展。虽然瘢痕发展的具体机制尚不清楚,但研究证实 TGF-β 尤其是 TGF-β1 在瘢痕形成和创伤愈合过程中起重要作用,被认为是促进纤维化发展的最重要的生长因子。Smad 蛋白是近年来发现的参与 TGF-β 信号细胞内传导的相关信号蛋白家族,有研究表明,盆炎灌肠方治疗盆腔炎性疾病后遗症的作用机制可能是降低 TGF-β1/Smads 信号通路中 TGF-β1 和 Smad3 的表达。

【文献选录】

《诸病源候论·妇人杂病诸候·八瘕候》:若经血未尽而合阴阳,即令妇人血脉挛急,小腹重急,支满,胸胁腰背相引,四肢酸痛,饮食不调,结牢。恶血不除,月水不时,或月前月后、因生积聚,如怀胎状……令人苦四肢寒热,身重淋露,不欲食,……腰背相引痛,月水不利,令人不产,小腹急,阴中如刀刺,不得小便,时苦寒热,下赤黄汁,令人无子。

《济阴纲目·调经门·论经病疼痛》:戴氏曰:经事来而腹痛者,经事不来而腹亦痛者,皆血之不调故也,欲调其血,先调其气。

(魏绍斌)

【思考题】

1. 盆腔炎性疾病后遗症的包括哪些病症?临床治疗的难点是什么?
2. 中医药治疗盆腔炎性疾病后遗症常用的治疗方法和综合治疗方案有哪些?
3. 如何充分发挥中医药优势防治盆腔炎性疾病后遗症?

第二节 多囊卵巢综合征

多囊卵巢综合征(polycystic ovary syndrome,PCOS)是一种发病多因性、临床表现多态性的内分泌综合征。以月经紊乱、不孕、多毛、肥胖、双侧卵巢持续增大,以及雄激素过多、持续无排卵为临床特征。PCOS 患者内分泌特征主要是高雄激素血症、高胰岛素血症以及代谢综合征等。从青春期开始发病,在 20~30 岁为高峰,约占总数的 85.3%,占妇科内分泌疾病的 8%,不孕症的 0.6%~4.3%。PCOS 的病因迄今不明,因此尚无根治的方法。

作为现代疑难疾病的多囊卵巢综合征,中医学无此病名,其临床表现与“月经失调”“闭经”“不孕症”等有相似之处。其病机与肾虚、脾虚、肝郁、痰湿、血瘀、郁热等因素有关,治疗根据其发生的不同年龄阶段,青春期以调经为主,育龄期以助孕为要,其他则标本虚实兼顾。

【历史沿革】

中医学无多囊卵巢综合征这一病名,将类似其病症表现论述录于此供参考。中医病症描述 PCOS 早于西医 500 年。

元代朱震亨《丹溪心法》中就指出:“若是肥盛妇人,禀受甚厚,恣于酒食之人,经水不调,不能成胎,谓之躯脂满溢,闭塞子宫,宜行湿燥痰。”“痰积久聚多,随脾胃之气以四溢,则流溢于肠胃之外,躯壳之中,经络为之壅塞,皮肉为之麻木,甚至结成窠囊,牢不可破,其患因不一矣。”其提出了“痰挟瘀血,遂成窠囊”之“窠囊”如同多囊卵巢改变。明代万全

《万氏妇人科》载："惟彼肥硕者,膏脂充满,元室之户不开;挟痰者,痰涎壅滞,血海之波不流,故有过期而经始行,或数月经一行,及为浊,为带,为经闭,为无子之病。"清代傅山《傅青主女科·种子》说:"且肥胖之妇,内肉必满,遮隔子宫,不能受精"。

【发病机制】

一、中医病因病机

本病病因在于肾阴虚,天癸不足,稍久则阴虚及阳,阳虚则致痰湿壅阻,但阴虚心肝气郁,又易化火,火旺则毛发易长,皮肤粗糙,面部痤疮,月经后期,甚至闭止。其次尚有肝郁痰凝化火及痰瘀成癥者。

二、西医发病机制

本病发生的内分泌特征主要有:雄激素过多,雌酮过多,黄体生成激素/促卵泡激素(LH/FSH)比值过大,胰岛素过多,其机制所涉有以下方面。

(一)发病相关因素

1. 下丘脑-垂体-卵巢轴调节功能异常　由于垂体对促性腺激素释放激素敏感性增加,分泌过量的LH,刺激卵巢间质卵泡膜细胞产生过量雄激素。卵巢内高雄激素抑制卵泡成熟,不能形成优势卵泡,但卵巢中的小卵泡仍能分泌相当于早卵泡期水平的雌二醇(E_2),加之雄烯二酮在外周组织芳香化酶作用下转化为雌酮(E_1),形成高雌酮血症。持续分泌的雌酮和一定水平的雌二醇作用于下丘脑及垂体,对LH分泌呈正反馈,使LH分泌幅度及频率增加,呈持续高水平,无周期性,不形成月经中期LH峰,故无排卵出现。对FSH分泌呈负反馈,使FSH水平相对降低,LH/FSH比例增大。LH水平增加又促使卵巢分泌雄激素,形成高雄激素和持续无排卵的恶性循环。低水平FSH持续刺激,使卵巢内小卵泡发育至一定时期,无优势卵泡产生,导致卵巢形成多囊样改变、多数小卵泡形成而无排卵。

2. 胰岛素抵抗和高胰岛素血症　PCOS病因可能与和胰岛素抵抗有关。约50%的PCOS患者存在不同程度的胰岛素抵抗及代偿性高胰岛素血症,过量胰岛素作用于垂体的胰岛素受体,可增强LH释放并促进卵巢和肾上腺分泌雄激素;抑制肝脏性激素结合球蛋白合成,使游离睾酮增加。

3. 肾上腺分泌功能异常　50%的PCOS患者存在脱氢表雄酮及脱氢表雄酮硫酸盐升高,可能与肾上腺皮质网状带$P_{450C}17\alpha$酶活性增加,肾上腺细胞对促肾上腺皮质(ACTH)敏感性增加和功能亢进有关。促肾上腺皮质激素的靶细胞敏感性增加和功能亢进可能与此有关。脱氢表雄酮硫酸盐升高提示增多的雄激素来源于肾上腺。

4. 其他　卵巢卵泡膜细胞的$P_{450C}17\alpha$等酶的调节机制也可能存在异常,导致雄激素增多。生长激素、类胰岛素样生长因子及其受体与结合蛋白、瘦素、内啡肽等的分泌或调节失常也与PCOS的发生或病理生理的形成有关。

(二)病理改变

1. 卵巢的变化　大体检查可见双侧卵巢增大,为正常妇女的2~5倍,表面光滑,色灰发亮,白膜均匀性增厚,较正常厚2~4倍,白膜下可见大小不等、数量≥10个、直径多<1cm的囊性卵泡,呈珍珠串样。光镜下见白膜增厚、硬化,皮质表层纤维化,细胞少,血管显著存

在。白膜下见多个不成熟阶段呈囊性扩张的卵泡及闭锁卵泡,无成熟卵泡生成及排卵迹象。

2. 子宫内膜变化　主要表现为无排卵性子宫内膜。子宫内膜的组织学变化因卵巢分泌的雌激素水平不同而异,卵泡发育不良时,子宫内膜呈增生期;当卵泡持续分泌少量或较大量雌激素时,可刺激内膜使其增生过长;更重要的是由于长期持续无排卵,仅有单一无对抗的雌激素作用,可以增加导致子宫内膜癌的概率。

【诊断与鉴别】

一、诊断要点

(一)病史

病发于青春期月经初潮时期,渐现月经稀发,闭经史,或月经频发,淋漓难断。

(二)症状

1. 月经失调　主要表现是闭经,绝大多数为继发闭经,闭经前常有月经稀发或过少,偶见闭经与月经过多、淋漓不尽相间出现。

2. 不孕　通常在初潮后发病,婚后伴有不孕,主要由于月经失调和无排卵所致。

3. 多毛　可出现不同程度的多毛,如阴毛浓密延及肛周腹股沟、腹中线,乳晕周围的毛发浓密,唇口细须。

4. 痤疮　油脂性皮肤,痤疮,以颜面额部较著。

5. 肥胖　以腹部肥胖型(腰/臀 ≥ 0.80),体重指数 ≥ 25。

6. 黑棘皮症　常在阴唇、颈背部、腋下、乳房下和腹股沟等处皮肤出现灰褐色色素沉着,呈对称性,皮肤增厚,轻抚软如天鹅绒。

(三)检查

1. 基础体温测定　表现为单相,月经周期后半期体温无升高。

2. 妇科检查　外阴阴毛较密,阴道通畅,子宫大小正常或略小,质中,无压痛,双附件未扪及异常。

3. 实验室检查

(1)B超检查:声像图显示双侧卵巢均匀性增大,包膜回声增强,轮廓较光滑,间质增生内部回声增强,一侧或两侧卵巢有 10 个以上直径为 2~9 mm 的无回声区,围绕卵巢边缘,呈车轮状排列,称为"项链征"。连续监测未见优势卵泡发育和排卵迹象。

(2)内分泌测定:血清睾酮、脱氢表雄酮、硫酸脱氢表雄酮升高,睾酮水平通常不超过正常范围上限 2 倍;血清 FSH 值偏低而 LH 值升高,LH/FSH ≥ 2~3;血清雌激素测定,雌酮(E_1)升高,雌二醇(E_2)为正常或稍增高,恒定于早卵泡期水平,无周期性变化,$E_1/E_2 >$ 1,高于正常周期;尿 17-酮皮质类固醇正常或轻度升高,正常时提示雄激素来源于卵巢,升高时提示肾上腺功能亢进;部分患者血清催乳素(PRL)偏高。腹部肥胖型测定空腹血糖及口服葡萄糖耐量试验(OGTT),测定空腹胰岛素水平(正常 < 20mU/L)及葡萄糖负荷后血清胰岛素(正常 < 150mU/L),肥胖型患者可有甘油三酯增高。

(3)诊断性刮宫:于月经前数日或月经来潮 6 小时内行诊断性刮宫,子宫内膜呈增生期或增生过长,无分泌期变化。年龄 > 35 岁的患者应常规行诊断性刮宫,以早期发现子宫内膜不典型增生或子宫内膜癌。

（4）腹腔镜检查：通过腹腔镜直接窥视，可见卵巢增大，包膜增厚，表面光滑，呈灰白色，有新生血管。包膜下显露多个卵泡，但无排卵征象（排卵孔、血体或黄体）。腹腔镜下取卵巢组织送病理检查，诊断即可确定。在诊断的同时可进行腹腔镜治疗。

目前采用的标准：①月经稀发或闭经或不规则子宫出血是诊断必须条件；②符合下面一点：a）雄激素过多的临床症状和／或生化指标；b）超声发现卵巢呈多囊卵巢（PCO）表现（单个卵巢见 2~9mm 卵泡数 ≥ 12 枚和／或卵巢体积 ≥ 10ml）；③排除其他引起雄激素过度分泌或相似临床表现的疾病。

二、鉴别诊断

1. 卵泡膜细胞增殖症　临床和内分泌征象与 PCOS 相仿但更严重，本症患者比 PCOS 更肥胖，男性化更明显，睾酮水平也高于 PCOS，可高达 5.2~6.9nmol/L，而血清硫酸脱氢表雄酮正常，LH/FSH 比值可正常。镜下见卵巢皮质黄素化的卵泡膜细胞群，皮质下无类似 PCOS 的多个小卵泡。

2. 卵巢雄激素肿瘤　卵巢睾丸母细胞瘤、卵巢门细胞瘤等均可产生大量雄激素。多为单侧、实性肿瘤，可做 B 超、CT 或 MRI 协助定位。

3. 肾上腺皮质增生或肿瘤　当血清硫酸脱氢表雄酮值超过正常范围上限 2 倍，＞ 18.2μmol/L 时，应与肾上腺皮质增生或肿瘤鉴别。肾上腺皮质增生患者血 17α- 羟孕酮明显增高，ACTH 兴奋试验反应亢进，地塞米松抑制试验时抑制率 ≤ 0.70；肾上腺皮质肿瘤患者则对这两项试验反应均无明显反应。

【因证辨治】

本病的辨证应当分青春期和育龄期两阶段论治，青春期重在调经，以调畅月经为先，恢复周期为根本，按照月经病的辨证要点，抓住月经的期、量、色、质和全身症状加以辨证，区分虚实，闭经者，虚则补而通之，实则泄而通之；月经频发来潮或淋漓不尽者，又当寻找病因，肾虚者补肾固摄冲任，瘀热者清化而固冲，痰湿者又须涤痰化浊，总之青春期月经的恢复是治疗的目的。对于育龄期患者来说，生育是重要的环节，调经意在种子，肾主生殖，不孕多责之于肾，故临证多从肾辨治。但多囊卵巢综合征还与肝郁、脾虚、痰湿、气滞血瘀等因素有关。综合考虑这些因素，区分寒热虚实，本病的特点是热证多寒证少，实证多虚证少，常有多种兼夹证，病情复杂、容易反复，药物治疗疗程一般需要在 3~6 个周期。现代研究认为，首先需要注意生活方式，运动疗法对于体重的控制及病理的改善具有积极的作用，对于高雄激素血症患者注意避免食用雄激素制剂或食品，对于高胰岛素血症患者更应合理膳食，控制血糖；脂代谢异常者也应积极注意饮食调摄。

1. 肾虚痰湿证

病因病机：肾气虚，精血不足，则天癸延迟不至，冲任不通，痰湿阻滞，月经至期不行或量少，甚则停闭，亦不能摄精成孕。

主证：月经后期，量少，甚或闭经、婚久不孕，或带下量多，或带下甚少。

次证：形体肥胖、多毛，腰膝酸软，小腹或有冷感，子宫偏小，或胸闷烦躁，口腻多痰。

舌脉：舌苔白腻，舌质淡黯，脉象细濡而滑。

治法：补肾化痰，活血调经。

代表方:补肾化痰汤(《中医临床妇科学》)。

若胸闷泛恶,口腻痰多,加入制半夏、制胆星、炒枳壳化痰湿;如兼便秘者,可加服防风通圣丸、枳实导滞丸消导之;若月经来潮量甚少者,加入泽兰叶、丹参、川牛膝活血通络;若子宫发育不良者,可加入紫河车、肉苁蓉、菟蔚子等养血活血;若见水肿,食欲缺乏,大便溏泄者,加入炒白术、砂仁(后下)、炮姜温中健脾。

2. 肝郁血瘀证

病因病机:精神压力过大,情怀不畅,气机郁结,经脉瘀阻,病及冲任,则月经后期,或经闭不孕。

主证:月经后期,量少,色紫红,有血块,月经不畅或闭经,经行时而腹痛,婚后不孕。

次证:精神抑郁,烦躁易怒,胸胁胀痛,乳房胀痛,毛发浓密。

舌脉:舌质紫黯,夹有瘀点,脉沉弦或沉涩。

代表方:逍遥散(《太平惠民和剂局方》)合膈下逐瘀汤(《医林改错》)。

若血瘀结成癥瘕上方加入炮山甲片 9g,三棱、莪术各 10g 通络化痰瘀;口腻痰多,形体肥胖明显者,加入桂枝、茯苓、制半夏、陈皮以健脾通络;腰酸腿软,皮肤粗糙,痤疮者,加入夏枯草、肉苁蓉温清并用。

3. 肝经湿热证

病因病机:肝气郁结,湿热内盛,肝失条达升发,疏泄不时,月经紊乱,则月经或先或后,或淋漓不止,或经闭不行,故不能孕。

主证:月经稀发、量少,甚则经闭不行,或月经紊乱,崩中漏下。

次证:毛发浓密,面部痤疮,经前胸胁乳房胀痛,肢体肿胀,大便秘结,小便黄,带下量多,阴痒。

舌脉:舌红苔黄厚腻,脉沉弦或弦数。

治法:清热利湿,疏肝调经。

代表方:丹栀逍遥散(《女科撮要》)合龙胆泻肝汤(《医宗金鉴》)去生地。

若大便秘结加大黄;溢乳加炒麦芽;胸胁满痛加郁金、王不留行;月经不行加山楂、路路通行气;若肝气郁结,肝火内伤,月经不行,无明显湿邪,可选用清肝达郁汤(《重订通俗伤寒论》),全方疏肝郁,清肝火,通调月经。

4. 脾虚痰湿证

病因病机:痰湿脂膜阻滞于冲任,胞脉气机不畅,则月经后期、量少,甚则停闭;痰湿困扰子宫,则不能摄精成孕。

主证:月经后期、量少,甚则停闭。带下量多,婚久不孕。

次证:形体丰满肥胖,多毛,头晕胸闷,喉间多痰,四肢倦怠,疲乏无力,大便溏薄。

舌脉:舌体胖大,色淡,苔厚腻,脉沉滑。

治法:化痰除湿,通络调经。

代表方:苍附导痰丸(《万氏妇人科》)。

若顽痰闭塞,月经不行加浙贝母、海藻、石菖蒲软坚散结,化痰开窍。痰湿已化,血滞不行加川芎、当归、白僵蚕活血通络。脾虚痰湿不化加白术、党参、陈皮健脾化痰。胸膈满闷加广郁金、瓜蒌皮宽胸散结。

【其他治法】

1. 中药调整月经周期疗法　应用补肾调周法，按四期论治：①行经期或黄体酮撤退出血，应活血调经，促使月经正常来潮，常用方为五味调经汤（《中医临床妇科学》以下方同），方药有丹参、赤芍、五灵脂、艾叶、益母草。②经后期或黄体酮撤退出血后，以滋阴养血、补肾为主，促进卵泡发育，常用方为归芍地黄汤，药物组成有炒当归、白芍、山药、山萸肉、熟地、丹皮、茯苓、泽泻、川断、桑寄生、怀牛膝等。③经间期即排卵期，以补肾调气血，促排卵为重点。常用方为补肾促排卵汤，药物组成有炒当归、赤白芍、山药、熟地、丹皮、茯苓、川断、菟丝子、鹿角片、山萸肉、五灵脂、红花等。④经前期，以补肾阳为主，健全黄体功能，常用毓麟珠加减，药用炒当归、赤白芍、山药、熟地、茯苓、白术、川续断、菟丝子、紫石英、炒丹皮、枸杞子等。

2. 针灸

（1）针刺促排卵：取穴：关元，中极，子宫，三阴交。操作：一般在月经中期开始，每日1次，连续3天，每次留针20分钟，之后观察7~10天，若BBT仍未升，可重复两个疗程。若肥胖者，可加丰隆穴、脾俞穴；若腰酸者，加肾俞穴、气海穴。适应范围：适用于排卵障碍者。

（2）艾灸：关元、中极、足三里、三阴交。每次选3~4个穴位，每天1次。

（3）耳针　肾、肾上腺、内分泌、卵巢、神门。每次选4~5个穴位，每周2~3次。

3. 中药加针刺调周法　在中药调整月经周期疗法基础上，结合针刺治疗。穴位选择：①中极、三阴交；②大赫、气海。月经周期第12~15天，以上两组穴位交替针刺，每日1次，平补平泻，留针30分钟，5分钟捻转1次，亦可将HCG 5 000U溶于2ml生理盐水中肌内注射，或用复方当归注射液按上穴注射。

4. 中药防治卵巢过度刺激综合征　根据临床所见进行辨证施治。肝郁血瘀证，治宜疏肝解郁，养血活血，方用逍遥散合桂枝茯苓丸加减；阴虚痰瘀证，治宜滋阴养血，化瘀通络，方选归芍地黄汤合越鞠二陈汤加减；阳虚湿蕴证，治宜健脾补肾，温阳化水，方用真武汤加减；气阴衰竭证，治宜益气养阴，扶正固脱，用生脉散合参蓉丸加减。适应范围：适用于卵巢过度刺激综合征轻、中度患者。

5. 调整生活方式

（1）运动：通过运动使身体脂肪的减少有助于恢复排卵，逆转PCOS患者的代谢异常。

（2）控制体重：体重降低5%~10%可使55%~90%的PCOS患者，在减重计划6个月内恢复排卵。

（3）生活起居要有规律：早睡早起，避免熬夜。保持心情舒畅，摒弃忧郁焦虑。劳逸适度，防止过劳。

（4）调整饮食：应进食血糖指数低的碳水化合物，减少脂肪和单糖的摄入。忌用含雄激素的动物及器官。

【西医治疗】

使用方法：一般用枸橼酸氯米芬（CC）促排卵，或再结合外源性促性腺激素（Gn）或人绒毛膜促性腺激素（HCG）。枸橼酸氯米芬的用法是于月经周期第3~5天开始服用，50mg/d，连服 5 天,2~3 个疗程后,如无效,可增至 100mg/d,连服 5 天。若仍无效,增至每天 150mg 为止。若经枸橼酸氯米芬治疗无效,一般考虑加用尿促性素(HMG),即 CC+HMG 法,枸橼酸禄米芬用法同上,在服枸橼酸氯米芬时隔日给用 HMG75~150U/d,待出现优势卵泡时一次肌内注射 5 000~10 000IU 的 HCG,以诱发排卵。若上法无效则可以选择来曲唑(2.5mg/d)诱发排卵。适应范围:适用于排卵障碍,经中药周期疗法治疗 3~5 个月经周期无效者。临床疗效:是促排卵治疗中有效的方法。注意事项:应预防卵巢过度刺激综合征(OHSS)的发生。

【疗效评定标准】

该病有显著异质性,目前并无公认的疗效评定标准。临床上常用疗效指数来评估。根据研究目标,选用不同症状、体征指标。

疗效指数(n)=[(治疗前积分 - 治疗后积分]÷治疗前积分]×100%

1. 痊愈　月经恢复正常周期,症状、体征消失,n≥90%;或不孕者妊娠。

2. 显效　月经周期恢复(28±7)天,经期恢复在 7 天以内,其他症状消失或减轻,70%≤n<90%。

3. 有效　治疗后月经周期、经量、经期较治疗前改善,其他症状较治疗前减轻,30%≤n<70%。

4. 无效　症状、体征无明显改善,甚或加重,n<30%。

【临证思路】

历代中医古籍均无多囊卵巢综合征病名的记载,亦无类似此病的完整论述,根据病症的临床表现与发病过程中所见相当于中医学的"月经后期""闭经""月经先期""经期延长""不孕证"等疾病。中医药调治多囊卵巢综合征尚在研究之中。由于中药调理月经周期具有较好的疗效,且适合本病的青春期群体,可以较长时间调治。对于育龄期群体,按照其要求辨证和辨病相结合,处理标证和本证的关系,但诊疗时仍需注意几个方面:

第一,首重明确诊断。由于本症的临床症状、激素、超声形态都存在异质性,诊断标准曾存在一定的争议。2003 年美国与欧洲的专家对 PCOS 诊断标准已获一致,为排卵异常、高雄激素症、盆腔超声 PCO 征(一侧或双侧卵巢体积>10ml,直径 2~9mm 的卵泡≥12 个)三方面中符合两个,并除外其他引起高雄激素症的疾病(如肾上腺皮质增生症、卵巢或肾上腺分泌雄激素的肿瘤、卵泡膜细胞增殖症、库欣综合征等)。为此,除临床症状外,应做一段时间的基础体温观察确认排卵异常;择时测定血清 FSH、LH、睾酮、硫酸脱氢表雄酮(dehydroepiandrosterone sulphate,DHEAS)、泌乳素(PRL)、17α- 羟孕酮、促甲状腺激素(TSH)水平是有必要的。肥胖 PCOS 患者血 LH 水平可以不高。FSH、PRL、TSH 的测定有助于鉴别卵巢性闭经、高 PRL 血症、甲状腺功能减低。血睾酮>5.21~6.94nmol/L(即 150~200ng/dl),应怀疑卵巢或肾上腺分泌雄激素的肿瘤。根据血基础 17α- 羟孕酮水平[≥6.06nmol/L(即 2ng/ml)]和 ACTH 刺激 60 分钟后 17α- 羟孕酮反应[≥30.3nmol/L(即 10ng/ml)],可鉴别迟发性肾上腺皮质增生症。盆腔超声检查可观察 PCO 及子宫内膜的形态,判断是否需行内膜活检,但单一超声 PCO 征不等于 PCOS。腹腔镜检查不是诊断 PCOS 的常规手段。胰岛素抵抗不是诊断 PCOS 的必要条件,但对肥胖 PCOS 患者及非肥胖患者有糖尿病家族史的 PCOS 患者应行血压、空腹血胰岛素及葡萄糖、糖耐量试验、血脂相等检查,以筛查有无代谢综合征存在。

第二，针对病理基础。PCOS病因多样，病理生理复杂，其生化特征除高LH/FSH外，一般会突出地表现以某一生化特点为主，如高雄激素血症、高胰岛素血症等。临床PCOS的诊断应在西医学确诊的前提下，再以中医整体和辨证观为依据作中医辨证分型，即辨病与辨证结合，结合经量、色、质及形气色脉等全身证候，寻找同病异治，异病同治的规律。临证时根据患者症状，对症处理。如对高雄激素血症，先采用复方醋酸环丙孕酮或螺内酯使雄激素有效下降；对于高胰岛素血症或肥胖病例，多先采用二甲双胍等来改善胰岛素抵抗，调整紊乱的内分泌状态，从而使月经恢复正常。

第三，制定个体方案。研究发现PCOS可能起病于妊娠时，孩子出生后该病仍长期伴随着患者，因此需要长期甚至终生医疗和保健。因患者的年龄、主诉而异，核心是降低体内雄激素的生成。各个年龄段的PCOS患者选用孕激素或口服避孕药治疗，仍然是抑制LH刺激的卵巢雄激素生成、调整月经周期、预防或对抗内膜增生的可靠选择。在药物治疗上应根据患者的病情和生育要求采取不同的方案，治疗因人而异。无生育要求的PCOS患者治疗，近期目标为调节月经周期、治疗多毛和痤疮、控制体重；远期目标为预防糖尿病、保护子宫内膜，预防子宫内膜癌、心血管疾病。有生育要求患者的治疗，治疗目的促使无排卵者排卵及获得正常妊娠。

第四，注意心理治疗。PCOS患者是一组特殊人群，由于自青春期即发生月经不规律甚至闭经、多毛、痤疮、超重或肥胖等病理改变。继之婚后不孕，多数患者花费较多的费用而长期得不到合理的治疗，使精神、心理承受着巨大的压力而发生精神动力学改变，包括精神心理的，躯体精神的和精神社会的变化。上述因素交互作用，使患者产生焦虑抑郁甚至精神失常，心理的变化影响大脑皮质，从而引起下丘脑-垂体-卵巢轴的改变，进一步加重原有的生殖内分泌病变。长期不孕症患者，这些负性情绪反应更为明显。因此对患者的心理治疗尤为重要，特别是PCOS不孕症患者。在治疗中应当高度重视患者的情绪，与患者交谈时要注意方式、方法，开导患者，调整其心理状况。与患者真心沟通将有助于取得患者的信任，提高患者对各种治疗方案的接受性，使之配合治疗，对提高PCOS患者健康相关生活质量具有重要的现实意义。

第五，由于本病容易导致妊娠丢失的结局，对于多次出现"胚胎停止发育"的育龄妇女建议行经阴道B超检查双侧卵巢，若发现PCOS则应矫正其内分泌紊乱再予以妊娠，并在早期妊娠时加强补肾安胎治疗，持续动态观察血中HCG、P、E_2水平的波动，根据孕周不断加强治疗措施，一直到妊娠10~12周，对胎儿实行优生监控和围生期并发症的预防。

第六，对于顽固的PCOS患者，药物治疗乏效的，而且年龄较大（30岁以上）有生育要求的，可以在服用中药同时考虑采用以下方法：

1. 腹腔镜手术

（1）使用方法：在腹腔镜下对多囊卵巢行电凝或激光穿刺打孔，每侧卵巢打孔4个为宜。

（2）适应范围：适用于严重PCOS促排卵药物治疗无效者。

（3）临床疗效：有报道术后三个月内排卵率90%，妊娠率69%。

（4）注意事项：应掌握腹腔镜术的适应证及禁忌证，避免并发症的发生。

腹腔镜下卵巢电凝或激光穿刺打孔具有多种优点：①疗效与HMG或纯FSH促排卵相近，无过度刺激综合征和多胎妊娠的发生；②损伤小，术后粘连少，手术简单，恢复快；③价格适中，无需排卵检测；④术后自然流产率较低；⑤在不孕症患者腹腔镜诊断的同时即可完成。但是,由于手术可能引起粘连等并发症,故其长期疗效还有待进一步观察。

2. 体外受精 - 胚胎移植(in vitro fertilization and embryo transfer, IVF-ET)

(1)使用方法:从妇女体内取出卵子,在体外培养一段后与精子受精,再将发育到一定时期的胚泡移植到妇女宫腔内,使其着床发育成胎儿。通常对于 PCOS 患者须作"未成熟卵体外受精" 被称为"IVM-ET"。

(2)适应范围:促性腺激素治疗 6 个周期仍不妊娠的 PCOS 患者。

(3)临床疗效:6 个治疗周期的累积妊娠率可达 82%。

(4)注意事项:应预防卵巢过度刺激综合征(OHSS)的发生。为预防 OHSS 的发生,可将所有胚胎冷冻,在下个治疗周期行胚胎移植,同时在取卵后再用促性腺激素释放激素激动剂(GnRHa),以减少发生 OHSS 的危险。

PCOS 患者未成熟卵在体外培养成熟、受精及胚胎移植,给 PCOS 的治疗提供了一种新方法。

【研究进展】

中医对多囊卵巢综合征较为系统的研究报道始于 20 世纪 80 年代初期,中医的整体观念及中药的多系统调理、多靶点作用使其治疗该病存在一定优势。近年来,许多学者在深入研究垂体激素的作用及其相互关系的基础上,把握中医辨证论治的精髓,从宏观辨证入手,运用现代诊疗技术,采用辨病与辨证相结合的方法治疗,在很大程度上提高了中医治疗多囊卵巢综合征的疗效,显示了中医药治疗本病的独特优势。

综合近代医家对多囊卵巢综合征病因病机的认识,认为基本病机与肝、肾、脾三脏功能失调及痰湿、血瘀等因素密切相关,或为肾虚血瘀,或为肾虚痰实,或为脾肾虚损、湿聚成痰,或与痰湿郁火有关,或肝失疏泄、肝郁化火等。关键以肾虚为主,肾虚包括肾气虚、肾阴虚、肾阳虚。治疗上以补肾为主,兼以化痰、疏肝、活血等方法,也有按周期不同阶段选择不同方剂和加减用药,使治疗更加具有针对性和有效性。

有学者对 LH/FSH > 3 的 PCOS 患者按照温肾化痰法的"俞氏温补方"为主进行治疗,取得 82.7% 的排卵率。但出现高雄激素血症、高胰岛素血症而 LH/FSH 比值不高的 PCOS 患者常表现为对氯米芬拮抗,有阴虚内热、瘀阻冲任的征象,俞氏温补方治疗效果不佳。经用益肾活血的天癸方后排卵率达 59.7%。俞瑾采用辨病与辨证相结合的方法对 PCOS 探索出三个主要证型:①肾虚痰实型:血 LH/FSH 比值常 > 2.5,血睾酮水平偏高。采用补肾化痰之俞氏温补方治疗。②肾虚肝郁型:除肾虚痰实型证象外,患者尚有乳胀、心烦、或少量溢乳现象。血 LH/FSH 比值常 > 2.5,血睾酮 T 及 PRL 水平偏高。治法:清肝补肾。③肾阴虚痰实血瘀型:患者常有高血压或糖尿病等家族史,肥胖较明显,患者常有口干、心烦、便秘、贪食、黑棘皮、舌黯红、脉细等现象,血 LH/FSH 比值可 < 1~2,血睾酮水平较高,血胰岛素水平升高,或有胰岛素抵抗表现。对氯米芬治疗常无反应。治法:益肾化瘀祛痰。

有学者认为外源性激素治疗 PCOS 患者,早期因激素超过生理所需量而代谢旺盛,引起肾阴亏虚,虚热内生,虚阳上浮,虚火旺盛的证候,同时患者因服用温补肾阳药后,有口干、大便秘结、面部痤疮等火热症状,故以龟板、生地黄滋阴清热,山栀、知母泻火存阴,配生甘草泻火解百毒。并以滋阴降火法治疗 PCOS,并监测患者治疗前后血清性激素水平,发现滋阴降火方药能有效调整 LH/FSH 比值,对高 T、高 E_2、高 PRL 有下调效应,提示滋阴降火方

药有调节下丘脑 - 垂体 - 卵巢轴的功能。

其他众多学者经多年的临床观察发现临床中相当数量 PCOS 的发生与肝郁、肝火或肝火夹湿关系密切，而且此类患者的临床症状及内分泌多反映高雄激素血症的特点，以疏肝泻火为治疗原则，必要时辅以清利湿热，治疗 PCOS 疗效显著。运用疏肝泻火中药——加减龙胆泻肝汤可以降低游离睾酮（FT）、雄烯二酮（A），从而治疗高雄激素血症，可以使胰岛素敏感指数上升，而降低胰岛素抵抗，可以降低患者 LH/FSH、LH，使患者月经规律，恢复排卵，且使部分不孕患者受孕。并通过实验研究表明，通过降低卵泡膜细胞 P450c17 酶的活性改善高雄激素血症可能是疏肝泻火中药治疗肝经郁火型 PCOS 患者的机制之一。INS 在肝经郁火型 PCOS 中并非起到发病的启动作用，而是在 PCOS 患者卵泡膜细胞 P450c17 酶活性改变的基础上，起到了加重作用；同时研究结果还显示疏肝泻火中药对卵泡膜细胞 P450c17 酶活性具有双重调节作用。

亦有学者认为卵巢功能障碍是"痰浊"壅塞"胞宫"的结果，卵巢局部发生胰岛素抵抗表现为卵巢局部"痰浊"。体内津液代谢失常，湿浊内停，令阳气凝滞不达，阻遏脾气，湿浊凝聚生痰化瘀，阻滞血脉，是痰浊致病壅塞胞宫，是中医妇科的痰病。石景亮在治疗 PCOS 首选苍附导痰汤随证加减，侧重燥湿祛痰，化瘀利水通络，佐以补肾。常脾肾同治，因土可治水，水得治理而痰湿无由以生。

中药周期疗法是吸取中医辨证论治之精华，结合卵巢周期变化用药，是治疗排卵障碍性不孕与月经病的有效方法。将本法用于治疗 PCOS 获得成功，此后本法在 PCOS 临床治疗中的运用逐渐推广。有学者将辨证论治、中药周期疗法融于一体，分肾阳虚、肾阴虚、痰湿 3 型，各型均在月经周期不同阶段分别拟促卵泡汤、促排卵汤、促黄体汤、活血调经汤，经 1~3 疗程治疗，38 例治愈 26 例，好转 7 例，有效率为 86.8%。

很多医家在临床治疗取得疗效后，又进行了药理研究。亦有人发现穿山甲、皂角刺、胆南星等化痰软坚药物，能改善 PCOS 多毛现象。也有人发现白芍、当归、熟地黄、皂角刺能降低胰岛素及雄激素，改善卵巢微循环，促进卵泡发育和排卵。也有研究发现地龙、三七、泽泻、泽兰能使卵子得以顺利排出，具有促排卵作用。紫石英具有雌激素样作用，能提高子宫内膜对胚胎的接受性，改善了宫颈黏液的分泌，有利于精子的顺利通过。

在治疗 PCOS 的过程中针灸具有不可忽略的作用。中医经络学说认为"月事不调、断续、无子"的病因与肝、脾、肾三经及冲、任、督诸脉关系密切，故治疗本病多取所述经脉之穴为主。如关元、中极为任脉穴，子宫为经外奇穴，三阴交是肝脾肾三经会穴。诸穴相配可达治肝肾、调冲任的目的。通过补肾健脾疏肝，调理冲任促排卵的方法，针刺对下丘脑 - 垂体 - 卵巢轴产生良性调控作用，从而改善患者的排卵功能，达到治病目的。

中医药治疗 PCOS 不良反应少，展示了中医治疗本病的优势，但亦存在不足之处。纯中医治疗本病疗程较长，疗效缓慢，多数临床报道还处于经验介绍阶段，而中西医结合治疗 PCOS 则显示其独有的优势及良好的发展前景。中药可以整体调节机体的内分泌功能，如能有较为简单的辨证分型，加上合理的方药，再配合适当的西药，中西医结合，不但可以起到协同作用，还可提高疗效，同时还可以克服西药引起的副作用，更容易在临床推广应用。因此，今后对各种中西药配伍方案的研究，探讨既有效又实用的治疗方法，仍然是该领域的主要研究方向。

【文献选录】

《丹溪心法·子嗣》:若是肥盛妇人,禀受甚厚,恣于酒食之人,经水不调,不能成胎,谓之躯脂满溢,闭塞子宫,宜行湿燥痰。

《傅青主女科·种子》:且肥胖之妇,内肉必满,遮隔子宫,不能受精。

《女科要旨·种子》:若经水既调,身无他病,而亦不孕者,一则身体过于肥盛,脂满子宫而不能纳精也。

(谈 勇)

【思考题】

1. 多囊卵巢综合征的定义与诊断标准是什么?
2. 多囊卵巢综合征的中医病因病机特点是什么?
3. 多囊卵巢综合征的辨治要点是什么? 临床常见证候有哪些?
4. 对于多囊卵巢综合征的临床和基础研究有哪些切入点?

第三节　卵 巢 早 衰

卵巢早衰(premature ovarian failure, POF)是指 40 岁前,由于卵巢内卵泡耗竭或医源性损伤发生卵巢功能衰竭。患者除表现月经稀发、经量过少、闭经、不孕等一系列症状外,还见性器官萎缩、骨质疏松及因血脂代谢紊乱而引起的心血管疾病及神经精神等方面的改变,严重影响妇女的生活质量。一般人群中发病率为 1%~3%。其病因诊断和治疗均较困难,生育预后较差。

【历史沿革】

中医学并没有"卵巢早衰"之名。从疾病特点来看,与古医籍记载的"月水先闭""经水早断""闭经""不月"及"不孕"相似。可参照闭经、不孕和经断前后诸证相关文献进行研究。

【发病机制】

(一)中医病因病机

卵巢早衰可由先天不足,精亏源竭,或感染时毒,损伤冲任,或情志不遂,气郁化火,暗耗气血所致肾精早虚,天癸早竭,冲任早虚。病因病机错综复杂,往往是脏腑、气血津精、天癸、冲任、胞宫先后受病,互为因果,其病机本质是肾脾亏虚,肝郁血瘀,是肾-天癸-冲任-胞宫生殖轴的功能早衰。肾虚乃是本病产生的关键。

(二)西医病因病理

POF 的病因尚不甚清楚。可能与遗传因素、酶缺陷因素、环境因素、感染因素、免疫损伤、精神心理因素等相关。这些因素或使先天性卵细胞减少,或使卵泡加速闭锁,或使卵泡直接损伤,从而使卵泡过早耗竭。

【诊断与鉴别】

一、诊断要点

（一）病史

多数患者无明确诱因，少数可有家族遗传史、自身免疫性疾病史、盆腔器官感染史、医源性损伤史、精神刺激史等。

（二）症状

月经的改变常是发现本病的首要线索，患者一般先出现月经周期延后、经期缩短、经量减少、不规则子宫出血而后逐渐发展为闭经；少部分患者月经周期可正常，突然出现闭经；部分患者或可出现燥热等绝经过渡期症状；由自身免疫性疾病引起的卵巢早衰可出现相关疾病的表现。

（三）检查

1. 全身检查　继发性闭经者往往有第二性征发育，身高中等，全身发育正常。原发闭经者往往第二性征发育不全，如乳房发育欠佳，阴毛或腋毛稀少，甚至缺如。相关疾病的体格检查各有其特点。

2. 妇科检查　或可见生殖器官萎缩，病程长者明显；阴道黏膜充血，皱襞消失。

3. 辅助检查

（1）生殖内分泌激素测定：间隔一个月持续两次以上 FSH ≥ 40IU/L，E_2 ≤ 73.2pmol/L。

（2）免疫指标和内分泌指标检测：根据临床表现可以有选择地进行相关疾病的指标检测：抗卵巢抗体、血沉、免疫球蛋白、类风湿因子测定、甲状腺功能、肾上腺功能、甲状旁腺及血糖测定。

（3）染色体检查：对于 25 岁以下闭经或第二性征发育不良者，可行染色体核型分析，确定是否是遗传因素所致 POF。而 25 岁以上继发闭经者，很少有染色体核型异常。

（4）彩色 B 型超声检查：子宫内膜菲薄或子宫及卵巢萎缩，卵巢中无卵泡、血流改变。

（5）骨密度测定：必要时可进行此项检查，以明确是否伴发骨质疏松症。

二、诊断标准

诊断 POF 主要是依据性激素水平及临床症状，具有以下三条则可以诊断：① 40 岁以前闭经；②两次以上血清 FSH ≥ 40IU/L（两次检测时间间隔＞ 4 周）；③ E_2 ≤ 73.2pmol/L。

附：早发性卵巢功能不全及卵巢储备功能减退的诊断标准

（一）早发性卵巢功能不全的诊断标准

"早发性卵巢功能不全"概念的提出是因为学者们逐渐认识到卵巢功能衰竭是一种病因复杂的渐进性疾病，POF 概念无法体现出疾病的动态发展过程，而是疾病的终末阶段，故需要根据疾病的发展进一步完善病名，使患者能更早接受相关治疗。2008 年，美国生殖医学学会（American Society for Reproductive Medicine, ASRM）提出了"原发性卵巢功能不全（primary ovarian insufficiency）"的概念。2016 年，欧洲人类生殖与胚胎协会（European Society of Human Reproduction and Embryology, ESHRE）发布的《POI 处理指南》提出将 POI 所代表的英文做出调整，把"Primary"改为"Premature"，即"早发性卵巢功能不全（premature ovarian insufficiency, POI)"。POI 被定义为一种 40 岁之前由卵巢功能减退导致的临床综合征 [患者人群包括 40 岁以下的年轻女性(包括 Turner 综合征)和 40 岁以上但发病年龄小于 40 岁的高龄女性],其特点是高促性腺激素和低雌激素引起的月经紊乱(闭经或月经稀发)。我国也于 2017 年发布了《早发性卵巢功能不全的临床诊疗中国专家共识》。

现行 POI 的诊断标准为:①年龄 < 40 岁;②月经稀发或停经至少 4 个月以上;③至少 2 次血清基础 FSH > 25U/L(两次检测时间间隔 > 4 周)。满足这 3 项条件即可诊断。

(二)卵巢储备功能减退的诊断标准

卵巢储备功能(ovarian reserve, OR)是指卵巢皮质区卵泡生长发育、形成可受精卵母细胞的能力,反映女性的内分泌功能及生育潜能。卵巢储备功能减退(diminished ovarian reserve, DOR)最早由 Nevot 等人于 1987 年提出,是指卵巢内可募集卵泡数减少,卵母细胞的质量下降,以致总生殖能力下降。卵巢储备功能减退初期症状不典型,主要表现为月经周期的缩短,继而出现绝经过渡期的表现。

目前对 DOR 诊断尚无统一标准,主要通过临床表现和实验室检查相结合来诊断。

多数学者认为 DOR 临床上有以下表现:①月经不调表现(月经周期缩短或月经周期延长);②抗苗勒氏管激素(anti-Mullerian hormone, AMH): 0.5~1.1ng/ml;③ 10IU/L <基础 FSH < 25IU/L,或伴 E_2 > 80pg/ml。

具备①,加上②或③中一项,即可诊断为卵巢储备功能减退。

三、鉴别诊断

1. **高催乳素血症** 临床表现为月经稀发、闭经及非哺乳期乳汁自溢,PRL ≥ 25μg/L。B 超可见卵巢内有发育的卵泡。血清 LH、FSH 及 TSH 的水平均正常。

2. **多囊卵巢综合征** 可出现月经稀发或闭经、不孕,但以高雄激素血症、高胰岛素血症及代谢综合征为其特征,血清 FSH 水平在正常范围,常伴有肥胖、多毛、痤疮及黑棘皮征。

【因证辨治】

卵巢早衰患者若有经行时可依照月经病的辨证要点来辨证,若月经停闭不行,辨证以全身证候为主,结合舌脉。针对其病机本质,以补肾健脾,疏肝活血为基本治法。依据患者阴阳偏盛偏虚之不同,脏腑亏损之差异,侧重点不同。注意做好心理疏导工作。

1. **肝肾阴虚证**

病因病机:先天肝肾不足,或房劳多产伤肾耗精,或久病穷必及肾,肝肾乙癸同源,精血互生,肝肾亏虚则精血匮乏,经血乏源,冲任亏虚,天癸早竭则经水早断。如《医学正传》曰:"月水全借肾水施化,肾水既乏,则经血日以干涸"。

主证:经来涩少点滴即净,经色黯红或鲜红;月经推后或停闭数月不行,或月经紊乱渐至经断,或婚久不孕不育;白带少,甚或阴中干涩。潮热汗出,失眠多梦,头晕心悸,腰酸背痛膝软,足跟或关节疼痛。

次证:性欲减退,性交痛或困难,或尿道灼热。日久渐见神疲健忘,形容憔悴。鬓发始白或脱发严重。

舌脉:舌质稍黯红,苔少,脉弦细或略数。

治法:滋养肝肾,养血调经。

代表方:归肾丸(《景岳全书》)。

如烘热汗出,失眠多梦,可加生脉散益气养阴,知母、百合、龟板、珍珠母滋阴潜降安神;腰膝酸痛,足跟痛,选加骨碎补、肉苁蓉、巴戟天补肾益精壮骨;情绪不稳者,加入郁金、香附等疏肝解郁。

2. 脾肾阳虚证

病因病机:脾肾阳气素虚,或房劳多产伤肾,饮食劳倦思虑过度伤脾,脾肾阳虚生化失期或气化失常,则气血生化乏源,冲脉气血亏虚,或气血失于温煦,血行滞涩而为血瘀,脾肾阳虚血瘀,先后天不足导致精血匮乏,冲任亏虚,则天癸早竭,胞宫失养则经水早断。如《兰室秘藏》曰:“妇人脾胃久虚,或形赢气血俱衰,而致经水断绝不行”。

主证:月经稀发或稀少,色淡黯质清稀。月经推后或停闭数月不来,或婚久不孕不育。面目浮肿,形寒怕冷,或时有烘热汗出。

次证:面色晦黄,眼眶黯,唇周色黯,性冷淡,阴中干涩,性交痛或困难。

舌脉:舌质淡黯胖,边有齿印,脉沉细弱。

治法:补肾健脾,养血活血。

代表方:毓麟珠(《景岳全书》)。

另可炖服人参、鹿茸、鹿胎膏、当归生姜羊肉汤等,以血肉有情之品,大补气血精,充养形体,温肾补肾,充养天癸。

3. 肝郁肾虚证

病因病机:素性忧郁或七情内伤而致肝气郁结,疏泄失常,气血不和而为瘀;又肝为肾之子,子病及母而致肾虚,肝郁肾虚血瘀,冲任失调,天癸匮乏无以充养胞宫而致经闭;或兼肝郁克脾,脾虚气血生化不足。

主证:情绪低落,郁闷不乐,或心烦焦虑,月经推后数月不行或月经过少渐至经闭,婚久不孕,亦有情志内伤后突然停经者。

次证:神疲乏力,头晕失眠多梦,或形容憔悴。脱发或枯黄,皮肤干,时有烘热汗出,关节酸痛。性欲减退,阴中干涩。

舌脉:舌黯红或尖边有瘀斑,苔白,脉弦细,尺脉弱。

治法:疏肝益肾,养血活血。

代表方:定经汤(《傅青主女科》)。

4. 血枯瘀阻证

病因病机:素体阴血不足,或产时产后亡血;或多次流产伤及气血,或久病大病伤阴,阴血涸竭。又因久虚成瘀,血枯瘀阻,任虚冲衰,天癸早竭,胞宫失养则经水早断。《兰室秘藏》曰:“夫经者,血脉津液所化,津液既绝……血海枯竭,病名曰血枯经绝。”

主证:月经数月不行或突然停闭不来。或产后大病失血后,或反复人工流产后突然经闭;面色萎黄,形容憔悴,神疲乏力,头晕心悸。

次证:脱发或枯黄,四肢酸楚,关节痛,皮肤干燥感觉异常;性欲减退,阴中干涩。

舌脉:舌淡苔白,脉沉细涩。

治法:滋阴养血,活血调经。

代表方:人参鳖甲散(《妇人大全良方》)加紫河车。

选加鸡血藤、黄精等养血填精之品。

【其他治法】

可参考闭经、不孕、经绝前后诸证进行治疗。

在辨证用中药、中成药的基础上,可指导患者饮食调补。《素问·阴阳应象大论》云"形不足者,温之以气;精不足者,补之以味。""形不足"指因阳气虚衰,不能温煦躯体而表现形寒畏冷、蜷缩不舒等阳气虚衰不足,失于温煦之象。治疗当以温阳益气为主。"精不足"指阴精不足、精血亏损之病证。对于此类病证,治疗重在厚味填精,滋补阴血。根据病情需要,选炖人参或雪蛤炖木瓜、乌鸡炖巴戟或花胶、海参、鲍鱼、雪蛤炖瘦肉等食疗方法。

【疗效评定标准】

该病治疗非常困难,目前并无确定的疗效评定标准。

【临证思路】

1. 补肾为根本,重治气血精 POF 病因病机错综复杂,往往是脏腑、气血津精、天癸、冲任、胞宫先后受病,互为因果,其病机本质是肾脾亏虚,肝郁血瘀,是肾-天癸-冲任-胞宫生殖轴的功能早衰。因此,治疗的重点在于以补肾为根本,大补气血精,以图振衰起废。临证中,"潮热"和"阴道干涩"是反映病情进退的关键症状。

2. 个性化治疗,以人为本 对于无生育要求的患者,力争改善和消除其绝经期症状,消除阴道干涩,改善性生活,防止阴道、卵巢萎缩,促进子宫发育;对期望生育者,力争使其经调,促排卵后受孕并安胎,使其家庭幸福。可选用中药汤剂、中药膏方以及中成药治疗,必要时可以结合西药,补充性激素以缓解症状,或者借助现代的辅助生育技术来解决生育问题。

3. 充分知情,结合情志疗法 POF 的治疗十分艰巨,耗时日久,故务必让患者充分知情,树立信心,配合长期的治疗。

4. 衷中参西,适当应用西药人工周期疗法 补充外源性激素,刺激生殖器官的发育,增加生殖器官的血流供应,防止生殖道的萎缩,缓解患者的心理压力。经过几个周期的人工周期疗法治疗,待生殖道萎缩的症状得到改善之后,再应用中药或膏方长期治疗,事半功倍。

【研究进展】

卵巢早衰的病名探讨:目前认为,POF 概念存在局限性,无法体现疾病的进展性和多样性,仅代表卵巢功能的终末阶段。病名给患者带来耻辱感。因此,美国生殖医学学会提出了原发性卵巢功能不全(primary ovarian insufficiency, POI)的概念。POI 描述的是一种连续性卵巢功能障碍的状态,包括卵巢储备功能减退,而卵巢早衰是其最终阶段。目前在临床上应用的评估卵巢储备的主要指标有年龄、基础 FSH、FSH/黄体生成素(LH)、基础抑制素 B(INHB)、基础 AMH、基础 E_2、氯米芬激发试验(CCCT)、FSH 卵巢储备试验(EFORT)、促性腺激素释放激素激动剂(GnRH-a)激发试验(GAST)、基础窦卵泡数、卵巢体积和卵巢间基质动脉血流等。

卵巢早衰的治疗:过去认为卵巢早衰是卵巢功能永久性的衰退,不可逆。随着医学界对卵巢早衰的认识不断深化,目前认为 POF 者存在短暂或间断的卵巢功能恢复(17%~50%

的患者有间歇性排卵现象）。卵巢功能的恢复定义为未用性激素治疗，自然妊娠和 / 或月经复潮（3~6 个月内至少 2 次连续月经周期）和 / 或 FSH 于诊断后小于 13IU/L（未用激素治疗）。

根据文献报道，中医药治疗或中西医结合治疗，除改善临床症状外，部分患者可恢复卵巢功能，实现生育愿望。多数医家认为 POF 致病以肾虚为本，肝郁脾虚是其重要的病因病机，除瘀血是重要的致病因素外，痰湿也可致病。治疗以补肾填精为基础，调节肾中阴阳平衡，疏肝健脾，补血和血。多选用左归丸、归肾丸、二仙汤等，也有自拟方药辨证治疗者；或结合中医周期疗法治疗。膏方因便于久服及携带，且符合该病缓图取效的特点，也常被应用。此外，针刺疗法也取得了一定的疗效。

【文献选录】

《景岳全书·妇人规·经脉类·血枯经闭》：枯竭者，因冲任之亏败，源断其流也。……故或以羸弱，或以困倦，或以咳嗽，或以夜热，或以食饮减少，或以亡血，失血，及一切无胀、无阻、无隔，而经有久不至者，即无非血枯经闭之候。欲其不枯，无如养营；欲以通之，无如克之。但使血消，则春水自来，血盈则经脉自至，源泉滚滚，又孰有能阻之者？

《傅青主女科·调经》：经云女子七七而天癸绝，有年未至七七而经水先断者，人以为血枯经闭也。谁知是心肝脾之气郁乎。……治法必散心肝脾之郁，而大补其肾水，乃大补其心肝脾之气，经溢而经水自通矣。方用益经汤。

（赵　颖）

【思考题】

卵巢早衰的病机关键是什么？如何防治？

第四节　子宫内膜异位症及子宫腺肌病

子宫内膜异位症（endometriosis，EMs）简称内异症，是指具有生长功能的子宫内膜组织（腺体和间质）出现在子宫腔被覆黏膜以外的身体其他部位。异位内膜可侵犯全身任何部位，但绝大多数位于盆腔脏器和壁腹膜，最常见于宫骶韧带、子宫直肠陷凹和卵巢。本病主要影响生育年龄的妇女，多发于 25~45 岁，是目前常见的妇科疾病之一，其发病率在痛经妇女中可高达 40%~60%，在不孕妇女中高达 20%~30%。内异症在形态学上呈良性表现，但在临床行为学上具有类似恶性肿瘤的特点，如种植、侵袭、远处转移和复发等。持续加重的盆腔粘连、疼痛、不孕，是本病的主要临床表现，严重困扰着广大妇女的身心健康和生活质量。

子宫腺肌病（adenomyosis）是指子宫内膜腺体及间质侵入子宫肌层中，伴随周围肌层细胞的代偿性肥大和增生。少数子宫内膜在子宫肌层中呈局限性生长形成结节或团块，称为子宫腺肌瘤。既往曾称为内在性内异症，而将非子宫肌层的内异症称为外在性内异症以示区别，现在已经明确两者除均存在异位子宫内膜这一共同特点外，在发病机制和组织发生学上是不同的，因此是两种不同的疾病。本病多发生于 30~50 岁经产妇，约有半数患者同时合并子宫肌瘤，15%~40% 的患者合并内异症。

【历史沿革】

中医学古籍中没有"子宫内膜异位症"及"子宫腺肌病"的病名记载，其类似症状、病因病机、辨证论治的描述，散见于"痛经""月经过多""妇人腹痛""癥瘕""不孕"等病症中。如《金匮要略·妇人杂病脉证并治》曰："经水不利，少腹满痛。"《妇人大全良方·妇人腹中瘀血方论》曰："妇人腹中瘀血者，由月经闭积，或产后余血未尽，或风寒滞瘀。久而不消，则为积聚癥瘕矣。"《血证论》曰："凡离经之血，不能加于好血，而反阻新血之化机，故凡血证，总以祛瘀为要。"

【发病机制】

一、中医病因病机

血瘀是子宫内膜异位症及子宫腺肌病的病理基础。多由外邪入侵、情志内伤、素体因素或手术损伤等原因，导致机体脏腑功能失调，气血失和，冲任损伤，致部分经血不循常道而逆行，以致"离经"之血瘀积，留结于下腹，阻滞于冲任、胞宫、胞脉、胞络而发病，主要分为气滞血瘀、寒凝血瘀、热灼血瘀、气虚血瘀和肾虚血瘀。

二、西医病因病理

（一）子宫内膜异位症

本病的发病机制至今尚未完全阐明，目前主要有以下几种相关理论：

1. 异位种植学说　也称经血逆流学说，1921 年由 Sampson 首先提出，经期时子宫内膜腺上皮和间质细胞可随经血逆流，经输卵管进入盆腔，种植于卵巢和邻近的盆腔腹膜，并在该处继续生长、蔓延，形成盆腔内异症。此外，还有淋巴传播、血管播散和医源性种植等途径。

2. 体腔上皮化生学说　体腔上皮细胞有多向分化潜能，可向肠道黏膜、膀胱黏膜、腹膜和子宫内膜方向化生，体腔上皮分化来的组织在受到卵巢激素或经血或慢性炎症的反复刺激后，能被激活转化为子宫内膜样组织，若体腔上皮在脏器、盆腔或腹膜表面有子宫内膜样生长，则可形成内异症。

3. 遗传因素　临床观察和流行病学调查发现内异症具有遗传倾向及明显的家族聚集性，内异症患者一级亲属的发病风险是无家族史者的 7 倍，子宫内膜异位组织中存在染色体异常，杂合子丢失可达 40%~70%，并与基因多态性有关。

4. 免疫与炎症因素　越来越多的证据表明免疫调节异常在内异症的发生、发展各环节起重要作用，表现为免疫监视功能、免疫杀伤细胞的细胞毒作用减弱而不能有效清除异位内膜，如患者的自然杀伤细胞、巨噬细胞活性降低，淋巴细胞系 T 细胞和 B 细胞异常等。研究还发现抗子宫内膜抗体、抗原 - 抗体结合及补体系统激活等导致细胞和体液免疫异常，致使内异症发生和发展。此外还有证据表明，内异症患者腹腔液中巨噬细胞、炎性细胞因子、生长因子、促血管生成物质增加，促进异位内膜存活、增殖并导致局部纤维增生、粘连形成。

5. 在位内膜决定论　郎景和教授在国际上首次提出新的内异症病因假说，即内异症发病与否取决于患者在位内膜的特性，经血逆流只是实现这一由潜能到发病的桥梁。这一学说是对 Sampson 经血逆流种植学说的重大修正，很好地解释了大多数妇女有经血逆流但仅一小部分妇女患病的现象。异位的子宫内膜在盆腹腔必须通过腹水、腹腔细胞和腹膜细胞外基质 3 道防线，完成黏附（attachment）、侵袭（aggression）和血管形成（angiogenesis）3 个关键的病理步骤，称之为"3A 模式"。同时发现，内异症患者在位内膜的"3A"能力较正常妇女明显增强，其内膜逆流进入腹腔后，能突破机体防御体系，导致疾病发生。

6. 其他因素　血管生成因素在异位病灶生长过程中的血管形成中起作用，患者腹腔液中 VEGF 等血管生长因子增多，使盆腔微血管生长增多，易于异位内膜种植生长。异位内膜除自分泌雌激素外，还可削弱对局部雌激素的灭活作用，从而促进自身增殖。子宫内膜细胞对凋亡的敏感性下降亦能促进内异症的发生发展。此外，环境因素也与内异症之间存在潜在联系。

（二）子宫腺肌病

子宫腺肌病患者部分子宫肌层中的内膜病灶与宫腔内膜直接相连，故认为多次妊娠及分娩、人工流产、慢性子宫内膜炎等造成的子宫内膜基底层损伤，可能是导致此病的主要原因。由于内膜基底层缺乏黏膜下层的保护，内膜直接与肌层接触，易于侵入肌层。临床常见子宫腺肌病合并有子宫肌瘤和子宫内膜增生，提示高水平雌孕激素刺激，也可能是促进内膜向肌层生长的原因之一。此外，也有学者认为与高 PRL 水平干扰性腺激素平衡及凋亡调控基因异常有关。

【诊断与鉴别】

一、诊断要点

（一）子宫内膜异位症

1. 病史　有进行性加剧的痛经病史，或有不孕史，或有剖宫产、人流术等手术史。

2. 症状

（1）痛经：继发性痛经、进行性加重是内异症的典型症状。疼痛多位于下腹部及腰骶部，可放射至会阴部、肛门及大腿，常于月经来潮时出现，并持续至整个经期。疼痛程度与病灶大小不一定成正比，粘连严重的卵巢巧克力囊肿患者可能并无疼痛，而盆腔内小的散在病灶却可导致剧烈疼痛。少数患者可有长期下腹痛，经期加重。

（2）不孕：内异症患者不孕率高达 40%。主要由于卵巢、输卵管周围广泛粘连影响输卵管的拾卵与运输功能；盆腔微环境改变，卵巢功能异常及免疫功能异常都可能影响胚胎形成；卵巢排卵障碍，包括未破卵泡黄素化综合征（LUFS）或黄体分泌不足及高泌乳素血症等；抗子宫内膜抗体的长期刺激可使子宫内膜细胞生化代谢异常，生理功能损害，干扰和妨碍受精、着床和胚胎发育；腹腔内炎症因子等水平增多也可妨碍卵子的形成和受精等过程。内异症患者妊娠亦有约 40% 发生自然流产。

（3）性交痛：多见于异位病灶位于直肠子宫陷凹或病变使子宫粘连后倾固定的患者，性交时由于碰撞及子宫收缩上提而引起疼痛，一般表现为深部性交痛，经前性交痛最明显。

（4）月经失调：常表现为经量增多、经期延长、月经淋漓不尽或经前点滴出血，可能与卵巢结构被改变或功能失调有关。

（5）其他症状：肠道内异症可出现腹痛、腹泻或便秘，甚至有周期性少量便血；膀胱内异症常在经期出现尿频和尿痛，排尿后下腹痛；手术瘢痕内异症常见于妇科腹部手术后，出现周期性的瘢痕处疼痛，瘢痕深部可扪及疼痛包块且包块随时间延长而增大。盆腔外内异症可在病变部位出现周期性疼痛或出血或包块增大。

3. 检查

（1）妇科检查：子宫多后倾固定，大小正常或稍大；宫颈后上方、子宫后壁、宫骶韧带或子宫直肠窝等部位可扪及硬性触痛结节，经前尤为明显；若病变位于卵巢，可于宫旁一侧或双侧附件区扪及囊性包块，有轻压痛，与周围组织粘连；手术瘢痕内异症可在经期见到肿大的结节，有触痛。

（2）影像学检查：B超检查可确定卵巢内异症囊肿的位置、大小以及与子宫和周围脏器的关系，囊肿多呈圆形或椭圆形，有明显界限，与周围组织粘连，囊肿壁厚且粗糙不平，内有细小光点。磁共振成像（MRI）对内膜异位囊肿诊断的准确性较高，尤其对腹膜外内异症以及膀胱、肠道等内异病灶显示较好。对于异位在其他部位的内异病灶，可选择相应的影像学检查，如胸片、直肠镜、膀胱镜、肾盂造影等。

（3）血液检查：血清CA125水平可升高，重症患者更为明显，但变化范围大，敏感性和特异性均较低，临床上多用于重度内异症和疑有深部异位病灶者。血清抗子宫内膜抗体（EMAb）水平可升高，特异性高但不敏感。

（4）腹腔镜检查：是目前内异症诊断的金标准。腹腔镜检查的最佳时间是经净后立即进行，这样可明显提高内异症的检出率，尤其是临床高度怀疑轻度或深部内异症的患者。内异症在腹腔镜下表现形态多样：主要有盆腔腹膜充血、白色斑块、水泡样病变、出血病灶、腹膜皱缩、瘢痕形成、紫色或褐色病灶、囊肿形成和盆腔广泛粘连等，对于可疑病变，可经行腹腔镜活检。

（二）子宫腺肌病

1. 病史　有月经量多、进行性加剧的痛经病史，或有多次妊娠、反复宫腔操作、分娩时子宫壁创伤和慢性子宫内膜炎史。

2. 症状　主要表现为经量增多和经期延长，以及继发性、进行性加剧的痛经，多位于下腹正中。

3. 检查

（1）妇科检查：可发现子宫呈均匀性增大或有局限性结节隆起，质硬而有压痛，经期子宫增大，压痛明显，月经后子宫可缩小，双附件无明显异常。

（2）B超检查：可在子宫肌层见到不规则增强回声，肌壁增厚，无边界。

（3）血液检查：血清CA125水平可升高。

二、鉴别诊断

（一）子宫内膜异位症

本病主要与卵巢恶性肿瘤、盆腔炎性包块、子宫腺肌病和原发性痛经相鉴别。

1. 卵巢恶性肿瘤　早期无症状，但病情发展迅速，腹痛、腹胀为持续性，患者一般情况差。检查除扪及盆腔内包块外，常发现有腹水；B超显示肿瘤包块以实性或混合性居多，形态多不规则；血清CA125值显著升高，多大于200IU/ml；腹腔镜检查或剖腹探查可鉴别。

2. 盆腔炎性包块　多有急性或反复发作的盆腔感染史,疼痛无周期性,平时亦有下腹部隐痛,可伴发热和白细胞增高等。妇科检查子宫活动度差,附件区可扪及界限不清包块;抗炎治疗有效。

3. 子宫腺肌病　可合并内异症,其痛经症状与内异症相似,但多位于下腹正中且更剧烈。妇科检查子宫呈球形增大,质硬,经期触痛明显。

4. 原发性痛经　痛经常于1~2天内消失,而内异症的痛经随时间持续进行性加重,甚至非周期性疼痛,经期加重。妇科检查和B超检查可助鉴别。

(二)子宫腺肌病

除与内异症鉴别外,还要与子宫肌瘤相鉴别。后者可表现为月经量多,但多无痛经及进行性加剧的腹痛史;妇科检查子宫增大或有不规则突出,浆膜下子宫肌瘤可扪及肌瘤质硬、活动,表面光滑;B超检查肌瘤结节为边界清晰的局限性低回声区,但部分子宫腺肌病患者可合并子宫肌瘤。

【临床分期】

内异症的临床分期多采用1985年美国生育协会(AFS)提出的"修正子宫内膜异位症分期法",该分期法于1997年再次修正。此法需经腹腔镜检查或剖腹探查确诊,对异位内膜的部位、数目、大小、深度、粘连程度等进行记录及评分。分为Ⅰ期:1~5分;Ⅱ期:6~15分;Ⅲ期:16~40分;Ⅳ期:>40分。

1990年中国中西医结合学会妇产科专业委员会第三届学术会议修订的盆腔子宫内膜异位症的临床分期(以妇科双合诊、三合诊、结合B超检查为主):

(1)轻度:①散在的病灶种植,卵巢触痛,正常大或略大,但无明显的内膜囊肿形成;②粘连轻微或不明显,子宫、卵巢均活动。

(2)中度:①卵巢单侧或双侧有多个病灶,卵巢增大,或有小的内膜囊肿形成,但囊肿直径不超过3cm;②输卵管、卵巢有粘连;③有明显的散在病灶硬结,可触及触痛结节。

(3)重度:①卵巢子宫内膜囊肿大于3cm(单侧或双侧);②盆腔粘连明显;③子宫直肠陷凹封闭,片状增厚,伴触痛结节;④病变累及直肠、膀胱,伴子宫固定不动(注明为重度广泛性)。

【因证辨治】

子宫内膜异位症和子宫腺肌病虽然西医的发病机制和组织发生学不同,但其临床表现均有痛经、月经过多或经期延长、不孕等,其主要病机是瘀血阻滞,因此均以活血化瘀为治疗大法。应根据疼痛发生的时间、性质、部位,月经的情况和结块的大小、部位,以及体质和舌脉辨别寒热虚实。瘀血为有形之邪,但久病多虚,临床上以虚实错杂多见。寒凝血瘀者,治宜温经散寒;热灼血瘀者,治宜清热化瘀;虚实夹杂者,治宜攻补兼施。还须结合月经周期不同阶段治疗,一般经前以调气祛瘀为主;经期以活血祛瘀、理气止痛为主;经后则以益气补肾、活血化瘀为主。同时注意辨病与辨证相结合,以痛经为主者重在祛瘀止痛;月经不调或不孕者要配合调经、助孕;癥瘕结块者要散结消癥。

1. 气滞血瘀证

病因病机:素性抑郁或恚怒伤肝,肝失条达,气滞血瘀,留结于小腹,阻滞于冲任、胞宫、胞脉、胞络,而致本证。

主证:经前、经期小腹胀痛或刺痛,拒按,甚或前后阴坠胀欲便;经行不畅,经量或多或少,色黯,有块,块下痛减;盆腔有包块或结节,固定不移。

次证:经前心烦易怒,胸胁或乳房胀痛,口干便结。

舌脉:舌紫黯或有瘀点、瘀斑,苔薄白,脉弦涩。

治法:理气活血,化瘀止痛。

代表方:膈下逐瘀汤(《医林改错》)。

若疼痛剧烈加全蝎、土鳖虫、三棱、莪术活血通络止痛;痛甚伴恶心呕吐者,加半夏、白芍柔肝和胃止痛;月经量多夹块者,去桃仁、红花加蒲黄、三七、益母草化瘀止血;肛门坠胀、便结者加大黄化瘀通腑;前阴坠胀加柴胡、川楝子理气行滞。

2. 寒凝血瘀证

病因病机:经期、产后感受寒邪,或为生冷所伤,寒凝血瘀,留结于下腹,阻滞于冲任、胞宫、胞脉、胞络而致本证。

主证:经前或经期小腹冷痛或绞痛,拒按,得热痛减,经行量少,色紫暗有块,或经血淋漓不净,或见月经延期,盆腔有包块或结节。

次证:形寒肢冷,面色苍白,痛甚则呕恶,或大便不实。

舌脉:舌淡胖而紫黯,苔白,脉沉迟而涩。

治法:温经散寒,化瘀止痛。

代表方:少腹逐瘀汤(《医林改错》)。

若恶心呕吐者,加吴茱萸、半夏温胃止呕;腹泻者,加肉豆蔻、藿香、白术健脾;腹痛甚,肢冷汗出者加川椒、制川乌温通止痛;阳虚内寒者,加人参、熟附子、仙灵脾温补脾肾。

3. 热灼血瘀证

病因病机:素体阳盛,或肝郁化热,或外感热邪,或过食辛辣,或湿蕴化热,热灼胞脉,血溢脉外,浓黏凝聚质稠而致血瘀,留结于下腹,阻滞于冲任、胞宫、胞脉、胞络而致本证。

主证:经期或经前后发热,腹痛拒按,痛连腰骶。

次证:口苦咽干,烦躁不宁,大便干结。

舌脉:舌质红,有瘀点瘀斑,苔薄黄,脉细数。

治法:清热和营,活血祛瘀。

代表方:小柴胡汤(《伤寒论》)合桃核承气汤(《伤寒论》)。

经行质稠量多夹块者,加贯众、生蒲黄以清热化瘀止血;下腹疼痛,灼热感,带下黄稠,去川芎加黄柏、土茯苓以清热除湿。

4. 气虚血瘀证

病因病机:素体脾虚,或因饮食、劳倦、思虑所伤,或大病久病耗气,气虚运血无力,血行迟滞,以致血瘀,留结于下腹,阻滞于冲任、胞宫、胞脉、胞络而致本证。

主证:经期或经后腹痛,肛门坠胀不适,经行量或多或少,色淡黯,质稀或加血块,盆腔有结节或包块。

次证:面淡而晦暗,神疲乏力,少气懒言,纳差便溏。

舌脉:舌淡胖边尖有瘀斑,苔薄白,脉沉涩。

治法：益气活血，化瘀止痛。

代表方：举元煎（《景岳全书》）合桃红四物汤（《医宗金鉴》）。

若腹痛甚腹冷者，加艾叶、小茴香、熟附片、干姜以温经止痛；腰腿酸软者，加续断、桑寄生以补肝肾强筋骨。

5. 肾虚血瘀证

病因病机：先天不足，或后天损伤，大病久病，房劳多产，损伤肾气。肾阳不足则血失温煦，运行迟滞；肾阴不足，虚火内生，内热灼血亦可致瘀；瘀血留结于下腹，阻滞于冲任、胞宫、胞脉、胞络而致本证。

主证：经前或经期小腹坠痛，痛引下肢和阴户，月经先后不定期，量或多或少，或有血块，盆腔有结节或包块。

次证：腰膝酸软，腰脊刺痛，神疲肢倦，头晕耳鸣，面色晦暗，性欲减退，夜尿频，不孕或屡孕屡堕。

舌脉：舌质黯淡，苔白，脉沉细涩。

治法：益肾化瘀。

代表方：归肾丸（《景岳全书》）合桃红四物汤（《医宗金鉴》）。

经行淋漓不尽可加茜草、乌贼骨化瘀止血；小腹冷痛喜温，畏寒肢冷者，加仙茅、补骨脂、艾叶、肉桂温肾助阳；颧红唇赤，手足心热者，加地骨皮、鳖甲养阴清热。

上述各证型如伴有下腹结块者，加穿山甲、血竭、皂角刺、三棱、莪术之类以化瘀消癥，软坚散结。

【其他治法】

（一）外治法

1. 中药保留灌肠　常用丹参、牡丹皮、三棱、莪术、桂枝、乌药、延胡索、川楝子、红藤、白芷、香附等，浓煎至 100ml，保留灌肠，每日 1 次。

2. 贴敷法　常用乳香、没药、赤芍、丹参、水蛭、三棱、莪术、川乌、草乌、延胡索、肉桂、木香、红花等活血化瘀之品，制成膏、糊、粉剂外敷下腹部。

3. 离子导入　可用丹参注射液，或丹参、牡丹皮、三棱、莪术、赤芍、乳香、没药、水蛭等煎剂，以直流感应电疗机行下腹部透腰部电离子导入。

（二）针灸

1. 体针　取关元、中极、合谷、三阴交穴位等，温针或艾灸，每日 1 次，连续 3 次，每次留针 20 分钟。经前或经期治疗。

2. 耳针　取穴子宫、卵巢、交感、内分泌、神门、肝、肾、庭中，毫针捻转中强刺激，或在上述穴位埋豆。经前或经期治疗。

【西医治疗】

（一）子宫内膜异位症

内异症的治疗应达到四个目的：缩减和去除病灶，减轻和控制疼痛，治疗和促进生育，预防和减少复发。

1. 药物治疗　目的主要为控制症状和解决生育，其方法包括对症治疗和激素抑制疗法，患者处于假孕或假绝经状态，抑制异位内膜的种植和生长，使其萎缩、坏死、吸收。适用于有慢性盆腔痛、经期痛经症状明显、有生育要求及无卵巢囊肿形成者。现在常用的药物有以下几种：

（1）孕激素：高效孕激素抑制垂体促性腺激素的释放并直接作用于子宫内膜和异位内膜，导致内膜萎缩和闭经，称假孕疗法。常用的高效孕激素有甲羟孕酮每日口服 20~50mg，炔诺酮每日口服 5mg，甲地孕酮每日口服 40mg 等，也可采用甲羟孕酮避孕针 150mg 肌内注射，每月一次；或羟孕酮 250mg 肌内注射，每两周一次。以上药物连续应用 6 个月。不良反应有阴道不规则出血、乳胀、体重增加等。一般停药数月后月经恢复正常，痛经缓解，受孕率增加。

（2）达那唑（danazol）：为 17α- 乙炔睾酮衍生物，具有微弱的雄激素样作用，可抑制 FSH、LH 峰，抑制卵巢合成甾体激素，并直接与子宫内膜雌、孕激素受体结合，抑制内膜细胞增生，导致子宫内膜萎缩，短暂闭经，达到治疗目的，称假绝经疗法。用法：月经第 1 日开始口服 200mg，每日 2~3 次，持续用药 6 个月。停药后 4~6 周恢复月经及排卵。不良反应较明显，主要为男性化表现及肝脏损害，故近来有研究采用阴道栓剂治疗，以减轻不良反应。

（3）孕三烯酮（gestrinone）：为 19- 去甲睾酮甾体类药物，具有较强的抗孕激素活性和中度抗雌激素作用，能抑制排卵使体内雌激素水平下降，并有轻微的弱雄激素活性，亦为一种假绝经疗法。用法：月经第 1 日开始口服 2.5mg，每周 2 次，连续用药 6 个月。此药疗效与达那唑相同，但不良反应较小。

（4）米非司酮（mifepristone）：为抗早孕药物，具有抗孕激素和抗糖皮质激素的作用，能抑制排卵和干扰子宫内膜。用药后可直接导致闭经和子宫内膜萎缩，使疼痛缓解，无雌激素过低及骨质疏松等不良反应，故长期低剂量米非司酮（10~50mg/d，连用 3~6 个月）被认为是治疗内异症安全有效的方法，是一种较有前景的治疗药物。

（5）促性腺激素释放激素激动剂（GnRH-a）：抑制垂体分泌促性腺激素，导致卵巢激素水平明显下降，出现暂时性绝经，从而使异位内膜萎缩退化，同时还具有促进内膜细胞凋亡，抑制其增殖以及抑制 TNF、促进 IL-8 分泌等作用。目前临床上常用药物有曲普瑞林（达菲林，达必佳）3.75mg，肌内注射，每 4 周 1 次；醋酸亮丙瑞林（抑那通）3.75mg，皮下注射，每 4 周 1 次；戈舍瑞林（诺雷德）3.6mg，皮下注射，每 4 周 1 次。初次给药应从月经周期的 1~5 日开始，共 3~6 次。一般用药后第 2 个月开始闭经，痛经症状缓解，停药后 4~6 周月经可恢复。不良反应主要有潮热、阴道干涩、失眠、注意力减退、骨质丢失等绝经症状，采用反加疗法，可以成功地降低不良反应，而不降低疗效。即同时给予结合雌激素（妊马雌酮）0.625mg加甲羟孕酮 2mg，每日 1 次，或异炔诺酮 2.5mg，每日 1 次。是目前公认的治疗内异症最有效的药物，规定疗程为半年。

2. 手术治疗　适用于药物治疗后症状不缓解、局部病变加剧或生育功能未恢复者，较大的卵巢内膜异位囊肿者。手术可以明确诊断，确定病变程度、类型、活动状态，切除病变、分离粘连，有助于妊娠，症状改善，减少或预防复发。腹腔镜手术是首选的手术方法。

（1）保守性手术：适用于年轻、有生育要求者。尽量切净或灼除异位内膜病灶，分离粘连，恢复正常的解剖结构，保留子宫、一侧或双侧卵巢。腹腔镜可用于内异症各期的保守性手术,尤其是对不孕的治疗,创伤小、粘连轻、恢复快,可通过镜下电凝、激光、切除等方法处理病灶达到治疗目的。腹腔镜手术几乎无禁忌,对较小的、表浅的腹膜内异症病灶可行凝固术,而处理直径在 5mm 以上病灶时,需由浅至深连续烧灼破坏病灶,或行病灶切除术。保守性手术复发率较高,因此术后应尽早妊娠或使用药物以减少复发。

(2)半根治性手术:适用于Ⅲ、Ⅳ期症状明显、保守性手术失败、药物治疗无效、无生育要求而年龄较轻(< 45 岁)者,以控制疼痛,保留卵巢功能为目的。切除盆腔内病灶和子宫,保留至少一侧或部分卵巢。切除子宫虽祛除了内膜种植的来源,但因保留了卵巢仍有复发可能。

(3)根治性手术:适用于症状严重、药物及保守性手术失败且年龄较大(> 45 岁)者。将子宫、双侧附件及盆腔内所有病灶予以切除和清除。但患者易出现绝经期综合征,故术后应进行适当的激素替代治疗。

3. 联合治疗　主要是保守性手术术前或术后辅以药物治疗。术前给予 3~6 个月的药物治疗,可减轻粘连程度,软化病灶,改善手术条件,便于手术操作;术后辅以药物治疗,可抑制残留病灶组织生长,减少复发。目前认为,以腹腔镜确诊、手术＋药物,为治疗本病的最佳选择。

4. 期待疗法　适用于病变轻微、无症状或症状轻微且无明显体征者。但内异症是一个进展性疾病,且目前腹腔镜技术不断发展进步,在进行诊断的同时切除异位病灶,比期待疗法更能改善症状及提高妊娠率。

(二)子宫腺肌病

应视患者年龄、症状和生育要求而定。

1. 药物治疗　目前尚无根治性的有效药物。对于年轻、有生育要求、症状较轻或近绝经期患者,可采用保守治疗。口服避孕药、孕激素、达那唑、孕三烯酮、米非司酮和 GnRH-a 均可缓解症状,并使子宫缩小,但停药后易复发。

2. 手术治疗　症状严重、年龄偏大且无生育要求或药物治疗无效者,可采用全子宫切除术,卵巢是否保留取决于卵巢有无病变和患者年龄。年轻或有生育要求的子宫腺肌瘤患者,可试行病灶挖除术,但术后易复发。经腹腔镜行骶前神经切除术和骶骨神经切除术,约80% 患者术后疼痛缓解或消失。

近年来提出的保守治疗新方法有子宫病灶电凝术、子宫内膜切除术以及血管介入性治疗等。

【疗效评定标准】

1. 痊愈　①症状(包括瘀血证候)全部消失;②盆腔包块等局部体征基本消失;③不孕症患者在 3 年内妊娠或生育。

2. 显效　①症状(包括瘀血证候)基本消失;②盆腔包块缩小(月经周期的同时期检查对比;B 超检查治疗前后同时期的对比);③虽局部体征存在,但不孕患者得以受孕。

3. 有效　①症状减轻;②盆腔包块无增大或略缩小(月经周期的同时期检查对比;B 超检查治疗前后同时期的对比);③停药 3 个月内症状不加重。

4. 无效　①主要症状无变化或恶化;②局部病变有加重趋势。

【临证思路】

近年来，中医药治疗子宫内膜异位症和子宫腺肌病取得了较好的成效，积累了较多的经验。治法有内服、外治、针灸及综合疗法等，常用方剂有补阳还五汤、抵当汤、桂枝茯苓丸、少腹逐瘀汤、血府逐瘀汤、膈下逐瘀汤、加味失笑散、加味四逆散、桃红四物汤、琥珀散、六合汤、阳和汤等。中医药辨证治疗和多途径用药能缓解症状（尤其是痛经和月经失调），改善体征，且无毒性和不良反应，适合有生育要求的Ⅰ、Ⅱ期内异症患者。辨病与辨证相结合，是治疗内异症的主要思路和方法。虽然"血瘀"是内异症的病理基础，但在治疗中不可一味地活血化瘀，应根据疼痛的性质、部位、程度及伴随症状、舌象、脉象，并结合病史，寻求血瘀的成因，或温或清，或补或消，辨证施治。根据证型的不同，或理气活血、或益气活血、或温经活血、或清热活血、或补肾活血等。

内异症虽以血瘀为主，而肾藏精，主生殖，胞络系于肾。肾在妇科生理、病理占有特殊重要的位置。"冲任之本在肾"，肾虚影响冲任、胞宫的功能，是妇科疾病的主要病机。因此补肾活血是治疗内异症中最重要的法则。补肾可益精气、调冲任，补肾药可以调节神经内分泌系统，改善免疫功能，同时还可诱发排卵、促进妊娠；活血药可祛瘀散结，消除"离经之血"，去除粘连，因而补肾活血可起到标本兼治的作用，也是今后治疗内异症的一个重要研究方向。根据月经周期的不同阶段，采用周期疗法，经期以调经止痛为先，平时重在化瘀攻破，是本病的又一重要治法，对于有月经不调的内异症不孕患者，还应配合中药周期疗法调经助孕，以提高疗效。而对于Ⅲ、Ⅳ期内异症患者，如卵巢巧克力囊肿大于5cm，或盆腔广泛粘连，导致子宫固定、输卵管扭曲或阻塞等，单纯以中药则难以达到消散囊肿、粘连的目的，应选择相应的手术治疗。由于本病的疗程较长，用药又多为攻伐之品，所以治疗中一定要注意患者的正气情况，宜适时佐配养正之品，做到治病不伤正。只有固本培元，增强体质，才能治愈或减少复发。

【研究进展】

近年来中医药治疗子宫内膜异位症的研究不断深入，并取得较大进展，对其作用机制的研究，主要集中在以下几个方面：

1. 血液流变学研究　内异症患者均有血液黏度增加和血液流动异常等临床症状，患者血液表现为聚集、黏稠、浓度高等特点，会导致组织器官缺血、缺氧，甚至粘连。中医药治疗能降低全血黏度、血浆黏度、血小板聚集、纤维蛋白原、红细胞聚集指数、血沉等，从而解除血液浓、黏、凝、聚的状态，改善局部血液循环，有助于异位内膜出血的吸收，促进局部粘连松解，血肿包块吸收，异位结节消散，解除子宫动脉痉挛状态，舒缓疼痛感。

2. 内分泌调节研究　异位内膜的维持和生长是卵巢激素分泌异常的结果。中医药治疗能降低雌孕激素及其受体的水平，降低内膜组织对激素的反应性和激素对其的支持作用，抑制异位内膜组织的生长增殖，导致其萎缩。

3. 血管生成抑制研究　内异症形成过程中，血管内皮生长因子（VEGF）起重要作用，同时，肿瘤坏死因子 α（TNF-α）也是内异症形成所必需的因子。中医药治疗能降低血清、腹腔液和异位内膜中 VEGF 含量，抑制 TNF-α 表达，抑制异位病灶及周围新生血管形成，抑制异位内膜生长发育。

4. 免疫炎症因子研究　内异症患者均存在组织细胞体液免疫功能不正常的情况,主要表现为 NK 细胞、T 淋巴细胞能力下降,单核巨噬细胞数量增多等。中医药治疗可显著降低腹腔液中巨噬细胞数量,提高 NK 细胞活性,恢复细胞因子的平衡;降低血清 IgG、IgA、IgM、EMAb 含量,调整异位内膜种植的排斥异常;降调异位内膜中单核细胞趋化蛋白 -1(MCP-1)、黏附分子(ICAM)、纤维连接蛋白(FN)、血管转化生长因子 -β(TGF-β)的表达水平,干扰异位内膜种植、免疫黏附、增生及纤维化的整个过程;升调促凋亡基因 Fas/FasL、bax 蛋白表达,降调异位病灶凋亡抑制蛋白 Bcl-2 表达,提高异位内膜的凋亡能力,诱导异位内膜细胞凋亡。

5. 镇痛作用研究　子宫内膜为前列腺素(PG)合成的重要场所,子宫内膜合成 PG 升高与痛经症状间存在比较明确的联系。中医药治疗能降低血清和异位内膜中 PGE_2 和 $PGF_{2\alpha}$ 浓度,提高下丘脑、垂体和异位内膜中 β- 内啡肽(β-EP)、强啡肽(DynA1-13)含量,减少血清内皮素 -1(ET-1)的分泌,缓解血管的痉挛和收缩,改善盆腔微循环,缓解局部组织的血瘀状态,减少对异位内膜的刺激,减轻疼痛。

6. 组织形态学研究　可使异位内膜网状纤维结构破坏,腺体数量减少,腺腔变小,使异位内膜上皮细胞逐渐萎缩;能降低异位内膜表面上皮的糖原含量。

【文献选录】

《诸病源候论·妇人杂病诸候》:瘕聚令人腰痛,不可以俯仰,小腹里急苦痛,下牵阴里,月水乍来乍不来。

《景岳全书·妇人规·血癥》:瘀血留滞作癥,惟妇人有之。其证则或由经期,或由产后,凡内伤生冷,或外受风寒,……或忧思伤脾,气虚而血滞,或积劳积弱,气弱而不行,总由血动之时,余血未尽,而一有所逆,则留滞日积而渐以成癥矣。

《柳选四家医案》:痛经数年,不得孕育,经水 3 天前必腹痛,腹中有块凝滞。

《医宗金鉴·妇科心法要诀》:因宿血积于胞中,新血不能成孕。

《医林改错》:气通而不滞,血活而不瘀,气通血活,何患不除。

(张婷婷)

第五节　围 IVF-ET 期的中医药调治

体外受精与胚胎移植(IVF-ET)这一技术为人类生殖的自我调控开创了新纪元,尽管目前 IVF-ET 中取卵率及胚胎移植率可达 80%~90%,但其临床妊娠率却仅徘徊于 30%~50% 之间。未能妊娠的原因很多,如卵巢反应功能低下而取消促排卵周期;子宫内膜接受能力差而致着床障碍等都是非常棘手的问题。另外,如何防止垂体降调节后黄体功能不足,减少流产率;如何在有效地促进多卵泡发育的同时,防止卵巢过度刺激综合征;如何在保证卵泡数量的同时,提高卵细胞的质量;如何使子宫内膜与胚胎发育同步化,改善子宫内膜容受性等,已成为目前生殖医学界研究的热点问题。这也成为中医药介入辅助生殖技术的切入点。所谓围 IVF-ET 期即从准备行体外受精与胚胎移植开始至妊娠 12 周这一时期。

【历史沿革】

1978 年 7 月 25 日,在英国奥德姆总医院里,诞生了人类最早的试管婴儿路易斯·布朗,此后试管婴儿技术在各国蓬勃发展。1988 年 3 月 10 日在北医大附属第三医院,我国大陆首个试管婴儿诞生。1992 年,比利时 Palemo 将精选的单个精子注入到成熟的卵细胞浆内获得成功,诞生首例卵细胞浆内单精子注射(intracytoplasmic sperm injection, ICSI)婴儿,也称为第二代试管婴儿。1996 年,我国首例 ICSI 试管婴儿在中山大学附属第一医院生殖医学中心诞生。1989 年英国 Handyside 最先将植入前遗传学诊断(preimplantation genetic diagnosis, PGD)技术应用于临床,1990 年获得健康婴儿。2000 年,找国第一例通过 PGD 技术的健康试管婴儿在中山大学附属第一医院出生。

中医药在治疗不孕不育方面有着悠久的历史。"不孕"一词始见于公元前 11 世纪《周易》,《黄帝内经·素问》正式提出了"不孕"的病名,《备急千金要方》中原发性不孕称"全不产",继发性不孕称"断绪"。早在 20 世纪 70 年代就有人将人工授精的方法与中医药相结合治疗不孕症,较之单纯用中药或西药有较好的疗效。70 代末试管婴儿诞生后,中医药逐步应用于辅助生殖技术,并已取得一定成果。诸多临床研究及报道显示,中医药在调节内分泌水平,提高卵泡质量,改善子宫内膜容受性及盆腔内环境,提高妊娠率,促进胚胎着床,防止卵巢过度刺激综合征等并发症方面有其独特的优势。

【发病机制】

一、中医病因病机

本病主要病机为肾气不足,冲任气血失调,多由肾虚、肝郁、血瘀、痰湿等所致。术前主要病机包括肾虚血瘀、肝郁气滞、痰湿阻滞、肝肾阴虚、脾肾阳虚及气虚血瘀。围 IVF-ET 者多合并有一些基础疾病,如合并多囊卵巢综合征者多由肾虚、痰湿阻滞或肝郁气滞所致;合并子宫内膜异位症者多由肾虚血瘀、气虚血瘀或气滞血瘀所致;合并输卵管炎、输卵管积水者多由气虚血瘀、湿热瘀结或寒湿凝滞所致;卵巢储备功能下降者多由肾虚精亏所致;IVF-ET 反复失败者则多由肝肾亏虚、肝郁气滞所致。垂体降调节时病机多为肾气不足或肾阴亏虚,超排卵时主要病机为肾阴不足、肾精亏虚、肝气郁滞。移植后主要病机为脾肾两虚。

二、西医发病机制

女性不孕因素常见于输卵管因素、排卵因素、子宫及宫颈因素等,男性不育因素常见于精子生成障碍与精子运送障碍,此外还有免疫因素、男女双方因素及不明原因不孕。

IVF-ET 失败的常见原因有:卵母细胞不成熟、精卵结合障碍、卵子精子发育不同步等。而移植的成败与否,则与胚胎质量、子宫内膜容受性、移植技术等有关。

IVF-ET 促排卵阶段中均需大量使用外源性促性腺激素和性腺激素,因此,促排卵后容易引起卵巢过度刺激综合征(ovarian hyperstimulation syndrome, OHSS)的发生,导致取消胚胎移植。该病的发病机制尚不十分明确,目前研究认为卵巢源性血管内皮生长因子、肾素-血管紧张素系统因子、炎性细胞因子(如白细胞介素)等在 OHSS 发病中发挥重要作用,是导致 OHSS 毛细血管通透性增加的主要物质。

【诊断与鉴别】

一、诊断要点

因各种原因导致原发不孕或继发不孕,需进行体外受精 - 胚胎移植的患者均属于本病范畴。根据原卫生部印发的《关于修订人类辅助生殖技术与人类精子库相关技术规范、基本标准和伦理原则的通知》(卫科教发〔2003〕176 号),具体涉及:

(1)体外受精 - 胚胎移植适应证:①女方各种因素导致的配子运输障碍;②排卵障碍;③子宫内膜异位症;④男方少、弱精子症;⑤不明原因的不育;⑥免疫性不孕。

(2)卵胞浆内单精子显微注射适应证:①严重的少、弱、畸精子症;②不可逆的梗阻性无精子症;③生精功能障碍(排除遗传缺陷疾病所致);④免疫性不育;⑤体外受精失败;⑥精子顶体异常;⑦需行植入前胚胎遗传学检查的。

(3)植入前胚胎遗传学诊断适应证:目前主要用于单基因相关遗传病、染色体病、性连锁遗传病及可能生育异常患儿的高风险人群等。

二、鉴别诊断

围 IVF-ET 者诊断明确,无需鉴别。

【因证辨治】

应分术前、术中、术后分别辨证论治:术前应根据症状、舌脉,结合患者所合并的基础疾病辨明脏腑寒热虚实,治疗以补肾益精、理气活血为主;术中应根据 IVF-ET 不同时期分别以滋肾养阴,健脾补肾为主;术后则根据阴道出血、腰酸、腹痛等症状,辨明虚、热、瘀等情况,治疗以补肾益气安胎为主。

一、术前调理

1. 肾虚血瘀证
病因病机:先天禀赋不足,或房事不节,或反复流产损伤肾气,冲任虚衰,胞脉失于温煦,不能摄精成孕;瘀血内停,冲任受阻,胞脉不通,则致多年不孕。

主证:婚久不孕,月经不调,经量或多或少,色紫黑,有血块,腰酸腿软。

次证:头晕耳鸣,精神疲倦,小便清长,经行不畅,甚或漏下不止,少腹疼痛拒按,经前痛剧。

舌脉:舌淡黯,或舌边有瘀点,苔薄,脉沉细或弦涩。

治法:补肾益气,活血调经。

代表方:苁蓉菟丝子丸(《医宗金鉴》)合膈下逐瘀汤(《医林改错》)。

2. 肝郁气滞证
病因病机:素性忧郁,或七情内伤,或久不受孕,以致情志不畅,肝气郁结,疏泄失常,血气不和,冲任不能相资,以致不能摄精成孕。多有 IVF-ET 反复失败史。

主证:婚久不孕,月经或先或后,量多少不定,经前乳房胀痛。

次证:胸胁不舒,小腹胀痛,精神抑郁,或烦躁易怒。

舌脉：舌黯红，苔薄，或舌边有瘀斑，脉弦细。

治法：疏肝解郁，理血调经。

代表方：逍遥散（《太平惠民和剂局方》）。

若肝气犯脾，肝郁脾虚，兼见不思饮食，倦怠嗜卧等，治宜疏肝理脾，养血调经，方用开郁种玉汤。方中白术、茯苓健脾胃以资生化源，香附理气行滞，以解肝郁。

3. 痰湿阻滞证

病因病机：素体脾虚，或恣食膏粱厚味，脾虚运化失司，水湿内停，痰湿内盛，阻塞气机，冲任失司，闭塞胞宫，导致不能摄精成孕。多合并有排卵功能障碍。

主证：婚久不孕，形体肥胖，经行延后，甚或闭经。

次证：胸闷泛恶，头晕心悸，面目虚浮，或带下量多，色白质黏无臭。

舌脉：舌淡胖，苔白腻，脉滑。

治法：燥湿化痰，理气调经。

代表方：苍附导痰丸（《叶氏女科证治》）。

若痰湿内盛，胸闷气短者，酌加瓜蒌、南星、石菖蒲宽胸利气以化痰湿；经量过多者，去川芎，酌加黄芪、续断补气益肾以固冲任；心悸者，酌加远志以祛痰宁心；月经后期或闭经者，酌加鹿角胶、仙灵脾、巴戟天。

4. 肝肾阴虚证

病因病机：素体肝肾阴亏，或房劳多产、久病失血，损耗真阴，精血不足，冲任空虚，不能凝精成孕。多合并有卵巢储备功能下降。

主证：婚久不孕，月经提前，量少色鲜，头晕耳鸣。

次证：形体消瘦，腰酸腿软，眼花心悸，皮肤不润，失眠多梦。

舌脉：舌红略干，苔少，脉细或细数。

治法：滋肾养血，调补冲任。

代表方：左归丸（《景岳全书》）。

若血虚甚者，可加鹿角胶、紫河车等血肉有情之品填精养血，大补奇经。若兼有潮热，可加知母、青蒿、龟板、炙鳖甲等滋阴清虚热。

5. 脾肾阳虚证

病因病机：素体阳虚，或寒湿伤肾，脾肾阳不足，命门火衰，冲任失于温煦，有碍子宫发育或不能触发氤氲乐育之气，致不能摄精成孕。

主证：婚久不孕，月经后期，量少色淡，甚则闭经，形寒肢冷。

次证：纳少便溏，带下量多，腰膝酸软，面色晦暗，性欲淡漠，小便频数。

舌脉：舌淡，苔白，脉沉细弱或沉迟。

治法：温补脾肾，调补冲任。

代表方：龟鹿二仙汤（《医便》）。

6. 气虚血瘀证

病因病机：正气内伤，外邪侵袭，留于冲任，血行不畅，瘀血停聚；或病久不愈，瘀血内结，致气虚血瘀。多合并有子宫内膜异位症、输卵管炎、输卵管积水等。

主证：婚久不孕，下腹疼痛或结块，缠绵日久，经行加重，经血量多有块，疲乏无力。

次证：精神不振，食少纳呆。

舌脉：舌黯红，有瘀点，苔白，脉弦涩无力。

治法：益气健脾，化瘀调冲。

代表方：理冲汤（《医学衷中参西录》）。

若血瘀日久化热者，症见小腹灼痛，拒按，月经量多，色红，质黏有块，舌红苔黄，脉滑数。治宜清热解毒，活血化瘀，加败酱草、薏苡仁、金银花等。

二、术中调治

1. 肾阴亏虚证（垂体降调节）

病因病机：垂体降调节治疗破坏了患者肾中阴阳的动态平衡，使机体内阴精润泽和阳气温化出现异常，导致天癸泌至失序，冲任气血不足。

主证：性欲减退，五心烦热，腰膝酸软。

次证：眩晕耳鸣，阴中干涩，肌肤失润，失眠多梦。

舌脉：舌红，苔少，脉细数。

治法：滋阴补肾，调补冲任。

代表方：养精种玉汤（《傅青主女科》）。

2. 肾虚肝郁证（超排卵时）

病因病机：超排卵时，超排卵药物干扰了机体的内环境，肾阴、肾精亏虚难以化卵，阴气失于润泽，阳气无以施化，冲任血少失资，兼见有肝失疏泄，藏泄失衡。

主证：阴道干涩，五心烦热，胸胁不舒。

次证：性欲减退，小腹胀痛，精神烦躁，腰酸腿软。

舌脉：舌红，苔薄或苔少，脉细。

治法：滋肾益精，疏肝开郁。

代表方：归肾丸（《景岳全书》）合开郁种玉汤（《傅青主女科》）。

3. 脾肾两虚证（移植后）

病因病机：体外受精的胚胎移植入宫腔的时间较自然受孕的胚胎进入宫腔为早，内膜尚未做好容受胚胎的充分准备，摄胎、纳胎之力不足，表现为脾肾两虚之证。

主证：腰膝酸软，纳少便溏，带下清稀。

次证：肢体倦怠，少气懒言，小便频数。

舌脉：舌淡，苔白滑，脉沉细。

治法：补肾健脾，固冲安胎。

代表方：四君子汤（《太平惠民和剂局方》）合寿胎丸（《医学衷中参西录》）。

三、术后安胎

1. 肾虚证

主证：妊娠期阴道少量出血，色淡黯，质薄；小腹坠痛，腰酸痛；两膝酸软。

次证：头晕耳鸣，夜尿频多，或曾屡有堕胎。

舌脉：舌质淡，苔白，脉沉细略滑。

治法：补肾健脾，益气安胎。

代表方：寿胎丸（《医学衷中参西录》）。

若肾阳虚者,兼见腰痛如折,畏寒肢冷,小便清长,面色晦暗,舌淡,苔白滑,脉沉细而迟,可加杜仲、续断、狗脊补肾强腰;阿胶、艾叶养血暖宫。若肾阴虚者,可加山茱萸、地骨皮;阴道流血者,酌加女贞子、旱莲草、仙鹤草。

2. 气血虚弱证

主证:妊娠期阴道少量出血,色淡红,质清稀;小腹坠痛或伴腰酸痛;神疲肢倦。

次证:心悸气短,面色无华或萎黄。

舌脉:舌质淡,苔薄白,脉细缓略滑。

治法:补气养血,固肾安胎。

代表方:胎元饮(《景岳全书》)。

3. 血热证

主证:妊娠期阴道少量出血,色鲜红或深红;小腹疼痛或腰胀痛;口干咽燥。

次证:心烦少寐,手足心热,小便短黄,大便秘结。

舌脉:舌质红,苔黄,脉滑数或弦滑。

治法:清热凉血,养血安胎。

代表方:保阴煎(《景岳全书》)。

若下血较多者,酌加阿胶、旱莲草、地榆炭凉血止血;腰痛者,加菟丝子、桑寄生固肾安胎。

4. 血瘀证

主证:妊娠期阴道不时少量下血,色红或黯红,胸腹胀满,少腹拘急,甚则腰酸,胎动下坠。

次证:皮肤粗糙,口干不欲饮。

舌脉:舌黯红或边尖有瘀斑,苔白,脉沉弦或沉涩。

治法:祛瘀消癥,固冲安胎。

代表方:桂枝茯苓丸(《金匮要略》)。

【其他治法】

1. 针刺　于移植前半小时针内关、地机、太冲、百会、归来,移植后 2 小时针足三里、三阴交、血海和合谷。均用平补平泻法,在 10 分钟后捻针 1 次,留针至 25 分钟。

2. 灌肠　输卵管炎性不孕症 IVF-ET 术前调理时,可配合中药保留灌肠(红藤 30g、败酱草 20g、白花蛇舌草 20g、当归 10g、赤芍 10g、乳香 10g、川楝子 10g)。

3. 耳穴　贴压耳穴肾、肝、脾、神门等能调治耳穴相对应的脏腑,补肝肾,调脾胃,益气血,缓解肾虚、肝郁等导致的腰酸、疲倦乏力、失眠健忘等症状。

4. 饮食调整　治疗前期:饮食宜清淡,忌食油炸、烧烤、辛辣之品,忌狗、羊、牛肉;降调期:饮食宜食富含维生素、蛋白类营养的食物;取卵前后:饮食宜服虾皮、鸽肉、鹌鹑肉及蛋,豆浆及豆制品等,忌生冷酸涩之品;移植后期:饮食宜清淡,忌油炸、烧烤、辛辣之品,忌狗、羊、牛肉,忌辛辣动火、大温大燥和有毒之品;确诊妊娠后:饮食宜食富含维生素、蛋白类营养的食物,忌食油炸、烧烤、辛辣之品。

5. 心理疏导　行 IVF-ET 者不孕年限一般较长,承受各方面的心理压力日久,致使情绪低落,郁郁寡欢,需重视情志的调节与心理的疏导,与其细心沟通。

【西医治疗】

1. 宫腔镜、腹腔镜下治疗　宫腔镜可直观了解宫腔内情况,是评价子宫内膜最准确、可靠的方法。同时宫腔粘连、子宫内膜息肉等能影响胚胎着床的疾病,可以在宫腔镜下粘连松解和摘除息肉。另外,有研究发现,子宫内膜异位病灶通过影响在位内膜可影响移植妊娠结局,输卵管内积水亦可以反流至宫腔影响胚胎着床。腹腔镜手术是有效的治疗手段,可以清除盆腔子宫内膜异位病灶,输卵管造口清除积水。因此宫腔镜、腹腔镜是 IVF-ET 术前的一种理想的检查方法,可避免因宫腔、盆腔异常导致的 IVF-ET 失败。

2. 合理的促排卵方案　促排卵是辅助生殖技术常用的治疗方法。常用的促排卵方案包括:长方案、超长方案、短方案、超短方案、微刺激、自然周期等。理想的促排卵方案应是安全的、有效的、经济的。理想的促排卵方案包括理想的个体化的促排卵方案、理想的个体化的 Gn 刺激剂量。因此临床应根据不同患者生理、原发疾病、心理、经济等情况,选择个性化排卵方案,获得优质卵子,降低并发症发生概率,提高妊娠率。

3. 内膜准备　胚泡着床障碍是导致移植妊娠率低的主要原因之一,而子宫内膜容受性低下又是胚泡着床障碍的主要因素之一。所以改善子宫内膜容受性就成为提高移植最终妊娠率关键步骤。因此,移植前内膜准备十分重要。

(1)激素类药物:对于有规律月经周期,排卵规则且内膜生长良好者在月经周期第 12 天左右起卵泡监测结合血雌激素、促黄体生成素和孕酮测定评估卵泡及内膜发育情况,确定排卵时间,排卵日起黄体酮肌内注射。对于排卵障碍、月经不规律,或自然周期内膜或卵泡发育欠佳者,自月经周期第 2 天起口服戊酸雌二醇 14~35 天,直至内膜厚度及血雌二醇水平满意,后黄体维持。对于排卵障碍、月经不规律或激素替代周期内膜发育仍然欠佳者,于月经周期第 5 天起尿促性素(HMG)肌内注射,卵泡成熟且内膜厚度及血雌二醇水平满意时,肌内注射人绒毛膜促性腺激素,注射后 48 小时左右黄体维持。

(2)抗凝药物:临床发现子宫血供缺乏将导致 IVF-ET 患者妊娠率下降。阿司匹林、低分子肝素能改善卵巢和子宫内膜的血流灌注,从而改善子宫内膜的容受性,提高妊娠率。另外,阿司匹林可以联合激素使用,较单用阿司匹林在增加内膜厚度、提高子宫动脉舒张早期切迹存在率及内膜血流存在率等方面具有显著优势。

(3)其他药物:促性腺激素释放激素拮抗剂治疗的患者子宫内膜较应用 GnRH-a 的患者更接近自然发育状态。通过竞争性结合内源性 GnRH 受体,直接与 GnRH 竞争促性腺物质细胞膜上的受体,降低促性腺激素和性激素水平,且与传统的 GnRH-a 相比不良反应较少。

4. 术后治疗　IVF-ET 术后黄体支持主要包括孕激素(黄体酮注射液、黄体酮口服制剂、黄体酮阴道制剂)、雌激素、HCG 及 GnRH-a 等。有研究证明 IVF-ET 周期的超促排卵方案会造成卵泡期血清雌激素、孕激素水平的明显升高,高水平的雌孕激素可对血液的凝血和纤溶系统产生一定的影响,从而呈现出血液高凝状态。对高凝状态者早期可采用低分子肝素钙及小剂量阿司匹林治疗。

【临证思路】

1. 术前调理　一般在助孕前 3 个月开始调理,在卵泡期以滋长肾阴为主,主张补养气血、温肾填精。方用苁蓉菟丝子丸加减;排卵期阴阳转化之际,着重疏肝理气和血,方用逍遥散加减；黄体期阴已转阳，需使真阴充足化阳摄精，肾阳温煦有利黄体的生长，方用参芪寿胎丸化裁。对于子宫内膜发育不良者，常以龟鹿二仙汤、河车大造丸化裁，药用鹿角片、炙龟板、仙茅、仙灵脾、巴戟天、川断、紫石英、熟地、紫河车等补肾振督，助阳调冲，以改善子宫局部微循环；婚久不孕，肝郁不舒者，用养血疏肝汤为主化裁（柴胡、郁金、香附、青皮等），疏通调和，使气机升降有度，冲任气血流畅，恢复胞宫生机。

2. 术中调理　垂体降调节是控制性超排卵长方案中的重要一环，在临床症状上有其特征性表现，如可见性欲减退、五心烦热等肾阴亏虚症状，尚可见腰膝酸软、眩晕、耳鸣等肾气不足的表现，治疗上注意以滋阴补肾，佐以清心疏肝。常用药物有当归、白芍、熟地、阿胶珠、何首乌、枸杞子、柏子仁等。

超排卵时机体的特殊生理状态系源于超排卵药物干扰了机体的内环境，是人为的、相对的虚损性状态，其病位在冲任，病机为肾阴、肾精亏虚难以化卵，阴气失于润泽，阳气无以施化，冲任血少失资，兼见有肝失疏泄，藏泄失衡。此时，适当运用补肾中药具有明显的调经和促排卵作用，采用益肾养阴，以增长雌激素为主，促进卵泡发育。常用药物有生地、熟地、山茱萸、玉竹、天冬、麦冬、肉苁蓉、仙灵脾等。

移植后，在常规应用黄体酮维持黄体基础上，辅以补肾健脾、固冲安胎中药，可提高胚胎的种植率及临床妊娠率。肾主生殖，胞脉系于肾，故有"肾以载胎"之说，脾为后天之本，气血生化之源，胎元之载养全赖于先天之肾气与后天之脾气的相互协调，两者共同维系着正常的妊娠过程。常用药物有黄芪、党参、菟丝子、仙灵脾、杜仲、桑寄生、鹿角片、熟地、覆盆子等。

3. 关注基础疾病　选择辅助生育的患者，大部分都伴有基础疾病。如输卵管梗阻、子宫内膜异位症等。由于输卵管积水对胚胎的毒性作用和对子宫内膜容受性的影响，从而降低了IVF-ET的胚胎种植率和临床妊娠率，并增加早期妊娠丢失率。对于这类患者的术前调理，临床常采用补肾化湿通络法。临床常用鹿角片、胡芦巴、黄芪、桂枝、薏苡仁、茯苓、丝瓜络等。

对子宫内膜异位症患者则应本着标本兼治的原则，温肾助阳，兼活血化瘀，调整机体的内环境，临床常用丹参、赤芍、川芎、三棱、莪术、枸杞、生蒲黄、紫石英等。

4. 术后加强安胎治疗　通过辅助生殖技术获得妊娠者中的自然流产率据报道约为20%左右，有30%~40%患者在孕早期出现少量阴道出血，个别的可达中量出血，甚至超过经量，B超或可发现宫腔积血。妊娠用药必以安胎为主，养胎之法最宜清淡润和，补宜平补，益气而不助火消阴，养血而不碍胃恋湿，宜清不宜泻，宜凉不宜热。反复出血加藕节、旱莲草、白及粉等；对宫内有积血的患者，可用化瘀止血安胎，须中病即止。

【研究进展】

1. 中医药对子宫内膜容受性的影响　子宫内膜的容受性是决定胚胎移植的一个重要因素，目前临床多采用超声观察子宫内膜形态、厚度、血流等预测子宫内膜容受性。各种促排卵药可直接或经影响内源激素而干扰子宫内膜的正常发育以及其与胚胎发育的同步性，从而降低子宫内膜的容受性。有研究显示，补肾活血调周法能增加子宫内膜厚度，增加子宫内膜穿支血流，降低子宫内膜阻力指数，能有效改善子宫内膜容受性，增加IVF-ET种植成功率。

2. 中医药对卵巢低反应（POR）及卵子质量的影响　临床卵巢低反应患者多为年龄较大女性，多见月经量少、闭经、畏寒肢冷、性欲减退、肢体倦怠、食后腹胀等脾肾两虚之症状，中医病机在于"脾肾亏虚"。肾主生殖，藏精。脾胃为后天之本，气血生化之源，脾气旺盛，周身气血才能充足，向卵巢输注水谷精微，资助并温养卵泡的发育。脾胃运化的水谷精微及气血为营养基础，卵泡才能在肾气及天癸的作用下正常发育成长。先天后天相互资生，脾旺气血充盛亦可补充先天的不足，促进本来即将闭锁的小卵泡继续发育生长。

补肾健脾调周法能改善卵巢储备功能，减缓年龄因素导致的卵巢功能衰退，创造有利的生殖内环境。此时再接受 IVF-ET，能提高患者对超促排卵药物的敏感性，从而增加获卵数，改善卵子质量，又为胚胎移植营造了一个较理想的内分泌环境，达到受妊之目的。治疗时应养血填精，育肾培源，平调阴阳。有研究显示，对 POR 患者进行超促排卵前给予 3 个月经周期的周期疗法，可改善卵巢储备功能，为卵泡发育创造良好环境，提高卵巢对 Gn 的反应性，提高卵细胞数量和质量，增加获卵数，降低周期取消率。

3. 中医药对卵巢过度刺激综合征（OHSS）的防治　OHSS 可归类于中医"子肿""臌胀""癥瘕""痰饮"等病症范畴，主要分肾虚、脾虚、阴虚、湿热内阻、气滞血瘀等多个证型。治疗时应以补肾填精，滋养阴血为主，辅以行气利水、健脾和胃，活血化瘀等，注意顾护胎元，攻伐不可太过。文献报道以运用五苓散、五皮饮、桂枝茯苓丸、真武汤、生脉散等为多。

4. 中医药对不明原因反复移植失败的影响　"女子以肝为先天"，多次移植失败严重影响患者的身心健康，导致患者产生较大的精神压力，临床表现以肾虚、肝郁证较多。肾为生殖之本，也为月经之源，肾气损伤，肾阴亏虚均可引起月经失调。肝气不舒，血脉不畅而也会导致冲任失调，出现月经减少，烦躁易怒之症。此类患者以肝虚为主，而非肝气横逆，故治疗以"滋肝、柔肝"为主。

【文献选录】

《石室秘录·伤寒相舌秘法·子嗣论》：有男子不能生子者，有女子不能生子者。男子不能生子，有六病。女子不能生子，有十病。六病维何？一精寒也，一气衰也，一痰多也，一相火盛也，一精少也，一气郁也……十病维何？一胞胎冷也，一脾胃寒也，一带脉急也，一肝气郁也，一痰气盛也，一相火旺也，一肾水衰也，一任督病也，一膀胱气化不行也，一气血虚而不能摄也。

《诸病源候论·妇人杂病诸候》：月水不通而无子者，由风寒邪气客于经血。夫血得温则宣流，得寒则凝结，故月水不通。冷热血结，搏子脏而成病，致阴阳之气不调和，月水不通而无子也。月水久不通，非止令无子，血结聚不消，则变为血瘕；经久盘结成块，亦作血癥。血水相并，津液壅涩，脾胃衰弱者，水气流溢，变为水肿。

《傅青主女科·种子》：夫妇人之有子也，必然心脉流利而滑，脾脉舒徐而和，肾脉旺大而鼓指，始称喜脉。未有三部脉郁而能生子者也。若三部脉郁，肝气必因之而更郁，肝气郁则心肾之脉必致郁之极而莫解。盖子母相依，郁必不喜，喜必不郁也。其郁而不能成胎者，以肝木不舒，必下克脾土而致塞。脾土之气塞，则腰脐之气必不利。腰脐之气不利，必不能通任脉而达带脉，则带脉之气亦塞矣。带脉之气既塞，则胞胎之门必闭，精即到门，亦不得其门而入矣。其奈之何哉？治法必解四经之郁，以开胞胎之门，则几矣。

《丹溪心法·子嗣》：若是肥盛妇人，禀受甚浓，恣于酒食之人，经水不调，不能成胎，谓之躯脂满溢，闭塞子宫。宜行湿燥痰，用星、夏、苍术、台芎、防风、羌活、滑石，或导痰汤之类。若是怯瘦性急之人，经水不调，不能成胎，谓之子宫干涩无血，不能摄受精气。宜凉血降火，或四物加香附、黄芩、柴胡，养血养阴等药可宜。东垣有六味地黄丸，以补妇人之阴血不足。无子，服之者能使胎孕。

（章　勤）

【思考题】

1. 中医药在围 IVF-ET 的应用范围有哪些？
2. IVF-ET 术前调理应关注哪些基础疾病？

下　篇

第十一章　中医妇科现代研究基础

【学习指导】

通过学习女性生殖内分泌学基础,尤其是卵巢周期性变化及其激素、影响生殖的主要内分泌腺和激素,理解下丘脑-垂体-卵巢轴的神经-内分泌调节;通过学习生殖免疫学基础,了解生殖道局部免疫、妊娠免疫调节;了解生殖内分泌与免疫调节的中西医研究。

第一节　生殖内分泌基础

生殖的基本过程主要由内分泌进行调节,所谓神经内分泌指的是神经细胞向血液循环或局部分泌激素调节其他器官的功能。生殖功能的神经内分泌调节关键在于下丘脑-垂体-卵巢轴(hypothalamic-pituitary-ovarian axis,HPOA)。

一、下丘脑-垂体-性腺轴

下丘脑-垂体-性腺(卵巢、睾丸)三级结构组成了一个完整而协调的神经内分泌系统。它们互相调节,互相影响,其控制性发育,维持正常月经和性功能,并参与机体内环境和物质代谢的调节。

(一)下丘脑-垂体的解剖

下丘脑位于脑的基底部,即间脑最下部的一个对称性结构。间脑的下方部位有一腔即第三脑室。下丘脑被第三脑室分为左右两侧,形成第三脑室的底层及侧壁。下丘脑是内脏活动的高级整合中枢,下丘脑神经核包括非神经分泌型细胞及神经分泌型细胞。非神经分泌型细胞与体温调节、摄食、心血管活动有关;神经分泌型细胞中的大型细胞来源于室旁核、视上核,产生催产素和加压素;小型细胞来源于下丘脑内侧基底部,包含促性腺激素释放激素神经元、结节垂体多巴胺神经元,对调节生殖过程等起到重要作用。下丘脑有一柄与垂体相连,称为下丘脑-垂体单位。

垂体位于蝶骨中的球状腔,包括腺垂体及神经垂体。下丘脑与腺垂体之间通过垂体门脉系统联系，下丘脑分泌的激素可直接通过垂体门脉系统到达垂体前叶，也可通过下丘脑的神经元末端到第三脑室伸展细胞，再转运到门脉系统。

（二）中枢生殖调节激素

包括下丘脑和腺垂体分泌与生殖调节有关的激素。

1. **下丘脑促性腺激素释放激素（gonadotropin-releasing hormone，GnRH）** 下丘脑弓状核神经细胞合成和分泌的 GnRH 是一种十肽激素，基因编码位于 8 号染色体短臂上。GnRH 直接通过下丘脑 - 垂体门脉循环输送到腺垂体。其生理作用为调节垂体促性腺激素的合成和分泌。GnRH 呈脉冲式分泌，脉冲间隔为 60~120 分钟，因此造成血中 LH 与 FSH 也呈现脉冲式波动。

下丘脑是 HPOA 的启动中心，GnRH 的分泌受垂体促性腺激素和卵巢性激素的反馈调节，包括起促进作用的正反馈和起抑制作用的负反馈调节。反馈调节包括长反馈、短反馈和超短反馈三种。长反馈指卵巢分泌到循环中的性激素对下丘脑的反馈作用；短反馈是指垂体激素对下丘脑 GnRH 分泌的负反馈调节；超短反馈是指 GnRH 对其本身合成的抑制。这些激素反馈信号和来自神经系统高级中枢的神经信号一样，通过多种神经递质（去甲肾上腺素、多巴胺、内啡肽、5- 羟色胺和褪黑素等）调节 GnRH 的分泌。去甲肾上腺素促进 GnRH 的释放，内源性鸦片肽抑制 GnRH 的释放，多巴胺对 GnRH 的释放则具有促进和抑制双重作用。

2. **垂体生殖激素** 腺垂体分泌的直接与生殖调节有关的激素有促性腺激素和催乳激素。

（1）促性腺激素（gonadotropic hormone，GnH）：包括卵泡刺激素（follicle-stimulating hormone，FSH）和黄体生成素（luteinizing hormone，LH），均由腺垂体的促性腺激素细胞分泌，对 GnRH 的脉冲式刺激起反应，分泌亦呈脉冲式，并受卵巢性激素和抑制素的调节。FSH和 LH 均是糖蛋白，含 α 和 β 亚基。它们的 α 亚基结构相同，β 亚基的结构不同，后者是决定激素特异抗原性和特异功能的部分，但必须与 α 亚基结合成完整分子才具有生物活性。人类的促甲状腺激素（TSH）和人绒毛膜促性腺激素（HCG）也均由 α 和 β 两个亚单位组成。这四种糖蛋白激素的 α 亚单位中的氨基酸组成及其序列基本相同，其免疫反应也基本相同，各激素的特异性均存在于 β 亚单位。

FSH 是刺激卵泡发育最主要的激素，分子量 33 000g/mol，其主要生理作用包括：①直接促进窦前卵泡及窦状卵泡颗粒细胞增殖与分化，分泌卵泡液，促使卵泡生长发育；②激活颗粒细胞芳香化酶，合成与分泌雌二醇；③早卵泡期，募集卵巢内窦状卵泡群；④促使颗粒细胞合成分泌胰岛素样生长因子（IGF）及其受体、抑制素、激活素等物质，并与这些物质协同作用，调节优势卵泡的选择与进一步发育，低水平时促使非优势卵泡的闭锁退化；⑤在卵泡期晚期与雌激素协同，诱导颗粒细胞生成 LH 受体，为排卵及黄素化作准备。

LH 的分子量为 28 000g/mol，生理作用为：①在卵泡期刺激卵泡膜细胞合成雄激素（主要是雄烯二酮），为雌二醇的合成提供底物；②排卵前血 LH 峰促使卵母细胞最终成熟及排卵；③在黄体期低水平 LH 维持黄体的功能，促进雌孕激素和抑制素 A 的合成与分泌。

（2）催乳激素（prolactin，PRL）：PRL 由腺垂体的催乳细胞分泌，是由 198 个氨基酸组成的多肽激素，有促进乳汁合成的作用。其分泌主要受下丘脑释放入门脉循环的多巴胺抑制性调节。促甲状腺激素释放激素（TRH）亦能刺激 PRL 的分泌。由于多巴胺与 GnRH 对同一刺激或抑制作用常同时发生效应,因此,当 GnRH 的分泌受到抑制时,可出现促性腺激素水平下降,而 PRL 水平上升,临床表现为闭经泌乳综合征。另外,由于 TRH 升高,可使一些甲状腺功能减退的妇女出现泌乳现象。泌乳素可诱导星型细胞有丝分裂和细胞因子的表达,产生 IL-1、IL-2、IL-6、肿瘤坏死因子、干扰素和前列腺素 E 等。泌乳素为应激激素,许多生理状态下如睡眠、哺乳、进食、性交以及精神抑郁紧张等血中 PRL 水平均上升,但很少超过 30μg/L。妊娠初 3 个月 PRL 即开始上升,足月妊娠时较非孕期增长 10 倍以上,可能与孕期高雌激素内环境的刺激有关。

(三)下丘脑 - 垂体 - 卵巢轴的功能调节

下丘脑 - 垂体 - 卵巢轴是一个完整而协调的神经内分泌系统。下丘脑通过分泌 GnRH 调节垂体 LH 和 FSH 的释放,进而控制性腺发育和性激素的分泌。卵巢在促性腺激素作用下,发生周期性排卵并伴有性激素分泌的周期性变化;而卵巢激素对下丘脑 - 垂体生殖调节激素的合成和分泌又具有反馈调节作用,使循环中 LH 和 FSH 呈现密切相关的周期性变化。性激素反馈作用于中枢,使下丘脑 GnRH 和垂体促性腺激素合成或分泌增加时,称为正反馈。反之称负反馈。在卵泡期随着卵泡发育,卵巢分泌雌激素增加,垂体释放 FSH 受抑制,使循环中 FSH 下降。当卵泡发育接近成熟,循环中雌激素达到高峰,当其浓度 ≥ 200pg/ml 时,刺激下丘脑 GnRH 和垂体 LH、FSH 大量释放(正反馈),形成循环中的 LH、FSH 排卵峰,成熟卵泡排卵。继后黄体形成,卵巢分泌雌激素和孕酮。黄体形成期在雌、孕两种性激素的联合作用下,无论对垂体 LH 和 FSH 的释放还是合成均是抑制作用,使循环中 LH、FSH 下降,卵泡发育受抑制;黄体萎缩时,循环中雌、孕激素下降,解除了对 LH、FSH 的抑制,LH、FSH 又回升,卵泡又开始发育,进入新的卵巢周期。如此周而复始。

由上可见,下丘脑 - 垂体 - 卵巢轴分泌的激素之间的相互作用是女性生殖周期运转的机制,卵巢是调节生殖周期的生物钟。若未受孕则黄体萎缩,子宫内膜失去雌、孕激素的支持而萎陷、坏死,引起子宫内膜脱落和出血。因此,月经来潮是一个生殖周期结束而另一个新的生殖周期开始的标志。

二、卵巢功能及周期性变化

卵巢有两大功能,一是产生成熟卵子的生殖功能;二是产生女性激素的内分泌功能和产生多肽激素等局部调节因子。

(一)卵巢的周期性变化

从青春期开始到绝经前,卵巢在形态和功能上发生周期性变化称为卵巢周期。

1. 卵泡的发育与成熟 胚胎早期,原始生殖细胞不断有丝分裂,细胞数增多,体积增大,称为卵原细胞。自胚胎 11~12 周开始卵原细胞进入第一次减数分裂,并静止于前期双线期,称为初级卵母细胞。胚胎 16 周至生后 6 个月,单层梭形前颗粒细胞围绕初级卵母细胞形成始基卵泡。这是女性的基本生殖单位,也是卵细胞储备的唯一形式。胚胎 16~20 周时生殖细胞数目达到 600 万~700 万个,出生时约剩 200 万个,儿童期多数卵泡退化,近青春期仅有约 30 万个卵泡。卵泡自胚胎形成后即进入自主发育和闭锁的轨道,此过程不依赖于促性腺激素,其机制尚不清楚。进入青春期后,卵泡由自主发育至发育成熟的过程则依赖促性腺激素的刺激。生育期每月发育一批(3~11 个)卵泡,经过征募、选择,其中一般只有一个优势卵泡可达完全成熟,并排出卵子,其余的卵泡发育到一定程度通过细胞凋亡机制而自行退化,称卵泡闭锁。妇女一生中一般只有 400~500 个卵泡发育成熟并排卵,仅占总数的 0.1% 左右。

根据卵泡发育过程中形态及功能特征,通常将其分为四个阶段:始基卵泡、窦前卵泡、窦卵泡、成熟卵泡。

(1)始基卵泡:由一个初级卵母细胞和包绕在其周围的一层纺锤状原始颗粒细胞组成。它连续不断地成批发育,一直到绝经期,此期的主要变化是卵细胞中 DNA 和蛋白质合成迅速增加,卵细胞明显变大。卵泡的发育始于始基卵泡到初级卵泡的转化。始基卵泡可以在卵巢内处于休眠状态数十年。从始基卵泡到形成窦前卵泡需 9 个月以上的时间。

(2)窦前卵泡:始基卵泡的梭形前颗粒细胞分化为单层立方形细胞,成为初级卵泡。颗粒细胞合成和分泌黏多糖,在卵子周围形成透明带。颗粒细胞的胞膜突起可穿过透明带与卵子的胞膜形成缝隙连接,为卵子的信息传递和营养提供了一条通道。初级卵泡颗粒细胞层数增加,卵泡增大,形成次级卵泡。颗粒细胞内出现卵泡生长发育所必备的 3 种特异性受体,即卵泡刺激素、雌激素和雄激素 3 种受体。卵泡基底膜附近的梭形细胞形成两层卵泡膜,即卵泡内膜和卵泡外膜。卵泡内膜细胞出现黄体生成素(LH)受体,具备了合成甾体激素的能力。从窦前卵泡发育至成熟卵泡经历持续生长期(1~4 级卵泡)和指数生长期(5~8 级卵泡),共需 85 天,实际上跨越了 3 个月经周期。

(3)窦卵泡:在雌激素和 FSH 的协同作用下,颗粒细胞间积聚的卵泡液增加,形成卵泡腔,卵泡增大至直径 500μm,称为窦状卵泡。窦状卵泡发育的后期,相当于前一卵巢周期的黄体晚期及本周期的卵泡早期,血清促卵泡素(FSH)水平及其生物活性增高,超过一定阈值后,卵巢内有一组窦状卵泡群进入了“生长发育轨道”,这种现象称为募集。约在月经周期第 7 日,在被募集的发育卵泡群中,FSH 阈值最低的一个卵泡,优先发育成优势卵泡,其余卵泡逐渐退化闭锁,这个现象称为选择。月经周期第 11~13 日,优势卵泡增大至 18mm 左右,分泌雌激素量增多。在 FSH 刺激下,颗粒细胞内出现了 LH 受体及催乳激素(PRL)受体,具备了对 LH、PRL 的反应性。此时便形成了排卵前卵泡。

(4)成熟卵泡:是卵泡发育的最后阶段,亦称格拉夫卵泡。卵泡液急骤增加,卵泡腔增大,卵泡体积显著增大,直径可达 18~23mm,卵泡向卵巢表面突出,其结构从外到内依次为:①卵泡外膜:为致密的卵巢间质组织,与卵巢间质无明显界限。②卵泡内膜:从卵巢皮质层间质细胞衍化而来,细胞呈多边形,较颗粒细胞大。此层含有丰富血管。③颗粒细胞:细胞呈立方形,细胞间无血管存在,营养来自卵泡内膜。④卵泡腔:腔内充满大量清澈的卵泡液和雌激素。⑤卵丘:呈丘状突出于卵泡腔,卵细胞深藏其中。⑥放射冠:直接围绕卵细胞的一层颗粒细胞,呈放射状排列。⑦透明带:在放射冠与卵细胞之间一层很薄的透明膜。

2. 排卵　卵母细胞及其周围的卵丘颗粒细胞一起排出的过程称排卵(ovulation)。排卵过程包括卵母细胞完成第一次成熟分裂、卵泡壁胶原层的分解及小孔形成后卵子的排出活动。排卵前,由于成熟卵泡分泌的雌激素高峰对下丘脑产生正反馈作用,下丘脑大量释放促性腺激素释放激素(GnRH),刺激垂体释放促性腺激素,出现 LH/FSH 峰。LH 峰使卵母细胞重新启动减数分裂过程,直至完成第一次减数分裂,排出第一极体,初级卵母细胞成熟为次级卵母细胞。在 LH 峰作用下排卵前卵泡黄素化,产生少量孕酮。LH/FSH 排卵峰与孕酮协同作用,激活卵泡液内蛋白溶酶活性,溶解卵泡壁隆起尖端部分,形成排卵孔。排卵前卵泡液中前列腺素显著增加,排卵时达高峰。前列腺素可促进卵泡壁释放蛋白溶酶,有助于排卵。排卵时随卵细胞同时排出的还有透明带、放射冠及小部分卵丘内的颗粒细胞。雌激素峰后 24~36 小时、LH 峰后 10~12 小时出现排卵。雌激素峰是诱发排卵的关键因素,LH 峰是即将排卵的可靠标志。排卵多发生在下次月经来潮前 14 日左右,可由两侧卵巢轮流排出,也可由一侧卵巢连续排出。

3. 黄体形成及退化　排卵后卵泡液流出,卵泡腔内压下降,卵泡壁塌陷,形成许多皱襞,卵泡壁的卵泡颗粒细胞和卵泡内膜细胞向内侵入,周围由结缔组织的卵泡外膜包围,共同形成黄体。卵泡颗粒细胞和卵泡内膜细胞在 LH 排卵峰的作用下进一步黄素化,分别形成颗粒黄体细胞及卵泡膜黄体细胞。两种细胞内都含有胡萝卜素,该色素含量多少决定黄体颜色的深浅。黄体细胞的直径由原来的 12~14μm 增大到 35~50μm。在血管内皮生长因子(VEGF)作用下颗粒细胞血管化。排卵后 7~8 日黄体体积和功能达到高峰,直径 1~2cm,外观色黄。正常黄体功能的建立需要理想的排卵前卵泡发育,特别是 FSH 刺激及一定水平的持续性 LH 维持。

若卵子受精,黄体在胚胎滋养细胞分泌的人绒毛膜促性腺激素(HCG)作用下增大,转变为妊娠黄体,至妊娠 3 个月末退化。此后由胎盘分泌甾体激素维持妊娠。若卵子未受精,黄体在排卵后 9~10 日开始退化,黄体功能限于 14 日,其机制尚未完全明确。有研究表明,黄体退化与其分泌的雌激素溶黄体作用有关,其作用由卵巢局部前列腺素和内皮素 -1(ET-1)所介导。黄体退化时黄体细胞逐渐萎缩变小,周围的结缔组织及成纤维细胞侵入黄体,逐渐被结缔组织所代替,组织纤维化,外观色白称白体。黄体衰退后月经来潮,卵巢中又有新的卵泡发育,开始新的周期。

(二)卵巢性激素

主要是雌激素、孕激素及少量雄激素,均为甾体激素(steroid hormone)。

1. 基本化学结构　甾体激素属类固醇激素,其基本化学结构为环戊烷多氢菲环。根据碳原子数目分为 3 组:① 21- 碳类固醇,如孕酮,基本结构是孕烷核;② 19- 碳类固醇,包括所有雄激素,基本结构是雄烷核;③ 18- 碳类固醇,包括雌二醇、雌酮、雌三醇,基本结构为雌烷核。

2. 生物合成与分泌　卵巢组织具有直接摄取胆固醇合成性激素的酶系,包括多种羟化酶及芳香化酶,它们都属于细胞色素 P450 超基因家族。在 LH 的刺激下,卵泡膜细胞内胆固醇经线粒体内细胞色素 P450 侧链裂解酶催化形成孕烯醇酮,这是性激素合成的限速步骤。孕烯醇酮合成雄烯二酮有 △⁴ 和 △⁵ 两条途径。卵巢在排卵前以 △⁵ 途径合成雌激素,排卵后可通过 △⁴ 和 △⁵ 两条途径合成雌激素。孕酮的合成是通过 △⁴ 途径。卵巢雌激素的合成是由卵泡膜细胞和颗粒细胞在 FSH 与 LH 的共同作用下完成的:LH 与卵泡膜细胞 LH 受体结合后可使胆固醇形成睾酮和雄烯二酮,后两者进入颗粒细胞内成为雌激素的前身物质;FSH 与颗粒细胞上 FSH 受体结合后激活芳香化酶,将睾酮和雄烯二酮分别转化为雌二醇和雌酮,进入血循环和卵泡液中。这就是 1959 年 Falck 提出的雌激素合成的两细胞 - 两促性腺激素学说。

3. 甾体激素的代谢　甾体激素主要在肝脏降解。雌二醇的代谢产物为雌酮及其硫酸盐、雌三醇、2- 羟雌酮等,主要经肾脏排出;有一部分由胆汁排入肠内可再吸收入肝。孕激素的代谢产物主要为孕二醇,由肾脏排出;睾酮代谢为雄酮、原胆烷醇酮,主要以葡萄糖醛酸盐的形式由肾脏排出体外。

4. 卵巢性激素分泌的周期性变化

（1）雌激素：卵泡开始发育时，雌激素分泌量很少；自月经周期第 7 日卵泡分泌雌激素量迅速增加，于排卵前达高峰，排卵后因卵泡液中雌激素释放至腹腔使血循环中雌激素暂时下降，排卵后 1~2 日，黄体开始分泌雌激素使血循环中雌激素又逐渐上升。约在排卵后 7~8 日黄体成熟时，形成血循环中雌激素第二高峰，此峰值低于排卵前第一高峰。此后黄体萎缩，雌激素水平急剧下降，于月经期前达最低水平。

雌激素主要有雌二醇（E_2）、雌酮（E_1）、雌三醇（E_3）。雌二醇是绝经前妇女最主要的雌激素，其生理活性大于雌酮，雌三醇的活性最弱。雌三醇是雌二醇、雌酮在末梢循环中代谢产物，非卵巢分泌。绝经前妇女血中雌二醇主要来自卵巢。

（2）孕激素：卵泡期卵泡不分泌孕酮，排卵前成熟卵泡的颗粒细胞在 LH 排卵峰的作用下黄素化，开始分泌少量孕酮；排卵后黄体分泌孕酮逐渐增加，至排卵后 7~8 日黄体成熟时分泌量达最高峰，以后逐渐下降，于月经来潮时降至卵泡期水平。

（3）雄激素：女性雄激素主要来自肾上腺，卵巢也分泌少量雄激素（包括睾酮和雄烯二酮）。睾酮 50% 来自腺体分泌，另外 50% 来自外周组织中雄烯二酮的转化。雄烯二酮约 50% 来自卵巢，50% 来自肾上腺。卵巢内泡膜层是合成分泌雄烯二酮的主要部位，间质细胞和门细胞主要合成与分泌睾酮。排卵前血循环中雄激素升高，一方面可促使非优势卵泡闭锁，另一方面可提高性欲。绝经后妇女雄激素主要由肾上腺分泌，睾酮含量处于低值；卵巢仍可分泌一定的雄烯二酮，其在外周可转化成雌酮。

（三）性激素的生理作用

性激素是小分子物质，具有脂溶性，主要通过扩散进入细胞内，与胞质受体结合，形成激素 - 胞质受体复合物，通过构型变化和热休克蛋白解离获得进入细胞核内的能力，由胞浆转移至核内，激素与核内受体结合，形成激素 - 核受体复合物，进而激发 DNA 的转录过程，生成特异的 mRNA 进入胞质，在核糖体内翻译，形成蛋白质，发挥生物效应。

1. 雌激素的生理作用

（1）生殖系统：雌激素对副中肾管衍变而来的组织具有促进发育的作用。可促进子宫肌细胞增生和肥大，使肌层增厚，增加子宫血运，增加子宫平滑肌对缩宫素的敏感性；促进子宫内膜腺体和间质增殖、修复；使宫颈口松弛、扩张，宫颈黏液分泌增多，性状变稀薄，富有弹性易拉成丝状，有利于精子穿透；促进输卵管肌层发育及上皮的分泌活动，加强输卵管肌节律性收缩的振幅；促进阴道上皮细胞增生和角化，黏膜增厚，细胞内糖原增加，使阴道维持酸性环境；促进大、小阴唇色素沉着及脂肪沉积；调节卵母细胞的成熟和颗粒细胞的增殖与分化，促进卵泡发育；通过对下丘脑和垂体的正、负反馈调节，控制促性腺激素的分泌。

（2）乳腺：促使乳腺管增生，乳头、乳晕着色。

（3）代谢：促使水钠潴留；促进肝脏多种蛋白质的合成；使体内脂肪呈女性分布；并通过刺激肝脏胆固醇代谢酶的合成以改善血脂成分。

（4）骨骼：具有对抗甲状旁腺素的骨吸收作用，维持和促进骨基质代谢；对肠道钙的吸收、肾脏钙的重吸收及钙盐和磷盐在骨质中的沉积具有促进作用。青春期雌激素与生长激素协同加速骨骼发育，绝经后因雌激素缺乏使骨吸收大于骨生成而发生骨质疏松症。

（5）心血管：改善血脂成分，抑制动脉粥样硬化，扩张血管，改善血供，维持血管张力，保持血流稳定。但临床试验尚未显示雌激素有预防心血管病的疗效。

（6）皮肤：促进表皮增殖，真皮增厚，结缔组织内胶原分解减慢，改善弹性及血供。

2. 孕激素的生理作用　孕激素通常是在雌激素作用的基础上发挥效应。

（1）生殖系统：降低子宫平滑肌兴奋性及其对缩宫素的敏感性，抑制子宫收缩，有利于胚胎及胎儿宫内生长发育；使子宫增殖期内膜转化为分泌期内膜，为受精卵着床做准备；使宫口闭合，黏液分泌减少，性状变黏稠，拉丝度变短，不利于精子穿透；抑制输卵管节律性收缩的振幅，抑制上皮纤毛生长，调节孕卵运行；加快阴道上皮细胞脱落；在卵泡内抑制颗粒细胞的增殖；在月经中期具有增强雌激素对垂体 LH 排卵峰释放的正反馈作用，在黄体期对下丘脑、垂体产生负反馈作用，抑制促性腺激素分泌。

（2）乳腺：在雌激素作用的基础上，促使腺泡发育。

（3）代谢：促进水钠排泄。

（4）体温：对体温调节中枢具有兴奋作用，可使基础体温（basal body temperature，BBT）在排卵后升高 0.3~0.5℃。临床上可将此作为排卵日期的标志之一。

3. 孕激素与雌激素的协同和拮抗作用

（1）协同作用：雌激素促使女性生殖器官和乳房的发育，而孕激素则是在雌激素作用的基础上，进一步促使它们的发育，为妊娠做准备。

（2）拮抗作用：雌激素促进子宫内膜增殖及修复，而孕激素则限制子宫内膜增殖，使增殖的子宫内膜转化为分泌期。此外，在子宫收缩、输卵管蠕动、宫颈黏液变化、阴道上皮细胞角化和脱落以及水钠潴留与排泄等方面也表现出拮抗作用。

4. 雄激素的生理作用

（1）对女性生殖系统的影响：青春期肾上腺分泌雄激素增加，促使阴蒂、阴唇和阴阜发育，促进阴毛、腋毛的生长。雄激素过多可减缓子宫及其内膜的生长和增殖，抑制阴道上皮的增生和角化。

（2）对机体代谢功能的影响：雄激素可促进蛋白合成，促进肌肉生长，刺激骨髓中红细胞的增生。性成熟期前，可促进长骨骨基质生长和钙的保留；性成熟后可导致骨骺的关闭，使生长停止。可促进肾远曲小管对水、钠的重吸收并保留钙。雄激素还可能与性欲有关。

（3）对卵巢反应性的影响：脱氢表雄酮（DHEA）是由肾上腺皮质网状带及卵巢分泌的一种弱雄性激素，在体内经过代谢转化成睾酮、雌二醇、雄激素等甾体激素发挥其生物学效应。其能改善卵巢低反应性并参与免疫调节过程。

（四）卵巢内调节

1. 卵巢内调节因子　卵巢的颗粒细胞、卵泡内膜细胞及基质细胞内产生调节因子，一方面通过卵巢静脉进入血液循环，对垂体 FSH 的合成及分泌进行反馈调控；另一方面，在卵巢局部通过自分泌和旁分泌对颗粒细胞和卵泡内膜细胞对促性腺激素的反应性进行调控。

（1）抑制素（inhibin）：抑制素为一种糖蛋白，包括抑制素 A 和抑制素 B。两者有相同的 α 亚基，而它们的 β 亚基不同。在 α 亚基上有两个糖基化位点，抑制素 A 或 B 各含 α 及 β 亚基的二聚体，抑制 FSH 释放，大剂量也可抑制 LH 的释放。FSH 促使颗粒细胞分泌抑制素，抑制素的产生受 FSH 及 LH 的正调节。卵泡中和血液循环中的抑制素随卵泡的发育而逐渐增高，在月经中期和促性腺激素同步达高峰，稍降后又上升，在黄体期中期达前期的 2 倍。

血液循环中抑制素主要来自优势卵泡,抑制 FSH 的合成及分泌,使其他卵泡闭锁。卵巢功能衰竭时,抑制素分泌减少,FSH 分泌增高。

(2)激活素(activin):激活素由颗粒细胞产生,其作用和抑制素相反,对垂体 FSH 释放有刺激作用,卵泡内和循环内激活素浓度随卵泡的发育由多至少。卵泡发育早期,颗粒细胞激活素的分泌量决定卵泡对 FSH 的敏感性,以选择优势卵泡,还可抑制成熟卵泡颗粒细胞的 LH 作用,防止卵泡过早黄素化。抑制素水平上升时,激活素水平及生物活性下降,从而增强颗粒细胞上的 LH 受体。

(3)卵泡抑素(follistatin):卵泡抑素为单链糖基化多肽,通过和激活素的结合,在垂体和卵巢局部组织阻断激活素的作用,与抑制素协同,抑制垂体分泌和释放 FSH,使 E_2 下降,但其强度只有抑制素的 1/3。卵泡抑素由卵泡颗粒细胞和垂体细胞产生,随卵泡的发育,分泌量增加,与 E_2 和抑制素水平一致。

(4)促性腺激素峰抑制因子(gonadotropin surge inhibiting factor,GnSIF):GnSIF 是一非甾体激素因子,抑制 LH 和 FSH 峰,和抑制素不同,抑制素只抑制垂体释放 FSH。

(5)抗苗勒管激素(AMH):女性卵巢亦可分泌 AMH。AMH 主要通过旁分泌途径和邻近卵泡颗粒细胞膜表面的 AMH 受体结合,可抑制原始卵泡的初始募集,降低生长卵泡对 FSH 刺激的反应性,影响卵泡的生长发育和成熟,和卵巢功能关系密切。

2. 卵巢内自分泌 - 旁分泌调节系统　生长因子是一组多肽或蛋白质,大多以自分泌及旁分泌方式作用于局部组织,起局部调节作用。其特点有三:①局部产生;②局部受体接受;③局部作用。在血液中还可以内分泌方式作用于靶器官。

(1)卵巢内生长因子:卵泡的生长发育是一个非常复杂的过程,中枢神经系统及下丘脑对卵巢的调控作用已被普遍公认。在相同的垂体促性腺激素刺激下,每个月经周期卵泡的发育结局却不同,有达到成熟并排卵者,有的则退化闭锁,说明卵巢内存在局部调控机制。生长因子参与了卵巢内局部调控。

1)胰岛素样生长因子系统(insulin-like growth factor system,IGFs):IGFs 由两种相关多肽组成,即 IGF-Ⅰ和 IGF-Ⅱ。卵巢 IGF-Ⅰ的表达受促性腺激素的正调节,生长激素(growth hormone,GH)和 E_2 有协同和增强作用。颗粒细胞、卵泡膜细胞均含有 IGF-Ⅰ及 -Ⅱ受体。IGF-Ⅰ受体在窦前及窦卵泡膜细胞上表达丰富。

IGFs 对卵巢的作用:①卵泡期卵泡膜细胞的 IGF-Ⅰ以自分泌方式增加卵泡膜细胞 E_2 的前体——雄激素的含量;②通过颗粒细胞上的受体 IGF-Ⅰ刺激排卵前颗粒细胞及黄素化颗粒细胞芳香化酶 mRNA 表达,并维持该酶的高活性状态,促进 E_2 合成与分泌,协同 FSH 促进颗粒细胞增殖和分化;③ IGF-Ⅰ使颗粒细胞 LH 受体含量增加,与 LH 协同作用,促进孕酮的合成与分泌;④ IGF-Ⅱ以自分泌方式刺激黄素化颗粒细胞产生孕酮,促进黄体功能。IGF-Ⅰ主要影响 E_2 的产生,IGF-Ⅱ主要影响 P 的产生。

2)表皮生长因子(epidermal growth factor,EGF)及转化生长因子 -α(transforming growth factor,TGF-α):两者系结构相似的单键多肽,为统一基因族产物,统称为 EGFs,与同一受体结合,卵泡膜细胞有 TGF-α 的 mRNA 表达,颗粒细胞及卵泡内膜细胞均有两者的统一受体。EGF 抑制 E_2 分泌的途径有:①直接抑制颗粒细胞分泌;②抑制颗粒细胞芳香化酶活性;③抑制 FSH 诱导的 LH 受体形成。

TGF-α 在小、中卵泡中含量高于大卵泡和成熟卵泡,故对小卵泡的成长可能有作用。

在始基卵泡中的卵母细胞、窦前卵泡的颗粒细胞及卵泡内膜细胞中最早出现表达。卵泡逐渐生长后,卵母细胞中 TGF-α 变少,而在颗粒细胞及卵泡内膜细胞内增多,并持续到黄体,于黄体中期最多,说明其具有支持黄体作用。TGF-α 在闭锁卵泡及退化黄体中表达,提示可能参与了卵泡膜细胞转换为基质细胞的局部组织的重建过程。

3)成纤维细胞生长因子(fibroblast growth factor, FGF):是细胞有丝分裂因子,卵巢颗粒细胞产生 FGF,并具有 FGF 受体,受 FSH 的正调节,产生细胞增殖作用。

(2)细胞因子(cytokine):细胞因子一般由单核 - 巨噬细胞产生。卵巢产生的细胞因子有白细胞介素 -1(inter-leukin 1, IL-1)、肿瘤坏死因子 -α(tumor necrosis factor a, TNF-α)及干扰素(interferon, INF-γ)。

IL-1 一般由外周血中单核白细胞及组织中吞噬细胞产生;在卵巢内 IL-1 由卵泡膜细胞产生,在成熟卵泡或 LH 峰后表达。卵巢内巨噬细胞、颗粒细胞及卵泡膜细胞均能分泌 TNF-α,卵泡液内 TNF-α 的含量随卵泡成熟而逐渐增加,排卵前达高峰。IL-1 及 TNF-α 刺激排卵前颗粒细胞及泡膜细胞产生前列腺素及纤维蛋白溶酶原活化素,参与排卵及卵泡闭锁的发生;但有对抗促性腺激素的作用,抑制芳香化酶活性,抑制 LH 诱导的雄激素产生。排卵后血体内单核 - 巨噬细胞含大量 IL-1,可增强黄体功能。IL-1 和 INF-γ 协同作用能抑制颗粒细胞过早黄素化、HCG 诱导的孕激素的生成及 FSH 诱导下 E_2 的生成。

三、月经周期子宫内膜及其他生殖器官的周期性变化

女性生殖周期若未受孕,则表现为周期性的子宫内膜脱落而引起出血即月经。因此,女性生殖周期也称月经周期。月经周期中,卵巢分泌的雌、孕激素作用于子宫内膜及其他生殖器官和乳房,使其发生支持生殖的周期性变化。

(一)子宫内膜的周期性变化

1. 子宫内膜的组织学变化 子宫内膜功能层是胚胎植入的部位,受卵巢激素变化的调节,表现为周期性增殖、分泌和脱落;基底层在月经后再生并修复子宫内膜创面,重新形成子宫内膜功能层。正常月经周期以 28 日为例,子宫内膜组织形态的周期性改变可分为 3 期。

(1)增殖期:月经周期第 5~14 日。相当于卵巢周期中的卵泡期。在雌激素作用下,内膜表面上皮、腺体、间质、血管均呈增殖性变化。增殖期腺体细胞的重要变化表现为纤毛细胞和微绒毛细胞的增加。月经周期第 7~8 日纤毛细胞出现,主要围绕腺体开口分布,纤毛的摆动可促进子宫内膜分泌物的流动和分布。微绒毛可增加细胞表面积,使腺细胞的排泄和吸收功能增强。增生的腺细胞和间质细胞内含有丰富的游离和结合的核糖体、线粒体、高尔基复合体及初级溶酶体,是蛋白质、能量及酶的合成与贮存场所。

(2)分泌期:月经周期第 15~28 日,相当于卵巢周期中的黄体期。黄体分泌的孕激素、雌激素使增殖期内膜继续增厚,腺体更加增长弯曲,出现分泌现象;血管迅速增加,更加弯曲;间质疏松并水肿。此期内膜厚且松软,含有丰富的营养物质,有利于受精卵着床发育。分泌期的特征性变化是巨大线粒体的出现和核仁通道系统的形成。后者仅在排卵后出现,由核膜呈螺旋状折叠伸入核内或核仁内形成。

(3)月经期:月经周期第 1~4 日,即子宫内膜海绵状功能层从基底层崩解脱落期,为孕酮和雌激素撤退的结果。经前 24 小时,内膜螺旋动脉节律性收缩及舒张,继而出现逐渐加

强的血管痉挛性收缩,使远端血管壁及组织缺血坏死、剥脱,脱落的内膜碎片及血液一起从阴道流出,形成月经。

2. 子宫内膜的生物化学研究

(1)酸性黏多糖:排卵前由于雌激素的作用,子宫内膜间质细胞产生酸性黏多糖(acid mucopolysaccharide, AMPS)。AMPS 在间质中浓缩聚合,成为内膜间质的基础物质,对增殖期子宫内膜的成长起支架作用。排卵后孕激素抑制 AMPS 的生成和聚合,促使其降解,使子宫内膜黏稠的基质减少,血管壁的通透性增加,有利于营养及代谢产物的交换,为受精卵着床和发育做好准备。

(2)血管收缩因子:月经来潮前 24 小时子宫内膜缺血、坏死,释放前列腺素 $F_{2\alpha}$($PGF_{2\alpha}$)和内皮素 -1(ET-1)等血管收缩因子;血小板凝集产生的血栓素(TXA_2)也有血管收缩作用,引起子宫血管和肌层节律性收缩,导致内膜功能层迅速缺血坏死、崩解脱落。

(3)甾体激素和蛋白激素受体:①甾体激素受体:增殖期子宫内膜腺细胞和间质细胞富含雌激素受体(ER)和孕激素受体(PR)。E_2 刺激 ER 及 PR 的产生,ER 在增殖期子宫内膜含量最高,排卵后明显减少;PR 于排卵时达高峰,随后该受体在腺上皮逐渐减少,而在间质细胞含量相对增加。螺旋小动脉的平滑肌细胞亦含有 ER、PR,且呈周期性变化,黄体期两种受体含量最高,提示子宫血流在一定程度上可能亦受甾体激素影响。②蛋白激素受体:子宫内膜上皮和腺上皮存在 HCG/LH 受体的表达,功能尚不清楚,可能和子宫血流有关。子宫内膜还存在生长激素受体 / 生长激素结合蛋白的表达,可能对子宫内膜发育有一定影响。

(4)各种酶类:一些组织水解酶如酸性磷酸酶、β- 葡萄糖醛酸酶等能使蛋白质、核酸和黏多糖分解。这些酶类平时贮存在溶酶体内,不具活性。排卵后若卵子未受精,黄体经过一定时间后萎缩,雌、孕激素水平下降,溶酶体膜的通透性增加,多种水解酶进入组织,影响子宫内膜的代谢,对组织有破坏作用,从而造成内膜的剥脱和出血。最近发现基质金属蛋白酶(MMP)/ 组织基质金属蛋白酶抑制物(TIMP)系统、组织型纤溶酶原激活物(tPA)/ 纤溶酶原激活抑制物(PAI)系统等也参与子宫内膜的剥脱过程。

(二)生殖器其他部位的周期性变化

1. 阴道黏膜的周期性变化 阴道黏膜为复层鳞状上皮,从外向内依次为:①表层细胞:包括角化及角化前;②中层细胞:细胞稍小,核较大;③外底层和内底层细胞:细胞小而圆,核增大。月经周期中阴道黏膜上皮呈现周期性变化,以阴道上段最明显。排卵前,在雌激素的作用下,底层细胞增生,逐渐演变成中层与表层细胞,使阴道上皮增厚;表层细胞出现角化,其角化程度在排卵期最明显;细胞内富含糖原,经阴道内的乳杆菌分解成乳酸,使阴道内保持酸性环境,可防止致病菌的繁殖。排卵后在孕激素作用下,表层细胞脱落。临床上可根据阴道脱落细胞的变化了解体内雌激素水平和有无排卵。

2. 宫颈黏液的周期性变化 宫颈黏膜腺细胞分泌的黏液在卵巢性激素的影响下也呈明显的周期性改变。月经来潮后,体内雌激素水平低,宫颈管分泌的黏液量很少。随着雌激素水平提高,黏液分泌量不断增加,至排卵期宫颈分泌的黏液变得稀薄、透明,拉丝度可达 10cm 以上。涂片检查可见羊齿植物叶状结晶。这种结晶在月经周期第 6~7 日即可出现,至排卵期最为清晰而典型。排卵后受孕激素影响,黏液分泌量逐渐减少,质地变黏稠而浑浊,拉丝度差,易断裂。涂片检查时结晶逐步模糊,至月经周期第 22 日左右完全消失,而代之以排列成行的椭圆体。临床上可借助宫颈黏液检查了解卵巢功能。

3. 输卵管的周期性变化　输卵管的形态及功能受雌、孕激素作用发生周期性变化。在雌激素作用下，输卵管黏膜上皮纤毛细胞生长，体积增大；非纤毛细胞分泌增加，为卵子提供运输和种植前的营养物质。雌激素还促进输卵管的发育及输卵管肌层的节律性收缩；孕激素则抑制输卵管平滑肌节律性收缩的振幅，抑制输卵管黏膜上皮纤毛细胞的生长，降低分泌细胞分泌黏液的能力。雌、孕激素的协同作用，使受精卵通过输卵管到达子宫腔。

4. 乳房的周期性变化　雌激素促进乳腺管增生，孕激素促进乳腺小叶及腺泡生长。一些女性在经前期有乳房肿胀和疼痛感，可能因乳腺管的扩张、充血以及乳房间质水肿所致。雌、孕激素撤退，月经来潮后上述症状多消退。

四、其他内分泌腺及前列腺素对女性生殖系统的影响

性腺是内分泌系统中一个重要组成部分，性腺的功能必然受到其他内分泌腺功能状态的影响，其中以甲状腺和肾上腺皮质的作用最明显。

1. 甲状腺　甲状腺分泌甲状腺素（thyroxine，T_4）和三碘甲状腺原氨酸（triiodothyronine，T_3），有增进发育及促进物质代谢的功能，对生殖生理等过程有直接影响。青春期以前患有甲状腺功能减退者，可出现卵泡发育停滞、性器官萎缩、月经初潮延迟等；青春期后则表现为月经过少、稀发，甚至闭经，生殖功能受到抑制。患者多合并不孕，自然流产和畸胎发生率增加。甲状腺功能轻度亢进时甲状腺素分泌与释放增加，子宫内膜过度增生，临床表现为月经过多、过频，甚至发生功能失调性子宫出血。若甲状腺功能亢进进一步加重，甲状腺素的分泌、释放及代谢等过程受到抑制，则表现为月经稀发、量少，甚至闭经。

2. 肾上腺　肾上腺是除卵巢外合成并分泌类固醇激素最重要的器官，除合成和分泌糖皮质激素、盐皮质激素外，还能合成和分泌少量雄激素和极微量雌、孕激素。肾上腺皮质是女性雄激素的主要来源。少量雄激素为正常妇女的阴毛、腋毛、肌肉和全身发育所必需。若雄激素分泌过多，可抑制下丘脑分泌 GnRH，并对抗雌激素，使卵巢功能受到抑制而出现闭经，甚至多毛、肥胖、痤疮等男性化表现。多囊卵巢综合征的病因之一，即是肾上腺源性的雄激素过多。先天性肾上腺皮质增生症（CAH）患者因 21-羟化酶缺陷，导致皮质激素合成不足，引起促肾上腺皮质激素（ACTH）代偿性增加，促使肾上腺皮质网状带雄激素分泌过多，临床上表现为女性假两性畸形或女性男性化。

3. 胰腺　胰腺分泌的胰岛素不仅参与糖代谢，还对维持正常的卵巢功能有重要影响。胰岛素依赖型糖尿病患者常伴有卵巢功能低下。胰岛素拮抗的高胰岛素血症患者，由于过多胰岛素促使卵巢产生过多雄激素，从而发生高雄激素血症，导致月经失调，甚至闭经。

4. 前列腺素　前列腺素（prostaglandin，PG）是一组化学结构相似而生理活性不同的不饱和羟基脂肪酸衍生物，广泛存在于机体的组织和体液中，含量极微，但效应很强。PG 在卵巢、子宫内膜、输卵管黏膜均有分布，对女性生殖功能有一定影响：①下丘脑-垂体：PG作用于下丘脑或更高级中枢，具有诱导释放 GnRH、LH 的功能。②卵巢：PG 可促进卵泡发育、卵巢激素分泌、诱发排卵、黄体维持及溶解。③子宫肌：PG 对子宫肌的作用因 PG 的类型和子宫生理状态而异。PGE 可使非妊娠子宫肌松弛，妊娠子宫肌收缩；而 PGF 则使非妊娠及妊娠子宫肌均引起收缩。④输卵管：输卵管黏膜内含有高浓度的 PG。PGF 促进输卵管收缩，PGE 则抑制其收缩。PG 通过影响输卵管的活动能力以调节卵子运送。⑤月经：子宫内膜能合成 PG，其量随月经周期而有所变化。$PGF_{2\alpha}$ 能促使子宫内膜螺旋小动脉收缩，加

速内膜缺血、坏死、血管断裂。因此,月经来潮可能与 $PGF_{2\alpha}$ 密切相关。原发性痛经患者经血中 $PGF_{2\alpha}$ 含量异常增多,提示子宫内前列腺素失调可能为痛经的原因之一。

五、胚胎着床

卵母细胞在输卵管壶腹部受精后,在输卵管内运行,孕卵于 24 小时分裂成 4 个分裂球,72 小时分裂成由 16 个细胞组成的实心细胞团,称为桑葚胚或早期囊胚。受精卵开始进行有丝分裂的同时,借助输卵管的蠕动和纤毛摆动,逐渐向子宫腔方向移动。约在受精后第 4 日,早期囊胚进入宫腔,在宫腔内继续分裂发育成晚期囊胚。约在受精后第 6~7 日,晚期囊胚的透明带消失后侵入子宫内膜的过程称受精卵着床(imbed),约在受精后第 11~12 日完成。

着床需经过定位、黏着和穿透 3 个阶段。着床必须具备的条件有:①透明带消失;②囊胚细胞滋养层细胞分化出合体滋养细胞;③囊胚和子宫内膜同步发育并相互配合;④孕妇体内有足够数量的孕酮,子宫有一个极短的敏感期允许受精卵着床。此外,由受精后 24 小时的受精卵产生的早孕因子,能抑制母体淋巴细胞的活性,防止囊胚被母体排斥,有利于受精卵着床。

(一)内分泌

在影响胚胎着床的性激素中,以雌二醇、孕酮和催乳激素最重要,各激素间协同发挥作用。

1. 雌、孕激素 雌、孕激素协同调节胚胎着床前子宫内膜的容受状态。P/E_2 比值较 P、E_2 单一的绝对值更为重要,E_2 水平过高对胚胎着床不利。

2. 催乳激素 催乳激素在子宫内膜上有高亲和力的结合位点,其作用一是可通过免疫细胞上的催乳激素受体引起母体对胚胎的免疫耐受性,使胚胎免受母体排斥;二是催乳激素对子宫内膜细胞的影响有一定的浓度范围,过高或过低均不利。

3. 前列腺素(prostaglandins,PGs) 促使着床部分的内膜血管通透性增加,使营养物质容易进入着床部位。抗心磷脂抗体(anticardiolipin antibody,ACA)引起着床失败或流产的机制基于前列环素(prostacyclin,PGI_2)抑制学说。即由于血栓素 A_2(thromboxane A_2,TXA_2)相对增高,使 PGI_2 和 TXA_2 之间的平衡被打破而产生内膜血管血栓,继而引起蜕膜或胎盘的血流不足。

(二)蛋白、肽和酶

1. 子宫凝集素(uterine aggregate,UA) UA 和细胞膜上的糖基结合可改变细胞的活性,引起细胞的凝集,使细胞分裂并改变细胞其他属性。这些在着床黏附及侵蚀过程中都很重要。

2. 整合素(integrin) 整合素是一类普遍存在于细胞表面的跨膜糖蛋白,由 α 和 β 两个亚单位以非共价形式连接成二聚体,作用于细胞和细胞之间,以及细胞和细胞外基质间,促成粘连,并转达细胞间和细胞外基质的信息。整合素的配体是纤维结合素,层黏蛋白及胶原蛋白。人类着床期某些整合素分子(β_1 亚族和 $aV\beta_1$)的表达有周期性特征,与"着床窗"的开放相吻合,可作为内膜容受性的标志。在侵入过程中,滋养层细胞能够根据不断改变的细胞外基质成分调节整合素的表达及亲和力,使其黏附、迁移能力增强,以保障着床的顺利进行。

3. 尿激酶类纤维蛋白酶原激活剂(urease plasminogen activitor, UPA)和激活抑制剂(plasminogen activitor inhibitor, PAI)　UPA 和 PAI 均由滋养层细胞产生,两者的动态平衡保证着床的正常进行。

4. 子宫内膜蛋白　子宫内产生妊娠相关内膜 α 球蛋白(pregnancy associated endometrial α_2-globulin, PEG)及 24K 蛋白。着床期子宫腔上皮细胞的突起部出现大量 24K 蛋白表达,腺上皮上也有 α_2PEG 出现,这些可能是着床的标志,而组织学却不能反映这些生化改变。因此,临床上常规组织学辅以 α_2PEG 及 24K 蛋白免疫组化是对胚胎能否着床较好的检测方法。

5. 糖类抗原 CA125　CA125 是一种肿瘤抗原标志物,来源于生殖道黏膜、卵巢上皮细胞、体腔上皮表面。研究发现,羊水、胎儿绒毛膜、母体蜕膜中含有大量的 CA125。先兆流产的妇女由于蜕膜细胞破坏,CA125 漏出并进入母体循环造成母体血清数值上升。因此 CA125 是反应母体妊娠状态、预测流产的良好指标。但由于卵巢肿瘤、子宫内膜异位症等病同样可以导致 CA125 的升高,因此理想的妊娠监测是在血清 β-HCG、孕酮的基础上联合 CA125,可以获得较高的灵敏度和准确率。

(三)细胞因子

1. 血管内皮生长因子(vascular endothelial growth factor, VEGF)　促进血管生成,增加血管通透性。

2. 转化生长因子(transforming growth factor, TGF)　刺激产生纤维粘连蛋白以连接绒毛、柱状上皮细胞和蜕膜细胞,还使内膜细胞间的胶原成分增加,使胚胎在发育过程中与子宫内膜相融合。

3. 表皮生长因子(epidermal growth factor, EGF)　EGF 和 EGF 受体系列可能于着床过程中在胚泡及子宫内膜间传递信息。

4. 胰岛素样生长因子(IGF)　和雌激素分泌一致,是胚胎着床的生物信号。

受精卵着床后,子宫内膜迅速发生蜕膜变,此时的子宫内膜称蜕膜。按蜕膜与囊胚的部位关系,将蜕膜分为 3 部分:①底蜕膜:与囊胚极滋养层接触的子宫肌层之间的蜕膜,将来发育成胎盘的母体部分;②包蜕膜:覆盖在囊胚表面的蜕膜。由于囊胚逐渐长大并突向宫腔,包蜕膜高度伸展,缺乏营养而逐渐退化,约在妊娠 14~16 周因羊膜腔明显增大,使包蜕膜和壁蜕膜相贴近,宫腔消失后包蜕膜与壁蜕膜逐渐融合,于分娩时这两层已无法分开;③壁蜕膜(真蜕膜):指底蜕膜与包蜕膜以外覆盖子宫腔的蜕膜。

六、妊娠期内分泌

胎儿-胎盘单位及其内分泌功能

1. 胎儿-胎盘单位概念　胎儿-胎盘是妊娠的产物,胎盘是连接母、胎之间循环及营养物质代谢的重要器官,还具有内分泌功能。胎盘可合成多种激素,但有些激素合成需要胎儿和胎盘共同参与。例如,胎盘不能将醋酸盐转化为胆固醇,必须利用胎儿及从母体循环中获得胆固醇,再在胎盘中合成各种甾体激素。在激素合成中有些酶是胎儿缺乏而在胎盘中存在,而有些酶只存在于胎儿中。两者相互结合,才能合成很多激素。这些激素的合成也可通过血液循环与母体相通。这种胎儿-胎盘及母体之间独特的相互依赖关系即产生了胎儿-胎盘单位的概念。

胎儿-胎盘特异性激素有:①甾体激素:包括雌激素、孕激素、雄激素;②蛋白激素:人胎盘催乳素（HPL）、人绒毛膜促性腺激素（HCG）、促肾上腺皮质激素（ACTH）；③特异性蛋白和酶：如妊娠特异性 β_1 糖蛋白（pregnancy specific β-glycoprotein，$PS\beta_1G$）、胎盘蛋白、妊娠相关血浆蛋白 A（pregnancy associated plasma protein A，PAPP-A）、缩宫素酶（oxytocinase）、耐热性碱性磷酸酶（heat stable alkaline phosphatase，HSAP）等。

胎儿 - 胎盘单位激素和特异性蛋白的合成主要是由绒毛滋养层中合体细胞产生的。绒毛表面厚的合体细胞层是胎盘激素的合成区，合成的激素、蛋白可通过薄的合体细胞区经血液循环进入母体。胎儿 - 胎盘激素、特异性蛋白的产生与滋养层的功能、胎盘的血流状况有关。绒毛间隙水肿、梗阻、滋养层损伤、母体 - 胎盘血运障碍等均可影响胎儿 - 胎盘单位物质的合成。胎儿 - 胎盘单位各种物质的合成异常也可影响胎儿的发育。因此，胎儿 - 胎盘单位特异物质、激素的测定可作为了解胎盘功能、判断胎儿发育的客观指标。

2. 人绒毛膜促性腺激素（human chorionic gonadotropin，HCG）

（1）化学结构及性质：HCG 是一种分子量为 36 700 的糖蛋白激素，由非特异性的 α 亚基和特异性的 β 亚基组成。α 亚基的结构与垂体分泌的 LH、FSH、TSH 等基本相似，故相互间可发生交叉反应，β 亚基的结构则各不相同。β-HCG 与 β-LH 结构相近似，但最后的 24 个氨基酸延长部分是 β-HCG 所特有。因此，临床在测定 β-HCG 用于诊断时，可不受 LH 等的干扰。α 亚基和 β 亚基单独存在时无生物活性，或仅有很低的生物活性。两者必须相互组合成整体，才具有生物活性。

（2）产生与分泌部位：HCG 由胎盘合体滋养层细胞分泌，在受精后第 7 天左右便出现在母体血液中，以后逐渐增多，在受精后 10 天左右即可用放免测定法（RIA）自母体血清中测出。至妊娠 8~10 周血清中浓度达高峰，持续 1~2 周后迅速下降，近 20 周时降至最低点，持续至分娩。分娩后若无胎盘残留，约于产后 2 周内自母血中消失。

除胎盘可产生 HCG 外，在人类睾丸提取物、垂体提取物及精液中都含有一种 HCG 样物。另外，某些肿瘤组织，如部分卵巢腺癌、睾丸肿瘤、胰腺癌等也有 HCG 的异常发现。

（3）生理作用：①具有 LH 与 FSH 的功能，维持月经黄体的寿命，使月经黄体增大成为妊娠黄体；②促进雄激素芳香化转化为雌激素，也能刺激孕酮的形成；③抑制植物凝集素对淋巴细胞的刺激作用，HCG 可吸附于滋养细胞表面，以免胚胎滋养层细胞被母体淋巴细胞攻击；④刺激胎儿睾丸分泌睾酮，促进男胎性分化；⑤能与母体甲状腺细胞 TSH 受体结合，刺激甲状腺活性。

（4）临床应用：①在避孕方面：使用处理过的 HCG-β 亚单位和破伤风类毒素偶合物，注入人体后产生 HCG 的抗体，起到避孕作用，可维持一年。②诱导排卵：因 HCG 结构、性质与 LH 相近，可与氯米芬合用，或与 HMG 合用，诱导排卵。还可用于治疗男性精子过少症。睾丸间质细胞上有 HCG-LH 受体，可与 HCG 结合，促进间质细胞分泌睾酮，从而保证精子的产生。③作为肿瘤标记物：葡萄胎、绒癌均有滋养层细胞增殖，可引起 HCG 的异常升高，且显著高于正常孕妇。临床上用 β-HCG 的测定监测滋养层细胞疾病的治疗效果。④对异位妊娠的诊断：异位妊娠患者血 HCG 可低于正常妊娠。对疑有异位妊娠者，应做血 β-HCG 连续测定。若正常宫内孕基础值后 48 小时再次测定，血 HCG 升高幅度可大于 66%，而异位妊娠升高幅度＜ 66% 者占 70%~90%。还可结合 B 超进行判断：当 β-HCG ＞ 2 000IU/L 时，正常妊娠全部可见宫内胎囊；若 β-HCG ＞ 6 000IU/L 而宫内无胎囊者，异位妊娠可能性＞ 95%。⑤血中 HCG 异常升高：早期胎盘血管损伤，致供氧减少，导致细胞滋养层增生，而使 HCG

升高，如妊娠期高血压疾病、早产、胎膜早破等。胎儿染色体异常，如各种多倍体，21、13-三体等，特别是唐氏综合征者，可有 HCG 的异常升高，故 β-HCG 测定可用作产前异常胎儿的筛选指标之一。

3. 人胎盘催乳素（human placental lactogen，HPL）

（1）化学结构：HPL 是由 191 个氨基酸组成、分子量为 22 279 的蛋白类激素，氨基端为缬氨酸，羧基端为苯丙氨酸。HPL 与垂体分泌的催乳激素（PRL）的氨基酸片断差别很大，但与生长激素十分接近。除胎盘外，人卵巢上也有 HPL 受体。

（2）产生位置与生物合成：HPL 由胎盘合体滋养层细胞分泌。HPL 半衰期为 10~30 分钟。母体血清中 HPL 含量与胎盘重量有密切关系。

（3）HPL 的测定：妊娠 6 周时，用放射免疫方法可测到母血中 HPL，以后随孕周缓慢上升，至 15~30 周时上升迅速，34~36 周时血中浓度达到高峰，母血值为 5~15mg/L，羊水值为 0.55mg/L，维持到分娩。产后 7 小时内迅速消失。

（4）生理功能：①促进蛋白质合成，维持正氮平衡，故可促进胎儿生长。②与胰岛素、肾上腺皮质激素协同作用于乳腺腺泡，促进腺泡发育，刺激乳腺上皮细胞合成乳清蛋白、乳珠蛋白和乳酪蛋白，为产后泌乳做准备。但 HPL 的生乳作用不及垂体催乳激素（PRL）。③刺激脂肪分解，使非酯化脂肪酸增加，供母体在葡萄糖供应不足时应用，从而节省葡萄糖来供应胎儿。此外，有实验提示，HPL 值与胎盘体积有明显关系，而胎盘大小又和胎儿大小有关，所以 HPL 能间接反映胎儿发育情况。

（5）临床应用：妊娠期高血压疾病患者母血中 HPL 减少，病变越重，胎儿体重越低，血清 HPL 越低。一般临床以孕 36 周后血清 HPL 值 ≤ 4.0mg/L 作为预测胎盘功能不良，也是胎儿预后差的指标。先兆流产患者血清 HPL 下降。双胎或多胎患者血清 HPL 升高。由于 HPL 含量与胎盘体积有明显关系，故当胎儿生长迟缓时，如胎盘本身功能正常，则不会影响血清中 HPL 含量。因此，作为监测胎盘功能的指标，血清 HPL 常与血清雌三醇同时测定。

4. 胎儿 - 胎盘单位的甾体激素　人类在妊娠过程中甾体激素明显高于非妊娠期，其合成必须有母体、胎儿共同参与，因胎儿或胎盘均缺乏单独合成甾体激素所必需的几种酶。但胎盘缺乏的酶能在胎儿中找到，反之亦如此。例如，胎盘不能将小分子物质醋酸脂合成胆固醇，但胎儿的肝、肾上腺、睾丸中能合成胆固醇，胎盘可从或只能从母体中接受胆固醇，以此为原料，合成各种甾体激素。

（1）雌激素

1）产生位置：主要来源于胎盘及卵巢。妊娠早期，雌二醇和雌酮主要来源于卵巢黄体，妊娠 10 周后胎盘接替卵巢产生更多雌激素。至妊娠末期雌三醇值为非孕妇女的 1 000 倍，雌二醇及雌酮值为非孕妇女的 100 倍。

2）合成过程：母体内胆固醇在胎盘内转变为孕烯醇酮后，由于滋养层细胞缺少合成雌激素所必需的酶和合成雌激素的前体物质，需由胎儿肾上腺胎儿带转化为硫酸脱氢表雄酮（DHAS），再经胎儿肝内 16α- 羟化酶作用形成 16α- 羟基硫酸脱氢表雄酮（16α-OH-DHAS）。这种物质在胎盘合体滋养细胞硫酸酯酶作用下，去硫酸根成为 16α-OH-DHA，随后经胎盘芳香化酶作用成为 16α- 羟基雄烯二酮，最终形成游离的雌三醇。可见雌激素是由胎儿、胎盘共同产生，故称为胎儿 - 胎盘单位。由于雌三醇的前身物质主要来自胎儿，仅有 10%~20% 来源于母体。因此，E_3 的测定可以反映胎儿发育情况。

3）临床意义：E_3 的测定是判断胎儿 - 胎盘功能的重要指标。在很多异常妊娠中均伴有 E_3 的下降，如妊娠期高血压疾病及各种原因引起的胎儿生长迟缓。妊娠合并糖尿病时，尿 E_3 波动很大，可能高于正常值，也可能下降。当糖尿病较轻、胎儿巨大、胎盘肥大时，E_3 可能不会降低。无脑儿由于垂体发育不良，肾上腺小，胎儿不能给胎盘提供充分的 16α- 羟脱氢表雄酮，因而胎盘合成的 E_3 也减少。血浆 E_3 在 24 小时内也有一定的波动，且每日变化也较大。作为胎儿 - 胎盘监测指标时，一次测定意义不大，必须连续测定，才有判断预后的价值。

（2）孕激素

1）产生位置：妊娠早期由卵巢妊娠黄体产生，妊娠 8~10 周后胎盘合体滋养细胞是产生孕激素的主要来源，随胎盘的增大母血中孕酮值逐渐增高，至孕末期可达 180~300nmol/L。胎儿肾上腺也分泌孕酮，并可进入母体循环。但孕酮主要是胎盘产物，与胎儿关系不大。即使胎儿死亡，来自母体的前驱物质仍足够供应胎盘合成孕酮。在胎盘功能轻度受损情况下，胎盘酶系统的功能仍能运行。但胎盘功能受损严重时，孕酮合成亦可降低。

2）合成与代谢：其原料主要依赖于来自母体血浆中的胆固醇。中间代谢产物主要有 17α- 羟孕酮及 16α- 羟孕酮。胎儿可将上述物质转化为 20α- 二氢孕酮，胎盘又可将 20α- 二氢孕酮再转换成孕酮。

孕酮在母体内的最后代谢产物是孕二醇，24 小时尿排出值为 35~45mg。尿孕二醇在妊娠过程中一直稳步上升直到妊娠 32~34 周，以后则保持在这一水平。过去常以尿孕二醇排泄量来估计孕酮含量，但因实际排出量仅占转化的 10%~15%，部分从大便排出，而大便排出量常有变化，故尿孕二醇测定不适合作为孕酮含量的指标。

3）生理作用：①与雌激素共同作用于子宫内膜，使子宫内膜转化为分泌期，刺激内膜发生蜕膜样变化，为孕卵的植入做准备。②对子宫肌层的作用及调节是多方面的。可调节细胞膜受体结合的数量和亲合力，有利于子宫肌的松弛。③妊娠期孕酮协同雌激素及催乳激素刺激乳腺生长，孕酮主要对乳腺小泡发生作用，产后孕酮、雌激素的急速下降是泌乳的先决条件。④妊娠期高浓度的孕酮对醛固酮起竞争抑制作用，使 Na^+ 丢失，刺激肾素 - 血管紧张素 - 醛固酮系统，引起醛固酮分泌增加，保证 Na^+ 的潴留。因此，在妊娠期大量的孕酮可导致醛固酮分泌上升以达到平衡。在中至重度妊娠期高血压疾病患者中血清孕酮大多在正常范围内，或正常范围的高值，无下降趋势。但如果血清孕酮有明显降低，则说明胎盘功能损伤程度增加，妊娠期高血压疾病病情严重，胎儿预后也不好。

（3）雄激素：胎儿睾丸的间质细胞有很高的甾体激素合成能力，主要产生睾酮，它对男性中肾管的发育分化起重要作用。妊娠期雄烯二酮与睾酮均高于非妊娠妇女，但增加的主要是结合形式，因此并不增加雄性激素的生物活性。脱氢表雄酮（DHA）和硫酸脱氢表雄酮（DHAS）在妊娠期有所下降，这是因为胎儿 - 胎盘大量利用这两种物质作为合成甾体激素的原料所致。

（4）皮质醇

1）血浆皮质醇：在妊娠末期血浆皮质醇水平增高到非妊娠期 3 倍，主要由于妊娠期 E_2 及 E_1 的升高，使肝脏合成的 α_2 糖蛋白增加，结合型皮质醇升高。在妊娠期血浆皮质醇半寿期增长到正常 2 倍，也可使皮质醇增高。虽然妊娠期皮质醇增加，但昼夜周期性变化保持正常，且孕妇没有皮质醇过多的各种临床表现。这可能是高浓度的孕酮对糖皮质激素的对抗，抵消了皮质醇的不良影响。妊娠期皮质醇的增加可反馈抑制母、胎肾上腺功能,因此在妊娠期母亲库欣综合征可减轻。又因胎儿肾上腺可部分代偿母体肾上腺的缺乏,使皮质醇分泌增加,故可减轻母亲艾迪生病(Addison's disease)的症状。

2)胎儿-胎盘皮质醇:妊娠20周时,胎儿肾上腺占胎儿总重量的0.5%,远远大于成人。在20~30周时胎儿肾上腺增大2倍,30~36周进一步迅速生长。胎盘分泌的孕酮进入胎儿后,胎儿肾上腺在孕酮的21,11β-,17α-和18位碳原子上进行羟化产生各种皮质类固醇,如脱氧皮质醇、皮质酮、皮质醇与醛固酮,胎儿还能将皮质醇转化为无活性的皮质素(11-脱氢皮质醇)。胎盘不能将孕酮合成皮质醇与皮质素。

3)皮质类固醇的生理作用:皮质类固醇与甲状腺素在肺成熟过程中参与肺表面活化物质的合成,特别是在合成卵磷脂中起重要作用。这种表面活性质可以保障肺泡在呼气终止不致完全萎缩,是胎儿肺成熟的标识。卵磷脂、鞘磷脂均是表面活化剂的重要组成成分。卵磷脂/鞘磷脂比值(L/S)可作为临床上对胎儿肺成熟评价的指标。目前临床常对早产患者使用糖皮质激素,以预防新生儿呼吸窘迫综合征的发生。

5. 肾素-血管紧张素-醛固酮系统

(1)肾素和血管紧张素的产生:主要产生于肾脏的近血管的近球装置。这部分细胞为柱状细胞,与在远曲管的致密斑细胞合在一起,被称为近曲的器官。肾素储存在这些细胞的颗粒中,在体内某些因素刺激下得以释放。释放后与循环中肾素底物,即肝脏产生的 α_2 球蛋白,血管紧张素原结合形成十肽结构的血管紧张素Ⅰ(AⅠ),再经肺转化酶的作用形成有生物活性的八肽结构的血管紧张素Ⅱ(AⅡ)。

(2)调节肾素释放的因素:①经肾小球动脉的血流压力。②体液中电解质,如 Na^+ 浓度的变化。③激素水平、交感神经系统变化等。AⅡ作用广泛,它可以刺激醛固酮的分泌,起到潴留 Na^+ 的作用;对肾脏血管有较强烈的收缩作用;还可影响中枢神经系统内分泌如抗利尿激素的分泌。④子宫-胎盘也可产生肾素-血管紧张素。

(3)醛固酮的作用:醛固酮由肾上腺皮质分泌。它是肾素-血管紧张素系统中主要的血容量影响者,主要生理作用是潴 Na^+,排 K^+。醛固酮同肾素-血管紧张素一起是维持体内血容量、血压及血钠离子平衡的一个重要调节系统。当全身血管血容量减少,血中 Na^+ 浓度减低,血压下降时,这些刺激均可激发肾小管近曲小管的近球装置,促使肾素分泌,产生 AⅡ,刺激醛固酮分泌增加,造成血 Na^+ 潴留,升高血压,恢复肾脏灌流,以增加全身血容量。

(4)妊娠对肾素-血管紧张素-醛固酮系统的影响:妊娠可引起体液及钠平衡发生一系列生理变化,因此也可引起肾素-血管紧张素-醛固酮系统的变化。但两者之间的因果关系至今仍不甚清楚。妊娠过程中肾素的分泌从妊娠8~32周增加2倍,以后没有明显变化,AⅡ从妊娠2~3周开始增加,30周时达到顶峰,为非妊娠期的3~4倍。血浆中醛固酮在妊娠期呈进行性增加,比非妊娠期增加5~10倍。虽然正常妊娠期这一系统血浆含量明显升高,但孕妇并不出现高血压或低血钾现象,主要是由于 AⅡ受体在妊娠期降低,孕期大量胎盘孕酮的分泌对抗了醛固酮的潴 Na^+ 作用,全身及胎盘前列环素的分泌对抗此系统的升压作用,因而维持了正常血压及血钠的平衡。

(5)妊娠期高血压疾病中肾素-血管紧张素-醛固酮的变化:多数研究认为,妊娠期高血压疾病肾素-血管紧张素-醛固酮水平因受到抑制而低于正常妊娠,但仍高于非孕期。这可能是该病患者血小板中 AⅡ受体增加,血管紧张素转换酶增加,从而使 AⅡ与受体结合物升高。同时该病患者对 A II 敏感性增加，因而使肾素 - 血管紧张素的升压作用得以表现。

6. 前列腺素

（1）体内合成：PG 在体内合成的前身物质是花生四烯酸，它在磷酸酯酶 A_2 作用下由细胞膜合成。然后可在环氧化酶作用下生成前列腺素内过氧化物（PGG_2 和 PGH_2），进而在酶作用下合成有生理活性的各种 PG，如 PGE、PGF、前列环素（PGI_2）、血栓素（TXA_2）。经过代谢后失活成为血或尿中代谢产物，排出体外。

（2）生理作用：不同的前列腺素在不同的组织中具有不同的生理作用。与妊娠及胎儿 - 胎盘血液循环调节密切相关的前列腺素有 PGE、PGI_2 和 TXA_2。PGE 具有舒张血管、降低血压的作用，其扩张血管作用低于 PGI_2。PGI_2 有较强的血管扩张作用，可降低血管平滑肌张力，减少血管阻力，增加局部血流量。而 TXA_2 与 PGI_2 作用相反，除有血小板聚集作用外，还有较强的血管收缩作用，主要在血栓的形成中发挥作用。

（3）妊娠期变化：在正常妊娠末梢血浆中可以测到 PGE_1、PGI_2 和 TXA_2 的代谢产物。有报道表明妊娠早期、中期母体血浆中 6-keto-$PGF_{1\alpha}$ 明显高于非妊娠妇女，而妊娠晚期与非妊娠妇女无差异。正常妊娠晚期血浆 PGE 值为 5.3~6.56nmol/L（508.8~624.7pg/ml）。正常妊娠中 PGI_2/TXA_2 比值变化及 PGE 变化可影响母胎血管张力的调节，它们可以对抗肾素 - 血管紧张素的升压作用，降低母体对 A II 的敏感性。正常晚期妊娠母体末梢血浆中 6-keto-$PGF_{1\alpha}$ 及 PGE 含量明显高于重度妊娠期高血压疾病者。

（4）妊娠期血流速波和 PGI_2 的关系：血液流速受到血管收缩时产生的血管搏动能量、动脉壁弹性、血液黏滞性及末端血管阻力的影响。在其他条件基本稳定的情况下，血流速度主要受末端血管阻力的影响。在正常妊娠中随妊娠进展，胎盘逐渐成熟，绒毛血管增多而使胎儿 - 胎盘血管阻力下降，这与孕期 PGI_2/TXA_2 上升有关。临床上以妊娠 30 周后脐动脉波 S/D ≥ 3 为胎儿胎盘血流阻力增高的标志。妊娠期高血压疾病患者脐动脉 S/D ≥ 3 的比例明显增加，当病情严重时子宫动脉波 S/D 值亦会升高，说明胎儿 - 胎盘血流异常，且 PGI_2/TXA_2 的下降往往先于母体变化。

7. 胎儿 - 胎盘血管活性物质　胎儿 - 胎盘是妊娠期特有产物，其循环具有血流量大、低血管阻力、缺少自主神经支配的特点。胎盘能分泌多种激素，还可以产生多种血管活性物质，通过自分泌、旁分泌及内分泌多种功能来维持正常的胎盘功能及胎儿生长。近年来研究发现内皮素（endothelin，ET）、一氧化氮（NO）及其相关因子与维持正常胎儿 - 胎盘血流及其功能的调节密切相关。

ET 为一种小分子蛋白质物质，含有 21 个氨基酸残基，分子链内含有两个二硫键。它可由血管内皮细胞产生，具有收缩各种血管的作用。去甲肾上腺素、凝血酶、缺氧等均可刺激内皮细胞产生 ET。ET 在妊娠及分娩中起一定作用，对脐血管有较强的收缩作用。在胎盘绒毛组织合体滋养细胞及胎儿血管内皮细胞中均有 ET-1 的表达。ET-1 是目前已知最强的缩血管活性肽。

NO 是 20 世纪 80 年代初被发现的一种具有扩血管作用的因子，是一种小分子多肽，是由 L- 精氨酸和分子氧在 NO 合成酶（NOS）催化下合成的。其化学性质极不稳定，体内 NO 生成后，很快被超氧化阴离子氧化，最终产物为亚硝酸盐与硝酸盐。目前认为 NOS 分为 3 型，其中第 3 型为内皮型 NOS（eNOS），主要存在于内皮细胞表面。在正常妊娠过程中，孕早期 NO 合成逐渐增加，孕中期达高峰，足月后开始下降，分娩时最低。在 NOS 分泌高峰时,妊娠期血管对血管加压物质如血管紧张素 II 敏感性减弱,导致外周血管处于相对舒张状态,循环阻力下降,维持胎儿 - 胎盘处于低阻力状态。人类胎盘组织中绒毛滋养层、脐血管内皮及绒毛血管内皮均有 eNOS 的表达。

在妊娠期高血压疾病患者中除母体末梢血浆中 ET-1 有明显升高外,在胎盘绒毛组织及胎儿血管中亦有 ET-1 表达的增强。学者们认为这是由于该病患者中循环血管,特别是胎儿 - 胎盘血管的损伤造成 ET-1 的大量释放所致,ET-1 可引起血管强烈收缩,进一步造成组织缺氧。而妊娠期高血压疾病、胎儿宫内发育迟缓(intrauterine growth retardation, IUGR)患者胎盘组织、合体细胞滋养层、绒毛血管干内皮细胞及胎儿 - 胎盘循环系统中 eNOS 表达亦增强。NO 产生增多是对妊娠期高血压疾病、IUGR 中 ET-1、TXA_2 增加,血管阻力增加,灌流量减少的一种适应性反应。

(章　勤)

第二节　生殖免疫学基础

生殖免疫学(reproductive immunology)是研究免疫与生殖系统相互关系的一门分支学科。现代免疫学起源于抗感染的研究,首先是对于传染性疾病的诊断、治疗和预防。历史上中国最早应用免疫学方法以预防传染病,古代医家发现天花患者康复后不再患天花,穿过患者痘痂衣服的人也可不患天花。在公元 10 世纪,已创造了以"人痘"预防天花的方法,这是世界上最早的原始疫苗。其后传到西方,英国人琴纳在此基础发明了"牛痘",在 18 世纪开始用牛痘疫苗预防天花。

现代免疫学是研究机体自我识别和对抗原性异物排斥反应的学科。生殖免疫学是其重要的分支学科之一。主要研究内容是生殖道局部免疫、妊娠免疫调节、妇产科免疫性疾病和免疫避孕。国际生殖免疫学会成立于 1980 年。中国免疫学会在 1991 年组建了生殖免疫学分会。近 30 年来,在生殖道局部免疫,尤其是子宫局部免疫、母胎界面免疫状态,妊娠免疫耐受,不孕与流产的免疫机制等研究领域取得了较大的进展。在中医药学与生殖免疫学相结合的研究方面,也产生了一些有意义的研究成果。

一、生殖道局部免疫

生殖细胞(精子和卵子)均具有抗原性。但在生殖过程中,一般不发生免疫排异反应。由此可见,生殖系统存在着一系列的免疫隔离和免疫抑制,以保证生殖细胞的发生与成熟、受精和着床、以及胚胎发育的正常进行。

在某种意义上,女性生殖道是与体外相通的系统。在正常情况下,女性生殖道能抵御病原微生物,并耐受精子抗原的反复刺激,其局部免疫机制有重要的临床意义。

(一)阴道与子宫颈局部免疫

阴道与宫颈具备典型的黏膜免疫系统。黏膜是机体与外环境相互作用的前沿阵地。生殖道、泌尿道、消化道和呼吸道都具有黏膜免疫系统的特点。黏膜内含有较多的巨噬细胞、浆细胞和 T 细胞,并含有大量的免疫球蛋白。

阴道分泌物含有大量黏液,主要由宫颈上皮细胞产生,黏液量与黏稠度受性激素调节,随月经周期变化。其主要成分是黏蛋白。阴道中的黏液具有润滑作用,并选择性地隔离外来的大分子物质。黏液中的糖类配基可以与细菌的黏附素和受体结合,从而阻断细菌感染生殖道上皮细胞,在局部排除病原体和抗原。

上皮细胞是黏膜组织最重要的天然防卫屏障。上皮细胞表面 Toll 样受体(Toll-like receptor,TLR)识别病原体相关分子,并分泌补体、趋化因子、细胞因子等。

阴道分泌物中的免疫球蛋白有 IgG 和 IgA,其中 70% 的 IgA 属于分泌型(secretory IgA,SIgA)。免疫球蛋白的含量也有周期性变化,排卵期 IgG 和 IgA 含量最低,有利于精子穿过宫颈黏液。宫颈及阴道分泌物中还存在溶菌酶,在溶酶体和补体存在时能使某些细菌壁分解。但当溶菌酶浓度很高时,也可使精子凝集。宫颈黏液中的乳铁蛋白也有制菌作用。

抗原提呈细胞是树突状巨噬细胞,主要分布在上皮层。根据膜抗原标志,其表型有三种类型:① HLA-DR$^+$/OK$^+$(朗格汉斯细胞),表达免疫球蛋白 Fc 受体和 C3 受体;② HLA-DR$^+$/OK$^-$leu10$^+$;③ HLA-DR$^-$/leu10$^+$。

T 细胞主要分布在宫颈鳞状上皮基底层。主要是 T8,即 T 抑制/杀伤细胞;也有 T4,即辅助/诱导细胞。T8:T4 约 3:2 和 9:1 之间。T 细胞较多集中在转化区上皮。宫颈间质以 T_s 细胞为主,也可见 NK 细胞。

B 细胞分布在阴道、宫颈阴道部和宫颈管黏膜上皮。主要是 IgA 型,部分 B 细胞也合成 IgM 或 IgG。70% 宫颈管上皮合成的 IgA 抗体为分泌型(SIgA),由两个 IgA 分子组成,有 J 链连接,SIgA 通过上皮层并与上皮细胞合成的糖蛋白相连接,这种糖蛋白为分泌成分(SC),具有抗酶消化功能。SIgA-SC 复合物可由细胞吞噬作用进入细胞内,在胞浆形成小囊,并释放至上皮细胞表面。在黏膜表面起到中和病毒、抑制微生物黏附等作用。还可活化补体,在溶菌酶和补体存在下具有杀菌的作用。并能与抗原结合,调理淋巴细胞的吞噬作用,防止抗原进入体内。这种发生在黏膜表面的免疫应答具有免疫清除作用。SIgA 由于在局部阻止了抗原对机体的损害,增加了抗原降解和排泄的机会,从而无害地清除病原体和其他抗原成分。IgA 的合成受激素影响,雌激素使 IgA 型 B 细胞减少,孕激素则使其增加。

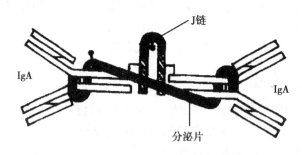

图 11-1　SIgA-SC 结构

(二)子宫局部免疫

子宫内膜不具备典型的黏膜免疫系统。但存在各种免疫职能细胞,如巨噬细胞、NK 细胞和 T 淋巴细胞。内膜上皮细胞和间质细胞是重要的免疫潜能细胞。在激素的影响下,通过分泌各种细胞因子、球蛋白,并表达一系列黏附分子,组成一个网络系统,调控子宫内膜的免疫活性,参与胚胎着床、生长发育和早期胎盘形成等调节,防御感染。

1. 子宫免疫职能细胞

（1）巨噬细胞：分布于内膜功能层和基底层的巨噬细胞是抗原提呈细胞。表型 CD14、CD68 和 MHC Ⅱ，部分表达整合素 CD11c 和 CD11b。巨噬细胞能激活 Ts 细胞，产生各种细胞因子，如 IL-1、IL-6、IFN-α、NO 等。并表达黏附分子黏合素 α^L、α^M、β2 亚单位。

（2）NK 细胞：子宫内膜 NK 细胞是大颗粒淋巴细胞（LGL）。在非妊娠期内膜中含量很少。孕期在激素影响下，蜕膜出现大量 LGL 细胞，具有两种表型：$CD56^+CD16^-$、$CD8^-$，约占 90%，对胚胎具有营养作用；$CD56^+CD16^+$，约占 10%，对同种异体抗原具有杀伤作用。这两种 LGL 的平衡状态使子宫的免疫微环境有利于胚胎的营养。若 $CD56^+CD16^-/CD56^+CD16^+$ 比率下降，则可能导致胚胎的免疫损伤。某些原因不明的流产可能与此有关。

（3）T 细胞：主要是 T8 细胞，约占 2/3。位于子宫内膜功能层，在基底层较少。在正常月经周期和早孕期，内膜淋巴细胞中 T 细胞数量保持相对稳定，在增殖期和分泌早期约占 40%~50%，早孕期则减少至 20%。在妊娠期蜕膜中还存在一类表达 NK 细胞受体标志 NK1.1 的 T 细胞，称之为 NKT 细胞，包括 $CD4^-CD8^-$ 和 $CD4^+CD8^+$。其中 Th1 细胞产生 IL-2、IFN-γ 和 TNF-α，增强细胞免疫应答，活化巨噬细胞，对胚胎有免疫杀伤作用；而 Th2 细胞产生 IL-4、IL-5 和 IL-10，主要有抑制细胞免疫应答，促进 IgG1 的合成等作用，有利于维持妊娠。有研究发现某些原因不明的不孕症患者子宫局部 Th1 效应增强，IL-2 与 TNF-α 含量明显增加。

2. 子宫免疫潜能细胞　内膜上皮细胞持续或周期性地表达多种黏附分子，并分泌多种细胞因子，如巨噬细胞 - 集落刺激因子（M-CSF）、表皮生长因子（EGF）、肿瘤坏死因子（TNF）和 IL-6 等。如某些黏附分子的表达缺陷可能与不孕症有关。

内膜间质细胞在分泌期和妊娠早期含有丰富的脂质与糖原，具有分泌细胞因子 IL-1、IL-6、TNF-α、M-CSF 等，持续性和周期性表达黏附分子，并产生黏附分子的配基成分纤维连结蛋白、层连结蛋白等。

胚泡在子宫腔的着床、种植和早期胚胎发育，受到激素、免疫细胞、细胞因子和黏附分子的调节。着床前期，激素使内膜细胞产生多种炎症性细胞因子，内膜出现类炎症反应，有利于胚胎着床。而黏附分子与其配基的结合，则使胚胎滋养细胞与内膜黏合素识别、连接，使内膜接受胚胎的种植。如黏合素表达异常，可能导致着床失败而不孕，或早期妊娠流产。

3. 子宫内膜细胞因子网络　子宫内膜多数细胞均介入子宫局部免疫。在性激素作用下，子宫内膜发生周期性变化。因此，性激素直接或间接地影响子宫免疫状态。子宫内膜的不同细胞通过分泌不同的细胞因子而相互影响，形成一个网络系统。

细胞因子是可溶性多肽，由激活的免疫细胞和间质细胞合成并分泌。以自分泌或旁分泌的形式，在免疫系统不同细胞之间起着信使作用。在子宫局部，细胞因子在生殖和妊娠过程中也起着重要作用。其中对胚胎着床具有关键作用的细胞因子有 IL-1b、CSF-1、EGF 和白血病抑制因子（leukemia inhibitory factor，LIF）等。

（三）输卵管局部免疫

输卵管具备黏膜免疫系统。直接进入输卵管的抗原可引起黏膜免疫应答，使局部的分泌型抗体显著增加。全身免疫反应产生的抗体在输卵管的效价较低，只有血清效价的 10% 左右。输卵管分泌物中的免疫球蛋白主要是 IgG 和 IgA，IgM 较少。还存在一些溶菌酶（胶原酶、内肽酶等）、黏多糖（透明质酸等）、蛋白酶抑制剂（抗胰蛋白酶、α2- 巨球蛋白等）。

抗胰蛋白酶可抑制精子顶体蛋白酶的活性。其含量受性激素的影响。在阴道、宫颈、子宫和输卵管的协调作用下,保障正常精子适时进入输卵管壶腹部并完成受精过程,而不致引起局部或全身的同种免疫反应。

二、与生殖相关的抗原

人类的生殖细胞(包括精子、卵子)、胚胎组织均有抗原表达,包括一些特异性抗原和血型抗原、白细胞抗原等同种异型抗原,生殖内分泌激素、细胞因子等也影响生殖过程的免疫调节。

(一)精子抗原

人类和哺乳动物的精子是高度分化的生殖细胞。精子和精浆存在许多抗原成分,在人精液中可测出 30 种抗原,包括精子膜抗原、顶体抗原、核部抗原等,精子的抗原成分主要是酶、蛋白或糖类,有精子特异性抗原和非特异性抗原。

精子膜抗原存在于精子表面,目前可通过抗精子单克隆抗体分离提纯的一种精子膜蛋白抗原是受精抗原(FA-1),已证实它具有细胞特异性、非种族特异性。FA-1 有多肽链结构,在睾丸内合成,存在于成熟精子表面,位于顶体后部、精子中段和尾部。属免疫原性较强的抗原,并具有免疫反应性。精子表面糖基中的岩藻糖、半乳糖和 N- 乙酰半乳糖胺是精子抗原决定簇,在精子与卵子识别反应中起关键作用。

精子的乳酸脱氢酶同功酶(LDH-X)是定位于精子中段胞浆内的特异性抗原,由 Y 染色体编码,四个蛋白亚单位构成。具有器官和细胞特异性,但无种族特异性。精子头部胞浆中含精蛋白,还有一些精子特异性异构酶,如己糖激酶、酸性磷酸酶、山梨醇脱氢酶等。

精子顶体的抗原成分主要是透明质酸酶、顶体蛋白酶和放射冠分散酶,在受精过程中释放出这些酶以溶解消化卵子的保护层,称为顶体反应。作为抗原成分,透明质酸酶缺乏组织特异性,顶体蛋白酶与胰蛋白酶性质相似,对放射冠分散酶的研究尚少。

精子核中的鱼精蛋白 -1 和鱼精蛋白 -2 以及 DNA 多聚酶是人精子的特异性核抗原。

精子是在青春期以后才开始形成的。对于自身而言,免疫系统未对其建立起免疫耐受,属自身抗原。在正常情况下,血睾屏障使精子与免疫系统相对隔绝,因而精子抗原属隐蔽抗原。当外伤、感染或手术等各种因素,使精子与免疫系统接触,或由于物理、化学因素使抗原的结构发生改变,就可引起自身免疫反应。对于女性而言,性交可被视作一个反复注入抗原的过程,完全符合同种异体免疫反应的条件。但健康妇女一般不产生对精子抗原的免疫反应。目前认为主要是精浆中的免疫抑制物质起作用。如男性精浆中免疫抑制物质缺乏,或女性生殖道局部的损伤、炎症,均可能引起女性对精子抗原的免疫反应,产生同种抗体。

(二)卵细胞抗原

与卵细胞有关的抗原成分包括透明带抗原、卵泡膜抗原和颗粒细胞抗原。

包裹在卵细胞表面的凝胶层称为卵透明带(zona pellucida, ZP),是卵子的保护层。透明带的主要化学成分是糖蛋白,具有特异性的抗原成分。在受精的过程中,精子头部抗原与卵透明带之间有一个识别过程。透明带上的精子受体对精子具有种族识别的特异性。

透明带抗原具有组织特异性,而不同物种间的透明带抗原有交叉反应性。目前已知人卵透明带与猪卵透明带有交叉抗原,但透明带上的精子受体结构不一样。对人和几种哺乳类动物透明带的纯化分析表明,ZP 有 3 种组分,其中以 ZP3 的抗原性最强。

由于透明带在胚胎期尚未形成，免疫系统未能对其建立起免疫耐受。青春期后，排卵后的卵细胞透明带或卵巢内闭锁卵泡的微量透明带物质可成为自身抗原，生殖道的炎症、损伤则可能促进了这种自身免疫反应。透明带抗体可能是导致不孕或卵巢早衰的免疫性因素。

卵巢颗粒细胞和卵泡膜细胞也有特异性抗原存在，一些自身免疫病患者可产生针对卵巢的特异性抗体，导致自身免疫性卵巢衰竭。

（三）胚胎抗原

在胚胎发育过程中，其细胞表面主要有 4 类抗原：早期胚胎抗原（阶段性抗原）、血型抗原与组织相容性抗原、组织或器官特异性抗原（如滋养细胞抗原）、激素样抗原。

妊娠期免疫应答改变，与胎儿免受免疫排斥有关。在妊娠期可产生特异性的 β1 糖蛋白、妊娠带蛋白，后者属 α-2 球蛋白，两者均有免疫抑制作用。早期胚胎组织还与肿瘤组织具有一些共同抗原，如 α- 甲胎蛋白、α- 甲胎球蛋白、胎铁蛋白、硫糖蛋白、癌胚抗原等，提示肿瘤细胞与胚胎细胞具有共同的免疫逃逸机制。

滋养细胞在胚泡着床后即产生。由于胚胎带有来自父母双方的基因，滋养细胞上应有移植抗原，但不引起母体的免疫排斥。目前认为可能由于滋养层细胞外面有一层纤维素样物质，是一种含有唾液酸的糖蛋白，一方面遮盖了特异移植抗原，一方面使滋养层细胞带负电荷，从而避免了同样带负电荷的淋巴细胞的攻击。

近年的研究发现，滋养层细胞不表达经典的 HLA-Ⅰ类和Ⅱ类抗原，但绒毛外细胞滋养层则表达非经典的 HLA-G 抗原，近期有学者发现滋养细胞还表达 HLA-E 抗原。HLA-G 在早孕阶段可能起到抑制母体蜕膜 NK 细胞活性的作用，并可能作为 CD8 细胞的识别与活化因子，在母 - 胎免疫耐受的调节方面有重要作用。

在滋养层表面还存在滋养层 - 淋巴细胞交叉反应性抗原（TLX），TLX 为滋养层和淋巴细胞的共有抗原，属同种异型抗原。目前认为这种抗原与妊娠期的独特型网络调节有关。

（四）主要组织相容性抗原

组织相容性是指器官或组织移植时供者与受者相互接受的程度。诱导排斥反应的抗原称为组织相容性抗原，其中起决定性作用的称为主要组织相容性抗原（MHA）。编码 MHA 的基因是一组呈高度多态性的基因群，称为主要组织相容性复合体（MHC）。由于 MHA 的分布以淋巴细胞的密度最高，故称为人类白细胞抗原（HLA）。HLA 复合体位于第 6 对染色体的短臂上。根据编码分子的特性，分为Ⅰ、Ⅱ、Ⅲ类基因。

Ⅰ类基因区位于着丝点的远端，编码经典的 HLA-A、B、C 抗原的是 HLA-Ⅰa 分子，编码非经典的 E、F、G、H、J、K 和 L 抗原的是 HLA-Ⅰb 分子。

Ⅱ类基因区分为 DP、DQ 和 DR，再分出 DO、DZ、DX 三个亚区。

Ⅲ类基因区编码补体成分 C 2 、C 4 、B 因子和肿瘤坏死因子（TNF）和热休克蛋白70（HSP70）等基因。

HLA-Ⅰa 分子广泛分布于各种组织的有核细胞表面，包括生殖细胞。但不表达于滋养层细胞。Ⅰb 分子的表达仅限于少数特定组织，如滋养层。Ⅱ类分子仅表达于 B 细胞、巨噬细胞和其他抗原递呈细胞、胸腺上皮细胞、血管内皮细胞，精子细胞和某些活化 T 细胞。

Ⅰ类分子的主要生理功能是对 CD8 细胞的抗原识别功能起限制性作用，参与向 CD8 细胞递呈抗原的过程，并介导 Tc 细胞的细胞毒作用。Ⅱ类分子则主要参与外源性抗原的递呈,协调免疫细胞间的相互作用,调控体液免疫与细胞免疫应答。它是引起移植排斥反应的重要靶抗原,包括引起宿主抗移植物反应和移植物抗宿主反应。

在免疫遗传学上,HLA 具有单倍型遗传、共显性遗传、高度多态性和连锁不平衡的特点。研究者早就注意到某些疾病与 HLA 的一种或数种抗原有相关性,近年还发现夫妇共有某些 HLA 抗原与生殖问题相关。有人对 Hutterite 族妇女的生育情况进行研究,该民族有高度近亲婚配的倾向,夫妇间共有 HLA 位点增多。研究发现,夫妇间共有 HLA 抗原 2 个以上,其自然生育的间隔期延长,生育数量减少,提示 HLA 与妊娠相关。有研究认为夫妇共有 HLA-DQ 与原因不明的不孕症相关。而 HLA-DR4 则可能是妊娠高血压疾病的易感基因。

(五)红细胞抗原(血型抗原)

血型抗原存在于红细胞表面,现已发现的红细胞抗原系统有 20 个以上,其中最主要是 ABO 血型系统,其次为 Rh 血型系统。血型抗原与 HLA 抗原均属于同种异型抗原。

1. **ABO 血型系统**　根据人类红细胞表面 A、B 抗原的有无,可将血型分为 A 型、B 型、AB 型和 O 型。ABO 血型有分泌型和非分泌型,属分泌型者在体液和外分泌液中也存在血型物质,以唾液中含量最高,其次为血清及精液。汉族人中约 80% 为分泌型。在人类血清中还存在天然血型抗体,但不存在与本人血型抗原相对应的抗体。

母 - 胎 ABO 血型不合时,如母体是 O 型,胎儿是 A 型、B 型或 AB 型,母体的天然血型抗体属 IgM 类,不能通过胎盘,但胎儿的少量红细胞可进入母体,诱生 IgG 类抗体,母体的 IgG 类血型抗体可通过胎盘,导致胎儿红细胞的破坏,引起新生儿溶血症。但由于胎儿血清和其他组织中也存在 A、B 血型物质,有吸附抗体的作用,所以抗体并不全部集中于胎儿红细胞。一般而言,其溶血症状不甚严重。

2. **Rh 血型系统**　根据红细胞表面 Rh 抗原的存在与否分为 Rh 阳性和阴性(Rh^+、Rh^-)两种。人类血清中不存在抗 Rh 的天然抗体。

当母体 Rh^- 而胎儿 Rh^+ 时,胎儿红细胞进入母体,刺激母体产生抗 Rh 抗体。若妊娠期胎盘损伤、上次妊娠分娩或流产等因素导致大量胎儿红细胞进入母体,抗 Rh 抗体效价较高,则可引起严重的新生儿溶血症。我国汉族人 Rh^- 的比例不高,但由于 Rh 不合的溶血症可导致胎儿或新生儿死亡,妊娠妇女应常规做 Rh 血型检查。

(六)其他自身抗原

当某种原因使自身免疫耐受性削弱或破坏时,许多自身成分可成为免疫系统的攻击目标,发生自身免疫性损伤。这种现象随年龄递增而愈加明显。

目前已发现多种与生殖活动相关的自身免疫反应。研究较为广泛的是针对血管内皮磷脂成分的抗磷脂抗体(APA),包括抗心磷脂抗体(ACA)和狼疮抗凝抗体(LA),APA 可与血管内皮表面的磷脂成分结合,阻止前列环素的合成,使血栓素 / 前列环素比值失调,导致血管内血栓形成。近年已确认磷脂抗体综合征是一种独立的自身免疫病。病变可累及心、脑、肝、肾上腺,妊娠期则可引起胎盘及蜕膜血管病变,导致流产或死胎。

针对细胞核的核酸与核蛋白成分的抗核抗体(ANA),包括抗 DNA 抗体(ssDNA、dsDNA)、抗 ENA 抗体、抗 Sm 抗体等,是一种广泛存在的自身抗体。ANA 可与不同来源的细胞核起反应,无器官与种属特异性。ANA 与原因不明的习惯性流产有关,机制尚不明确。

针对平滑肌的抗平滑肌抗体(ASMA)主要与肝和胆管的自身免疫病有关。有学者认为 ASMA 可干扰受精与胚胎着床,或使着床的胚胎发育受阻,因而可能与原因不明的不孕或习惯性流产有关。

此外,在子宫内膜异位症患者的血清或腹腔液中,还可以存在针对子宫内膜的抗内膜抗体(EMAb),可能与异位子宫内膜的抗原修饰,并在宫腔外黏附和种植有关。

三、妊娠免疫调节

从免疫学的角度来看,胎儿作为半同种异体移植物,应受到母体的免疫排斥,而事实上胎儿并不被母体排斥,且受到保护直至足月分娩。可见,生殖细胞在受精、着床和胚胎发育过程中,有一系列的免疫隔绝与免疫逃逸机制。目前认为妊娠免疫调节与滋养层、蜕膜细胞、T细胞、NK细胞、母胎免疫反应、激素等多种因素有关。

(一)子宫内膜/蜕膜细胞的免疫调节

从受精开始到胚泡种植和早期胚胎发育,这个阶段称为围着床期。首先是子宫内环境发生变化,使胚泡的发育与子宫内膜的分化同步,以利于着床。受精卵从输卵管向子宫移动的过程中发生卵裂,在受精后第3日形成桑葚胚,第4日进入子宫腔,继续分裂发育成胚泡,在受精后第5~7日,透明带解体,胚泡在子宫内膜上附着、黏附,继而植入,此过程称为"着床"。着床后,子宫内膜发生蜕膜化,形成蜕膜细胞。

在着床前期,子宫内膜在孕酮作用下,局部免疫细胞发生变化,CD3$^+$T细胞从45%下降到10%,以CD56$^+$NK细胞为主导。当囊胚进入子宫腔后,子宫内膜上皮细胞抗黏附分子降解,子宫内膜分泌趋化因子,募集免疫细胞,引导胚胎附着于子宫内膜。附着过程完成后,子宫内膜上皮细胞逐渐形成胞饮突,内膜上皮黏附分子介导囊胚与子宫内膜的结合,细胞因子、生长因子、整合素、补体等参与了囊胚的黏附过程。

在植入期,子宫内膜基质蛋白酶的变化导致细胞外间质降解,内膜上皮细胞凋亡,使胚泡能穿透内膜上皮屏障,植入子宫内膜。在受精后约7天,滋养细胞分泌蛋白酶,使内膜上皮局部溶解,滋养细胞深入子宫肌层进行增殖。其外层细胞融合转化为合体滋养层。第11~12天,整个囊胚埋植在子宫基质中,植入口被子宫内膜上皮包盖,完成着床过程。

目前,一些研究发现,有几种细胞因子是胚泡着床所必需的,如子宫内膜上皮产生的肝素结合样表皮生长因子(HB-EGF),HB-EGF参与胚泡与子宫内膜初次接触的调节,可与胚泡的滋养细胞表面EGF受体和硫酸乙酰肝素蛋白多糖结合;而巨噬细胞和内膜上皮分泌的细胞集落刺激因子(CSF-1)则可与滋养细胞表面的CSF-1受体结合。同时,胚胎可分泌IL-1α和IL-1β,子宫内膜上皮则特异性地表达IL-1受体。这些细胞因子及其受体可能促使了胚泡在子宫内膜的定位。

着床后,需要形成新的血管,VEGF、PLGF、PAF和血管紧张素在血管形成的早期阶段有重要作用。蜕膜中的螺旋小动脉进行血管重塑,滋养细胞侵入,使细胞基质降解,取代内皮细胞而成为血管型滋养细胞。

(二)母胎界面的免疫调节

母胎接触面有三维:合体滋养层与母体的交界面;绒毛膜与包蜕膜的交界面和绒毛外细胞滋养层与母体蜕膜的交界面。

在着床前,胚泡形成了由单层细胞构成的壁层,因与胚胎的营养有关,故称为滋养层。胚泡附着于子宫内膜后,滋养细胞侵入内膜的基质之中,并向内侵蚀,破坏微血管壁的内皮细胞。滋养层分化形成多核的合体滋养层,为滋养层的外层;而接近胚囊的细胞有细胞膜,为细胞滋养层。滋养层在母胎之间形成界面,起到屏障的作用。

近年的研究表明,合体滋养层和基底膜均无 HLA 抗原表达。在绒毛外细胞滋养层的细胞表面,也不表达经典的 HLA-Ⅰ类或Ⅱ类抗原,仅表达非经典的 HLA-G。HLA-G 可作为 NK 细胞受体的公用配体,保护胎儿滋养层不被 NK 杀伤;另一方面可能作为抑制性 T 细胞的识别和激活因子,抑制细胞免疫反应。

滋养层细胞表面的 TLX 为同种异型抗原,夫妇间可存在个体差异。妊娠后,母体针对 TLX 抗原产生细胞毒抗体 Ab1,并刺激免疫细胞产生抗独特型抗体 Ab2,Ab2 与 T 细胞表面受体结合,抑制细胞免疫反应;并与 Ab1 形成复合物,使之不能发挥细胞毒作用。建立 TLX-Ab1-Ab2 独特型免疫网络有助于维持正常妊娠。

合体滋养层细胞产生绒毛膜促性腺激素(HCG)、雌激素、孕激素在局部形成一个免疫抑制的微环境。

由于滋养层结构的特殊性,经典 HLA 抗原的缺乏,加上激素和抗体的局部调节作用,滋养层细胞在母体和子体界面形成坚固的免疫屏障,抵御母体的排异反应,对胎儿起着重要的保护作用。

(三)母胎免疫应答与免疫保护

在母胎界面上,母体与胚胎细胞之间存在相互识别。母体针对来自父体的抗原决定簇产生封闭性抗体(blocking antibody),并发生细胞介导的免疫应答。由于母胎界面有高浓度的孕激素、绒毛膜促性腺激素和妊娠相关蛋白聚集,抑制和降低了免疫应答的强度,有助于封闭性抗体和抑制性 T 细胞产生。封闭性抗体与胚胎细胞上的抗原结合,从而阻断了母体淋巴细胞到胚胎细胞的通路;另一方面,封闭性抗体与母体的细胞毒性 T 细胞结合,封闭其细胞毒作用,阻止了 Tc 对胚胎的杀伤,起到保护胎儿、维持妊娠的作用。

如母胎之间免疫应答下降,母体对胚胎抗原的识别低下,则不能产生足够的封闭性抗体,使胚胎得不到免疫保护而被排斥。

(四)T 细胞与妊娠免疫耐受

T 细胞在妊娠免疫调节中扮演重要角色。其中,Th 细胞、NKT 细胞以及 TCRγδT 细胞的作用备受关注。

1. Th 细胞 CD4$^+$T 细胞有两种不同的细胞因子产生模式。因而分为 Th1 和 Th2 两个亚群。Th1 细胞分泌 IL-2、IFN-γ、TNF-β 等,介导细胞免疫、炎症反应、迟发型超敏反应;Th2 细胞分泌 IL-4、IL-5 和 IL-10 等,主要介导 B 细胞增殖、抗体产生和同种免疫排斥的免疫耐受。某些 CD8$^+$T 细胞及其他细胞在免疫应答中也可分泌 Th1、Th2 型细胞因子。除了 Th1、Th2 细胞因子的相互调节,孕酮、糖皮质激素、前列腺素等也影响 Th1/Th2 的动态平衡。

正常妊娠时,Th1/Th2 平衡向 Th2 为主的模式转换。而病理妊娠,如复发性流产、妊娠高血压疾病等,Th1/Th2 平衡则向 Th1 偏移。IFN-γ 增强了胎儿组织 HLA-Ⅰ类和Ⅱ类分子的表达,父方 HLA 抗原被母体 T 细胞作为异体抗原识别,诱导免疫排斥,同时还具有抑制滋养细胞的作用。而 IL-10 则减弱胎儿组织 HLA-Ⅰ类和Ⅱ类分子的表达,抑制抗原递呈或 T 细胞共激素信号的产生。IL-2 能使 NK 转化为淋巴因子激活杀伤细胞(LAK),损伤胎盘组织。而 IL-4 具有抑制 LAK 发生,减少 IL-1 和 TNF-α 生成的作用。

近年来,发现 CD4$^+$T 细胞还有一种主要分泌转化生长因子(TGF)-β 的亚群,被称为 Th3。TGF-β1 在胚胎着床和胎盘形成中起必要作用,可调节早孕滋养细胞中血管内皮生长因子的产生,调控胎盘血管通透性和血管形成。

2. NKT 细胞　表达 NK 细胞标志 NK1.1 的 T 细胞在胎儿脐带血和成人外周血中可检出。NKT 细胞兼有 NK 细胞或 $CD8^+$ 细胞毒性 T 淋巴细胞(CTL)的细胞毒作用以及 $CD4^+Th$ 细胞分泌细胞因子的作用。在其 TCR 和 CD3 被交联或被 IL-2 活化后,可分化为细胞毒效应细胞,其细胞毒机制为 Fas/FasL 途径。NKT 细胞在抗 CD3 抗体作用下可分泌 IL-4,还表达 IFN-γ、IL-5 和 IL-10,但不产生 IL-2。具有类似 $CD4^+Th2$ 细胞的作用。

母胎界面上的 NKT 细胞可通过其生成的细胞因子 IL-4 和 IFN-γ 来调控 Th1/Th2 平衡,从而调节母体对胎儿的免疫反应。

3. TCRγδT 细胞　在 T 细胞表面存在多种膜表面受体和表面抗原。T 细胞抗原受体(T cell antigen receptor, TCR)是膜表面受体之一,是 T 细胞特异性识别抗原的受体。组成 TCR 的多肽链分为 α、β、γ 和 δ 4 种,根据 TCR 的异源双聚体组成,分为 TCRαβ 和 TCRγδ 两种类型。

TCRαβT 细胞仅识别与 MHC 分子结合的多肽复合分子抗原。而妊娠滋养细胞不表达经典的 HLA-A、-B 抗原,故不能被 αβT 细胞以 MHC 限制性方式识别。在妊娠早期,蜕膜和外周血中 γδT 细胞显著增多,外周血以 Vγ9Vδ2T 细胞亚群为主,蜕膜以 Vγ1Vδ1T 细胞亚群为主。正常妊娠者,Vγ1Vδ1T 细胞显著多于 Vγ9Vδ2T 细胞,而复发性流产患者则反之。研究发现,两种细胞的性质相反,Vγ9Vδ2T 细胞为 Th1 型,而 Vγ1Vδ1T 细胞为 Th2 型。

γδT 细胞是参与初次免疫应答的重要效应细胞,可影响 Th1/Th2 平衡偏移。TCRγδT 细胞分泌 Th2 型细胞因子,对妊娠起保护作用。在胎盘形成后,蜕膜 TCRγδT 细胞产生抗流产的 TGF-β2 分子等细胞因子,在此之前,则产生致流产的 TNF-α 等细胞因子。

(五)激素和妊娠相关蛋白的免疫抑制作用

妊娠期母体、胚胎和胎盘产生多种激素、特异性蛋白质,使局部和全身的激素环境发生变化,从而影响了免疫反应。

1. 孕激素　孕酮是维持妊娠的基本激素。在妊娠早期,孕酮产生于卵巢黄体。妊娠 3 个月后,则由胎盘合成,主要在合体滋养细胞产生。在整个妊娠期间,胎盘表面存在高浓度的孕酮,明显高于母体血液中的浓度。孕酮是母胎界面的关键性免疫抑制因子。正常妊娠者外周血中 97% 的 γδTCR 和淋巴细胞均表达孕激素受体(PR),孕激素通过 PR 与这些细胞结合,可产生特异性的孕酮诱导的封闭因子(PIBF)。实验证明,孕酮能抑制人类各种免疫活性细胞的功能,抑制淋巴细胞转化率,影响膜的转运功能,调节蜕膜中前列腺素的分泌。在动物实验中,能延长移植物的存活时间。

2. 雌激素　在妊娠 6 周前,雌激素由卵巢分泌。其后,则主要来源于合体滋养细胞。至足月时,雌激素水平达高峰,且胎盘局部的浓度显著高于母血中的浓度。一般来说,低剂量的雌激素可以增强免疫反应,而高浓度的雌激素则有抑制细胞免疫的作用。

3. 绒毛膜促性腺激素(HCG)　HCG 是滋养层细胞分泌的糖蛋白激素,有促进着床,维持妊娠的作用。它在胚胎早期即出现,在妊娠 8 ~10 周达高峰。HCG 分子带负电荷,在滋养层表面浓度很高,形成免疫屏障,阻止了母体对滋养层的免疫攻击。在体外实验中,HCG 能延长移植皮片的存活时间,证实 HCG 有免疫抑制作用。

4. 早孕因子(early pregnancy factor, EPF)　从受精后直至妊娠中期,母体血清中均可检出一种妊娠特异性蛋白质,称为早孕因子。在人类受精后 48 小时即可测出。EPF 来源于卵巢黄体和胚泡,它由两个亚基组成:EPF-A 和 EPF-B,其中 EPF-B 由黄体产生,而受精卵的卵因子(DF)和催乳素可促进 EPF-B 合成。EPF 仅抑制细胞免疫,对体液免疫并无影响。在体外实验中,EPF 具有抑制混合淋巴细胞反应(MLR)和淋巴细胞转化率,诱导抑制性 T 细胞形成的作用。其作用是剂量依赖性的,故认为它是通过母胎界面的局部高浓度聚集发挥免疫抑制作用,并可能与 HCG 有协同作用。EPF 对维持正常妊娠十分重要。自然流产患者在流产前 EPF 迅速转为阴性,而治疗性流产则在术后 4 周才转阴。

5. 妊娠带蛋白　属 α2 球蛋白,由母体外周血中的白细胞合成,在妊娠期浓度明显增加,分娩时达最高值。能抑制淋巴细胞转化和白细胞移行,具有非特异性的免疫抑制作用。

6. 甲胎蛋白(AFP)　胎儿血浆中 AFP 浓度很高,母体血清中 AFP 也增加。胎儿高浓度的 AFP 对 T 细胞有抑制作用。

(罗颂平)

第三节　生殖内分泌与免疫调节的中西医研究

中医学以"天人合一"的整体观认识自然与人体。中医对于生殖生理的认识,最早可追溯到两千多年前的中医经典《黄帝内经》。在《素问·上古天真论》中分别论述了女子和男子从幼年到老年各个时期生殖功能的发育、成熟、衰退以至衰竭的生理过程。对女子的月经周期、初潮与绝经均有描述,并阐述了肾、天癸、冲任在其中的作用。在世界医学史上,中国古代内分泌学应占有一席之地。

西医学对生殖生理的认识是以解剖学为基础,19 世纪后半叶,内分泌学成为一门临床学科,至 20 世纪初,实验内分泌学发端,逐渐发现各种激素。60 年代,内分泌学的一个重要发现是激素受体。Sutherland 提出第二信使学说,继而证实了激素受体的存在,阐明了激素调节的机制。同期,Scharver 夫妇提出神经内分泌学说,发现神经系统与内分泌系统之间的相互作用,20 世纪 70 年代,Besedovsky 提出神经-内分泌-免疫调节网络学说(neuroendocrine-immuno modulation, NIM)。认为神经、内分泌、免疫三大系统可通过神经递质、激素和细胞因子传递信息,形成整体调节网络。NIM 网络的研究使生殖内分泌与生殖免疫的研究趋向统一,并产生一些新的进展。同时,也使中医藏象学说的现代研究有了新的发展。

一、神经-内分泌-免疫调节网络

NIM 网络的研究涉及多个学科,是一个跨学科的新领域。随着分子生物学的发展,对神经内分泌的递质、介质、激素,免疫系统的淋巴因子、胸腺素,细胞表面的各种受体的研究日趋深入,已证实 NIM 网络的调节是双向的。由神经、内分泌系统对免疫系统的调控称为下行通道;由免疫系统对神经、内分泌系统的调节则为上行通道;中行通道是以胸腺为桥梁,作为免疫-内分泌器官与神经系统的联结物,构成神经-内分泌-胸腺轴。

(一)神经、内分泌系统对免疫系统的调节

神经系统通过神经突触、递质和激素控制和调节全身各系统的功能。对免疫系统的调

节主要是通过神经递质,同时也通过内分泌系统间接地进行调节。

1. 中枢神经和自主神经通路对免疫系统的影响 一些外来刺激(包括精神因素)直接作用于大脑皮质后,经神经传导影响下丘脑、垂体,直接或间接经末梢效应激素作用于免疫系统。有证据表明,免疫反应可形成条件反射。Ader 在 1981 年报道,将免疫抑制剂环磷酰胺作为非条件刺激物,糖精为条件刺激物,两者同用,使动物对绵羊红细胞抗原的反应受到抑制,然后再用糖精单独刺激,同样可抑制该抗体的形成。这说明中枢神经可作用于免疫系统。国内的早期研究也表明,脑出血或脑损伤可导致免疫功能的抑制,其中以下丘脑的损伤影响最明显。

在胸腺、骨髓和脾脏等免疫器官有交感神经分布,有学者证实尚有副交感神经分布,而免疫细胞如 T 细胞、B 细胞和巨噬细胞表面则有肾上腺素能受体存在。这是免疫系统接受神经系统调节的重要物质基础。

精神心理因素也可影响免疫功能。许多证据表明,抑郁、紧张、悲伤等精神状态可导致免疫抑制现象,并伴有皮质激素增高。但其作用机制较复杂,目前尚未能完全明确。

2. 神经内分泌对免疫功能的作用 神经内分泌系统主要通过神经递质和激素作用于免疫系统。下丘脑 - 垂体轴系神经内分泌系统的整合中枢。下丘脑合成与释放多种肽类,通过调节垂体激素的分泌,介导迷走活性,影响免疫系统。此外,下丘脑还可通过对体温、物质代谢、睡眠周期的调节,间接影响免疫系统。

对免疫系统有调节作用的激素包括下丘脑的多种释放激素与释放抑制激素、促垂体激素,垂体的生长激素、促皮质激素、促甲状腺素,外周内分泌腺的末梢效应激素如皮质激素、性激素、甲状腺素、胸腺激素等。

内啡肽(endorphin)和脑啡肽(enkephalin)对免疫系统有复杂的、多方面的作用。一方面抑制 T 细胞趋化因子的产生,另一方面又增强单核细胞和中性粒细胞的趋化作用。对抗体的生成则有不同的作用,α- 内啡肽抑制抗体生成,β- 内啡肽却使抗体生成细胞增加。

垂体促皮质激素(ACTH)有抑制抗体生成的作用,并抑制 T 细胞产生干扰素,同时完全抑制 IFN-γ 激活的巨噬细胞杀肿瘤作用。促甲状腺素(TSH)在 T 细胞参与下可促进抗体形成,且 T 细胞在下丘脑 TRH 刺激下可分泌 TSH,进而增加抗体的生成,这种作用可被 TSH 抗体阻断。生长激素(GH)对 T 细胞的增殖有促进作用。

糖皮质激素是已经确认的免疫抑制剂,能抑制淋巴细胞增殖,改变免疫细胞的循环通路。但小剂量时则刺激淋巴细胞增生。

性激素对 T、B 细胞的分化均有促进作用。在动物实验方面,雌、雄激素均可使胸腺萎缩,切除性腺则使胸腺增大。有学者提出免疫系统的性别两重性,并在动物实验方面发现这种性别差异似乎与围生期构成阶段的雄激素水平有关。在临床方面,已证实一些自身免疫病的发病有明显的性别差异,如类风湿、SLE、桥本甲状腺炎等,女性发病率显著高于男性,这可能与遗传或性激素有关。

甲状腺素对维持免疫系统功能是必不可少的。淋巴细胞上有 T_3 受体,适量的甲状腺素可促进 T 细胞从胸腺流向外周血,有利于 T 细胞的分化。但大剂量则作用相反,导致胸腺退化。

胸腺在免疫功能建立上起重要作用,为免疫器官之母。在个体发育早期,骨髓的部分干细胞迁移到胸腺,在胸腺激素的影响下,增殖、分化形成 T 细胞。新生期切除胸腺的动物,其细胞免疫功能甚差。

此外,前列腺素(PG)、绒毛膜促性腺激素(HCG)也有免疫调节作用。PG 有 3 类 9 型,其中 PGE 是 T 细胞转化的强抑制剂,并通过提高细胞内 cAMP 而抑制 B 细胞产生抗体,抑制巨噬细胞的吞噬功能。PG 可在人精囊、子宫、肺、肾等多种组织中合成和释放,另外,免疫活性细胞在免疫应答中可释放 PG,对免疫应答进行自身调节。大多数肿瘤细胞也能产生大量 PG,使免疫监视能力下降。HCG 是胎盘滋养层细胞分泌的激素,有维持妊娠的作用。它是一种免疫抑制因子,可抑制细胞毒性 T 细胞和 NK 细胞的活性,抑制 MLC 和 IL-2 合成,诱导产生抑制性 T 细胞,抑制 T 细胞增殖。

除了产生激素之外,神经内分泌系统还可分泌一些淋巴因子和单核因子。某些神经细胞可产生 IL-1、IL-3、IFN 和胸腺素等,这些共有配体为两个系统之间的联系提供了物质基础。

(二)免疫系统对神经内分泌系统的调节

免疫系统具有识别功能,可对神经系统不能识别的抗原成分产生免疫应答,分泌免疫活性物质。现已发现免疫细胞可产生激素样物质,且许多免疫细胞表面有神经递质或内分泌激素受体,从而使两个系统之间具有双向调节作用。

1. 免疫系统产物的激素样功能　许多免疫活性产物(免疫递质)具有神经内分泌效应,可直接作用于下丘脑、垂体或外周内分泌腺。如 IFN-α 和 / 或 IFN-β 具有 ACTH 样效应,可直接作用于肾上腺,使之分泌糖皮质激素;此外,还有 TSH 样和内啡肽样作用。其效应主要通过 IFN 受体介导或与其他受体发生交叉反应而引起。IL-1 可作用于下丘脑导致体温升高;IL-1、IL-2 和胸腺肽 α1 均可作用于垂体,提高 ACTH 和皮质醇水平。胸腺素 β4 则可使下丘脑释放 LHRH。除此之外,还有许多细胞因子的激素功能正在不断被发现。

2. 免疫系统的神经内分泌肽类激素及其受体　近 10 余年来,发现胸腺、淋巴细胞和巨噬细胞能直接分泌激素,其结构和功能与神经内分泌细胞所产生者完全相同。为区别其来源,称之为免疫反应性激素(immunoreactive hormone)或白细胞衍生激素(leukocyte-derived hormone)。这些共同分泌的激素是神经内分泌、免疫系统之间双向作用的枢纽。

现已证实,在受到病毒感染或与细菌脂多糖反应后,淋巴细胞和巨噬细胞可分泌 ACTH,Th 细胞还可分泌脑啡肽和内啡肽,其分子量与生物学活性均与垂体分泌者相同。

在 ConA 诱导下,T 细胞可分泌生长激素(GH)和 PRL 相关 mRNA。这种 GH 有两种形式,低分子量者与垂体 GH 完全相同,另一种则以高分子形式存在。而在一种特殊的有丝分裂原 SEA 刺激下,T 细胞还可分泌 TSH,分子量与垂体 TSH 相同。

在 MLC 实验,同种异体的淋巴细胞可刺激另一方 T 细胞产生 HCG,其分子量、结构和生物学活性均与滋养层细胞分泌者相同。

胸腺属于双重器官。在某些刺激下可分泌加压素、催产素和神经垂体激素。

免疫细胞不仅产生各种免疫反应性激素,其细胞表面还具有与神经内分泌系统相同的激素受体。人类淋巴细胞有 ACTH 受体,淋巴母细胞有 β- 内啡肽和 P 物质受体等,为激素作用的共用配体。

此外,有学者认为免疫系统具有行使感觉器官的功能。1984 年,Blalock 等提出,免疫系统可以识别或感觉一些中枢和外周神经不可能感觉到的外来刺激,这类刺激被称之为"noncognitive",包括细菌、病毒、肿瘤和各种抗原。神经系统无法感觉或识别这类刺激是否进入机体,而免疫系统却可精细地识别之,并发生免疫应答以清除异物。当免疫系统识别后,又通过分泌细胞因子和多肽激素等形式转换为信息传递给神经内分泌系统,在两个系统的共同调节作用下破坏和清除入侵异物,恢复生理平衡。

综上所述,神经、内分泌、免疫系统之间通过共用一套信号系统而形成一个网络。其作用是双向的,由于具备共同的激素和细胞因子,以这些分子为信号,在系统内或系统之间可以相互交通和调节;而共有结构相同的受体,使系统之间具有共同的配基,通过与神经递质、免疫递质以及激素的结合,形成网络联系。

精神刺激、神经冲动、激素的反馈作用等神经内分泌信号,均可通过下行通路,以效应激素直接作用于免疫系统,引起"应激"反应,使免疫功能受抑。下丘脑尚可通过对体温、睡眠、物质代谢等的调节,间接影响免疫系统。免疫器官的交感与副交感神经也可接受肾上腺素能、胆碱能神经递质的作用,从而调节免疫应答。

侵入机体的抗原、自身抗原或肿瘤细胞等免疫信号,则可通过上行通路,由免疫系统进行抗原识别并产生免疫应答,产生免疫递质或免疫反应性激素,影响垂体和其他神经内分泌器官,调节神经、内分泌系统。

在网络调节中,有许多相关的"轴",如下丘脑 - 垂体 - 肾上腺皮质 - 胸腺轴、下丘脑 - 垂体 - 性腺 - 胸腺轴、下丘脑 - 垂体 - 甲状腺 - 胸腺轴,还有学者提出淋巴细胞 - 肾上腺短环路等调节模式。这为阐明网络调节机制开辟了路径。

分子生物学的发展、实验技术的进步已揭示了神经内分泌系统和免疫系统的许多新功能,增加了许多新概念。这些知识应用于临床,将有助于重新认识一些神经内分泌疾患、精神心理疾病、传染性疾病、免疫性疾病和肿瘤,为诊断和治疗提供新思路、新方法。

二、中医学藏象理论的研究与发展

1. 藏象学说的起源与发展　中医学以整体观为主要特点之一。中医的藏象学说从《黄帝内经》发端。以五脏为本,结合六腑、经络和其他组织器官构成人体的五大系统。五脏的功能不是孤立的,而是相互依存、相互制约的关系,以维持整体的协调与统一。五脏的功能如何协调?《素问·灵兰秘典论》提出"心"为五脏的主导:"心者,君主之官也,神明出焉。"《灵枢·邪客》曰:"心者,五脏六腑之大主也,精神之所舍也。"认为人体的精神活动主要是心的功能。

对于生殖机制的论述,则是以肾为主导。《素问·上古天真论》提出肾气、天癸、冲任对于男女生殖的调控作用。这一论述对于后世中医妇科理论的发展具有重要影响。

《难经·三十六难》首先提出肾与命门之说:"肾两者,非皆肾也,其左者为肾,右者为命门。命门者,诸神精之所舍,原气之所系也。"这是后世命门学说的渊源。

明代医家赵献可、张介宾等提出肾 - 命门学说,认为命门有"一点先天火气"寓于其中,故为全身脏腑之主宰。赵献可《医贯》说:"人身别有一主,非心也。命门为十二经之主,肾无此,则无以作强而伎巧不出矣;膀胱无此,则三焦之气不化,水道不行;脾胃无此,则不能蒸腐水谷而五味不出矣;肝胆无此,则将军无决断而谋虑不出矣;大小肠无此,则变化不行而二便闭矣;肺无此,则相傅不能而治节乱矣;心无此,则神明昏而万事不能应矣。正所谓'主不明则十二官危'也。"又说:"命门为真君真主,乃一身之太极无形可见,两肾之间是其安宅。"他认为命门之水火对人体至关重要。"夫既曰立命之门,火乃人身之至宝……命门君主之火，乃水中之火，相依而永不相离也。""其左旁有一小窍，乃真水也，亦无形，上行夹脊至脑中，为髓海，泌其津液，注之于脉，以荣四末，内注五脏六腑，亦随相火而潜行于周身。"这里所说的"真水"，其作用与现代之内分泌激素相似。

张介宾对命门学说亦多有发挥，在其学术专著《类经附翼》中，有《三焦包络命门辨》《命门余义》《大宝论》等论著阐述命门学说的观点。他认为："命门总主乎两肾，而两肾皆属于命门。故命门者，为水火之府，为阴阳之宅，为精血之海，为死生之窦。若命门亏损，则五脏六腑皆失所持。""命门之火，谓之元气；命门之水，谓之元精……此命门之水火，即十二脏之化源。"命门学说是后世医家对经典的藏象理论加以发挥、发展的结果，其观点突破了《黄帝内经》"心者君主之官"的藩篱，将肾 - 命门提到脏腑调节中心的位置。虽然命门学说受到当时以及其后部分医家的质疑，在历史上颇具争议，但其观点不仅在理论上有所创新，在临床上也有深远的意义。

在治疗方面，赵献可提出："治病者，以命门为君主，而加意于火之一字。"张介宾亦云："命门为元气之根，为水火之宅，五脏之阴气非此不能滋，五脏之阳气非此不能发。"进而提出"善补阳者必于阴中求阳，则阳得阴助而生化无穷；善补阴者必于阳中求阴，则阴得阳升而泉源不竭"的观点。由于命门水火是元阴、元阳，宜补不宜泻，他创制了左归、右归饮、丸，充分体现了肾 - 命门阴阳调节的理论，比前人的肾气丸和六味地黄丸亦有所发展。

2. 当代医家对藏象学说的研究与发展　当代中医学家和中西医结合学者对藏象学说以及肾 - 命门的理论有了进一步的发挥。

沈自尹等长期进行中医肾的研究，通过异病同治的研究途径，发现各病种的肾阳虚患者均有下丘脑 - 垂体系统和靶腺（肾上腺、甲状腺、性腺）功能紊乱的表现，且常表现为多靶腺、不同程度的异常。以外源性糖皮质激素复制中医肾阳虚大鼠模型，在反馈性抑制下丘脑 - 垂体 - 肾上腺轴的同时，还激活了下丘脑单胺类递质（DA、5-HT 等）的合成与代谢，体重下降，垂体、肾上腺、胸腺重量减轻，ACTH 和皮质醇水平低下，脾脏淋巴细胞减少，T 细胞增殖反应和 NK 细胞活性下降，T 细胞诱生 IL-2 和 IFN-γ 能力减退。而补肾药对肾虚模型下丘脑、垂体、靶腺和免疫细胞受体等各层次都有明显的调整作用。并发现温补肾阳的右归饮能提高动物下丘脑中促肾上腺皮质激素释放因子（CRF）mRNA 含量，明显增强其活性。而健脾的四君子汤和活血的桃红四物汤则无此作用。从而推论肾阳虚的主要发病环节定位在下丘脑，补肾药可直接作用于下丘脑，通过有针对性的调整作用改善其基因调控。提示肾为先天之本与基因有内在联系。他认为中医的肾 - 命门与西医的神经 - 内分泌 - 免疫网络存在着本质联系，温补肾阳能有效地调节 NIM 网络的功能与形态异常。

在妇科方面，罗元恺提出"肾 - 天癸 - 冲任 - 子宫轴"的概念，认为中医所说的"肾"为藏精之脏，藏先天生殖之精，而命门乃精神之所舍，中枢神经系统的部分功能亦归属于肾和命门。天癸是与生殖功能直接相关的元阴、元精，景岳称之为"无形之水"，罗元恺认为天癸应是肉眼看不见而在人体内客观存在的微量物质，因其"至"于青春期，"竭"于更年期，天癸应是与生殖有关的内分泌激素。冲任二脉起于胞中，与生殖器官和性功能有密切关系，应概括了性腺的功能。肾、天癸、冲任协调作用于子宫，则月经和生殖功能正常。罗元恺认为，肾 - 天癸 - 冲任 - 子宫轴与西医学的下丘脑 - 垂体 - 卵巢轴有不谋而合之妙，虽理论体系不同，但对人体生殖功能调节机制的认识是基本一致的。

夏桂成提出调节阴阳运动的生殖轴是以心 - 肾 - 子宫为轴。他发表了"从太极八卦时辰钟结合图探析生殖节律"系列论文。从先天八卦、后天八卦图演绎、分析女性生殖节律,通过坎离既济、水火交合、心肾合一,达到调节阴阳的目的。从而演绎出女性生殖调节理论与调周法。

综上所述,中医学的藏象理论是不断发展的,对脏腑调控机制的认识也在不断深化。从古代医家源于临床的经验推论,到当代医家基于实验又结合临床的细微观察,中医的整体观既有"天人合一"的宏观意义,也有发展到分子水平的微观新概念。说明中医学的理论是发展的,采用新知识、新技术研究之,可使之达到新的境界。

（罗颂平）

第十二章 临床研究思路与方法

【学习指导】

熟悉中医临床研究原则，以及诊法、治法、方药研究的概况。对临床研究的思路与方法建立初步认识。

临床研究是以疾病的诊断、治疗、预后、病因和预防为主要研究内容，以患者为主要研究对象，以医疗服务机构为主要研究基地，由多学科人员共同参与组织实施的科学研究活动。中医临床研究的思路与方法如同中医药一样，有着悠久的历史和漫长的发展过程，在两千多年的临床实践中，传统中医临床研究逐渐形成了自己独具特色的思维方式与方法学。在继承传统中医整体、宏观、动态性思维优势的基础上，吸取传统中医研究注重观察、比较、类比、试错、分类、调查、文献等方法的精华，充分运用现代科学理论、方法和技术开展中医临床研究，采用临床流行病学方法、循证医学方法、实验方法、数理统计方法、计算机科学方法等得出科学的结论。现代临床研究方法提高了中医临床研究的有效性、真实性和研究成果的可应用性。

随着科学方法学与科学技术的飞速发展，临床医学的研究思路与方法也跨入了一个崭新的阶段。临床流行病学及循证医学等科学方法学的形成和广泛运用，促进了临床医学研究的迅速发展，也在一定程度上规范了中医临床研究，提高了中医临床研究的质量和水平。现代中医临床研究的思路主要体现在中医临床基础研究和中医临床应用研究方面，前者主要涉及中医病因病机的实验研究、病证结合的动物模型研究和方药疗效机制的研究等；后者主要包括病（方）证结合的研究，包括药品、方药、诊疗技术、临床路径及诊疗方案研究，名家学术思想和临证经验传承研究等，其中中医药防治重大疾病的研究、中医药优势病种疗效评价与推广应用研究、中医药学术传承研究、中医药诊疗技术研究等是近年来的中医临床研究的重点和热点。上述中医临床研究项目的广泛开展，促进中医理论的创新发展和临床疗效的提高。同时，中医临床研究也给循证医学、临床流行病学、体质学说等医学科学方法研究体系增添了独具特色的研究内容，提出了许多有待解决的科学问题。中医临床研究另外一个重要项目是中药新药临床研究，是以随机、盲法、安慰剂或阳性药对照为研究方法进行的多中心大样本临床试验，为其他临床研究提供了规范的方法学指导。本章主要围绕中医临床研究原则，从诊法、治法、方药研究入手，为中医临床研究提出了思路、方法和研究示范。

第一节　中医临床研究原则

本节主要从中医临床研究设计、评价指标与方法进行阐述。

一、中医临床研究设计

当科研选题确定以后,遵循一定的科研设计原则,形成临床研究方案。临床研究方案是科学研究设计的核心内容,一个完善的研究方案可使临床试验中的各种要素得到合理的安排和利用,并能获得更多的信息,丰富实验与分析的内容,使研究得到的结果更具科学性。临床研究设计包括临床研究的主要环节、试验方法、设计类型、对照原则、数据管理与统计分析、知情同意等。

1. 主要环节　研究因素、研究对象及实验效应是构成临床研究的三个主要环节,严格而有效地控制上述临床研究环节,将从很大程度上减少偏倚所造成的系统误差及由于机遇所带来的随机误差,从而提高研究结论的科学性和真实性。

2. 设计类型　在临床研究设计方案中,统计设计类型的选择是至关重要的,因为它决定了样本量的估计、研究过程及其质量控制。因此,研究者应根据实验目的和实验条件的不同,选择不同统计设计方法。设计方法有两大类:①观察性研究:包括描述性研究,病例对照研究,队列研究;②实验性研究:包括随机对照实验(RCT),前后对照实验。

3. 试验方法和原则　临床研究设计时必须遵循随机、对照、盲法和重复的原则,这些原则是减少临床试验中出现偏倚的基本保障。多中心临床研究要求不同中心的人员采用相同的试验方法,所以试验过程要有严格的质量控制。

(1)随机化原则:随机化是临床科研的重要方法和基本原则之一。随机化方法包括两种形式,随机抽样和随机分组。随机化方法有以下几种:简单随机化、区组随机化、分层随机化。随机则是在抽样研究中,抽取或分配样本时,每一个研究对象或观察单位都有完全均等的机会被抽取或分配到某一组,保证了不同实验组间的受试者的可比性。随机化应重视随机隐藏,没有随机隐藏的随机实施过程不是真正的随机化。

(2)对照原则:对照指的是在调查研究或实验研究的过程中,确立可供相互比较的组别。对照设计分为同期随机对照(含配对对照),非随机同期对照。常用的对照方法有空白对照、实验对照、标准对照、自身对照、相互对照、配对对照、历史对照、安慰剂对照等。对照药物的选择分为阳性对照药(即有活性的药物)和阴性对照药(即安慰剂)。

(3)盲法原则:盲法实验可分为单盲法实验、双盲法实验(双盲双模拟法实验)、三盲法实验。从可信度而言,三盲优于双盲、双盲优于单盲。单盲仅是受试者不知道自己接受哪种处理的实验。双盲受试者和研究者均不知道分组情况和接受的何种处理措施。三盲受试者、观察者及数据收集分析者不知道分组情况和接受的何种处理措施。开放性试验,即不设盲的试验,因不涉及盲态随机顺序和揭盲,随机过程更加容易。

(4)重复原则:即控制某种因素的变化幅度,在同样条件下重复实验,观察其对实验结果影响的程度。任何实验都必须能够重复,这是具有科学性的标志。重复在临床实验中指各组受试者的数量,足够多的重复可增加实验的可靠性,从而在反映实验药物或治疗方案的疗效和安全性方面更具有说服力。

4. 伦理学与知情同意原则　伦理学涉及人体研究的国内外伦理法规,涉及人体研究的伦理学基本原则,知情同意。伦理学原则包括尊重的原则、有利的原则、公正的原则。知情同意是研究者提供相关的信息知识,使受试者了解自己在实验中的权利,经过与研究者充分讨论做出参加实验的选择——同意还是拒绝。知情:即让受试者知晓临床试验有关的必要的信息;同意:即受试者自愿参加实验的一个过程。知情同意是临床研究或药物实验的主要伦理要求之一,是尊重、保护受试者权益、安全和健康的重要措施。

5. 数据管理与统计分析　在临床研究中,及时、准确和完整的数据收集以及科学合理的数据管理,是获取和保证临床研究质量的重要环节,也是临床试验结果真实性和可靠性的重要保证。完成临床试验资料的统计分析,提供统计分析报告是完成临床试验总结报告的前提。统计分析的类型包括描述性统计分析和推断性统计分析,前者主要针对定性和定量数据的分析,后者则包括参数估计和假设检验。具体的统计分析实施方法则是在数据审核的基础上进行可比性分析、临床疗效及安全性分析。

二、中医药临床研究的评价指标与方法

临床疗效评价是对药物、手术、治疗方案、预防措施和特定形式的治疗单元的评价,识别验证治疗措施本身的特异性治疗作用和确定新的治疗方法的不良反应或安全性。由于中医理论的独特性,其临床评价体系需要中医学思维的参与和方法学的研究。

1. 基于临床研究文献的系统评价　需定期进行更新,为疾病诊治提供科学依据。文献研究属于循证医学的范畴,是指按照特定的病种和疗法,全面收集所有相关的原始研究报告,制定研究文献的选择标准,包括纳入标准和排除标准,通过筛选和严格评估后,对其中合格的高质量研究资料进行处理分析,采用临床流行病学评价文献质量的原则和方法,通过对文献研究的统计分析,最后形成文献研究总结,从而得出综合可靠的结论。

2. 基于适应证的多次临床疗效评价　任何药物或治疗方案都有自己特有的适应证,一种中医药治疗方法的适应证是在不断反复的临床试验过程中得到细化和定位,这种促进适应证细化和精确的过程实际上是中医辨证论治思维模式的主要体现。因此,要提高一种中医药治疗方案的有效性,必须通过反复不断的临床试验,使该治疗方案找到更合适的人群和更理想的适应证,才能进一步提高临床疗效。

(1)第一次临床试验:主要是全面收集中医证候信息和疾病相关信息,即从一种治疗方法治疗后出现的有效与无效人群的差别之中找到中医证候分类规律,将从该差别中找到与疗效相关的要素列入纳入和排除标准,再进行二次或多次临床试验,使该治疗方案的适应证更具有针对性。第一次临床试验为单中心、非盲法、开放的临床试验,利用非线性分析方法分析中医证候信息、现代生物医学信息、药物基因组学、药物蛋白质组学和药物代谢组学信息等的相关关系,探索与疗效相关的正、负指标,为下一次临床试验适应证范围确定提供科学依据。

(2)第二次或多次临床试验:主要是验证适应证的可靠性,应该是多中心随机对照,盲法评价的规范的临床试验。可以根据二次临床试验总结出的新适应证指标及试验结果,重复上一过程的适应证选择过程,开展多次临床试验,找到更加精准的适应证。其中,也包括探索目标适应证下不同疾病人群的给药剂型、给药途径、给药剂量、评价指标及观察时点等。根据二次或者多次临床试验结果总结出中医药治疗的适应证。

总之，开展多次临床试验并通过证候信息寻找适应证是提高中医药临床疗效的重要方法。中药的适应证根于临床的辨证论治，根于对该疾病的中医证候分类。中医治疗方案的临床疗效评价如果只利用疾病诊断分类方法和疗效评价方法，其疗效可能不及西医治疗，因为临床评价研究中没有体现中医辨证论治思维，没有对疾病进行科学的证候分类。因此，通过多次临床试验，探索基于疾病证候分类的药物适应证是开展中医临床疗效评价、提高中医临床疗效的重要方法，而追求中医药治疗适应证的针对性则是中医辨证论治临床疗效评价的主要思路和方法。

3. 基于临床结局的临床疗效评价　用于评价干预措施与疗效之间的因果关联。主要包括如下评价指标：

（1）替代指标：即替代疾病主要结局测量的指标。包括实验室的生物学指标和与症状、功能评价相关的指标等。

（2）中间指标：是指症状与功能活动相关的指标。重要临床症状、若干症状的组合、患者的主观感觉，对于治疗的总体满意度和生存质量等，较单一生物学指标具有更明确的临床意义。中间指标也是替代指标，也存在不确定性，它反映某一治疗对于某一疾病的真正效能评价，同样需要经过严格和复杂的验证。

（3）软指标：症状、证候、生存质量等属软指标，其评价具有较大的模糊性。软指标综合而成的复合指标在量化评价上具有一定的复杂性，需按照一定的科学方法和程序，对指标进行筛选，赋予不同指标合理的权重，最后将对其作为评价工具所必须具有的效度、信度、灵敏度等多方面进行考查和研究，才能真正形成一个科学的综合指标体系。但目前应用于中医药临床疗效评价者多属此类指标的综合，从形成到临床应用并未经过系统的研究和评价，因而影响了综合指标的科学性和应用价值。

（4）主要指标和次要指标：临床研究的设计，特别是中药新药临床试验应该有明确的主要疗效指标和次要疗效指标。主要疗效指标是反映临床试验主要目的的指标，在确证性临床试验中反映药物有效性的主要疗效指标一般应该是该目标适应证的临床终点指标或公认的替代指标。如果主要疗效指标为改善症状体征或疾病状态，提高患者生存质量，其临床价值应是公认的，且一般对疾病的临床转归无不利的影响。次要疗效指标是与临床试验主要目的相关的重要支持性疗效指标，或与次要目的相关的疗效指标，次要疗效指标可以是多个。次要疗效指标可以为疗效提供确定的支持，但不能作为疗效确证性依据。

综上，基于中西医理论体系的不同和传统与现代临床思维的差别，导致中医传统临床疗效评价、中医现代临床疗效评价、西医临床疗效评价指标和体系各不相同。中医的传统临床疗效评价是在中医理论指导下验证中医病证诊断和治疗的临床有效性，指标侧重于症状的改善或消失。中医的现代临床疗效评价在改善临床症状的同时，增加了实验室检测、影像学检查等评价指标。而西医临床疗效评价，则注重对疾病症状、体征和检测指标的针对性评价或综合评价。基于辨证论治的中医临床提倡个体化治疗，即使是同一疾病不同的证型、或同一证型不同体质的患者在立法方药上也不尽相同，体现了"同病异治"和"异病同治"的治法，导致干预措施变异性大，因此，建立中医公认合理的临床疗效评价体系，将是今后较长时间内倍受关注的问题。

（魏绍斌）

第二节 诊法研究

中医诊法是中医学的重要组成部分,是历代医家在长期医疗实践中逐步总结和创建的临证诊察疾病和收集有关资料的理论和方法,从整体出发,诊察病情、识别病证、推断病情。对中医诊法掌握、运用是否得当,直接影响对疾病的辨证治疗。目前对诊法的研究,主要集中在对诊察技术的方法研究上,包括在对传统诊法及老中医经验的整理,以及对诊断方法客观化、技术化的研究上。

一、对传统诊法及名家经验的整理

《黄帝内经》中有"察""按""视""听""观""审""问"等方法,如《素问·阴阳应象大论》:"善诊者,察色按脉,先别阴阳;审清浊,而知部分;视喘息,听音声,而知所苦;观权衡规矩,而知病所主。按尺寸,观浮沉滑涩,而知病所生;以治无过,以诊则不失矣。"据文献所述,《黄帝内经》以降,中医诊法涉及脉诊、尺诊、色诊、面诊、病因诊、情志诊、梦诊、毛发诊、十二经诊、络脉诊、体质诊、时间诊、地域诊等近百种。而望、闻、问、切为中医常用的诊法,合称"四诊"。《难经·六十一难》说:"望而知之谓之神,闻而知之谓之圣,问而知之谓之工,切脉而知之谓之巧。"四诊从不同角度收集患者信息,各有其独特的作用,四诊合参可提高辨证的准确性,减少失误。在中医学发展过程中,四诊的诊法均经过长期的理论和实践发展,形成了一套系统而完善的诊断方法,内涵丰富,涉及广泛。有必要对传统诊法整理并验之实践。临床上要提高诊断水平,需要有扎实的基础知识,掌握正常的表现,诊断全面分析,并考虑年龄、性别、体质、禀赋、季节的影响等。名家之所以成为名家,在于其诊法准确,疗效显著,诊断水平和治疗水平俱佳。名家诊断经验的研究,主要集中在望诊和切诊经验的有效总结和推广应用。

"望而知之谓之神",望诊被置于四诊之首。望诊和脉诊一样,也是中医诊法中难以示人的重要技巧之一。患者病情的轻重,病证的寒热虚实,病位的表里上下,有经验的中医一眼望过去往往就八九不离十,结合其他诊法所得,多能精准辨证,施治获效。舌象作为中医辨证不可缺少的客观依据,对临床辨证、立法、处方、用药以及判断疾病转归,分析病情预后,都有十分重要的意义。正如《临症验舌法》所说:"凡内外杂证,无一不呈其形,著其气于舌……妇女幼稚之病,往往闻之无息,问之无声,而唯有舌可验。"望舌体主要包括观察舌体的神、色、形质、动态以及舌下络脉等多方面、多层次内容。临床应用时必须注意排除各种影响因素对舌象辨识的干扰,"去伪存真"。在疾病发展过程中,舌象亦随之相应变化,所以要注意舌象的动态分析。很多名家临证善于观察患者的细微表现和特殊体征,其自己或传人将其总结、归纳、验证,或制成计算机诊断系统,再应用于临床。如罗元恺教授的望诊经验被传人总结为"察神色以辨病之轻重、望舌以辨脏腑虚实寒热、从形态和经带看妇科病证"。

切诊中的脉诊是中医传统诊断方法中最具特色的诊法之一。《黄帝内经·脉要精微论》曰:"微妙在脉,不可不察。"但掌握切脉技能是有一定难度的,正所谓"在心易了,指下难明"。要提高脉诊技能,应在掌握脉学理论基础上,反复学习名家脉学著作,在临床上不断验证。既要不断练习指法，更要重视辨脉之法。周学海说："求明脉理者，须先将位、数、形、势讲得真切，各种脉象了然，不必拘泥脉名。"辨脉必须注重三个方面：从脉象的胃、神、根辨别脉的"常"和"变"。临床会出现脉症不符、伪症、假脉等现象，当脉症两者不相应时，应当详细审察，弄清原因，而不可盲从或轻舍。只有刻意精研，反复练习，诊脉技能才会逐步提高。切诊中的腹诊近年来也逐渐受重视起来，通过探知腹部皮肤的寒热温凉或腹中是否有结块判断病性病位。如脐下寒多提示肾阳不足，脐周发凉多为脾胃虚冷，脐上凉多为心肺阳虚，两胁腹发凉多为肝胆生发之气不足。

临证辨治时，病情往往复杂多变，明脏腑可知病邪深浅，辨寒热可知脏腑阴阳失调，分虚实则辨邪正盛衰。脏腑辨证不仅要辨别病证所在的脏腑病位，还要辨别病因、病性和正邪盛衰的情况。应不断吸取先贤学术精华，揣摩前辈临诊经验，将病证定性与脏腑辨证结合起来灵活辨证，突出重点，兼顾其他，提高诊断的合理性与准确性。"一片之中找一点，一点之中分深浅。"执简驭繁地应用脏腑、寒热、虚实等辨证纲领，有利于从临床错综复杂的病情中抽丝剥茧，抓住疾病的关键矛盾，并有效地指导治疗。

二、中医诊法客观化的探索

将中医四诊与现代科技手段紧密结合，开展对传统中医诊断方法的客观化研究，进一步阐释传统中医诊断方法的科学内涵是目前诊法研究的一个重要内容。传统的中医四诊技术有其独特优势，但多依赖医生主观感觉，既对医生的基本功要求很高，技术提高也需时较长。现代中医诊断技术是传统中医诊断技术的发展和延续，其中信息化、数字化、标准化研究是现代中医诊断技术的主要内容。目前，中医诊断学的学者将工程技术、生物技术、信息技术等方法，运用到中医诊断过程中，力图使四诊的信息更加微观化、客观化、标准化，期望在舌诊、脉诊等具有中医特色的诊断方法客观化的基础上，建立现代中医诊断评价方法及诊断标准化体系，更好地发挥传统中医药的当代诊疗优势。近年来，中医诊法的客观化研究，已成为该领域科研攻关的重点。

四诊的微观化拓展了传统中医四诊的"视野"；利用现代科学技术研制的各种中医诊断仪器，在一定程度上减少了诊断过程中直观感觉的误差和不确定性。如用于舌诊的舌色测色仪、舌表浅血流量测量仪、舌体测量仪等；用于气色望诊的面部色诊仪；用于脉诊的各种脉象仪；用于腹诊的腹诊仪等。在诊断指标判别的标准化方面，结合四诊的客观化和对古今文献的整理也作了一些尝试，如对脉象的重新分类和定义。这些工作为中医诊法客观化研究提供了方法学上的有益启示。问诊的客观化研究主要体现在量表的研制与应用上。量表的研制多以典型症状结构化，以问诊表进行临床验证，验证其敏感性、特异性，取得了不俗的进展。例如北京中医药大学王琦教授的体质量表被各临床学科广泛使用。借用量表作为评价工具，逐渐被中医药专家接受和应用。但量表测评方法的应用和中医特色量表的研制等工作尚刚刚起步，存在对量表理论的认识不足、中医特色量表体系尚未形成、量表测评的实施过程尚不够规范等问题，有待不断完善。

在人工智能（AI）迅速发展的大背景下，通过分析中医诊法的大数据、处方用药大数据，中医人工智能研究可能有所突破，通过计算机传感器采集望、闻、问、切的数据，将使远程中医会诊、AI中医辨证在不久的将来成为现实。

遵循中医理论，通过研究方法和思路上的创新，与数学、物理学、化学、生物力学、信息工程学、系统工程学等学科结合,不断吸收和应用现代科学方法和相关技术,是中医诊法客观化的发展方向和趋势。

(赵 颖)

第三节 治 法 研 究

治法,包括治疗疾病的治则与具体方法。中医治法最早见于《黄帝内经》,书中载有针灸、按摩、汤液、醪醴以及"治病必求于本""其在皮者,汗而发之""寒者热之、热者寒之""虚则补之""结者散之"等。中医学发展至今日,形成了庞大的治法体系。治法的重要性不言而喻。近十余年来,中医界在基础理论层面对治则治法进行了理论探讨,中医妇科对治则治法的研究也在此理论指导下进行。要深刻理解治法研究,有必要再认识治则治法理论及其特性。

一、治则治法理论及其特性在妇科治法研究中的应用

治则是治疗疾病必须遵循的基本原则,以整体观和辨证观为指导思想,也是指导临床立法、处方、用药、针灸的准则。既包括概括治病的总原则或治疗一类病证的总原则,也包括专论各不同病证的治疗原则,此类治则有时又与治法相重。治法是在一定治则指导下制定的针对疾病与证候的具体治疗大法及治疗方法,其中治疗大法是较高层次的,治疗方法是指具体治疗办法,也可以是治疗措施。治则治法特性包含了层次性、广泛性、特定性、兼容性、可创性等。

1. 层次性 治则治法间存在明确的层次与严密的从属关系。治则抽象程度高,规范性强,对防病治病具有普遍指导意义,能指导治法的选择和应用;治法从属于一定的治则,为具体的治疗方法及治疗措施,对疾病的针对性及可操作性强,是治则理论在临床实践中的具体体现。从思维方式而论,治则为决定论,取决于病机,因此一种病证只有一个治则;而治法是选择论,取决于治病的实际条件、医生的用药用方习惯及主观能动性,以致一个病证可有几种不同治法,具有在法随证立、方从法出前提下的丰富性。

治则有层次之分,抽象程度高的大治则往往下统数个抽象程度低的小治则。如"治病求本"为最根本的治则,而一般性的治则为"虚者补之""实者泻之"等,能认识到疾病的基本性质并掌握治疗的大方向和整体性原则,却不能提供具体的治疗方案。第三层次的治则,针对疾病的基本病机,具有广泛的适应性,有时与治法相重。如治疗妇科疾病以"谨察阴阳所在而调之""治病求本"为最根本的治则,目的在于"以平为期"。此为最高层次的治则,是治疗追求的目标、指导思想和基本手段,具有高度概括性。针对妇科主要病机,以"调"为治则,此为一般治则,或称治疗大法,如"虚者补之""热者寒之"等,治疗月经病时讲求"治本以调经"。第二层次,是针对疾病具体病机的治法,如"调补脏腑""调理气血"等,为第三层次的治则。第三层次,则为具体的治法,如补肾、健脾、调肝等。这是与非常具体的辨证层次相应,有具体病位、病因与病机。每个辨证内容都有相应的具体治疗方法,既是上层次

治则治法的具体化，又可以具体落实在方剂和药物上，体现为"一方一法"，例如治疗崩漏时"温肾益气，固冲止血"，方出右归丸加味等。

2. 广泛性　治法的广泛性内容有二：其一指的是其适应范围广泛，无论属于哪一科疾病，或是急慢性疾患，在其治疗过程中都必须采用某一治法或几种治法同时施用；其二指的是治疗方法众多，如药物治疗、针灸治疗、推拿治疗、心理疗法等。具体在妇科领域的药物治疗方面，从治疗途径而言，有内服、外敷、热熨、冲洗、药物离子导入法、中药宫腔内注入、中药保留灌肠、中药穴位注射、激光穴位辐照等治法，针灸方面又有头针、耳针、全息疗法等；从具体治法而言，内服法又有调理脏腑、调理气血、调理奇经和中药周期疗法等，外治法有杀虫、止痒、清热、解毒、止痛、止带、祛寒等。对治法广泛性的研究为中药治疗妇科病开辟了多方法、多途径给药的新思路。

3. 特定性　中医治法有诸多术语，其中有泛指者、有特定者。泛指者多用以治疗某一大类病症，如解表可包括发散风寒、疏散风热等。而特定的治法，则为针对某一病症而言，此种特定性在中药、方剂功能方面以及临床各科病症的辨证论治中尤为多见。如调和营卫，专门适用于外感风寒、发热汗出的表证。又如在妇科中的"调理奇经"主要在于调理冲任督带，着重从调肝肾、暖胞宫、填精髓、通血脉这几个方面着手，常用通调冲任督带的治法有补益奇经、固摄奇经、通利奇经、镇安奇经等，均有特定所指。

4. 兼容性　不同治法各自适用于相关病症，可单独运用，也可与其他治法联用，显示出其具有一定的兼容性。诸法同用，或以一法为主，而以他法辅佐，或两法各有针对目标，同时并进，其目的主要有：增强治疗效果，促使疾患及早痊愈；因症同治，以达到标本兼治的目的；多方面考虑，以治疗病情复杂者；治防兼施，以达到既能治疗，又可预防继发病症；辅佐主药，以减少和消除不良反应等。如在妊娠病的治疗中，"治病与安胎并举"这一治则，"胎动不安"中血瘀证的治法"化瘀养血，固肾安胎"均充分体现了治法的兼容性，亦有不少临床研究予以验证。

5. 可创性　随着中医学的发展，治则治法理论一直在不断地丰富，这也体现了治则治法的可创性。随着社会的发展和疾病谱的变化，在中医古籍中未见记载的疾病如盆腔炎性疾病、子宫内膜异位症与子宫腺肌病和多囊卵巢综合征等，目前已颇为常见。在这些疑难杂症的治疗探索中，当代医家汲取了西医学知识，发挥中医诊疗方面的特色和优势，发展了辨病与辨证相结合的治疗原则，更创制了众多新法。如针对子宫内膜异位症的主要病机"瘀血阻滞"，临床上以虚实错杂多见，治疗以攻补兼施为原则，以活血化瘀为治疗大法，灵活运用理气活血、化瘀止痛、温经散寒、清热化瘀等治法。治疗结合月经周期不同阶段，经期以理气止痛、活血祛瘀为主；经后则以益气补肾、活血化瘀为主。同时注意辨病与辨证相结合，以痛经为主者重在祛瘀止痛；月经不调或不孕者配合调经、助孕；癥瘕结块者要散结消癥。

综上，中医妇科学的治法研究，是以中医学理论为指导，以提高临床疗效为目的，根据妇女的生理特性及疾病的病机特点，不断发展、创制出新的治则、治法，体现了治则治法的层次性、广泛性、特定性、兼容性、可创性等，提高了临床疗效。但一些新的治法尚有待临床实践的验证和理论上的完善。

二、治法的临床疗效及机制研究

1. 引入现代研究方法，提高研究的有效性　以往多着重于从宏观症状与体征及疾病转归进行评价。随着中医病证诊疗评价体系逐步建立与完善,尤其是中药新药临床研究工作的推进,现代临床研究方法如循证医学、统计学等的研究方法以及诊疗评价体系、现代化检测手段被引入到中医治法的研究中来,在一定程度上规范了中医临床研究,提高了中医临床研究的有效性、真实性和研究成果的可应用性。多领域、多学科、多层次研究治则治法的临床疗效,为临床疗效研究评价提供新方法与途径,丰富与完善了中医病证治疗疗效评价体系。

随着现代技术的发展,治则治法的作用机制研究从理论层面逐渐深化,创造出一些疾病的动物模型、证的动物模型、病证结合的动物模型,利用其来进行治法的疗效及作用机制研究。利用病理形态学、生物化学、分子生物学、基因组学、代谢组学、蛋白质组学等研究方法,多学科合作、跨专科研究,研究与阐述治则治法作用机制,寻找其关键环节。如在现代中医妇科领域,对补肾法的研究最为广泛,在"肾主生殖"理论指导下,大量研究揭示了补肾中药对下丘脑 - 垂体 - 卵巢性腺功能有调节作用,并对神经 - 内分泌 - 免疫网络有重要影响,这正是补肾中药在调经、种子、安胎等妇科疾病中的药效学基础。又如 20 世纪 60 年代之后,已有较多以针刺促排卵的研究报道,并认为针刺在一定条件下可能通过调节中枢 β- 内啡肽水平而促进促性腺激素释放激素(GnRH)分泌引起排卵。目前,针刺广泛应用于多囊卵巢综合征等排卵障碍性疾病的治疗中,其机制也逐步得到展示。

2. 与病机相一致的治法临床疗效研究 目前,临床研究主要集中在与病机相一致的治法临床疗效研究。病因病机是对疾病本质的抽象认识,涵盖了病因、病性、病位、邪正关系、体质及机体反应性等。治则治法具有法则、一般治法、具体治法及制方配伍法等不同层次意义上的内涵。治法一方面蕴含病证、病因、病机和组方配伍规律的内容,包涵着方 - 证相关的内在逻辑性,同时治法对证、方、药具有提纲挈领和逻辑分类的重要作用。方遵法立,法从证出,治法及方药选择是否妥当,对疾病的疗效如何,反过来验证了对该疾病的病因病机的认识是否合理。对病因病机、治则、治法进一步研究,通过多中心、大样本的研究,来摸清该病的主要病因病机或是疾病发展不同阶段的病机为何,在当前阶段该用何种治则、治法,治法之间的协同作用等,对同一疾病不同时期针对不同病机的不同治法连续性临床疗效动态观察研究,有助于加深某一疾病病因病机及治法的认识,推动临床合理运用。目前,妇科的疾病谱在不断改变,出现不少"新"的疑难杂病(如多囊卵巢综合征、卵巢早衰、子宫内膜异位症等),在以往的文献中并没有现成的可以借鉴的经验。现代医家不断摸索,将中医辨证与西医辨病有机结合起来,按中医病因病机本质论治西医疾病,或将中医的辨证论治与西医分阶段论治相结合,取得了一定的疗效,在妇科临床上得以运用和发展。

3. 不同治法的比较 中医学辩证地看待病和证的关系,既重视同一种病可以包括几种不同的证,又重视不同的病在其发展过程中可以出现同一种证。在临床治疗时,在辨证论治原则指导下,采取同病异治,或异病同治的方法来处理。由于疾病病机复杂性与可变性,一个病证可有几种不同治法,有时发现临床同一病证采用不同治法往往都有效;又受西医强调病而忽视证的影响,使同一病证或同一疾病采取何种疗法最为有效成为有争议的焦点,孰是孰非难以判定,因而出现不同治法的比较研究。这种不同治法的比较研究,在观察评价疗效的同时也留有更多思考与疑虑。按照中医病机论,法随证立,同一证候为何不同治法均有治疗效果?可能与疾病病机复杂性与可变性有关,也与体现治法的代表方剂具有多成分、多靶点的特点以及心理环境等影响因素的存在有关。因此,选择合适的观察指标开展不同治法比较研究,从宏观及微观层面揭示用何种治法治疗疾病最有效,何种治法在疾病何阶段治疗最有效,并一定程度佐证治法与证候相关性。近年来开展不同治法治疗妇产科疑难杂病如多囊卵巢综合征、卵巢早衰、不孕症等的疗效及作用机制观察,取得一些初步成效,对中医妇科学理论与临床具有一定的指导意义。

治法另一个含义是指治疗方法,包括药物治疗、针灸治疗、推拿治疗、心理疗法等。目前治疗妇科疾病主要的治疗方法包括辨证论治、周期疗法、膏方、针灸等。某一种治法的适用范围及与其他疗法的联合应用也是常见的研究内容。例如周期疗法的应用研究。周期疗法属于时间疗法,根据月经周期不同时期肾阴阳转化、消长节律和气血盈亏变化的规律结合妇科疾病的病机特点进行分期用药,多用于月经不调、崩漏、闭经、不孕症等疾病的治疗,并逐步推广到其他妇科疾病如盆腔炎的治疗中。中医周期疗法并非局限于中药治疗,可根据周期疗法的原则,配合针灸、推拿等外治法。对治法适用范围的研究为中药治疗妇科病开辟了多方法、多途径给药的新思路。

三、对治法研究的展望

对治法的研究,离不开标准的建立。对于一些新的疾病,应从中医基础理论入手,以"肾 - 天癸 - 冲任 - 胞宫轴"等生殖理论为指导,全面系统地整理历代中医有关该病的理论及临床经验,结合西医的诊疗规范,争取建立中医的诊断标准、证候标准、疗效标准。可以通过学会组织,形成专家共识,进而设立学会的诊断、辨证、疗效标准,有助于该病治法研究的客观评价。在未来的研究中,可着重于病(方)证结合的研究,包括药品、方药、诊疗技术、临床路径及诊疗方案研究,名家学术思想和临证经验传承研究等。并从"三级预防"的理念出发,研究服药方法、时间、生活起居、治法配合推拿导引对疗效的影响,未病先防、既病防变、瘥后防复。

(赵　颖)

第四节　方　药　研　究

方药是中医治病的主要手段之一,方药研究是中医药研究的重要核心内容。中药复方是适应现代药物学对多成分药物的认识范畴,是对多组分化学特征的中医方剂的通称。《黄帝内经》"十三方"问世以来,历代医家通过对方药功效的不断总结归纳、探索研究,促进和推动了中医方药学的发展。继承传统方剂的效用和理论,拓展方药的治法范围,创新方药的理论思想和应用方法,探索新的功效主治及适应范围,已成为方药研究发展中的重要课题。近年来,方药研究多体现在对方剂的古代与现代文献整理、理论的阐发、方剂配伍规律的新发现、药物加减后新功效的增补、药物有效成分和有效部位的证实、新的药理作用的揭示以及多学科、多途径、多技术方法对方药功用新的探索等诸多方面,形式多样化的研究使方药新用的研究得到了快速的进展,并获得了丰硕的成果,但由于方药组成及药物成分的复杂性,也遇到了挑战,主要分为以下主要几类:

一、方药理论研究

传统的理论研究,注重对古方、经方功效的整理、校勘和辑佚,以及对经验效方的增补。如1996年出版的《中医方剂大辞典》(彭怀仁主编)分为11个分册,共收方十万余首。2002年国家中医药管理局组织编写出版的《中华本草》(南京中医药大学)共10卷,收载中国民族医药药物之大全。这类著作对众多的方剂、药物进行了主治、功效、适应证的整理、归纳、增补、删减和详解。1997年出版的《古方今用》(李世文、康满珍)一书则是通过临床实践对方药新功效、新主治和适应证的发现和总结,这类古方新用的研究模式促进了古方、经方的理论和功用的发展。此外对理论文献的综述研究,一定程度上亦给寻找方药新用途提供提示和理论基础。

二、中医方药临床研究

临床实践基础和临床经验的整理总结是方药临床研究的根本,汗牛充栋的方药应用于临床,取得和发现新的的疗效和新的适应范围,是方药研究维持生命力的动力。中医方药的临床研究要以临床为基础,即以患者为中心,以治愈疾病为目的,以中西医理论为指导,去验证古方功能主治,发掘古方新的适应证,研究方剂药物配伍与证候的关系、临床应用规律,具体体现在药证研究、方证研究、复方剂量配比研究等方面。特别是方证关联研究,它是中医辨证与治疗的核心,也是中医治疗学的特点。中医临床的方药研究可谓百家争鸣,"同病异治,异病同治"的中医治则以及辨证与辨病结合的诊治方式,在方药新用的临床研究中得到了充分的体现。如当归芍药散本用以治疗妇科痛证,医家对其主治病证的病机、病位及临床运用过程中的辨证论治规律做了进一步研究。抓住当归芍药散证中提示的肝脾失调、气血水失调等病机,扩大其适用范围,除用以治疗慢性盆腔炎、痛经等以腹痛为主要表现的妇科疾病外,还常用以治疗月经不调、带下异常、妊娠羊水过多、陈旧性宫外孕、妊娠期高血压、不孕症等疾病,涉及病种广泛。又如温经汤为调经的经典方剂,除用以治疗月经失调、痛经、不孕症之外,还根据其病机"冲任虚寒兼有血瘀",用以治疗腹痛、失眠、雷诺病等。又温胆汤为内科常用方,被妇科医家拓展应用于痰湿型多囊卵巢综合征、围绝经期综合征、不孕症等疾病。

上述方药临床应用的拓展,是以"谨守病机"并以"异病同治"的治则为理论基础,通过临床总结、验证或探索发现了方药新的效用,使主治功效、适应证等范围得到了拓展,给中医临床治疗提供了新的思路和方法。

三、中医方药实验研究

中医方药实验研究是以实验室为基础,以动物实验和细胞研究为主要手段,在中西医理论指导下,采用现代科学技术、先进仪器设备,用实验药理学方法和化学分析法等来研究方剂配伍原理、药物作用原理、药物在机体代谢过程,以及临床应用规律,为客观、准确认识方剂、改造方剂、创制新方服务,主要包括对中药复方化学研究,方剂药代动力学的研究和方剂药理学的研究,以及对整方、拆方、药对、药组和量效关系研究等。现代中医方药的实验研究存在两个困惑:一方面在中药的研究上,脱离中医理论的问题;另一方面就是中医疾病证候动物模型难规范化和各种病证动物模型重复性差,对临床指导意义的论证问题。

总结方药研究的主要思路和方法,有运用"方药离合"模式,解析功效主次,创制新方新药传统方剂的配伍，有着君臣佐使的基本结构，发展为辨证用药 - 对证、对症用药 - 对症、特效用药 - 对病。最为常用的复方配伍规律研究是从药效学的角度观察复方的不同配伍与药效物质变化之间的关系。其中拆方研究是中药复方配伍规律研究的重要内容之一，即将复方拆成各个单味药或去除某味药物的中药复方，或基于作用、性质、功效拆成相同或相近的复方组，从而对其功效及配伍规律进行研究。通过复方配伍药效学的研究，可以探讨复方中各个药物的作用、地位及其相互关系，寻找复方的主要作用药物及其有效成分，从而阐明复方配伍的科学性，为复方配伍研究提供药效学实验依据。但仅搞清楚是什么药效物质在发挥作用还远远不够，药效学研究并不能阐明药效物质的来源以及药物进入人体之后化学成分的变化，这些起效的物质与整体药效之间有什么样的内在联系。2005 年，张伯礼院士提出了中药复方组分配伍研究新模式，这个研究的核心是以中医理论为指导，以临床有效复方（或经方）为基础，根据复方的组方原则、主要功效和主治病症，选取每味药在方中的有效成分或部位，采用现代药理学方法进行有效成分剂量的最佳配伍研究，最后确定组成和剂量，成为组分清楚的现代复方。目前中药复方组分配伍研究基本方法有：单味药有效组分（每一味中药的组分比例是相对固定的，将其中的组分合理调整，可获最佳作用）；不同药物的有效组分配伍；针对病理环节的组分配伍；辨病与辨证结合配伍；中药有效组分配伍规律研究。近年来中药复方组分配伍的研究方法不断更新，研究成果也持续涌现。此外，随着分子生物学的发展和高通量测序技术的广泛，可从疾病及药物两个角度，探索新的分子药理学作用机制。实验研究的深化和发展，将有效提高方药新用的研究深度和层次，促进中药现代化的发展。改良和创新制剂剂型，探索不同吸收途径，增强治疗效果剂型的改良和创新制剂的研制，改变了传统制剂的服药途径的不便，提高了生物吸收和利用度，同时也提高了原有方药的治疗效果。

　　方药研究是中医药现代化研究的关键环节，任重而道远，经方的文献整理和数据挖掘是理论创新的基础，临床应用是拓展适应证、创制新药的根本，研究方剂配伍规律是方药研究的重要手段，多学科技术交叉为阐明方药的物质基础提供了创新手段。今后随着研究的不断深入，越来越多的先进技术和学科投入融入到方药研究中，势必将迎来新的发展和飞跃。

（赵　颖）

【思考题】

如何利用现代科技思想、方法和手段开展中医药研究？

方 剂 索 引

一 画

一贯煎（《柳州医话》） 沙参 麦冬 当归 生地 枸杞子 川楝子

二 画

二至丸（《医方集解》） 旱莲草 女贞子

二仙汤（《中医方剂临床手册》） 仙茅 仙灵脾 巴戟天 知母 黄柏 当归

十全大补汤（《太平惠民和剂局方》） 人参 肉桂 川芎 地黄 茯苓 白术 炙甘草 黄芪 当归 白芍药

八珍汤（《正体类要》） 熟地 白芍 当归 川芎 党参 白术 茯苓 甘草

人参养荣汤（《太平惠民和剂局方》） 白芍药 当归 陈皮 黄芪 肉桂 人参 白术 炙甘草 熟地黄 五味子 茯苓 炒远志

人参鳖甲散（《妇人大全良方》） 人参 桂心 当归 桑寄生 白茯苓 白芍药 桃仁 熟地黄 甘草 麦冬 续断 牛膝 鳖甲 黄芪

三 画

大补元煎（《景岳全书》） 人参 山药 熟地 杜仲 当归 山萸肉 枸杞子 炙甘草

大黄牡丹汤（《金匮要略》） 大黄 牡丹皮 桃仁 冬瓜仁 芒硝

小营煎（《景岳全书》） 当归 熟地 炒芍药 炒山药 枸杞子 炙甘草

小柴胡汤（《伤寒论》） 柴胡 黄芩 半夏 人参 生姜 大枣 甘草

四 画

王氏清暑益气汤（《温热经纬》） 西洋参 石斛 麦冬 黄连 竹叶 荷梗 知母 甘草 粳米 西瓜翠衣

开郁种玉汤（《傅青主女科》） 当归 白芍 白术 茯苓 丹皮 香附 花粉

天王补心丹（《摄生秘剖》） 生地黄 人参 丹参 玄参 茯苓 五味子 远志 桔梗 当归身 天门冬 麦门冬 柏子仁 酸枣仁 朱砂

天仙藤散（《校注妇人良方》） 天仙藤 香附 陈皮 甘草 乌药 生姜 木瓜 紫苏叶

五味消毒饮（《医宗金鉴》） 蒲公英 金银花 野菊花 紫花地丁 天葵子

止带方（《世补斋》） 猪苓 茯苓 车前子 泽泻 茵陈 赤芍 丹皮 黄柏 栀子 牛膝

少腹逐瘀汤（《医林改错》） 官桂 小茴香 干姜 当归 川芎 赤芍 延胡索 蒲黄 五灵脂 没药

内补丸(《女科切要》) 鹿茸 菟丝子 潼蒺藜 黄芪 肉桂 桑螵蛸 肉苁蓉 制附片 白蒺藜 紫菀茸 茯神

牛黄清心丸(《痘疹世医心法》) 牛黄 津砂 黄芩 黄连 山栀 郁金

丹栀逍遥散(《薛氏医案·内科摘要》) 丹皮 栀子 当归 白芍 柴胡 白术 茯苓 煨姜 薄荷 炙甘草

丹芍活血行气汤(《中国百年百名中医临床家丛书》) 丹参 赤芍 丹皮 乌药 川楝子 桃仁 延胡索 败酱草 香附 当归

六神汤(《医宗金鉴》) 熟地 当归 白芍 川芎 地骨皮 黄芪

六味地黄丸(《小儿药证直诀》) 熟地 山药 山萸肉 牡丹皮 茯苓 泽泻

五　画

左归丸(《景岳全书》) 熟地 山药 枸杞子 山茱萸 川牛膝 菟丝子 鹿角胶 龟板胶

左归饮(《景岳全书》) 熟地 山药 枸杞子 山茱萸 茯苓 炙甘草

右归丸(《景岳全书》) 熟地 山药 枸杞子 山茱萸 菟丝子 鹿角胶 炒杜仲 当归 肉桂 制附子

右归饮(《景岳全书》) 熟地 山药 枸杞子 山茱萸 杜仲 肉桂 制附子 炙甘草

龙胆泻肝汤(《医宗金鉴》) 龙胆草 黄芩 栀子 泽泻 木通 车前子 当归 柴胡 甘草 生地

归肾丸(《景岳全书》) 熟地 山药 山萸肉 茯苓 枸杞子 杜仲 菟丝子 当归

归脾汤(《严氏济生方》) 白术 茯神 黄芪 龙眼肉 酸枣仁 人参 木香 当归 远志 甘草 生姜 大枣

四君子汤(《太平惠民和剂局方》) 人参 炙甘草 茯苓 白术

四物汤(《仙授理伤续断秘方》) 当归 熟地黄 川芎 芍药

生化汤(《傅青主女科》) 当归 川芎 桃仁 炮姜 炙甘草

生脉散(《内外伤辨惑论》) 人参 麦冬 五味子

失笑散(《太平惠民和剂局方》) 蒲黄 五灵脂

白术散(《全生指迷方》) 白术 茯苓 大腹皮 生姜皮 陈皮

白虎加人参汤(《伤寒论》) 石膏 知母 甘草 粳米 人参

半夏白术天麻汤(《医学心悟》) 半夏 白术 天麻 茯苓 橘红 生姜 甘草 大枣

半夏茯苓汤(《妇人大全良方》) 半夏 茯苓 陈皮 砂仁 甘草

半夏厚朴汤(《金匮要略》) 半夏 厚朴 茯苓 生姜 苏叶

加味四物汤(《济阴纲目》) 当归 川芎 白芍 熟地 阿胶 白术 茯苓 橘红 甘草 续断 香附

加味圣愈汤(《医宗金鉴》) 当归 白芍 川芎 熟地 人参 黄芪 杜仲 续断 砂仁

加味温胆汤(《医宗金鉴》) 陈皮 制半夏 茯苓 甘草 枳实 竹茹 黄芩 黄连 麦冬 芦根 生姜

加减一阴煎(《景岳全书》) 生地 熟地 白芍 麦冬 知母 地骨皮 甘草

加减苁蓉菟丝子丸(《中医妇科治疗学论》) 肉苁蓉 菟丝子 桑寄生 覆盆子 熟地 当归 枸杞 艾叶

圣愈汤(《兰室秘藏》) 人参 黄芪 当归 川芎 熟地黄 生地黄

六　画

当归饮子(《重订严氏济生方》) 当归 川芎 白芍 生地 防风 荆芥 黄芪 甘草 白蒺藜 首乌

血府逐瘀汤(《医林改错》) 当归 生地 桃仁 红花 枳壳 赤芍 柴胡 甘草 桔梗 川芎 牛膝

安宫牛黄丸(《温病条辨》) 牛黄 郁金 黄连 朱砂 麝香 珍珠 山栀子 雄黄 黄芩 金箔衣 冰片

安神生化汤(《傅青主女科》) 当归 川芎 炮姜 桃仁 甘草 陈皮 柏子仁 茯神 人参 益智仁

七　画

寿胎丸（医学衷中参西录)） 菟丝子　桑寄生　续断　阿胶

苍附导痰丸（《叶天士女科诊治秘方》） 茯苓　半夏　陈皮　甘草　苍术　香附　南星　枳壳　生姜　神曲

杞菊地黄丸（《医级》） 熟地黄　山药　山萸肉　茯苓　泽泻　丹皮　枸杞　菊花

两地汤（《傅青主女科》） 生地　玄参　地骨皮　麦冬　阿胶　白芍

完带汤（《傅青主女科》） 白术　山药　人参　白芍　苍术　甘草　陈皮　黑芥穗　柴胡　车前子

启宫丸（《医方集解》） 川芎　白术　半夏　香附　神曲　茯苓　橘红　甘草

补中益气汤（《脾胃论》） 黄芪　人参　当归　白术　甘草　柴胡　陈皮　升麻

补肾祛瘀方（李祥云经验方） 仙灵脾　仙茅　熟地黄　怀山药　香附　鸡血藤　三棱　莪术　丹参

补肾安胎饮（《中医妇科治疗学》） 人参　白术　杜仲　续断　益智仁　阿胶　艾叶　菟丝子　补骨脂　狗脊

补肾固冲丸（《中医学新编》） 菟丝子　续断　巴戟天　杜仲　当归　熟地　鹿角霜　枸杞子　阿胶　党参　白术　大枣　砂仁

补肾化痰汤（《中医临床妇科学》） 炒当归　赤白芍　山药　山萸肉　熟地　丹皮　茯苓　川断　菟丝子　郁金　贝母　陈皮　制苍术

杜断桑寄失笑散（《中医临床诊疗方案-22个专业95个病种》） 杜仲　川续断　桑寄生　生蒲黄　五灵脂　川牛膝　大血藤　没药　延胡索　丹参　三棱　川芎

苁蓉菟丝子丸（《医宗金鉴》） 肉苁蓉　菟丝子　覆盆子　蛇床子　当归　川芎　白芍　牡蛎　乌贼骨　五味子　防风　黄芩　焦艾叶

龟鹿二仙汤（《医便》） 鹿角　龟板　人参　枸杞子

八　画

易黄汤（《傅青主女科》） 山药　芡实　黄柏　车前子　白果

固本止崩汤（《傅青主女科》） 熟地　白术　黄芪　当归　黑姜　人参

固阴煎（《景岳全书》） 人参　熟地　山药　山茱萸　远志　炙甘草　五味子　菟丝子

知柏地黄汤（《医宗金鉴》） 熟地　山药　山茱萸　茯苓　泽泻　丹皮　知母　黄柏

育阴汤（《百灵妇科》） 熟地　山药　续断　桑寄生　山茱萸　海螵蛸　龟板　牡蛎　白芍　阿胶　杜仲

参苓白术散（《太平惠民和剂局方》） 莲子　薏苡仁　砂仁　桔梗　白扁豆　茯苓　人参　甘草　白术　山药

定经汤（《傅青主女科》） 菟丝子　白芍　当归　熟地　山药　白茯苓　炒芥穗　柴胡

九　画

荆防四物汤（《医宗金鉴》） 荆芥　防风　熟地　当归　白芍　川芎

柏子养心丸（《体仁汇编》） 柏子仁　枸杞　麦冬　当归　石菖蒲　茯神　玄参　熟地　甘草

香砂六君子汤（《名医方论》） 人参　白术　茯苓　甘草　半夏　陈皮　木香　砂仁　生姜

香棱丸（《济生方》） 木香　丁香　小茴香　枳壳　川楝子　青皮　三棱　莪术

保阴煎（《景岳全书》） 生地　熟地　黄芩　黄柏　白芍　山药　续断　甘草

胎元饮（《景岳全书》） 人参　当归　杜仲　白芍　熟地　白术　陈皮　炙甘草

独参汤(《十药神书》) 人参

养精种玉汤(《傅青主女科》) 当归 白芍 熟地 山萸肉

举元煎(《景岳全书》) 人参 黄芪 白术 升麻 炙甘草

宫外孕1号方(山西医学院第一附属医院) 丹参 赤芍 桃仁

宫外孕Ⅱ号方(山西医学院第一附属医院) 丹参 赤芍 桃仁 三棱 莪术

十　画

泰山磐石散(《景岳全书》) 人参 黄芪 当归 续断 黄芩 川芎 白芍 熟地 白术 炙甘草 砂仁 糯米

真武汤(《伤寒论》) 附子 生姜 茯苓 白术 白芍

桂枝茯苓丸(《金匮要略》) 桂枝 茯苓 赤芍 丹皮 桃仁

桃红四物汤(《医宗金鉴》) 桃仁 红花 熟地 当归 川芎 白芍

桃核承气汤(《伤寒论》) 桃仁 大黄 甘草 桂枝 芒硝

逐瘀止血汤(《傅青主女科》) 生地 大黄 赤芍 牡丹皮 当归尾 枳壳 龟板 桃仁

柴胡疏肝散(《景岳全书》) 陈皮 柴胡 川芎 枳壳 芍药 炙甘草 香附

逍遥散(《太平惠民和剂局方》) 当归 白芍 柴胡 茯苓 白术 甘草 煨姜 薄荷

调肝汤(《傅青主女科》) 当归 白芍 山茱萸 巴戟天 阿胶 山药 甘草

十 一 画

银甲丸(《王渭川妇科治疗经验》) 金银花 连翘 升麻 红藤 蒲公英 生鳖甲 紫花地丁 生蒲黄 椿根皮 大青叶 茵陈 琥珀末 桔梗

银翘散(《温病条辨》) 金银花 连翘 竹叶 荆芥穗 薄荷 牛蒡子 桔梗 淡豆豉 甘草 芦根

清化饮(《景岳全书》) 芍药 麦冬 丹皮 茯苓 黄芩 生地 石斛

清肝止淋汤(《傅青主女科》) 当归 白芍 生地 丹皮 黄柏 牛膝 制香附 黑豆 阿胶 红枣

清肝达郁汤(《重订通俗伤寒论》) 焦山栀 生白芍 当归须 柴胡 粉丹皮 清炙草 广橘皮 苏薄荷 菊花 青橘叶

清经散(《傅青主女科》) 丹皮 地骨皮 熟地 白芍 青蒿 黄柏 茯苓

清海丸(《傅青主女科》) 熟地 山茱萸 炒山药 丹皮 五味子 麦冬 炒白术 白芍 龙骨 地骨皮 桑叶 玄参 沙参 石斛

清热固经汤(《简明中医妇科学》) 黄芩 焦栀子 生地 地骨皮 地榆 生藕节 阿胶 陈棕炭 龟板 牡蛎 生甘草

清热调血汤(《古今医鉴》) 牡丹皮 黄连 生地 当归 白芍 川芎 红花 桃仁 莪术 香附 延胡索

清营汤(《温病条辨》) 犀角 生地 元参 竹叶心 麦冬 丹参 黄连 金银花 连翘

羚角钩藤汤(《重订通俗伤寒论》) 羚羊角 钩藤 桑叶 菊花 贝母 鲜竹茹 生地 白芍 茯神 甘草

理中汤(《伤寒论》) 人参 白术 炙甘草 干姜

理冲汤(《医学衷中参西录》) 生黄芪 党参 白术 山药 天花粉 知母 三棱 莪术 生鸡内金

十 二 画

紫雪丹(《太平惠民和剂局方》) 石膏 磁石 滑石 羚羊角 沉香 玄参 木香 升麻 丁香 麝香

辰砂 炙甘草 朴硝 犀角（水牛角代） 寒水石 硝石

温肾丸（《妇科玉尺》） 熟地 山萸肉 巴戟天 当归 菟丝子 鹿茸 益智仁 生地 杜仲 茯神 山药 远志 续断 蛇床子

温经汤（《金匮要略》） 吴茱萸 当归 川芎 芍药 人参 桂枝 阿胶 牡丹皮 生姜 甘草 半夏 麦门冬

温经汤（《妇人大全良方》） 当归 芍药 川芎 人参 丹皮 甘草 肉桂 牛膝 莪术

十 三 画

解毒活血汤（《医林改错》） 连翘 葛根 柴胡 枳壳 赤芍 当归 生地 红花 桃仁 甘草

十 四 画

毓麟珠（《景岳全书》） 人参 白术 茯苓 炙甘草 当归 川芎 白芍 熟地 菟丝子 杜仲 鹿角霜 川椒

膈下逐瘀汤（《医林改错》） 枳壳 乌药 香附 当归 川芎 赤芍 桃仁 红花 丹皮 延胡索 五灵脂 甘草

十 五 画

增液汤（《温病条辨》） 玄参 麦冬 生地

主要参考书目

[1] 王琦. 中医体质学[M]. 北京：中国医药科技出版社，1995.

[2] 匡调元. 中医病理研究[M]. 上海：上海科学技术出版社，1980.

[3] 肖承悰，吴熙. 中医妇科名家经验心悟[M]. 北京：人民卫生出版社，2009.

[4] 胡国华，罗颂平. 全国中医妇科流派研究[M]. 北京：人民卫生出版社，2012.

[5] 谢幸，苟文丽. 妇产科学[M]. 8 版. 北京：人民卫生出版社，2013.

[6] 夏桂成. 中医妇科理论与实践[M]. 北京：人民卫生出版社，2003.

[7] 国家中医药管理局. 中医病证诊断疗效标准[M]. 北京：中国医药科技出版社，2012.

[8] 沈丕安. 中药药理与临床运用[M]. 北京：人民卫生出版社，2006.

[9] 罗颂平. 中医妇科学[M]. 北京：高等教育出版社，2008.

[10] 邓高丕. 妇科病中医治疗策略[M]. 北京：人民军医出版社，2011.

[11] 连方，齐聪. 中西医结合妇产科学[M]. 北京：人民卫生出版社，2012.

[12] 罗颂平，邓高丕，陶莉莉，等. 中西医妇产科治疗学[M]. 北京：人民军医出版社，2008.

[13] 刘敏如，谭万信. 中医妇产科学[M]. 2 版. 北京：人民卫生出版社，2011.

[14] 周仲瑛. 中医内科学[M]. 2 版. 北京：中国中医药出版社，2007.

[15] 张玉珍. 中医妇科学[M]. 北京：中国中医药出版社，2002.

[16] 罗颂平，谈勇. 中医妇科学[M]. 2 版. 北京：人民卫生出版社，2012.

[17] 肖承悰. 中医妇科临床研究[M]. 北京：人民卫生出版社，2009.

[18] 罗元恺. 中医妇科学[M]. 上海：上海科学技术出版社，1986.

[19] 韩凤娟，桑希生. 妇科临证医案[M]. 北京：人民军医出版社，2009.

[20] 张玉珍. 中医妇科学[M]. 2 版. 北京：中国中医药出版社，2007.

[21] Thomas Rabe, 阮祥燕, Alfred O. Mueck. 生殖内分泌学热点聚焦[M]. 北京：人民卫生出版社，2014.

[22] 于传鑫，李儒芝. 妇科内分泌疾病治疗学[M]. 上海：复旦大学出版社，2009.

[23] 杨冬梓. 妇科内分泌疾病检查项目选择及应用[M]. 北京：人民卫生出版社，2011.

[24] GERRMAIN A, HOLMES K K, PIOT P. Reproductive tract infection[M]. New York：Plenum Publishing Corporation，1992.

[25] SELVARAJOO K. Immuno systems biology：a macroscopic approach for immune cell signaling[M]. New York：Springer Publishing Company，2013.